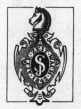

Psychosoziale Medizin

Gesundheit und Krankheit in bio-psycho-sozialer Sicht

2 Edgar Heim · Jürg Willi
2 Klinik und Praxis

Mit Beiträgen von
R. Adler · J. Bösch · C. Buddeberg · H. U. Fisch
R. A. Gerber · B. Horn · Ch. Hürny · A. Radvila

Mit 25 Abbildungen

Springer-Verlag
Berlin Heidelberg New York Tokyo

Professor Dr. EDGAR HEIM
Psychiatrische Universitätspoliklinik
Murtenstraße 21
CH-3010 Bern

Professor Dr. JÜRG WILLI
Universitätsspital Zürich
Psychiatrische Poliklinik
Abt. für Psychosoziale Medizin
Culmannstraße 8
CH-8091 Zürich

ISBN-13: 978-3-540-16229-2   e-ISBN-13: 978-3-642-70976-0
DOI: 10.1007/978-3-642-70976-0

CIP-Kurztitelaufnahme der Deutschen Bibliothek
Psychosoziale Medizin : Gesundheit u. Krankheit in bio-psycho-sozialer Sicht
Edgar Heim ; Jürg Willi.
- Berlin ; Heidelberg ; New York : Springer
   ISBN 3-540-16229-1 (Berlin ...) ;
   ISBN 0-387-16229-1 (New York ...)
NE: Willi, Jürg [Hrsg.]
2. Klinik und Praxis / mit Beitr. von R. Adler ... - 1986.
NE: Adler, R. [Mitverf.]

Satz, Druck und Bindearbeiten: Appl, Wemding
2121/3130-543210

Inhaltsverzeichnis

Inhaltsübersicht · Teil 2 Klinik und Praxis

Liste der Autoren

ADLER, ROLF, Prof. Dr. med., Chefarzt, Medizinische Abteilung C. L. Lory-Haus, Inselspital Bern

BÖSCH, JAKOB, Dr. med., Oberarzt der Abteilung für Psychosoziale Medizin, Universitätsspital Zürich

BUDDEBERG, CLAUS, PD Dr. med., Leitender Arzt, Abteilung für Psychosoziale Medizin, Universitätsspital Zürich

FISCH, HANS ULRICH, PD Dr. med., Vizedirektor der Psychiatrischen Universitätspoliklinik Bern

GERBER, RUDOLF A., Dr. med., Oberarzt, Medizinische Abteilung C. L. Lory-Haus, Inselspital Bern

HEIM, EDGAR, Prof. Dr. med., Direktor der Psychiatrischen Universitätspoliklinik, Bern

HORN-KULLAK, BENEDIKT, Dr. med., Spezialarzt FMH für Allgemeine Medizin, Interlaken

HÜRNY, CHRISTOPH, Dr. med., Oberarzt, Medizinische Abteilung C. L. Lory-Haus, Inselspital Bern

RADVILA, ANDREAS, Dr. med., Oberarzt I, Medizinische Klinik, Inselspital Bern

Psychosoziale Medizin · Klinik und Praxis

6 Medizinsoziologische Aspekte der Krankheit

EDGAR HEIM

Als Ärzte gehen wir meist davon aus, daß „Krankheit" - i.S. der Nosologie - als Begriff etwas Festgefügtes ist. Demgegenüber wird als „Gesundheit" ein Zustand beschrieben, der sich durch „Fehlen von Krankheit" auszeichnet. Die ärztliche Vorstellung von Gesundheit und Krankheit ist somit idealtypisch, d. h. sie geht von bestimmten *Normvorstellungen* aus. Was als „normal" zu bezeichnen ist, hängt aber stark vom Standpunkt des Betrachters ab. Ärzte unterscheiden sich diesbezüglich nicht nur untereinander, die Ärzteschaft als Gesamtes scheint darüber andere Vorstellungen als Laien allgemein, Kranke im besondern, zu haben.

Es ist somit nicht nur von theoretischem Interesse, diese medizinsoziologischen Grundbegriffe näher kennenzulernen. Die vielfältigen und unterschiedlichen Vorstellungen von Ärzten und Laien haben unmittelbare Konsequenzen in bezug auf das Verhalten in der Krankheit. Je nachdem wie sich Kranke ihren Zustand erklären - anders ausgedrückt, je nach Beschaffenheit ihres *„Gesundheits-Krankheits-Modells"* - werden sie Ärzte mehr oder weniger, früher oder später konsultieren. Patienten mit guter Bildung haben ein Verständnis von Krankheit, das dem der Ärzte nähersteht, als jenes der Unterschichtpatienten. Diese zeichnen sich nicht nur dadurch aus, daß sie Ärzten gegenüber aus Respekt und Scheu zurückhaltender sind, sondern auch dadurch, daß sie erhöhte *Gesundheitsrisiken* aufweisen. Immer mehr versucht die kurative Medizin, dort, wo sie an Grenzen gelangt, auf präventive Maßnahmen zurückzugreifen, die sich direkt auf die Gesundheitsrisiken beziehen.

Was alles sonst im psychosozialen Bereich zu Entstehung und Verlauf von Krankheiten beiträgt, was also zu den sog. *Einflußgrößen* zu zählen ist, muß uns im besondern beschäftigen. Psychosoziale Einflußgrößen wirken sich nämlich longitudinal während des gesamten Krankheitsprozesses aus: Von der Entstehung der Krankheit über die Auslösung der akuten Krankheitsphase bis hin zum chronischen Verlauf mit geglückter Rehabilitation oder terminalem Ausgang.

In jeder dieser Phasen muß sich der Kranke immer wieder aufs neue anpassen. Im psychosozialen Sprachgebrauch umschreibt der Begriff *„Patientenkarriere"* die vielfältigen psychischen und sozialen Reaktionen und Anpassungsvorgänge, die der Patient im Verlauf seiner Krankheit durchzustehen hat. Damit verwandt, aber enger gefaßt, ist der medizinsoziologische Terminus der *„Krankenrolle"*, der aufzeigt, daß jede Krankheit stets auch in den sozialen Bereich eingreift, resp. in ihrem Verlauf von diesem abhängig ist.

6.1 Übergang von Gesundheit in Krankheit

6.1.1 Was ist Gesundheit?

Der zweite Teil dieses Buches, der sich mit der Anwendung psychosozialer Grundkenntnisse befaßt, möchte dem Leser den Praxisbezug erleichtern. Aus diesem Grunde werden vorerst *5 idealtypische Patientenbeispiele* vorgestellt, auf die auch im späteren Text immer wieder verwiesen wird.

A. Am Sonntag spätnachmittags stolperte der *27jährige EDV-Spezialist*, als er mit seiner Freundin durch den naheliegenden Wald lief, und stürzte leicht auf sein linkes Knie. Er stellte bald einen Druck und Schmerz in diesem Knie fest und versuchte unter größtmöglicher Schonung zum Auto zurückzukehren. Die Freundin fuhr ihn direkt zum Hausarzt, der mit dem Vorschlag des Patienten, seinen Hämatologen zu kontaktieren, sofort einverstanden war. Der Patient hatte bereits eine lange Karriere als *Bluter* hinter sich, in deren Verlauf sich eine gute Zusammenarbeit mit dem Hausarzt eingespielt hatte; beide wußten nun, daß es einmal mehr unumgänglich war, mit Infusionen den Faktor VIII zu substituieren und das Gelenk zu immobilisieren. Von seinem Beruf her war der Patient mit präzisen technischen Abläufen vertraut. Ähnlich gründlich hatte er, unterstützt auch von der Vereinigung der hämophilen Patienten, seine Krankheit studiert und deren jeweilige Zeichen zu interpretieren gelernt.

> **Beispiel A:** Der Patient ist der jüngere Sohn eines als Gemeindepolitiker angesehenen Lehrers, der sich öffentlich für Recht und Ordnung einsetzt. Sein Weltbild trägt auch zur traditionellen Rollenverteilung in der Familie bei. In seiner zielstrebigen, sachlich distanzierten Art hat er wenig Verständnis für die emotionalen Anpassungsschwierigkeiten des Patienten an seine Krankheit gezeigt. Ihm steht die erfolgreiche ältere Tochter, Gymnasiallehrerin, näher, die von ihm auch stets gefördert wurde. Sie lebt seit längerer Zeit in einem selbständigen Haushalt mit ihrem Freund zusammen. Unser Patient jedoch blieb lange Zeit stark an die warmherzige und überbesorgte Mutter gebunden. Vom Vater erhielt er den leistungsbetonten Ansporn, von der Mutter viel verständnisvolle Ermutigung, sodaß er die vielen krankheitsbedingten schulischen Rückschläge zu überwinden vermochte. So fühlt er sich heute als EDV-Spezialist einer Großbank am richtigen Platz, obwohl ihm ursprünglich selbst auch ein Studium vorgeschwebt hat. Seinen Ehrgeiz vermag er hier dank seiner Spezialistenkenntnisse auszuleben. Das berufliche Fortkommen ist ihm umso wichtiger, als es ihm ermöglicht, besser über seine Enttäuschung hinwegzukommen, daß er im Leistungssport als Mittelstreckenläufer nicht mithalten konnte.

B. *Die 64jährige Bäuerin* hatte schon seit ein paar Wochen den Knoten in ihrer rechten Brust gespürt. Sie nahm an, daß es sich um ein „Rheumaknötchen" handle, das ihr die nun gelegentlich auftretenden leichten Schmerzen verursache. Sie sprach mit der Nachbarin darüber, die ihr sehr empfahl, den in der Gegend geschätzten Naturheilarzt im Haupttal unten aufzusuchen. Er habe ihr bei ihren Schulterschmerzen gut helfen können. Unsere Patientin folgte dem Rat und war froh, nach 14 Tagen zur Konsultation empfangen zu werden.

> **Beispiel B:** Dieser Entscheid steht im Einklang mit der Herkunft der Patientin: Sie stammt aus einer Kleinbauernfamilie der gleichen Voralpenregion, dem Emmental. Mit ihrem Mann hat sie lange Jahre viel Arbeit geleistet, bevor nun vor zwei Jahren der mittelgroße Bauernbetrieb traditionsgemäß an den jüngsten Sohn übergegangen ist. Nun lebt sie mit ihrem Mann, 70jährig, im benachbarten „Stöckli", das sie sich auf das Alter hin etwas angenehmer einrichten konnte. Sie freut sich auf den gelegentlichen Besuch der beiden älteren Söhne mit ihren Familien. Sie ist stolz auf ihre Nachkommen: Der älteste leitet eine landwirtschaftliche Genossenschaft, der mittlere arbeitet im Hauptort der Talschaft in einem mechanischen Betrieb.

C. *Der 51jährige technische Betriebsleiter* hatte die stechenden Schmerzen links vom Sternum nie so recht ernst genommen, auch nicht als sie in den letzten Wochen jeweils nach dem Männerturnen heftiger auftraten. Er tat dies als „nervöses Zeug" ab, das eben Teil des beruflichen Ärgers sei. Als er jedoch an diesem Abend von der Männerriege nach Hause kam, waren die Schmerzen stärker als je und strahlten in den linken Arm aus. Nachts um zwei Uhr erwachte er mit einem intensiven, vernichtenden Schmerz über der Brust. Der herbeigerufene Notfallarzt ließ den Patienten auf die Intensivpflegestation des nahe gelegenen Krankenhauses überführen.

> **Beispiel C:** Der seit je äußerst strebsame Patient hatte sich im Laufe der Jahre vom Mechaniker zum technischen Betriebsleiter emporgearbeitet. Die intelligente und aufgeweckte Mutter hatte ihren Ältesten schon immer animiert, beruflich Karriere zu machen. Sie hatte sich, wie der Patient selbst, an der stillen, scheuen und überangepaßten Lebensweise des Vaters, Fabrikarbeiter im Eisenwerk, immer etwas gestoßen. Dieser selbst hatte als Verdingkind eine schwere Jugend verlebt, so daß er sich hauptsächlich sorgte, daß er den eigenen vier Kindern in der Familie Sicherheit und Geborgenheit bieten könne. Der Patient selbst hatte aber für seine eigenen Kinder ganz andere Pläne: Der Älteste war zur Zeit am Technikum, der mittlere Sohn am Gymnasium und die jüngste Tochter bereitete sich eben auf das Lehrerinnenseminar vor. Seine zurückhaltendere, mütterliche Frau machte sich gelegentlich Sorgen über das getriebene Wesen ihres Mannes, das auch immer wieder Unruhe in die Familie brachte.

D. Die Tochter war am dritten Tag doch sehr beunruhigt, daß die Mutter immer noch hinter geschlossenen Läden mit über 39° Fieber, stark hustend, liegen blieb. Sie ließ sich nicht länger davon abhalten, den Hausarzt zu rufen, obwohl die Mutter darauf bestand, weiterhin mit kalten Wickeln, Kräutertee und Schwefelinhalationen ihre Grippe nach eigener Art zu kurieren. Sie wußte schließlich, daß so ein „Käfer" in der Gemeinde umging, wenn auch dieses Frühjahr heftiger als sonst. Der Hausarzt war am späten Nachmittag eigenartig berührt, als er die Patientin matt und abgespannt im Bett vorfand, wobei sie erklärte, es gehe ihr recht gut. Nicht so sehr die festgestellte Pneumonie beschäftigte ihn; diese hatte er seit Ausbruch der Epidemie gehäuft gefunden. Aber die sonst *tüchtige, 47jährige Geschäftsfrau* hatte eine eigenartige Unordnung im Schlafzimmer und einen Fötor, der mehr alkohol- als grippebedingt schien. Er nahm sich vor, die Patientin zu einem ausführlichen Gespräch in die Praxis zu bestellen.

> **Beispiel D:** Die Patientin lebte in dem komfortablen Vorort-Einfamilienhaus in angenehmen Verhältnissen. Als einzige Tochter eines Textilfabrikanten war sie sich einen gewissen Komfort gewohnt. Als lebhafte, intelligente und hübsche Gymnasiastin hatte sie vordergründig eine verwöhnte Jugend verlebt. Sie hat sich allerdings später oft Gedanken über das gesellschaftlich aufwendige und hektische Leben der Eltern gemacht. Die erfolgreiche „Gipfelstürmer"-Haltung des Vaters war der Ehe nicht zuträglich gewesen, da die stille und zurückgezogene Mutter an seiner fehlenden Rücksichtnahme litt. Die Patientin war denn auch froh, als sie relativ jung ihren Mann, Optiker, während eines Sprachaufenthaltes in England kennenlernte. Ihr Vater ermöglichte nämlich ihnen bald einmal, zu heiraten und ein eigenes Geschäft zu eröffnen. In den letzten Jahren allerdings war ihre Ehe nicht mehr harmonisch verlaufen. Auch hatte sie Sorgen wegen ihrem Sohn, der vor wenigen Monaten als Folge seiner Drogensucht die Mittelschule aufgeben mußte. Ihre ältere Tochter, Seminaristin, war aber sehr tüchtig und verläßlich, was sich in der gegenwärtigen Krankheit wieder einmal als Vorteil bestätigte.

E. Es war nicht der erste Nachtbesuch, den der im Quartier ansässige Hausarzt bei der *38jährigen Verkäuferin* machen mußte. Somit wußte er, was seiner wartete, als ihm an jenem Freitagabend im Dezember die aufgelöste, verängstigte Patientin die Türe öffnete: Sie rang wiederum nach Luft, klagte über Enge im Brustbereich, litt an Todesängsten und befürchtete gar, daß ihr „das Herz bersten" könnte. Sie habe es seinem Rat folgend versucht, in die Plastiktüte zu atmen; aber die Beengung sei immer schlimmer geworden, so daß sie ihn habe anrufen *müssen*. Nach der Ampulle Valium i. V. war die Patientin bald einmal beruhigt und der *Hyperventilationsanfall* vorüber. Sie wirkte nun wie ein verlorenes, schüchternes Kind, das sich am liebsten an einen Beschützer anschmiegen möchte. Einmal mehr wunderte sich der Hausarzt, daß diese immer noch attraktive und beruflich tüchtige Frau alleine lebte.

> **Beispiel D:** Sie kam ursprünglich aus einfachen und schwierigen Verhältnissen. Der Vater, Schreiner in einem städtischen Großbetrieb, war chronischer Alkoholiker und starb bereits mit 51 Jahren. Die Familie war nach den unruhigen und gespannten letzten Jahren darob eher erleichtert. Besonders die Patientin hatte sich von klein auf sehr gefürchtet, wenn spät nachts der Vater polternd und betrunken nach Hause kam. Nach Lehrabschluß hatte sie bis zu seinem Tod ein paar gute Jahre verlebt, als sie als junge, hübsche Frau endlich eine eigene Wohnung bewohnen konnte. Sie hatte auch etliche Verehrer, mochte sich aber nie für einen entscheiden, da sie sich vor einer verpflichtenden Partnerschaft in der Ehe fürchtete. Auch war nach dem Tode des Vaters ihre Mutter nun vermehrt auf sie angewiesen. Das fortschreitende Rheuma machte es ihr immer schwerer, als Reinemacherin tätig zu sein. Die jüngeren Geschwister der Patientin waren bereits seit längerem weggezogen. Der Bruder, Buchhalter, wollte schon früh vom Vater wegkommen. Die etliche Jahre jüngere Schwester war in einer anderen Stadt mit einem Handelsreisenden verheiratet. Sie war dort ausreichend mit ihrem eigenen, aufwendigen Leben beschäftigt.

Jeder dieser fünf Patienten hat, aus einem Zustand scheinbarer Gesundheit heraus plötzlich erkrankt, jene Hilfe beansprucht, die ihm am geeignetsten schien. Der hämophile Patient kontaktierte, seinen ungewöhnlich präzisen Sachkenntnissen gemäß, via Hausarzt das medizinische Zentrum. Die Bäuerin holte, wie es im Bergtal üblich ist, vorerst bei ihrer Nachbarin Rat, bevor sie den Naturheilarzt aufsuchte. Dem zuvor seine Beschwerden bagatellisierenden Betriebsleiter blieb nach dem lebensbedrohlichen akuten Herzinfarkt nichts anderes übrig, als sich vom Notfallarzt auf die Intensivpflege einweisen zu lassen. Die Grippepatientin schließlich hat ihrer Laienvorstellung folgend vorerst versucht, mit traditionellen Hausmittelchen den fiebrigen Zustand selbst zu behandeln. Der mit der Familie vertraute Hausarzt vermutete aber, daß hinter der interkurrenten Grippe noch andere Probleme stecken müßten und bestellte deshalb die Patientin für einen baldigen Termin zu sich. Die Verkäuferin schließlich war einmal mehr auf den Nachtbesuch ihres Hausarztes angewiesen. Die Anspannung der Vorweihnachtszeit hatte sie nicht zum erstenmal überfordert.

Die Medizinsoziologie hat festgestellt, daß es im wesentlichen 5 verschiedene Einflußgrößen sind, welche über die Art der Inanspruchnahme von medizinischer Hilfe entscheiden:

1. Wahrnehmung der Krankheit.
2. Merkmale der Person.
3. Demographische Faktoren.
4. Soziokulturelle Bedingungen.
5. Medizinisches Hilfeangebot, soweit der Patient damit vertraut ist.

Bevor wir darauf eingehen, müssen die Begriffe der Gesundheit und Krankheit schärfer abgegrenzt werden.

a) Die Normvorstellung von Gesundheit

Krankheit und Gesundheit werden oft als Werte mit gegensätzlichen Vorzeichen darge-stellt, die einander zugleich ausschließen und ergänzen. Wenn der Mensch krank ist, ver-liert er einen Teil der Gesundheit. Gesundheit ihrerseits wird gleichgesetzt mit Fehlen von Krankheit, was als Regelfall, als Norm gilt. Damit ist ein dritter Begriff eingeführt, der oft äquivalent zu Gesundsein verwendet wird: Gesund sein heißt normal sein oder Gesund-heit ist eben die Norm. Somit ist es zum besseren Verständnis des Begriffes Gesundheit notwendig, vorerst abzugrenzen, was der Normbegriff umfaßt.

Ideal als Norm: Die Weltgesundheitsorganisation (WHO) definiert Gesundheit nicht als Abwesenheit von Krankheit, sondern als einen Zustand des vollkommenen physischen, psychischen und sozialen Wohlbefindens. Dies ist wesentlich mehr als nur das Fehlen von Krankheit; aber ist es die Norm? Wohl kaum. Mit ihrer utopischen Definition hat sich die WHO heftiger Kritik ausgesetzt, da in der politischen Realität ein solches Gesundheits-konzept kaum je verwirklicht werden kann. Die WHO hat denn auch unter dem Begriff „global strategy for health for all by the year 2000" eine Initiative ergriffen, um weltweit das Gesundheitsbewußtsein bei Politikern und Öffentlichkeit zu schärfen.

In den medizinischen Lehrbüchern wird Gesundheit kaum je definiert, oder dann meist als Fehlen bestimmter Krankheitszeichen oder Symptome. Die indirekte Definition der Gesundheit in der Schulmedizin hat somit ebenfalls idealtypischen Charakter, indem nur jener Zustand als nicht krank (oder eben „gesund") umschrieben wird, der sich durch Fehlen typischer pathologischer Merkmale auszeichnet. Die verbreiteten medizinischen Klassifiaktionssysteme wie ICD (International Classification of Disease) oder DSM (Dia-gnostic Statistical Manual der American Medical Association) sind nach diesen Grund-prinzipien abgefaßt. Sie listen auf, welche Anhäufung von Merkmalen für einen be-stimmten Krankheitszustand als typische gelten, unabhängig davon, welche subjektive Gewichtung sie vom Patienten selbst erfahren.

Ideale Norm: „Normal ist, wer ohne Beschwerden in angemessenen Verhältnissen lebt".

Soziale Norm: Anders definiert ist der Normbegriff, der sich an gesellschaftlichen Werten orientiert. Die WHO hat das Sozialverhalten als Teil der Gesundheit anerkannt. Sozial-psychologen vertreten die Auffassung, daß die Gesellschaft nicht nur bestimmt, wer Au-ßenseiter, Straffälliger, Nonkonformist ist, sondern auch, wer mit ihren Regeln konform geht und deshalb mit gesellschaftlicher Anerkennung rechnen darf. Wir alle sind laufend einem auf Konformität gerichteten Gruppendruck ausgesetzt. Wer sich an die sozialpoliti-schen und gesellschaftsethischen Normen anpaßt, hat weniger negative, strafende Sank-tionen zu erleiden, er wird mit positiven Sanktionen belohnt. Man nennt den Vorgang, durch den der einzelne in seiner Entwicklung auf sozialethische Normen hingeführt wird, seine Sozialisation. Die Sozialisation schließt genau umschriebene Regeln im Umgang mit der Krankheit ein. Somit besteht für den einzelnen vom Anfang seiner Entwicklung an ein enger Zusammenhang zwischen gesellschaftlichen Bedingungen und Krankheit.

Als Beispiel dafür, wie sich soziale Normierung auf das Gesundheitsverhalten aus-wirkt, mag die Ernährung dienen. In der Bevölkerung unseres Kulturkreises hat sich eine gewisse Vorstellung herangebildet, was als „gesunde Ernährung" zu gelten hat: nicht zuviel essen; nicht zu fett essen; nicht zu üppig essen (Kalorien); ausreichend Vitamine zu sich nehmen; abwechslungsreich essen. Wer diese Regeln nicht beachtet und etwa im Sinne der Fettsucht übermäßig ißt, der gilt oft nicht nur als krank, sondern auch als sozial deviant (s. Kap. 8.1).

Soziale Norm: „Normal ist, wer so lebt, wie es die Gesellschaft von ihm erwartet".

Statistische Norm: Mit dem Begriff der sozialen Norm eng verbunden ist die Norm als statistischer Durchschnitt. Darin stehen soziologische und naturwissenschaftliche Normvorstellungen so in Übereinstimmung, daß ein Abweichen vom Durchschnittswert – als Sozialverhalten oder als Funktion des Organismus – als anomal oder krankhaft gilt. In den Naturwissenschaften sind Werte relativ einfach zu quantifizieren, indem sie einerseits genau bestimmt werden können und andererseits sich bei graphischer Darstellung gleichmäßig verteilen. Man spricht denn auch im Sinne der Gauß-Kurve von der sog. Normalverteilung. In bezug auf die Körpergewichtsverteilung z. B. gibt es bekanntlich Normtafeln, die aufgrund statistischer Berechnungen entstanden sind und aus denen erkennbar ist, wann bei einem Mann bestimmten Alters und bestimmter Größe ein krankhaftes Übergewicht im Sinne der Adipositas erreicht ist. Diese statistische Norm ist somit eng an eine bestimmte Meßmethode gekoppelt. Dies erklärt auch, warum Labors einer bestimmten Region von Zeit zu Zeit ihre biochemischen Meßwerte in einer Vergleichsuntersuchung neu eichen müssen. Nur so ist gewährleistet, daß bestimmte Abweichungen als nicht mehr „im Bereich der Norm", d. h. als „abnorm" gelten können.

Daten des psychosozialen Verhaltens sind aber nur in Annäherung zu quantifizieren, z. B. als Intelligenzquotient, als Angstintensität oder als Gruppenzusammenhalt. Sie vermögen eher die Abstufung innerhalb einer Gruppe zu umschreiben als das Verhalten eines Individuums verläßlich zu charakterisieren. Psychosoziale Werte werden so zwar teilweise meßbar und lassen Vergleiche zu, aber der Bezugsrahmen muß immer zusätzlich bestimmt und interpretiert werden. Wenn z. B. Angst beim Besteigen einer Straßenbahn im Sinne einer phobischen Störung krankhaft sein kann, sind Examensangst und das Lampenfieber des Künstlers oft die angemessene innere Einstimmung auf ein wichtiges Ereignis hin. Ein gleiches werden wir für den Umgang mit der Krankheit feststellen. Zum Beispiel ist die Furcht vor einer nicht bestehenden Krankheit krankhaft und wird bekanntlich als Hypochondrie definiert. Dagegen kann das beklommene Gefühl, das einen Patienten überkommt, dem der Verdacht auf einen malignen Tumor eröffnet wird, durchaus normal, passend, ja sogar zweckgerichtet sein. Selbst wenn die Angst im letzteren Falle intensiver, überwältigender ist als in der Hypochondrie, ist sie im Rahmen einer Untergruppe von Karzinompatienten durchschnittlich oder normal und erst noch funktional richtig (s. Kap. 4.2).

Statistische Norm: „Normal ist, wer wie die Mehrheit ist".

Funktionale Norm: Die funktionale Norm ist im weiteren Sinn eine ökologische Norm, die den Organismus oder die Person in Beziehung zu seiner/ihrer Umwelt betrachtet. Sie orientiert sich daran, ob eine Person bestimmte Aufgaben (z. B. arbeits-, familien-, freizeit- oder sexualitätsbezogen) adäquat zu erfüllen vermag. Medizinisch wird funktionale Norm z. B. in der Orthopädie u. a. in der Weise berücksichtigt, daß das normale Funktionieren eines Gelenkes nach Achse und Winkelmaß festgelegt wird. Mit dem Zuckerbelastungsversuch wird jener Bereich bestimmt, innerhalb welchem das insuläre System Glukose noch störungsfrei zu assimilieren vermag. Biologisch wird funktionale Norm somit meist als Spielraum abgegrenzt, innerhalb welchem der Organismus seine Aufgaben zu erfüllen vermag. Grenzbereiche werden per definitionem zugestanden.

Ähnlich verhält es sich im Gebiet der Psychosozialen Medizin. Die Funktion, die es zu gewährleisten gilt, ist meist die Anpassung an bestimmte Umweltbedingungen oder bestimmte Lebenssituationen: Zum Beispiel die soziale Integration nach einer akuten Schizophrenie, die Übernahme familiärer Verpflichtungen nach durchgemachter Depression oder die innerpsychische Verarbeitung einer schweren oder terminalen Krankheit. Der jeweils eingesetzte Normbegriff ist also der, ob bestimmte, minimal geforderte psychosoziale Funktionen noch erfüllt werden oder nicht.

Funktionale Norm: „Normal ist, wer seine Aufgaben erfüllen kann".

---

b) Gesundheitsbegriff des Laien

Der Laie ist mit seinem Gesundheitsbegriff überwiegend auf eine *funktionale Norm* ausgerichtet. Er ist meist auch bereit, seine Gesundheitsvorstellung je nach Umständen zu modifizieren und den jeweiligen Bedürfnissen anzupassen. Der früher sportbegeisterte Patient mag nach einer Querschnittläsion eine Invalidität hinnehmen und sein reorganisiertes Leben als Versicherungsfachmann als „normal" verstehen. Bei einer interkurrenten Grippe oder nach einer im Invalidensport zugezogenen Handverletzung dagegen erlebt er sich als „krank". Die meisten Menschen leben laufend mit einer mehr oder weniger großen Zahl von Beschwerden, ohne sich deswegen als krank zu bezeichnen. So haben in einer englischen Untersuchung ca. 90% der befragten Stichprobe angegeben, innerhalb der vorausgegangenen 14 Tage an Beschwerden (Symptomen) gelitten zu haben. Nur 16% jedoch konsultierten in dieser Zeit den Arzt (WADSWORTH et al. 1971). Entsprechend seinem Gesundheits- resp. Krankheitsmodell unternimmt der Betroffene somit unterschiedliche Schritte, wie noch genauer zu erläutern ist.

Eine im Rahmen des *nationalen Forschungsprogramms Gesundheitswesen* durchgeführte neuere repräsentative Befragung einer schweizerischen Bevölkerungsgruppe (BUCHMANN et al. 1985) zeigte einen inhaltlich ähnlichen aber anders verteilten Beschwerdekatalog. Innerhalb der letzten 12 Monate litten ab und zu 46% an Nervosität, 41% an Kopfschmerzen, 30% an Husten, 29% an Rückenschmerzen, 24% an Schlaflosigkeit, 23% an Gelenkbeschwerden, 21% an ungewöhnlicher Müdigkeit etc. Auch jene der Befragten (ca. ⅓), die ihren Gesundheitszustand als ausgezeichnet beurteilten, klagten über gelegentliche Nervosität, Kopfschmerzen, Husten und Rückenschmerzen. Psychischen Verstimmungen (40% schnell gereizt und verärgert, 30% zerstreut und unkonzentriert, 28% ohne eigentlichen Grund sorgenvoll etc.) wurde ein geringerer Krankheitswert zugeordnet als den körperlichen Klagen.

Als wichtigste Ursachen von Krankheiten nannten diese Laien: Qualität der Umwelt: Luft, Lärm und andere Einflüsse (19%), Hektik des heutigen Lebens (16%), Arbeitsbedingungen (5%); Lebensgewohnheiten wie essen, schlafen etc. (23%), Einstellung gegenüber dem Leben (9%); körperliche Konstitution (11%), Zufall und Schicksal (5%); Sorgen in Beruf und Familie (12%).

Entsprechend der Zuordnung der möglichen Ursachen betrachtet etwa je die Hälfte der Befragten Gesundheit als individuelle, resp. als soziale Angelegenheit. Die sozial bessergestellten Probanden messen dabei den individuellen Faktoren mehr Bedeutung bei als die sozial unterprivilegierten. Dies stimmt auch mit der Tatsache überein, daß mit zunehmender Bildung, sozialem Prestige und höherem Einkommen die individuelle Gestaltung des Lebens leichter fällt. Das bezieht sich somit ebenfalls auf die Gesundheitspflege, nicht zuletzt deshalb, weil diese Menschen aktiver die geeignete ärztliche Betreuung auswählen können.

Eine 10 Jahre zuvor durchgeführte Untersuchung bei einer Stichprobe der *französischen Mittelschicht* hat recht differenzierte Auffassungen hinsichtlich des Gesundheitsbegriffes ergeben:

HERZLICH (1973) hat in ausführlichen Interviews 80 Französinnen und Franzosen der Mittelschicht mit und ohne akademischer Ausbildung nach ihren Vorstellungen von Gesundheit resp. Krankheit befragt. Die Antworten ergaben, daß Gesundheit und Krankheit als gegenpolige Begriffe auf einem Kontinuum verstanden werden, das nicht nur den Organismus, sondern auch die Lebensbedingungen einschließt. Dabei wird Gesundheit als ein Zustand verstanden, worüber man verfügt und der mit Vorstellungen von ungebrochener Natur, von Landleben und von Unternehmungslust in Verbindung gebracht wird. Demgegenüber erscheint Krankheit als Ausdruck ungeeigneter Lebensbedingungen, als Folge von aufgezwungenem und einschränkendem Stadtleben und als etwas, das einem zur Inaktivität verurteile. Im besonderen hat die Autorin in der Befragung drei verschiedene Modelle unterscheiden können:

1. Gesundheit wird einfach als *Fehlen von Krankheit* verstanden, als eine Befindlichkeit, die nicht näher positiv umschrieben werden kann oder muß.
2. Gesundheit kann als *Potential* verstanden werden, über das man verfügt und das man umsorgt. Hier wird Gesundheit in Wechselbeziehung zur eigenen Lebensführung verstanden.
3. Gesundheit wird schließlich auch als *Gleichgewichtszustand* umschrieben, der, solange er ausgeglichen ist, Wohlbefinden vermittelt; bei Störungen aber führt dies zu Krankheit mit entsprechendem Mißbefinden. Der ausgeglichene Gleichgewichtszustand schließt neben körperlichem und seelischem Wohlbefinden auch ausreichende Reserven, Fehlen von Müdigkeit, gute zwischenmenschliche Beziehungen etc. ein. Perfekte Gesundheit wird dabei als Fiktion verstanden, da ein ausgeglichenes Gleichgewicht durchaus gewisse Beschwerden einschließen kann.

Der erste dieser drei von Laien entworfenen Gesundheitsbegriffe kommt der Idealnorm nahe, der zweite der Sozialnorm und der dritte der funktionalen Norm. Was schon die Erläuterung des Normbegriffs erkennen ließ, wird durch das Gesundheits- resp. Krankheitsmodell des Laien bestätigt: Gesundheit und Krankheit sind als komplexe und mehrdimensionale Begriffe zu verstehen, die je nach Standpunkt durch idealtypische oder soziale oder statistische oder funktionale Kriterien abgegrenzt werden.

c) Definition der Gesundheit

Eine brauchbare Vorstellung von Gesundheit und Krankheit muß somit umfassend und ganzheitlich sein. Sie muß den Organismus mit seinen biologischen und psychologischen Funktionen, aber auch seine Beziehungen zum unmittelbaren und weiteren sozialen Umfeld einschließen. Sie muß sich somit an der Systemtheorie (s. Kap. 2.2) orientieren, die sich bekanntlich bemüht, die Beziehungen unterschiedlicher Systeme zueinander zu erklären (NOACK).

Im Zustand der **Gesundheit** befinden sich die biologischen und psychologischen Systeme eines Individuums in einem harmonischen Gleichgewicht, das auch den Austausch mit den ökologischen Systemen (physikalisch, biologisch, psychisch und sozial) gewährleistet. Das gesunde Individuum verfügt über Reserven und Ressourcen („Potential"), die es ihm erlauben, ein gestörtes Gleichgewicht innerhalb der erwähnten Systeme wieder herzustellen.

Dem ausgeglichenen Gleichgewichtszustand dieser Systeme steht ein gestörter gegenüber, der dann als **Krankheit** zu bezeichnen ist, wenn notwendige Funktionen nicht mehr erbracht werden können und/oder bestimmte Strukturen in ihrer Integrität geschädigt sind.

Der Versuch, Gesundheit *und* Krankheit systemisch zu definieren, hat verschiedene Vorteile. Erst so werden nämlich bestimmte *Charakteristika* klar ersichtlich:

- Weder Gesundheit noch Krankheit sind statische Begriffe.
- Der Übergang zwischen Gesundheit und Krankheit ist fließend.
- Sowohl Gesundheit wie Krankheit hängen von mehreren Systemen ab, die unter sich interdependent sind.
- Gesundheit schließt zu einem wesentlichen Teil die Fähigkeit ein, interne und externe schädliche Einflüsse aufzufangen und zu bewältigen (Gesundheitspotential).
- Mit Gesundheit ist weniger eine idealtypische Norm gemeint als vielmehr ein Zustand, der es dem an sich wenig perfekten Menschen in einer ebenso wenig perfekten Umwelt erlaubt, ohne allzu große Beschwerden ein angemessenes Leben zu führen.
- In der Entstehung von Krankheit ist jeweils nicht ein einzelner, sondern sind mehrere Faktoren in unterschiedlichen Systemen beteiligt, die alle miteinander verkoppelt bleiben. Die Bedeutung der Krankheit verursachenden und auslösenden Faktoren variiert und muß für jedes Individuum in den jeweiligen Umständen neu bestimmt werden.
- Die gleichen multifaktoriellen Einwirkungen bestimmen nicht nur die Auslösung, sondern auch den weiteren Verlauf der Krankheit.

In dieser Umschreibung von Gesundheit als dynamischem Gleichgewichtszustand ist ein Begriff besonders hervorzuheben, das *Gesundheitspotential*. Hinsichtlich des einzelnen Menschen heißt dies z. B., daß er eine genetische Disposition aufweist, die eine ausreichende Immunabwehr von infektiösen Erregern erlaubt; oder daß er über eine allgemein robuste Konstitution verfügt und in gutem Trainingszustand ist; oder daß er seine persönliche Entwicklung in tragenden familiären Verhältnissen durchmachte und dies es ihm nun ermöglicht, psychische Belastungen auszuhalten und geeignete Bewältigungsformen (Coping) anzuwenden; oder daß er über eine Erziehung und Ausbildung verfügt, die ihn dazu befähigen, präventive Möglichkeiten zu erkennen und zu nutzen. Erst die Summe dieser angeborenen und erworbenen Fähigkeiten lassen es zu, daß der Einzelne im dynamischen Gleichgewichtszustand der Gesundheit gewisse Spannungen und Schwankungen aushalten kann, ohne daß es gleich zur Entgleisung (oder Krankheit) kommt.

> *Das* **Gesundheitspotential** schließt angeborene oder erworbene Fähigkeiten ein, mit denen Belastungen des Gesundheitsgleichgewichtes aufgefangen und überwunden werden können.

Wir sehen auch jetzt schon, daß Gesundheit so aufgefaßt nicht nur von der individuellen Disposition abhängig ist. Im Gegenteil, das soziale Umfeld (Familie, Gemeinde, Gesellschaft) spielt bei der Entwicklung des Gesundheitspotentials eine gewichtige Rolle.

Auf diese mehr theoretischen Feststellungen werden wir besonders dann zurückkommen, wenn wir die Auslösung von Krankheit (speziell durch sog. Stressoren) und die Verarbeitung oder Bewältigung einer manifesten Krankheit genauer analysieren (s. Kap. 7).

6.1.2 Gesundheitsverhalten resp. Gesundheitsrisikoverhalten

a) Risikoverhalten

Gesundheit ist ebenso wie Krankheit nicht ein statischer Zustand, sondern ein dynamischer Prozeß, wie wir soeben erläutert haben. Dieser Prozeß ist u. a. von inneren und äußeren Ressourcen, von Möglichkeiten, die dem einzelnen mitgegeben sind oder nicht, abhängig.

> Unter **Gesundheitsverhalten** verstehen wir all das, was der einzelne dazu beiträgt, sein vorhandenes Gesundheitspotential zu fördern und/oder zu entwickeln. Dies schließt alle vorbeugenden Maßnahmen und Verhaltensweisen ein, die zur Früherfassung einer Krankheit beitragen.

Wir umschreiben so ein Verhalten, das primär einen positiven Beitrag zur Gesundheit leisten will. Die Medizin ist traditionell aber auf das Erfassen von Krankheitsursachen oder -prozessen ausgerichtet und hat jenes Verhalten, das primär gesundheitsförderlich ist, noch wenig studiert. Wir müssen demnach umgekehrt vorgehen und nach dem besser studierten Risikoverhalten fragen, d. h. nach Verhaltensweisen, von denen man weiß, daß sie zu bestimmten Krankheiten führen. Da Krankheit und Gesundheit dynamische Prozesse sind, die ineinander fließend übergehen, ist dieses Vorgehen dennoch erkenntnistheoretisch hilfreich.

> So wie das Gesundheitsverhalten der Krankheit potentiell entgegenwirkt, ist **Risikoverhalten** dadurch ausgezeichnet, daß es Krankheit mit all ihren Konsequenzen ermöglicht oder fördert.

Die Bedeutung des Risikos läßt sich am ehesten am Ausmaß der *Krankheitsfolgen* abschätzen. Diese werden traditionell mit verschiedenen Kriterien erfaßt, deren Vor- und Nachteile uns hier nicht zu beschäftigen brauchen. Es sind dies Kriterien der Krankheitshäufigkeit (Prävalenz der Morbidität) und Mortalität an sich, dann die direkten und indi-

Tabelle 6.1 Die medizinischen, sozialen und ökonomischen Kosten der Krankheiten (USA 1974) (HAMBURG et al. 1982).

Kriterien	Total in Millionen	Anteile in % des Totals				
		Unfälle Vergiftungen Gewalttaten	Krebs	Herz- Kreislauf- krankheiten	Psychische Krank- heiten	Andere
– Todesfälle	2	8	19	53	1	19
– Potentiell verlorene Lebensjahre	33	17	18	37	1	27
– Kurzhospitalisation in Tagen	255	11	10	19	6	54
– Langzeitbetreuung in Tagen	616	3	1	27	40	29
– Arztkonsultationen	521	9	2	11	6	72
– Arbeitsausfall in Tagen	461	18	2	8	3	69
– Bettlägerigkeit in Tagen	1783	9	4	13	3	71
– Soziale Versicherungs- entschäd. in Tagen	561	7	9	27	20	37
– Wesentliche soziale Einschränkungen	34	4	2	23	4	67
– Direkte Kosten in $	99 000	7	5	16	10	62

rekten Kosten etc. Aufgrund weit gefaßter epidemiologischer Studien sind diese Kriterien recht gut erkannt und zeigen innerhalb der westlichen Industrienationen große Übereinstimmung. Tabelle 6.1 aus den USA kann somit hinsichtlich der Verteilung der Kriterien auch auf Westeuropa übertragen werden.

Die Zahlen bestätigen die bekannte Reihenfolge: Kreislaufkrankheiten, gefolgt von Krebs, direkten oder indirekten Gewalteinwirkungen und psychischen Störungen, Diabetes mellitus, Leberzirrhose, Krankheiten der Atemwege, tragen am stärksten zur allgemeinen Morbidität und Mortalität bei. Viele der Todesursachen sind nicht Folge von akuten, sondern chronischen oder progressiv schädigenden Einwirkungen auf die Gesundheit. Dadurch entstehen schon während des Krankheitsverlaufs mannigfache psychische, soziale und ökonomische Kosten. Bei diesen schädigenden Einwirkungen sind bestimmte Formen des Risikoverhaltens besonders bedeutsam: Übergewicht, Nikotinabusus, Alkoholismus, Nichtbefolgen ärztlicher Anordnung (Noncompliance) etc. Beispielsweise ergibt die Analyse von Spitalkosten, daß die wichtigsten Risikogruppen auch die größten Kosten verursachen: 30–69% der Patienten mit hohen Hospitalisationskosten gaben zumindest eine wenn nicht mehrere Formen von Risikoverhalten an, verglichen mit nur 20–45% der Patienten mit geringen Hospitalisationskosten (HAMBURG et al. 1982). Andere schädigende Faktoren sind ebenfalls direkte oder indirekte Folge menschlichen (Fehl-) Verhaltens: Arbeits- und Lebensbedingungen; unsichere Straßen; Umweltverschmutzung (Luft, Wasser, Erde); Intoxikation durch Arbeitsplatz oder Nahrungsmittel; Strahlenschädigung durch Sonne oder radioaktive Einwirkungen; etc.

Eine kurze Diskussion einiger der bekannten Formen von Risikoverhalten soll dies verstehen helfen:

Ernährungsrisiko: Diätfehler größeren Ausmaßes wirken sich gesundheitsschädigend aus. Dies ist vor allem vom Überkonsum von Kalorien und bestimmten Fetten bekannt. Die erhöhte Mortalität für Übergewichtige ist mehrfach nachgewiesen. Dabei ergibt sich, daß

Menschen mit 20–30% Übergewicht eine um 20–40%, jene mit 50–60% Übergewicht eine um 150–250% erhöhte Mortalität haben. Bekanntlich sterben diese Menschen überwiegend an Herz-Kreislauf-Krankheiten als indirekte Folge von Hypertonie, Diabetes mellitus, Hyperlipidämie etc. Ähnliches gilt für die erhöhten Werte an Cholesterin und gesättigten Fettsäuren. Übergewicht und ausgesprochene chronische Diätfehler stehen zudem mit anderen Risikofaktoren wie Rauchen, Alkoholabusus und psychosozialen Anpassungsschwierigkeiten in engem Zusammenhang (s. Kap. 7.1; 8.1). Durch Interdependenz tragen diese Risikofaktoren gemeinsam wesentlich zur Gesundheitsschädigung bei.

Umgekehrt haben Studien belegt, daß als Folge der Gewichtsreduktion bis zu ¾ der übergewichtigen Patienten ihren Blutdruck zu normalisieren vermögen und unter kontrollierter Einschränkung des Cholesterol und ungesättigten Fettsäurekonsums das Risiko, an koronaren Herzkrankheiten zu erkranken, signifikant zurückgeht. Diese Vorbeugungsprogramme sind erfahrungsgemäß nur dann erfolgreich, wenn neben den genauen diätetischen Maßnahmen auch auf das psychosoziale Verhalten der Patienten eingewirkt wird (HAMBURG et al. 1982).

Raucherrisiko: Rund die Hälfte der erwachsenen Bevölkerung gilt als Raucher. Der Zusammenhang mit gesellschaftlichen Bedingungen wird offensichtlich, wenn man bedenkt, wie unkontrolliert noch heute der Tabakkonsum durch Reklame angepriesen wird (z. B. „Romantisierung" des Rauchens für Jugendliche durch Kinoreklame). Es wird geschätzt, daß ca. ⅙ der Gesamtmorbidität der Bevölkerung Folge von Rauchen ist. Das Erkrankungsrisiko steigt in Relation zum Konsum an. Ein interessantes Detail: Obwohl die Gesamtzahl von rauchenden Frauen zurückgeht, nimmt das exzessive Rauchen nun auch bei Frauen zu. Dies erhöht u. a. das Mortalitätsrisiko der neugeborenen Kinder von starken Raucherinnen bis auf das 20-fache! Rauchergewohnheiten sind stark von psychosozialen Faktoren mitgeprägt. Zum Beispiel ist heute genauer bekannt, daß Früheinflüsse der Sozialisation (Elternvorbild, Kameradenverhalten) über den zunehmenden Frühbeginn von kindlichem Rauchen entscheidet. Gewissermaßen am andern Ende der Raucherkarriere sind stark rauchende Herzinfarktpatienten zu erwähnen, bei denen Gelingen oder Nichtgelingen von Entwöhnungskuren von den psychosozialen Bedingungen abhängen. Die meisten starken Raucher sind sich ihres süchtigen Verhaltens bewußt. Sie wissen auch um die Gesundheitsschädigung und sind trotzdem unfähig, das Rauchen aufzugeben, oder zumindest schädliche Einflüsse durch Umstellen der Rauchgewohnheiten (Verzicht auf Inhalieren, Wechsel von Zigaretten auf Pfeife oder Zigarren etc.) zu reduzieren. Erst wenn sich der Gesundheitszustand drastisch verschlechtert, ist ein Teil dieser Kranken bereit, ihr Verhalten zu ändern. Zuvor wird die Gefahr meistens verleugnet oder verdrängt: 54% der starken, 58% der übrigen Raucher haben „Angst" vor einem Raucherkrebs; die übrigen weichen einer klaren Antwort aus (VOIGT 1978) (s. Kap. 7.2).

Ob mit oder ohne Bezug zur durchgemachten Krankheit, Verhaltensänderungen sind bei starken Rauchern stets schwer zu verwirklichen. Dies gilt auch heute noch, obwohl nun allgemein bekannt sein dürfte, daß viele Gesundheitsrisiken proportional zur Dauer der Nikotinabstinenz zurückgehen. Etwa 60% der regelmäßigen Raucher haben schon gescheiterte Entziehungskuren hinter sich, ein weiteres Drittel hätte gerne mit Rauchen aufgehört.

Beispiel C (s. Kap. 6.1). Der oben vorgestellte technische Betriebsleiter mit Herzinfarkt (Beispiel C) hat in jungen Jahren als aktiver Sportler nicht geraucht. Erst Ende 30, unter dem Eindruck zunehmender beruflicher Belastung, fing er an Geschäftssitzungen zu rauchen an, da ihn dies momentan entspannte.

Er war sich zwar von Anfang an bewußt, daß dies weder seiner Gesundheit noch seinem sportlichen Leistungsvermögen förderlich sei. Die guten Ratschläge von Familie und Hausarzt hat er mit der Begründung von sich gewiesen, er lebe ja sonst solid und treibe auch Gesundheitssport. Dabei realisierte er durchaus, daß er unter zunehmender beruflicher Belastung seinen Zigarettenkonsum auf zwei Päckchen pro Tag gesteigert hatte.

Entzugsprogramme sind dann am erfolgreichsten, wenn sie einerseits nach den Regeln der Verhaltensmodifikation durchgeführt werden, andererseits der Entzugswillige in seinen Bemühungen vom unmittelbaren Umfeld (Familie) entsprechend unterstützt wird. Es bedarf wohl noch jahrelanger interdisziplinärer Forschung, um genauer zu erfahren, wie dieses Risikoverhalten erfolgreich eingeschränkt werden kann.

Risiko durch Alkoholabusus: Die alkoholbezogenen Probleme haben somatische, psychologisch-psychiatrische und soziologische Dimensionen. Die Forschungsergebnisse bestätigen, daß für die Sucht eine Interaktion von genetischer Disposition mit Umwelteinflüssen (Familie, Schule, Arbeit, Gesellschaft) verantwortlich ist. Die Folgen der Alkoholsucht sind bekanntermaßen für das betroffene Individuum, für die Familie wie für die Gesellschaft verheerend. Obwohl Alkoholkonsum – im Unterschied zu den neuen Drogen – sozial in den meisten westlichen Kulturen längst assimiliert ist, nimmt seine Bedeutung als Gesundheitsrisiko stets noch zu. Krankhaft gesteigertes Trinken erfaßt immer neue gesellschaftliche Gruppen, so in den letzten Jahren vermehrt die Adoleszenten und Frauen, ja neuerdings selektiv auch alte Menschen. Schon die traditionellen Trinkgewohnheiten der Männer stellen ein erhebliches Gesundheitsrisiko dar, wie z. B. eine schwedische Untersuchung bei 48- und 49jährigen ergab: Von jenen, die in den folgenden vier Jahren verstarben, hatten 55% eine Anamnese mit schwerem Alkoholismus (PETERSON et al. 1980). Die mehrfach erhöhte Mortalität der starken Trinker ist x-fach in Untersuchungen nachgewiesen. Es gibt auch kaum ein Fachgebiet der Medizin, wo die Folgen des Alkoholismus sich nicht deutlich niederschlagen. Bei keiner anderen Verhaltensstörung ist die ursächliche multifaktorielle Einwirkung so offensichtlich. Auch nationale Programme wie etwa die Prohibition in den 20er Jahren in den USA oder die heute noch bestehende staatliche Kontrolle der Alkoholabgabe in den skandinavischen Ländern vermochten das Suchtverhalten nur beschränkt einzudämmen. Die Möglichkeiten des Hausarztes, auf das geeignete Gesundheitsverhalten einzuwirken, sind in Anbetracht der gewichtigen soziokulturellen Faktoren beschränkt. Er kann nur im Einzelfall in Zusammenarbeit mit den geeigneten Fachstellen (z. B. Alkoholfürsorge) versuchen, das bestmögliche therapeutische Programm festzulegen.

Beispiel D (s. Kap. 6.1). In dem eingangs erwähnten Beispiel der grippeerkrankten Geschäftsfrau (Beispiel D) hatte der Hausarzt zu Recht vermutet, die Patientin könnte neuerdings alkoholabhängig sein. Sie war im ärztlichen Gespräch keineswegs schockiert, sondern eher erleichtert, als der Hausarzt sie darauf ansprach. Offenbar hatten schon seit einigen Jahren eheliche Spannungen bestanden, mit denen die Patientin zuvor noch einigermaßen leben konnte. Seit sie aber bemerkt hatte, daß ihr Mann eine ernstgemeinte Beziehung zu einer anderen Frau unterhielt, hatte sie zunehmend im Alkohol Entspannung gesucht. Eine klärende Aussprache mit ihrem Mann war nicht möglich gewesen, so daß sie zunehmend verbittert wurde und die gemeinsamen Verpflichtungen im an sich florierenden Optikergeschäft kaum mehr ertrug. Selbst da mußte sie insgeheim Apéritifschnäpse zur Beruhigung zu sich nehmen. Sie wußte nicht, ob ihr Mann wirklich nicht realisierte, wie es um sie stand, oder ob er sich einfach nicht darum kümmerte. In jedem Fall war sie dankbar, nun dem Hausarzt anvertrauen und damit endlich etwas entlasten zu können. Dem Hausarzt gelang es daraufhin, im gemeinsamen Gespräch mit beiden Ehegatten die Situation zu klären und diese für eine Ehetherapie zu motivieren. Gleichzeitig vereinbarte er mit der Patientin eine Antabusbehandlung, über die er künftig selber wachte. Allerdings vermochte die Maßnahme nur beschränkte Zeit zu helfen, wie wir noch sehen werden.

Die Möglichkeiten der Medizin im komplexen Feld des allgemeinen Alkoholkonsumverhaltens sind beschränkt. Medizinische Fachleute können aber dazu beitragen, das Risikoverhalten immer wieder aufzuzeigen und durch Forschung bestimmte (genetische oder demographische) Risikogruppen zu isolieren. Es scheint, daß in Zukunft auch der Alkoholismus des dritten Alters, der Frauen und der Arbeitslosen als neuer Risikogruppen vermehrt beachtet werden muß (BIENER 1981). Wiederum sind es überwiegend psychosoziale Einflußgrößen, die bei diesen neuen potentiellen Risikogruppen zu übermäßigem Trinken verleiten.

Wir wollen nochmals festhalten: Bei jenen Krankheiten, die für den Großteil der Morbidität und Mortalität in der Bevölkerung verantwortlich sind, tragen **psychosoziale Risikofaktoren** Entscheidendes zur Entstehung und Auslösung der Krankheit bei.

Zu den bekannten psychosozialen Risikofaktoren gehören: Ungünstige sozioökonomische Bedingungen; starke soziale Mobilität; belastende (ängstigende, deprimierende oder sonstige) emotionale Erlebnisse; Arbeitsunzufriedenheit; bedeutende Lebensveränderungen als Stressoren; Persönlichkeitsmerkmale. Sie ergänzen die bekannten biomedizinischen Risikofaktoren nicht nur in verhängnisvoller Weise, sondern gehen diesen oft in der kausalen Abfolge voraus. Im Kapitel über den Streß (7.1) sollen diese Zusammenhänge genauer analysiert und die postulierten pathophysiologischen Einwirkungen skizziert werden (s. auch Kap. 8.4.1).

b) Vorbeugeverhalten

Grundsätzlich sind psychosoziale Faktoren nicht nur für das Risikoverhalten entscheidend, sondern sie beeinflussen entsprechend auch die *Einstellung zu Prophylaxe und Früherfassung.* Dies kann auf unterschiedliche Weise erfolgen:

1. Durch Information über das geeignete Gesundheitsverhalten, im Sinne der primären Prävention.
2. Durch Information über frühzeitiges Erkennen und geeignetes Reagieren auf somatische und/oder psychische Störungen (sekundäre Prävention).
3. Durch Verbessern und Aufbau eines tragenden Netzes von zwischenmenschlichen und sozialen Beziehungen, was sich auf die Lebensweise, aber auch auf die Benützung medizinischer Einrichtungen günstig auswirkt.

Auf einige Formen dieser Beeinflussung und die möglichen Ergebnisse wurde schon kurz hingewiesen. Genaueres wird darüber noch im Abschnitt über die Krankheitsbewältigung (7.2, 7.3) ausgeführt. Ferner geht besonders der letzte Teil des Buches (11), der sich mit dem praktischen psychosozialen Handeln in der Medizin befaßt, auf die geeigneten Methoden zur Nutzbarmachung dieses Potentials ein.

Ein allgemein anerkannter Beitrag zum Gesundheitsverhalten sei hier beispielhaft herausgegriffen:

Der Gesundheitssport. Sport hat bekanntlich im öffentlichen Interesse einen ganz besonderen Stellenwert. Er vermag nicht nur wie kaum etwas anderes Massen von Menschen als passive Zuschauer zu faszinieren; er wird auch zunehmend von großen Teilen der Bevölkerung als bewußter Gesundheitsbeitrag gepflegt. Es ist anzunehmen, daß dem Sport (im Zusammenhang mit den veränderten Arbeitsgewohnheiten), als Möglichkeit der aktiven Freizeitgestaltung, in Zukunft noch größere Bedeutung zukommen wird. Die dem Sport zugeschriebene vorbeugende Wirkung ist von der Präventivmedizin ausreichend erforscht worden. Dabei hat sich bestätigt, daß er den allgemeinen, beruflich oder sozial auferlegten, Bewegungsmangel auszugleichen vermag. In Abb. 6.1 ist dies exemplarisch dargestellt.

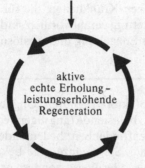

1. Man hält sich in Form durch allgemeine Gymnastik und Konditionsübungen (Gehen, Laufen, Radfahren)

Schwimmen

aktive echte Erholung – leistungserhöhende Regeneration

3. Je mehr man sich sportlich anstrengt, um so mehr kräftigt man seinen Körper, stärkt seine Gesundheit und Schaffenskraft

2. Das Tätigkeitsbedürfnis wird dadurch stärker, man fühlt sich in der Lage, ein oder mehrere Male in der Woche Sport zu treiben

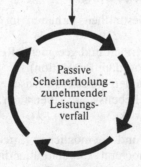

3. Je weniger man tut, um so mehr sinkt die körperliche Leistungsfähigkeit

Passive Scheinerholung – zunehmender Leistungsverfall

1. Je weniger man tut, um so geringer wird das Tätigkeitsbedürfnis

2. Je geringer das Tätigkeitsbedürfnis ist, um so weniger tut man

Abb. 6.1 Wechselwirkung zwischen Lebensweise und Bewegungsbedürfnis i.B. auf Leistungsfähigkeit. **a** Kontrollierte Lebensweise mit eingeplanter Übungsmöglichkeit, **b** Unkontrollierte Lebensweise mit verminderter Übungsmöglichkeit. (Nach VOIGT 1978, S. 29)

Während die Vorteile der Bewegung offensichtlich sind, werden die vielfältigen Folgen von Bewegungsmangel meist unterschätzt. Dies haben die amerikanischen Ärzte KRAUS und RAAB (vgl. VOIGT 1978) nachgewiesen, die die Folgen des Bewegungsmangels zusammengestellt haben (Abb. 6.2).

Die angeführten pathophysiologischen Veränderungen tragen denn auch in verschiedenen Bereichen, vorwiegend im Herz-Kreislauf-System, im muskuloskelettären Apparat und nicht zuletzt im neuroendokrinen und damit psychischen Bereich zu Krankheiten bei. Obschon dies einer weiteren Öffentlichkeit hinreichend bekannt ist und Sport wie kaum

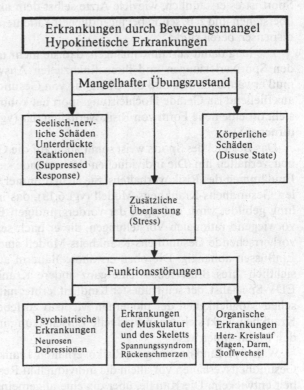

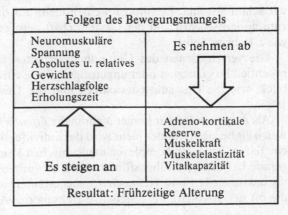

Abb. 6.2 Folgen des Bewegungsmangels für die physische und psychische Gesundheit. (Nach VOIGT 1978, S. 30)

ein anderer Lebensbereich politische Unterstützung genießt, wird Gesundheitssport immer noch unzureichend gepflegt. Übrigens wird er gerade von jener Altersgruppe, die vorwiegend zur politischen Meinungsbildung beiträgt und für die das gesundheitsfördernde Verhalten besonders wichtig wäre, weitgehend vernachlässigt. Dies geht aus einem Vergleich verschiedener Alterskohorten hervor, der mit zunehmendem Alter einen linearen Abfall der sportlichen Aktivitäten aufzeigt: Von den 16- bis 18jährigen sind es noch 67%, von den 18- bis 22jährigen 53%, von den 22- bis 31jährigen 42%, die wöchentlich zumindest einmal regelmäßig Sport treiben. Bei den 45- bis 65jährigen jedoch sind es nur noch 19% und bei den über 65jährigen gar nur noch 12%, die regelmäßig sportliche Aktivitäten ausüben (VOIGT 1978). Im Hinblick auf die große und breite vorbeugende Wirkung von Sport ist es erstaunlich, wieviele Ärzte selbst dem aktiven Sport mit Vorbehalten gegenüberstehen und z. B. schon bei jugendlichen Patienten allzu leicht zur Erteilung von Sportdispensen bereit sind.

Die mag damit zusammenhängen, daß sie mehr mit gewissen unerwünschten Folgen, den Sportverletzungen und ihren finanziellen Auswirkungen, konfrontiert sind. Auch muß erwähnt werden, daß der Übergang von Gesundheitssport zu Leistungssport durchaus fließend ist. Gerade Hochleistungssport hat kaum noch präventive Wirkung, sondern stellt oft eine neue Form von Risikoverhalten dar (vgl. Skirennfahrer, jugendliche Kunstturner etc.).

Das Beispiel des Sports weist somit auch auf die Grenzen der Förderung von Gesundheitsverhalten hin. Die individuellen Widerstände sind hier ebenso bedeutsam wie beim Eindämmen des Risikoverhaltens. Sie stehen immer in enger Beziehung zum individuellen Gesundheits-Krankheits-Modell (vgl. 6.13), das im Laufe der persönlichen Entwicklung gebildet wird. Entgegen der vordergründigen Erwartung, der einzelne folge dabei vorwiegend rationalen Vorstellungen, die er nach seinem freien Willen umsetze, ist das vorherrschende Gesundheits-Krankheits-Modell stark von den sozialen und kulturellen Einflüssen abhängig. Die oben erwähnte Bäuerin aus dem entlegenen Bergtal hat hinsichtlich ihres Brustkrebses eine ganz andere Krankheitsvorstellung als der städtische EDV-Spezialist, der seit frühester Kindheit lernte, mit seiner Hämophilie und den technischen Möglichkeiten der modernen Medizin zu leben. Noch stärker als gegenüber der Krankheit wirkt sich die individuelle Einschätzung im Umgang mit gesundheitsfördernden Maßnahmen aus.

Während Eindämmen von Risikoverhalten krankheitsbezogen ist, will das bewußte Gesundheitsverhalten vor allem die individuellen Ressourcen zum Erhalten der Gesundheit entwickeln. Die Kanäle, über die eine allgemeine Einflußnahme möglich ist, haben wir schon erwähnt. Es sind zum einen mehr auf das Individuum bezogene Aktivitäten, zum andern ebenso von der Gemeinschaft getragene politische Willenskundgebungen, wie z. B. beim Sport.

Die verschiedenen das Gesundheitsverhalten beeinflußenden Systeme können alle potentiell im günstigen oder ungünstigen Sinne einwirken. Tabelle 6.2 bringt einen Überblick, wie die **Gesundheitsressourcen** und die **Gesundheitsrisiken** verteilt sind (NOACK 1985).

Als Ärzte werden wir immer mehr in die *öffentliche Verantwortung für das Gesundheitswesen* einbezogen. Immer mehr wird der individuelle Beitrag des Hausarztes nur noch als ein Teil im gesamten komplexen medizinischen Versorgungssystem gesehen. Dies kommt gerade bei den gesundheitsfördernden und vorbeugenden Maßnahmen zum Ausdruck, die u. a. unter 11.1 und 11.3 noch genauer erläutert werden. Jetzt schon sei festgestellt, daß die oft desillusionäre bis resignative Haltung der Ärzte den vorbeugenden Aktionen ge-

Tabelle 6.2 Überblick über Gesundheits-Ressourcen und -Risiken. (Aus Noack 1985)

System-Ebene	Gesundheits-Ressourcen[a]	Gesundheits-Risiken[a]
1. *Mensch* – Körper – Psyche – Ganzer Mensch	Gesundheitliche Handlungskompetenz, allgemeine Leistungsfähigkeit	Mangelernährung, ungenügendes Gesundheitswissen, allgemeine Vulnerabilität
2. *Mensch-Umwelt-Interaktion* – Lebensgewohnheiten – Arbeit – Erholung	Gesundheitsfördernder Lebensstil, befriedigende Arbeit, ausreichende Erholung	Rauchen, Mangelernährung, Bewegungsmangel, Arbeitsstress, Schlafmangel
3. *Soziale/kulturelle/ökonomische Umwelt* – Gesundheitskultur – Soziales Netz – Arbeitsverhältnisse – Gesundheits-, Bildungs- und Sozialwesen – Sozioökonomische Verhältnisse	Positive gesundheitsbezogene Werte und Normen, soziale Interpretation und Unterstützung, angemessene soziale Dienste, soziale Sicherheit und Gerechtigkeit	Instabile oder negative gesundheitsbezogene Werte und Normen, soziale Isolierung, Arbeitslosigkeit, unzureichende soziale Dienste, Mangel an oder ungleiche Verteilung von sozialen Gütern
4. *Natürliche/technische Umwelt* – Materielle Güter/Ressourcen – Mikroumwelt – Makroumwelt	Ausreichende Versorgung mit Wasser und Nahrungsmitteln, angemessene Wohn- und Verkehrsverhältnisse sowie Kommunikationsmittel, Umweltschutz	Mangel an Wasser- und Nahrungsmitteln, gefährliche Waren und Produkte, Wohn- und Verkehrsprobleme, Umweltverschmutzung, Plünderung der Natur

[a] Beispiele

genüber primär durch das traditionelle Krankheitsverständnis der Medizin bedingt ist. Die ganze Ausbildung des jungen Mediziners ist weitgehend krankheitsbezogen und damit kurativorientiert. Er fühlt sich nicht nur, sondern ist in der Regel auch vorwiegend für die Behandlung von monokausal verstandenen Krankheiten kompetent. Vorbeugende Maßnahmen dagegen sind, wie wir gesehen haben, praktisch immer auf das Verhalten des einzelnen oder einzelner gesellschaftlicher Gruppen ausgerichtet. Dabei seien die Schwierigkeiten, die sich Lösungen entgegenstellen, nicht bagatellisiert. Sie sind gerade am Beispiel des Alkoholismus offensichtlich geworden. Auch sei nicht den Massenscreenings oder den individuellen Vorsorgeuntersuchungen großen Stils (sog. Check-up's) das Wort geredet. Diese tragen bekanntlich eher dazu bei, das passive Konsumverhalten weiter zu fördern und sind damit sowohl psychologisch wie ökonomisch sehr problematisch. Bei der primären Vorbeugung dagegen, die das Gesundheitsverhalten generell anspricht, ist die Kosten-Nutzen-Analyse bestimmt wesentlich günstiger.

Die angestrebten eigentlichen *Verhaltensänderungen* verlangen auch ganz andere Strategien im Umgang mit dem Patienten, als sie üblicherweise in der ärztlichen Praxis eingesetzt werden. Gerade hier gilt es, von den Erkenntnissen der Sozial- und Verhaltenswissenschaften zu profitieren und in Kooperation die geeigneten Programme auszuarbeiten.

Beispielsweise hat eine 3jährige prospektive Studie der Stanford University ergeben, daß bei jenen Infarktpatienten, die zusätzlich eine auf ihre Lebensart ausgerichtete Verhaltenstherapie erhielten, das Risiko eines Re-Infarktes um die Hälfte kleiner war, als bei der traditionell rein kardiologisch behandelten Kontrollgruppe [7 anstatt 14], (Friedman et al. 1984). Es gibt eine ganze Reihe ähnlicher Studien, die nachweisen, daß verschiedene

Formen von Verhaltensmodifikation das sog. Typ-A-Verhalten von Herzinfarktpatienten (ausgeprägter Ehrgeiz, sich selbst unter Zeitdruck bringen, ständiger Termindruck, starke Rivalitätshaltung) günstig beeinflussen. Ähnliche Untersuchungen zur Verhaltensmodifikation wurden auch in bezug auf essentiellen Hochdruck, Adipositas, Rauchen, Alkoholismus etc. erfolgreich durchgeführt (TURK et al. 1983, s. auch Kap. 7.1 und 7.3). Sie können nur dort gelingen, wo der Kranke nicht mehr in der Rolle eines passiven Medizinempfängers oder -konsumenten verharrt bzw. belassen wird. Vielmehr muß er zu eigenständigen, aktiven und selbstverantwortlichen Partner werden, was nur durch eine andere Art von Arzt-Patienten-Beziehung möglich ist. Vieles in der öffentlichen Kritik an der ärztlichen Einstellung zu Vorbeugemaßnahmen bezieht sich gerade auf diesen Aspekt (s. Kap. 9).

6.1.3 Gesundheits- und Krankheitsmodelle

a) Begriffliche Erläuterungen

Wir sind darauf aufmerksam geworden, daß Mediziner und Laien offenbar unterschiedliche Vorstellungen darüber haben, wie Gesundheit resp. Krankheit zu erklären sind. Für beide ist die je eigene Auffassung richtig resp. stimmig – sie ist ja durch die persönliche Entwicklung und den beruflichen Werdegang gefestigt worden. Warum ist es nun so wichtig, diese Unterschiede – auch jene unter Fachleuten – speziell herauszuheben?

Zum einen beziehen wir alle, direkt oder indirekt, aus unseren modellhaften Vorstellungen die Anleitung, wie wir uns in einer konkreten Situation zu verhalten haben: Vom Wahrnehmen eines Sachverhaltes (Krankheit) in einer gegebenen Konstellation (der Kranke als Träger der Krankheit) bis zu den Schlußfolgerungen, die der Arzt in Handlung umsetzt. Zum andern wird die Verständigung zweier Gesprächspartner dadurch erschwert oder gar verunmöglicht, daß beide nicht voneinander wissen, von welchem Denkmodell, von welcher Konzeption der andere ausgeht. Dies hat gerade für die Arzt-Patienten-Beziehung zentrale Bedeutung, indem viele der Empfehlungen der Ärzte von Patienten nicht befolgt werden, da sie ihnen in ihrer Logik nicht zugänglich und somit nicht einsichtig sind.

Was ist und was leistet nun aber ein „Modell"? Der Begriff ist hier nicht scharf gefaßt und somit nur beschränkt einem Architekturmodell, einer Maquette vergleichbar, die maßstäblich genau ein Haus darstellt. Es ist hier vielmehr die Vorstellung, die Sichtweise, die Konzeption, die der Laie oder Fachmann von einer Krankheit hat, gemeint. Piaget würde dies vermutlich als eine Sonderform eines „internalisierten Schemas" bezeichnen, das in der kognitiven Entwicklung schrittweise unter dem Einfluß vielfältiger familiärer und soziokultureller Einflüsse entstanden ist. Der Laie ist in der Regel kaum in der Lage, sein Gesundheits-Krankheits-Modell genau zu definieren, da dieses als Gesamtes intuitiv erfaßt wird. Durch die ganzheitlich-integrierte Vorstellung, was nun Gesundheit und/ oder Krankheit in seinem Sonderfall bedeutet, ist der Laie meist klar auf sein Modell festgelegt. Der Arzt tut somit gut daran, dieses Gesundheits-Krankheits-Modell des Patienten vorerst sorgfältig zu erkunden, bevor er mit seiner Überzeugung darauf einzuwirken versucht.

Doch auch der Arzt ist nicht nur durch seine berufliche, sondern auch durch seine persönliche Sozialisation geprägt. Viele seiner fachlichen Vorstellungen sind somit persönlich durch einen „quasi-rationalen" Denkvorgang geformt. Auch er verbindet im klinischen Urteilsprozeß klare und bewußte kognitive Analyse mit intuitiven Annahmen.

Die Auffassung oder Erwartung des Beobachters fließt also seinem Modell gemäß in die Beobachtung ein. In diesem Sinne gibt es die von der empirisch-analytischen Wissenschaft deklarierte und vom Beobachter unabhängige „reine" Objektivität gar nicht. Dies hat bekanntlich schon Heisenberg in seiner „Unschärferelation" für die Physik festgestellt. Damit wird auch einsichtig, warum Arzt und Patient stets unterschiedliche „Modelle" der Krankheit entwerfen, die dann erst gegenseitig verdeutlicht werden müssen. Ein gleiches gilt für den Dialog unter Ärzten als Fachleuten. Hier sind ebenso viele Verständigungsschwierigkeiten aus den unterschiedlichen Denkmodellen zu erklären, die meist gar nicht oder ungenügend als solche erkannt werden.

Wählen wir ein *fiktives Beispiel:* Der Leser hätte die Möglichkeit resp. den Auftrag, in bezug auf zwei unterschiedliche Krankheitsformen verschiedene Experten um ihre Meinung zu fragen. Die eine Krankheit, Asthma bronchiale, wird üblicherweise der somatischen Medizin, die andere, Depression, der Psychiatrie zugezählt. Der erste Experte, der *Pathophysiologe,* wird die biophysikalischen Ursachen betonen: Gewisse hereditäre Faktoren, die immunologischen Abläufe, die entzündliche Schwellung und allenfalls die Bronchiospasmen mit erhöhtem Bronchialwiderstand, die Bedeutung von Kälte in der Anfallsauslösung etc. Zur Depression wird er ätiologisch die unterschiedlichen genetischen Anteile in den verschiedenen Depressionsformen hervorheben und auf neue Forschungsergebnisse hinsichtlich der Neurotransmitter Serotonin, Adrenalin, Dopamin, GABA u. a. m. verweisen. Als therapeutischen Ansatz empfiehlt er die entsprechenden Medikamente. *Der psychoanalytisch geschulte Mediziner* wird darauf aufmerksam machen, wie typischerweise Asthmaanfälle in drohenden Trennungssituationen auftreten, und dabei die Theorie der Konfliktspezifität von ALEXANDER (ALEXANDER et al. 1968) vertreten; danach wachsen asthmatische Kinder in einer deutlich ambivalenten, zwischen Anziehung und Ablehnung schwankenden Beziehung zur Mutter auf, was symbolhaft zum Konflikt zwischen Schreien und Anvertrauen führe. Bei der Depression wird er Untersuchungen zu frühkindlichen traumatischen Erlebnissen zitieren, die später zur Unfähigkeit führen, mit aggressiven Gefühlen anders umzugehen, als sie selbstentwertend gegen die eigene Person zu richten. Er vertritt die Meinung, eine ursächliche Behandlung müsse eine aufdeckende Psychotherapie einschließen, die es ermögliche, die Grundkonflikte überwinden zu helfen.

Der behavioristisch oder *lerntheoretisch orientierte Forscher* macht voererst deutlich, daß monokausale Erklärungen – seien diese nun biologisch oder psychodynamisch – nicht viel zum Krankheitsverständnis beitragen könnten. Es gelte vielmehr, vom aktuellen Verhalten auszugehen, das entsprechend erlernt sei. Deshalb spreche man bei der Depression, i. S. von SELIGMAN (1975), von „erlernter Hilflosigkeit", indem z. B. frühhospitalisierten Kindern die nötige aktive Ermutigung zu Eigeninitiative weitgehend gefehlt habe und sie deshalb auch spätere Lebensbelastungen mit depressivem Rückzug beantworten würden. Die Behandlung müsse darauf ausgehen, das negative Selbstkonzept zu überwinden. Beim Asthma sieht er das lerntheoretische Modell z. B. durch die Konditionierungsversuche mit Hausstaub von DEKKER bestätigt, der aufzeigen konnte, daß ein steriles Mundstück ausreichend sein kann, um einen Asthmaanfall auszulösen. Entsprechend müsse die Behandlung durch Desensibilisieren erfolgen.

Der Sozial- und Präventivmediziner wiederum hebt die Bedeutung der psychosozialen Stressoren in der Auslösung des Asthmaanfalles hervor und weist auf die eingeschränkte soziale Anpassungsfähigkeit der Asthmatiker hin, wie sie aus Vergleichsuntersuchungen hervorging. Bei der Depression wird er vermutlich die epidemiologischen Untersuchungen von BROWN (1984) zitieren, die gehäufte Verlusterlebnisse von signifikanten Bezugspersonen ergaben. Aber auch die Schichtabhängigkeit der einzelnen Depressionsformen muß er betonen. Sein Therapieansatz gilt der Verbesserung des sozialen Bezugsnetzes, evtl. ergänzt durch adaptive Familientherapie.

Vielleicht wird nun unser fiktiver ratsuchender Kollege sich hoffnungsvoll an seinen *Hausarzt* wenden, von dem er weiß, daß er großen Wert auf *ganzheitliches Verständnis* seiner Patienten legt. Dessen Antwort verwirrt ihn möglicherweise vorerst mehr, als daß sie ihm weiterhilft: Im Grunde seien alle die gemachten Angaben richtig, alle Aspekte habe er schon bei seinen Patienten beobachten können. Beruhigend fügt er dann aber bei, daß der erfahrene Praktiker selbst Prioritäten setzen müsse, indem er von den jeweiligen Erklärungsmodellen den Teil berücksichtige, der es ihm erlaube, seinem Patienten in der momentanen Situation am wirksamsten zu helfen.

Dieses fiktive und bewußt karikierte Beispiel ist vielleicht nicht so realitätsfremd, wie es vorerst erscheinen mag. Schulstreite sind in der Medizin bekanntlich innerhalb und zwischen den einzelnen Fachrichtungen gang und gäbe. Gerade der Medizinstudent, der laufend von unterschiedlichen Spezialisten unterrichtet wird, kann sich davon aus eigener Erfahrung ein Bild machen. Erkenntnistheoretisch ist es unvermeidlich, daß in bezug auf Krankheiten verschiedene Meinungen vertreten werden. Die Art und Weise, wie dies getan wird, bringt aber auch zum Ausdruck, wie der einzelne Wissenschaftler mit diesem (inneren und äußeren) Konflikt umgeht, der aus dem Nebeneinander von verschiedenen Krankheitsmodellen entsteht. Es ist von Vorteil, kurz darauf einzugehen, welche *Konfliktlösungsstrategien* dabei *von Ärzten und Wissenschaftlern* besonders häufig angewendet werden. In Anlehnung an KEUPP (1974) sind dies z.B.:

Die „Überidentifizierten": Sie sind durch ihren (persönlichen und) beruflichen Werdegang mit einem geschlossenen Denkmodell vertraut geworden, das die meisten Fragen beantwortet, die ihnen wichtig sind. Durch Argumentieren, Ignorieren oder Verleugnen meiden sie alle andern Denkansätze, die ihr eigenes Modell in Frage stellen könnten. Diese Haltung ist vor allem in der traditionell naturwissenschaftlich ausgerichteten Medizin, aber auch bei bestimmten Psychotherapieschulen häufig zu beobachten.

Die „Puristen": Keines der bestehenden Modelle mag ihren Ansprüchen zu genügen. Sie verwahren sich auch gegen vorschnelle (eklektische) Anpassung der bekannten Modelle. Sie verlangen vielmehr, daß vorerst die geeigneten wissenschaftstheoretischen Voraussetzungen geschaffen werden müßten, bevor eine gewinnbringende Diskussion unter verschiedenen theoretischen Schulen sinnvoll sei. Diese Auffassung wird oft von Sozialwissenschaftlern vertreten.

Die „Pluralisten": Aus erkenntnistheoretischen Gründen kann nach ihrer Meinung kein Modell als eindeutig richtig oder falsch angesehen werden, jedes trägt dazu bei, bestimmte empirische Befunde zu verstehen und zu ordnen. Soweit sie sich ergänzen, können sie zu einer ganzheitlichen Wahrheitsfindung beitragen. Jenen Wissenschaftlern, die von den gleichen Prämissen ausgehen, erleichtert die pluralistische Einstellung das Gespräch und möglicherweise das Entwickeln von neuen, integrierenden Konzepten. Diese Haltung ist oft bei pragmatischen Medizinern anzutreffen und wird von jenen, die auf der Suche nach einer ganzheitlichen Medizin sind, bewußt gefördert.

Ein Teil der Verständigungsschwierigkeiten ergibt sich also aus den wissenschaftstheoretischen Grundlagen der Medizin an sich. Ihnen trägt eine integrierte Auffassung der Medizin Rechnung, die ENGEL (1977) als *biopsychosoziale* umschrieben hat. In der Diskussion einer umfassenden Krankheitslehre ist ein ständiger Methodenwechsel unvermeidlich. Dabei muß vermieden werden, sich vorschnell auf einen bestimmten Standpunkt festzulegen, der der Komplexität des Gegenstandes nicht angemessen ist. Im wesentlichen sind es drei Wissenschaftsbereiche, auf denen die biopsychosoziale Medizin aufbaut:

1. Die *naturwissenschaftlich-biologisch* orientierte Medizin (Krankheitslehre und Behandlung somatisch objektivierbarer Prozesse).
2. Die *psychologische* Medizin (Krankheitslehre und Behandlung biographisch verstanden, persönlichkeitsbezogen, intrapsychisch-konfliktorientiert oder lerntheoretisch akzentuiert).
3. Die *soziologisch* ausgerichtete Medizin (epidemiologische Untersuchung der soziokulturellen Bedingungen und ihrer Bedeutung für Entstehung und Behandlung von Krankheit).

Eine ganzheitliche Medizin kommt demnach um einen Methodenpluralismus nicht herum, der aber nur dann fruchtbar ist, wenn die Vertreter unterschiedlicher Krankheitsmodelle miteinander im Dialog bleiben und mögliche Abstimmungen suchen.

b) Die wichtigsten Gesundheits- resp. Krankheitsmodelle

In den einzelnen Gesundheits- resp. Krankheitsmodellen werden aufgrund des jeweiligen Standpunktes Aussagen über Ätiologie und Pathogenese, über den Krankheitsprozeß und über die präventiven, kurativen und rehabilitativen Maßnahmen gemacht. Die bekanntesten Krankheitsmodelle, soweit sie den Sachbereich der psychosozialen Medizin berühren, sind:

1. Das naturwissenschaftlich-biologisch ausgerichtete Modell.
2. Das konstitutionell-persönlichkeitsbezogene Modell.
3. Das psychoanalytisch intrapsychisch-konfliktorientierte Modell.
4. Das lerntheoretisch-behavioristische Modell.
5. Das systemisch-ökologische Modell.
6. Das soziologisch orientierte Modell.
7. Die Krankheitsmodelle der Alternativmedizin.
8. Die kulturell tradierten Krankheitsmodelle.
9. Das Krankheitsmodell des Laien.

Unter **Gesundheits-Krankheits-Modell** verstehen wir das Gesamt an bewußter und/oder intuitiver Vorstellung und Erklärungsweise von Gesundheit und Krankheit des Laien oder Fachmannes.

Im folgenden werden diese Krankheitsmodelle nur kurz vorgestellt, ohne daß wir ihnen durch eine ausführliche Erläuterung gerecht werden können. Der interessierte Leser tut somit gut daran, daß er gerade die von der Schulmedizin wenig beachteten Alternativmodelle anhand einschlägiger Literatur selbst eingehender prüft (EGGERT u. SCHUHMACHER 1982; PROKOP 1977). Es geht uns hier nicht darum nachzuweisen, welche dieser Modelle wissenschaftlich haltbar sind oder nicht, welche nachgewiesenermaßen wirksam

sind oder nicht. Der Leser soll vor allem darauf aufmerksam werden, wie vielfältig die Gesundheits-Krankheits-Modelle sind, die das Denken vieler Patienten unserer Zeit beeinflussen.

(1) Das naturwissenschaftlich-biologische Krankheitsmodell

ist Gegenstand der somatischen Medizin und erhält dort ausführliche Darstellung, so daß
hier einzig kurz die wissenschaftstheoretischen Prämissen wiederholt werden sollen. Dieses Modell beruht bekanntlich auf den sich im 19.Jahrhundert rasch entwickelnden
Erkenntnissen der Naturwissenschaften. Es geht davon aus, daß jeder Krankheit ein
pathologisches Substrat zugrunde liegt, das pathoanatomisch oder pathophysiologisch
charakterisiert werden kann. Die klinisch sichtbaren Zeichen des Krankheitsprozesses,
die Krankheitszeichen und Symptome lassen sich zu Gruppen oder Syndromen zusammenfassen und ermöglichen so die Aufstellung eines Systems vergleichbarer Krankheits-
klassen. Diese können, aber müssen nicht Ausdruck von gleichartigen Ursachen sein.
Immer sind sie aber auf einen oder einige wenige biophysikalische Kausalfaktoren zurückzuführen. Deren direkter oder indirekter Nachweis entscheidet eindeutig über die Beurteilung des Zustandes als „gesund" oder „krank".

Die Forschung in der naturwissenschaftlich-biologischen Medizin geht entsprechend
der empirisch-analytischen Methode von bestimmten Beobachtungen aus, die in verallge-
meinernde Gesetzmäßigkeiten übergeführt werden. Die Grundregeln oder theoretischen
Annahmen werden in (Arbeits-)Hypothesen so ausgedrückt, daß sie der experimentellen
Überprüfung zugänglich werden. Das durch vergleichende statistische Methoden erhärte-
te Ergebnis wird interpretiert und erlaubt eine Erweiterung oder Vertiefung der bereits bekannten allgemeinen Gesetzmäßigkeiten. Dadurch wird der Erkenntniswert des Modells
stetig erhöht.

(2)–(5) Konstitutionelle, psychoanalytische, lerntheoretische und systemische Modelle

Die *Modelle* 2. bis 4. *(konstitutionell, psychoanalytisch, lerntheoretisch* und *systemisch* ausgerichtet) sind im Kapitel der Persönlichkeitsmodelle (4.1) ausführlich dargestellt und sollen deshalb hier nicht wiederholt werden. Die angewandte Forschungsstrategie ist in der
Regel jene des empirisch-analytischen Vorgehens, allerdings mit methodischen Abweichungen, die im Kap. 4.3 Forschungsmethoden der Persönlichkeitserfassung erläutert
sind.

(5) Das systemisch-ökologische Modell

Das 5. systemisch-ökologische Modell ist identisch mit dem von den Autoren dieses Buches vertretenen Grundanliegen und findet im Schlußkapitel (11.4) eine zusammenfassen-
de Erläuterung. Daher werden wir uns im folgenden nur mit den übrigen Modellen näher
befassen.

(6) Das soziologische Krankheitsmodell

Dieser Erklärungsansatz geht davon aus, daß zwischen sozialen Strukturen und Vorgängen einerseits und Krankheitsentstehung und -verläufen andererseits ein Zusammenhang besteht. Das soziologische Krankheitsmodell ist dabei nicht alternativ, sondern komplementär zu andern, speziell dem naturwissenschaftlich-biologischen Krankheitsmodell zu sehen. Es verneint aber dessen (mono-)kausale Erklärung der Krankheitsentstehung und geht vielmehr von der Interdependenz biologischer und sozialer Prozesse auf. Es ordnet Krankheiten nicht nach Symptomen, sondern bringt sie mit sozialen Strukturen (z. B. sozioökonomische Schichtung) in Beziehung. So wird etwa die Krankheitshäufung bei Randgruppen hervorgehoben, deren Marginalität zu Spannungen zwischen zwei etablierten sozialen Gruppen und kulturellen Wertsystemen führt. Dies ist beispielsweise bei Einwanderern, Gastarbeitern, sozialen Auf- oder Absteigern zu beobachten. Soziale Vorgänge wirken sich oft nicht direkt, sondern als Stressoren krankheitsauslösend aus (s. Kap. 7.1). Das soziologische Krankheitsmodell beschreibt u. a. auch das durch die Krankheit veränderte soziale Rollenverständnis (s. Kap. 6.4). Es verweist dabei auf die Wechselwirkung zwischen der ärztlichen Krankheitszuschreibung im Sinne der Diagnose (als „Etikett") und den sozialen Funktionen resp. der Rangposition des Patienten. Im Zusammenhang mit dem sozialen Normbegriff haben wir bereits erfahren, daß beispielsweise eine psychiatrische Diagnose nicht nur Krankheit, sondern oft auch sozial deviantes Verhalten attestiert. Es wird also erkennbar, daß das soziologische Krankheitsmodell den Übergang zwischen Gesundheit und Krankheit teils als durchaus fließend, teils als (durch die ärztliche Diagnose) willkürlich festgelegt sieht. Darin deckt es sich mit dem Gesundheits-Krankheits-Modell des Laien und unterscheidet es sich deutlich vom naturwissenschaftlich-biologischen Krankheitsverständnis.

Der Forschungsansatz des soziologischen Krankheitsverständnisses ist einerseits im Sinne der Epidemiologie empirisch-analytisch. Andererseits beruht die funktionale Erklärung sozialer Einwirkungen auf der dialektischen Methodik, die alle einzelnen und individuellen Daten unter dem kritischen Begriff der „gesellschaftlichen Totalität" betrachtet. So werden gewisse empirisch-sozialwissenschaftliche Forschungsergebnisse in ihren historischen und gesellschaftlichen Zusammenhang gebracht und uminterpretiert.

(7) Das Krankheitsmodell der Alternativmedizin

Es ist nicht möglich, in einem kurzen Abschnitt den vielen alternativen Krankheitsmodellen, die sich untereinander ja auch stark unterscheiden, gerecht zu werden. Gemeinsam ist ihnen wohl der kritische Ansatz dem traditionellen naturwissenschaftlich-biologischen Krankheitsverständnis gegenüber – ja diese Kritik hat ihre Renaissance innerhalb der letzten Jahre erst ermöglicht. Die Kritik richtet sich vorwiegend gegen die streng ursächliche biophysikalische Erklärung der Krankheiten, gegen die (pathogenetische) Verbindung von Ätiologie und Symptomen, gegen die traditionelle Klassierung der Krankheiten und vor allem gegen die absolute Abgrenzung von gesund versus krank. In ihrem Ansatz haben diese Modelle aber auch Gemeinsamkeiten, die sie überdies teilweise mit einigen der überlieferten Heilverfahren verbinden: Krankheit ist für sie stets durch mehrere, insbesondere auch soziokulturelle Faktoren bedingt. Im Verlauf und in der Heilung kommt der Arzt-Patienten-Beziehung ganz besondere Bedeutung zu. Sie vertreten meist auch die Überzeugung, daß die Einheit des Patienten mit seinem Umfeld erhalten oder wieder hergestellt werden müsse.

Im folgenden sollen exemplarisch einige der alternativen Krankheitsmodelle, soweit sie überhaupt konzeptualisiert sind, skizziert werden:

- Homöopathie
- Ernährungslehren
- Anthroposophische Krankheitslehre
- Akupunktur

Des weitern werden im Kap. 8.1 Krankheitsmodelle, die auf das „Körpererleben" und auf meditativen Verfahren ausgerichtet sind, besonders erwähnt.

Homöopathie: Als Heilverfahren wurde sie ausgangs des 18. Jahrhunderts vom deutschen Arzt HAHNEMANN eingeführt, hat aber als Denkansatz schon bei HIPPOKRATES und später bei PARACELSUS Erwähnung gefunden. Ihr Erklärungsmodell beruht auf einer postulierten „Lebenskraft", die körperlichen und seelischen Vorgängen zugrunde liege. Sie wurde später mit dem elektromagnetischen Feld des Körpers in Beziehung gebracht. Als Heilung wird die Wiederherstellung gestörter Gleichgewichte im Organismus angestrebt. Nur jene Heilmittel, die in einem gesunden Organismus Symptome erzeugen, die jenen der Krankheit ähnlich sind, vermögen zu heilen. Der Name Homöopathie bezieht sich auf diese Ähnlichkeitsregel. Die Medikamente, die Ungleichgewichte durch resonanzähnliche Stoffe aufheben sollen, werden entsprechend aus tierischen und pflanzlichen Stoffen gewonnen. Die Applikation erfolgt in Verdünnungsreihen, die als Dezimalpotenzen (D 10, D 20, D 300 etc.) ausgedrückt und gemischt werden. Z. B. gilt Zincum metallicum als Homöopathikum. Es wird in unterschiedlicher Zusammensetzung, z. B. als Zincum picrinicum oder -sulfuricum oder -valerianicum in verschiedensten Verdünnungen zur Heilung von Nervenleiden (Chorea minor, Tics etc.) eingesetzt (RECKEWEG 1984). Homöopathie wird heute wie Neuraltherapie, Humoraltherapie und Zelltherapie unter dem Begriff „Erfahrungsmedizin" auch von Ärzten praktiziert, die im übrigen der Schulmedizin nahe bleiben.

Ernährungslehren und Pflanzenheilkunden: Sie nehmen ihren Ausgang vom wiedererwachten Umweltbewußtsein. Mit der Homöopathie teilen sie das Postulat, wonach der Organismus mit der weiteren biologischen und sozialen Umwelt im Gleichgewicht stehe. Eine Störung dieses Gleichgewichts führe zu metabolischen Veränderungen, die für die Krankheit verantwortlich seien. Entsprechend sieht die Behandlung vorerst eine Änderung der Ernährung oder als sanfteste Einflußmöglichkeit die Verwendung von Heilkräutern vor. Nur als letzter Ausweg werden auch synthetische Medikamente zugelassen. Wiederum wird die Heilmittelverabreichung als Teil der zwischenmenschlichen Beziehung zwischen Heiler und Heilungssuchendem gesehen. Dieses Krankheitsmodell hebt viele Elemente hervor, die dem „gesunden" Menschenverstand stets bekannt waren, in den letzten Jahrzehnten in den affluenten westlichen Kulturen indes sträflich vernachlässigt wurden, wie die Diskussion der Risikofaktoren aufgezeigt hat. Auch pflegte die Schulmedizin in der ersten Hälfte unseres Jahrhunderts viele bewährte Erfahrung mit diätetischen Maßnahmen nicht weiter, bis sie dann in den vergangenen Jahrzehnten wieder aufgewertet wurden.

Anthroposophische Medizin: Die von RUDOLF STEINER (1861–1925) begründete anthroposophische Medizin beruht auf einem besonderen Weltbild, das bestimmte Evolutionsschritte voraussetzt. In der Steinerschen Anthropologie wird der Mensch im „Urzusammenhang" mit seiner Umwelt gesehen. Seiner Entwicklung gingen drei irdische Seinsstufen (Mineral, Pflanze, Tier) voraus, was als „qualitative Substanzmetamorphose" bezeichnet wird. Der Mensch selbst wird dreigegliedert, als physisches, seelisches und geistiges Wesen verstanden, das auf den äußeren Naturvorgängen beruht. Die „Stoffe der Erde", die der Mensch aufnimmt, sind zugleich „erfüllt von Naturprozessen", so daß im Menschen „eine Art mikrokosmischer Konzentration aller Weltenprozesse enthalten ist".

Steiner sah den Menschen in drei Systeme gegliedert, das „Nerven-Sinnes-System" und das „Stoffwechsel-Gliedmaßen-System", zwischen denen das „rhythmische System" die Beziehung herstellt; denn die beiden erstgenannten sind einander polarisch entgegengesetzt. „Was das eine erzeugt, zerstört das andere; was das andere zerstört, erzeugt das eine".

In seiner „Geisteswissenschaftlichen Substanzlehre" werden die Stoffe als „ein zur Ruhe gekommener Vorgang" verstanden. Mit „Stoffen" meint STEINER stets mehr als die von den Naturwissenschaften mit Fachtermini bezeichneten Substanzen, genau so wie in den Organen des menschlichen Körpers zugleich die „geistig-leibliche Konstitution" gesehen wird. Die Erkenntnisse der Naturwissenschaften werden nicht in Frage gestellt, sondern durch eine „geisteswissenschaftliche Betrachtung" zu etwas Ganzheitlichem ergänzt. Krankheit wird so als Teil eines geistig-spirituellen Prozesses verstanden. Sie soll insofern bekämpft werden, als versucht wird, ein harmonisches Gleichgewicht wieder herzustellen. Dort, wo dies nicht gelingt, wird der Sinn der Krankheit für die geistig-spirituelle Entwicklung angenommen und der Patient u. U. in diesem Sinne bis zur Sterbephase begleitet.

Hieraus ergibt sich auch der therapeutische Ansatz der anthroposophischen Medizin. Sie will einerseits ihrer Menschenkunde gemäß den Patienten als geistig-menschliches Wesen erreichen und ihn in Einklang mit der „gewordenen Natur" bringen. Andererseits beruht sie auf einer eigenen Pharmazeutik, die STEINER um 1920 mit der Ärztin ITA WEGMANN und dem Chemiker OSKAR SCHMIEDEL begründet hatte. Dabei wird angenommen, daß die Medikamente stets auch auf der geistigen Ebene harmonisierend wirken. Ähnlich der Homöopathie und der erwähnten Kräuterlehre werden überwiegend pflanzliche Substanzen, z. T. aber auch Elemente in potenzierten Verdünnungsreihen eingesetzt und meist als Weleda-Produkte in den Handel gebracht. Den Pflanzen wird zugeschrieben, daß sie die Rhythmen von Erde und Kosmos in sich aufnehmen. In der Herstellung der Präparate werden diese Rhythmen übernommen („Rh-Verfahren"), indem der aus der frischen Pflanze gewonnene Preßsaft am Morgen und Abend im natürlichen Rhythmus der Pflanzen geschüttelt wird. In den letzten Jahren sind die anthroposophischen Heilverfahren durch die Iscadorbehandlung von Krebskrankheiten besonders bekannt geworden; aber damit auch heftig umstritten. Dieses aus Misteln mehrerer Wirtsbäume gewonnene Präparat (angeblich völlig untoxisch) wird in Dezimalpotenzen z. T. über Jahre subkutan appliziert. Der Mistel als Arznei wird die Fähigkeit zugeschrieben, „das Gleichgewicht zwischen Wucherung und Gestaltung, zwischen Lebendem und Tötendem" wieder herzustellen.

Die anthroposophische Medizin beschränkt sich aber nicht nur auf medikamentöse Behandlung. Sie versucht durch Malen, Modellieren, Farbgebung der Räume etc. die gestalterischen Kräfte des Menschen anzuregen. In der Eurhythmie wird der Einklang mit dem Rhythmus der Natur angestrebt. Die ganze Welt, inklusive jene der Krankheit, wird als geistig-spirituell verstanden. Darauf wird auch in der täglichen Spitalarbeit Rücksicht genommen, indem die Zusammenarbeit als ein Suchen auf gemeinsamem Weg verstanden wird. Kooperation im Team hat einen entsprechend hohen Stellenwert. Die anthroposophische Medizin kümmert sich aus der gleichen Haltung heraus besonders auch um geistig und körperlich Behinderte, deren geistig-spirituelle Fähigkeiten als verschüttet gesehen werden. (Alle Zitate aus Weleda-Korrespondenzblätter 1971 *Evolution und Heilmittel*).

Akupunktur: Akupunktur ist ein Heilverfahren, das heute von vielen Kollegen, die sonst innerhalb der traditionellen Schulmedizin tätig sind, angewandt wird. Es ist somit kaum den alternativen Krankheitsmodellen zuzuzählen, sondern hat historisch ebenso sehr Bezug zu den unten angeführten kulturell tradierten Heilverfahren. Wie allen erwähnten Krankheitsmodellen kann besonders auch der Akupunktur eine knappe Darstellung nicht gerecht werden. Akupunktur wird bekanntlich in der chinesischen Medizin bereits seit über 5000 Jahren praktiziert und dürfte somit eines der ältesten Heilverfahren überhaupt sein. Die ihr zugrunde liegende Lehre, die Energetik, ist in einer umfassenden Theorie des Universums verwurzelt. In ihr sind alle Elemente, also auch der Mensch, Teil der kosmischen Harmonie. Das Gleichgewicht, das die Energetik postuliert, wird durch zwei Gegenkräfte, YIN und YANG gebildet, die zwei Formen ein- und derselben Grundenergie sind. Diese Weltauffassung ist durch drei Hauptmerkmale charakterisiert: Sie ist polaritätsbestimmt und dualistisch (Yin und Yang); sie ist zyklisch (Jahreszeiten, Tag und Nacht); und sie ist systematisch (Entsprechungen zwischen Mensch und Kosmos). So wie sie im Makrokosmos zwischen Himmel (Yang) und Erde (Yin) ein energetisches Wechselspiel bilden, findet man im Menschen als Mikrokosmos die gleichen Kräfte des Energiezyklus: Zwischen Kopf (Yang) und Füßen (Yin), zwischen Körperinnerem (Yin) und Körperoberfläche (Yang), zwischen Rücken (Yang) und Vorderseite (Yin) und zwischen Gliedern (Yang) und dem Rumpf (Yin).

Die traditionelle chinesische energetische Physiologie nimmt dieses Zusammenspiel als Grundlage der Krankheitslehre. Krankheit beruht auf einem gestörten Zusammenspiel der energetischen Kräfte. Dabei werden drei Energieformen unterschieden: menschliche Energie (vererbte Energie, Näheenergie, Verteidigungsenergie, Atemenergie, psychische Energie); irdische Energie (Holz, Metall, Wasser, Feuer und Erde, die zugleich in der „Fünfelementenlehre" genauer beschrieben werden); kosmische Energie (Wind, Hitze, Feuchtigkeit, Trockenheit, Kälte). Diese Aufzählung verdeutlicht schon, daß Akupunktur eine ganzheitliche und umweltbezogene Medizin ist, die neben energetischen auch diätetischen, psychosozialen, elementaren und kosmischen Einflüssen große Bedeutung beimißt.

So wird Akupunktur als Teilverfahren nie isoliert angewandt, sondern meist mit diätetischen und psychologischen Maßnahmen verbunden. Die eigentliche Akupunktur will primär das energetische Gleichgewicht wieder herstellen. Sie versucht, die Energieströme, die in genau festgelegten Bahnen (den Meridianen) fließen, in geeigneter Weise umzupolen. In sog. Energieskalen ist genau festgelegt, wie die qualitative und funktionelle Verteilung beschaffen sein soll. Die Energiebahnen oder Meridiane sind empirisch in jahrtausendalter Tradition eruiert worden. An den geeigneten Punkten wird durch die bekannten Nadeln auf den Energiefluß eingewirkt, um das Gleichgewicht zwischen Yang und Yin neu auszubalancieren (FISCH 1979).

(8) Kulturell tradierte Krankheitsmodelle

Die westliche Medizin setzt ihre Überlegenheit im transkulturellen Vergleich gewissermaßen voraus. Medizingeschichtlich ist dies aber keineswegs gerechtfertigt, wenn man bedenkt, was die asiatischen oder orientalischen Kulturen auch auf diesem Gebiet geleistet haben. Als COLUMBUS nach Amerika fuhr, stieß er - im Vergleich zu den von vielen Seuchen gezeichneten Völkern des mittelalterlichen Europa - auf gesunde und stark naturverbundene Menschen. Erst im Kontakt mit den Konquistadores wurden z. B. die Azteken mit Pocken, Masern, Typhus, Tuberkulose, Cholera, Diphterie etc. verseucht. Anderen Kulturen, die Ziel der europäischen Entdeckung, dann des Handels und schließlich der Kolonialisierung wurden, erging es bekanntlich ähnlich. Kein Wunder denn, daß diese Völker der damaligen europäischen Medizin mißtrauten und die in ihrer eigenen Kultur verwurzelten Heilverfahren beibehielten. Diese haben sich bis heute vielerorts gehalten, ohne daß die großen Fortschritte der naturwissenschaftlichen Medizin gerade im Bereich der Infektionskrankheiten verschmäht wurden. Viele Völker aber haben - nach Kriterien der Wirksamkeit - ihre eigenen Methoden weitergepflegt. Heute ist es so, daß umgekehrt von unserer westlich-industrialisierten Zivilisation verschiedene Elemente oder Verfahren der alten Medizinkulturen assimiliert oder zumindest imitiert werden. So sind sie denn für den europäischen Arzt nicht nur von akademischem, sondern oft auch von praktischem Interesse.

Nicht nur das: auch in der westeuropäischen Kultur sind die Heiler bekanntlich nie ausgestorben und werden bis heute von einem erstaunlich großen und breit gefächerten Teil unserer Bevölkerung noch konsultiert. Dabei gibt es regionale Unterschiede, wie etwa in der Schweiz die (durch Besonderheiten der Gesetzgebung begünstigte) Häufung im Kanton Appenzell, in Italien im Mezzogiorno und im tiefen Süden. In Frankreich soll es noch heute insgesamt mehr Heiler als Ärzte geben! (SARTORIUS, persönliche Mitteilung).

Im Detail unterscheiden sich die verschiedenen „Natur"-Heilverfahren ebenso deutlich voneinander wie die vielen Kulturen, in die sie eingebettet sind. Es ist uns nicht möglich, z. B. die Nevarij in Nepal, den sibirischen Khanty, den mexikanischen Azteken, den Pokots in Kenia - oder auch nur den Bewohnern von Italiens Lecce gegenüberzustellen. Ihnen allen ist aber eine Medizin gemeinsam, die unter dem Begriff des *Schamanismus* zusammengefaßt. Die Entstehung der Krankheit wird stets im soziokulturellen Zusammenhang verstanden. Dabei wird nicht einmal vorausgesetzt, daß im Zustand der Krankheit (z. B. bei Bauchweh) der Körper betroffen sei. Dies hat mit der ursächlichen Erklärung der Krankheit zu tun, die eher als Verletzen eines kulturellen Tabus (z. B. Nichtrespektieren der Menstruationstage einer Frau) oder als übernatürliche Einwirkung (z. B. Strafe eines Ahnen, dessen Todestag nicht erinnert wurde) verstanden wird. So ist zwar der Zusammenhang von Ursache und Symptom gewahrt, nur ist die Bedeutung des Symptoms primär symbolisch, bildhaft, als „Botschaft" des kulturellen Systems gemeint. Entscheidend ist dabei, welche Bedeutung der „Kranke" oder „Befallene" den von ihm wahrgenommenen (körperlichen oder psychischen) Veränderungen beimißt; eine Bedeutung, die stets vom kulturellen Kontext (mit-)bestimmt wird.

Dem Heiler oder Schamanen kommt nun die Aufgabe zu, das anscheinend abweichende oder deviante Verhalten des „Kranken" wieder in gemeinschaftskonformes Verhalten zurückzuführen, wonach dann die entsprechenden Beschwerden verschwinden sollen. Was dabei als konform gilt, wird zum großen Teil durch die kulturellen Regeln festgelegt, ist ein Stück weit aber auch der Interpretation durch den Heiler anheimgestellt. Diesem kommt somit als Person im Heilungsprozeß eine große Bedeutung zu. Traditionell ist der

Schamane – der Ausdruck stammt ursprünglich aus Sibirien – eine außerordentliche, meist charismatische Persönlichkeit, deren sozialer Status sich je nach dem Grad der Kulturation der Völker (Nomaden – Ackerbauer – Fischer – Handeltreibende) ändert. In Kulturen, die noch keine Schrift kannten, war sein Ansehen am größten, da der Heilprozeß ganz von seiner Interpretation der Situation abhing. In diesen Kulturen erfolgte die Heilung meist über die Trance des Heilers, der – in der Vorstellung der Gemeinde – dadurch einen besonderen Zugang zu übernatürlichen Kräften oder übergeordneten Prinzipien („Geist") gewann. Je seßhafter eine Kultur wurde, je mehr Heilverfahren auch schriftlich überliefert waren, desto eingeschränkter wurde damit der persönliche Einfluß des Heilers. In einzelnen, speziell afrikanischen Kulturen erfolgte dabei eine Trennung der Funktionen in jene des Schamanen mit mehr kultischer Bedeutung und in jene des Medizinmannes mit mehr kurativen Aufgaben durch Anwendung von Naturheilverfahren. Auch dort, wo sie nicht mehr selbst die ordnende (politische) Kraft ausübten, waren oder sind die Schamanen doch stets den Mächtigen nahe – nicht unähnlich dem ärztlichen Status im mittelalterlichen Europa. Je differenzierter die Heilkunst wurde, desto mehr haben Schamanen und/oder Medizinmänner instrumentelle Hilfen (von Exkrementen über Blut, Säften, Kräutern, bis zu allerlei kultischen Gegenständen) beigezogen.

Die Diegueño-Indianer leben heute noch in Südkalifornien, wo sie einst eine geschlossene Kultur mit eigener Sprache (Yuman) kannten. Trotz der sie umgebenden hochentwickelten westlichen Zivilisation sind viele von ihnen noch in den traditionellen Gebräuchen verhaftet. Der Glaube an übernatürliche Kräfte hält unversehrt an, auch wenn die Ausbildung zum Schamanen nicht mehr so intensiv und differenziert wie früher erfolgt. Sie gebrauchen immer noch Pflanzen mit psychedelischer oder halluzinogener Wirkung, deren Kenntnis zum Teil auf die Azteken zurückgeführt werden kann (z. B. Datura). Andere Heilverfahren schließen auch Träume ein. Das übliche Heilritual begann mit Singen und Tanzen, gefolgt von Massage und Berühren mit der kultischen Adlerfeder. Schließlich wurde ein der Tabakpfeife ähnliches Rohr auf die angeblich kranke Stelle gelegt. Durch entsprechende Verrichtungen wurde das „Übel" entweder weggesagt oder weggeblasen. So wurden die dem Patienten verborgenen „bösen Kräfte" für ihn offensichtlich materialisiert und vertrieben (ROMANUCCI 1983).

Auch in *Zentraleuropa* gibt es, wie erwähnt, bis heute noch eine große Zahl von Heilern und althergebrachten Heilverfahren. Sie unterscheiden sich im Grundsätzlichen nicht vom eben Ausgeführten, auch wenn die Form dem jeweiligen kulturellen Rahmen angepaßt wird. Die Vielfalt der Verfahren ist sehr breit gefächert, wie eine kleine, unverbindliche Aufzählung zeigt: Von der (respektierten) Astrologie über allerlei Naturheilkuren und -bäder zu Pendeln, Magnetismus, Handlesen, Handauflegen, Augendiagnostizieren, bis zu Gesundbeten, Geisterheilen, Psychochirurgie und „schwarzen Messen". Das Ritual bleibt sich ähnlich, die Heilserwartung des „Kranken", dessen Vertrauen für eine erfolgreiche Heilung vorausgesetzt wird, richtet sich nach den kultischen (oder okkulten) Regeln. Auch hier ist die Zielsetzung die, den Kranken wieder in Einklang mit sich selbst, mit seiner Bezugsgruppe („Glaubensgemeinschaft") und mit seiner Geisterwelt zu bringen. Die unbestrittene Wirksamkeit vieler dieser Heilverfahren ist aus dem jeweiligen Krankheitsmodell selbst zu verstehen. Als erstes ist dabei zu erwähnen, daß die momentane geistige und körperliche Abhängigkeit des Kranken genutzt wird, um ihm *Hoffnung* zu vermitteln. Dies ist umso eher möglich, als er ja mit dem Heiler und der zugehörigen „Glaubensgemeinschaft" die meisten Annahmen über die Krankheitsentstehung und ihre Heilung teilt. Das vereinbarte Ritual ist dann nichts anderes, als das Umsetzen dieser Annahmen in Hoffnung. Schließlich ist bedeutsam, daß durch das Ritual das Selbstvertrauen des Kranken wesentlich aufgewertet wird, da er nun nicht nur die Zuwendung des Heilers hat, im Zentrum des Interesses der Gemeinschaft steht, sondern sich auch den übernatürlichen Kräften ganz besonders nahe fühlt.

In der Nähe der Abruzzen lebt „Maria la Santa". Die Ptosis des einen Auges gibt ihrem verschleierten Blick eine besonders suggestive Wirkung. Ihre Stigmata an den Händen verdeckt sie unter schwarzen Handschuhen. Sie sollen auf die erste Vision Marias als 15jährige zurückgehen und noch heute gelegentlich bluten. Ihr Haus ist mit allerlei Gegenständen geschmückt, die angeblich ihre früheren Heilerfolge ausweisen. Der Stock eines ehemals Gelähmten, die dunkle Brille eines geheilten Blinden, das Totenhemd einer gerade nicht an der Pneumonie Verstorbenen. Im Heilverfahren soll die Kraft aus ihren Händen fließen, die sie den Kranken nur leicht auflegt. Wenn dies nicht hilft, so berührt sie mit einem Kruzifix die kranke Stelle. Parapsychologische Praktiken werden also mit religiösen Insignien verbunden – beides entspricht den Hilfeerwartungen der lokalen Klientel (ROMANUCCI-ROSS et al. 1983).

Die Schulmedizin tut gut daran, die Prinzipien der tradierten Heilverfahren ernst zu nehmen. Zum einen enthalten sie alte Weisheiten, die auch für die Arzt-Patienten-Beziehung zentral sind (z. B. das Prinzip der Vermittlung von Hoffnung). Zum andern kann der naturwissenschaftlich orientierte Arzt nur dann seinem Kranken helfen, wenn er ein zumindest neutrales Interesse für dessen Krankheitsmodell aufbringt. Damit sei nicht dem *medizinischen Okkultismus* das Wort geredet, der nachgewiesenermaßen viel Leid und Schaden verursacht. Solchen Verfahren wird der Arzt immer klar und entschlossen entgegentreten. Er muß aber erst das Vertrauen des Kranken gewinnen, bevor er zu erkennen vermag, welche Vorstellungen effektiv dessen Handeln leiten. Nur so kann er ja die Klagen des Kranken in sein Bezugssystem übertragen und verstehen. Wir müssen auch respektieren, daß gewisse Kranke vom Arzt nur symptomatische Erleichterung wünschen, es aber ihrem Heiler überlassen wollen, die Krankheitssituation als Ganzes (aus dem lokalen psychosozialen Zusammenhang) zu beeinflussen und zu verändern. Das Anliegen in der Behandlung muß also nicht sein, das Krankheitsmodell des Kranken zu kritisieren oder zu entwerten, sondern es so umzudeuten, daß es für die erforderlichen therapeutischen Maßnahmen nutzbar gemacht werden kann (s. Kap. 6.1.1 Beispiel B der 64jährigen Bäuerin mit Mammakarzinom).

Die Patientin hatte sich ja entschlossen, den Heiler im Tal aufzusuchen, nachdem sie von ihrer Nachbarin vernommen hatte, daß ihre Rheumabeschwerden nach der Konsultation praktisch verschwunden waren. Mit gespanntem Interesse hatte sie ihr zugehört, als die Nachbarin schilderte, wie der Heiler in der halbdunklen Stube ihr die Hand auf die schmerzende Stelle aufgelegt habe, worauf sie eine intensive Hitze und anschließend Entspannung verspürt habe. Die Nachbarin war nicht die erste, die ihr Gutes von diesem Heiler berichtet hatte. So war sie zuversichtlich, daß er auch ihr mit den gegenwärtigen Brustschmerzen würde weiterhelfen können.

c) Gesundheits- und Krankheitsmodell des Laien

Offensichtlich finden alle hier vertretenen Gesundheits- resp. Krankheitsmodelle – und zahlreiche dazu – ihre Anhänger, sei dies in der Position des Arzt-Heilers oder in der des Patienten-Klienten-Heilsuchenden. Dies muß unsere Aufmerksamkeit auf die Frage lenken, wie denn ein Laie sich überhaupt entscheidet, so und nicht anders mit seiner Krankheit umzugehen, diese und nicht jene Hilfe zu beanspruchen. Im Grunde ist dieser komplexe Prozeß Gegenstand der gesamten psychosozialen Medizin, wie sie in diesem Buch vertreten wird. Auf einen einfachen Nenner gebracht läßt sich sagen, daß der in seiner Gesundheit beeinträchtigte Mensch eine Art „Kosten-Nutzen-Rechnung" vornimmt. Je nach Einschätzung der Bedrohung ermißt er, welche Schritte oder Aktionen unter welchem Aufwand ihm den erstrebten Vorteil bringen. Dieser Prozeß ist sehr komplex und soll im Kapitel zum Krankheitsverhalten ausführlich dargelegt werden.

Die wichtigsten Schritte seien hier vorweggenommen:

1. Allgemeines Gesundheitsverhalten (Bedeutung, die der Gesundheit beigemessen wird).

2. Einschätzen der Wahrscheinlichkeit, an einer bestimmten Krankheit zu erkranken (z. B. Grippe oder Herzinfarkt).
3. Einschätzen der Ernsthaftigkeit der Krankheit.
4. Daraus Abschätzen der momentanen Bedrohung.
5. Prüfen der Vor- und Nachteile der erreichbaren (persönlich bekannten) Heilangebote (Ärzte, medizinische Institutionen, paramedizinische Einrichtungen, Heiler).
6. Abschätzen des Aufwandes und der Kosten im Verhältnis zu dem zu erwartenden Nutzen aus einer allfälligen Aktion.

Eine Patientin mittleren Alters, der vom Arzt eröffnet wird, sie müsse wegen einer neu entdeckten Diabetes künftig eine strikte Diät befolgen, wird dazu vielleicht die folgenden Überlegungen anstellen: „Wenn ich die Diät nicht befolge, werde ich bestimmt Beschwerden haben" (Wahrscheinlichkeit der Erkrankung). „Ein Diabetes, der entgleist, ist offenbar eine schlimme Sache" (Ernsthaftigkeit der Erkrankung). „Ich könnte nach Aussagen meines Hausarztes sogar das Bewußtsein verlieren" (momentane Bedrohung). „Mein Hausarzt scheint da klar zu sehen, sonst kann ich immer noch seinem Vorschlag folgen und zum Spezialisten gehen" (Erreichbarkeit). „So wird es wohl für meine Gesundheit zuträglicher sein, daß ich mich an die Diät halte" (Vorteil oder Nutzen). „Ich könnte sonst sogar bettlägerig und damit unfähig werden, mich um die Kinder zu kümmern" (Nachteile, Kosten).

Ähnliche Überlegungen stellt der Patient natürlich nicht nur hinsichtlich kurativer, sondern auch präventiver Maßnahmen an. Eine junge Frau wird sich hinsichtlich der Einnahme eines Ovulationshemmers z. B. überlegen, ob sie an Gewicht zunehmen wird, ob die Pille zuverlässig wirkt, ob sie praktisch einzunehmen ist, ob sie allenfalls Schuldgefühle entwickeln könnte etc. Es werden also gewisse Vorstellungen auf ihre Wahrscheinlichkeit und ihre Bedeutung hin geprüft. Dabei orientiert sich die Patientin an einem Wertsystem, das durch ihre bisherige persönliche, familiäre und soziale Entwicklung geprägt worden ist. Es handelt sich also um eine *subjektive* Einschätzung, die auf persönliche wie auf Gruppennormen Rücksicht nimmt. Ihr Freund wird sie z. B. ermutigen, mit der Pille nun vorwärts zu machen; ihrer religiösen Familie wagt sie davon aber nichts zu erzählen; vom toleranten Pfarrer erwartet sie dagegen Verständnis und Zuspruch; die unterschiedliche Auffassung ihrer Freundinnen kennt sie schon und wurde davon verwirrt.

Was in der oben angeführten Auflistung als rationaler und logischer Ablauf eines Entscheidungsprozesses imponiert, ist in Wirklichkeit meist ein komplexer, ja verworrener bis irrationaler psychischer Vorgang. Anders wäre ja das widersprüchliche Verhalten vor und in der Krankheit gar nicht zu erklären. Dennoch gibt es gewisse logische Abläufe wie die oben erwähnten Entscheidungsschritte. Sie werden als „health belief model" (BECKER 1974) umschrieben. Dieses Modell geht davon aus, daß Patienten nur unter bestimmten Bedingungen Hilfe beanspruchen und das Angebot auch befolgen. Sie müssen gewisse minimale Kenntnisse von Gesundheit und Krankheit haben und motiviert sein, gesund zu bleiben oder zu werden. Sie müssen ferner anerkennen, daß sie unter bestimmten Umständen verwundbar sind und erkranken können. Schließlich müssen sie glauben, daß die Behandlung wirksam sein wird und der Aufwand angemessen ist. Das „health belief model" hat, seit es erstmals 1966 von ROSENSTOCK formuliert worden ist, verschiedene Präzisierungen erfahren und ist immer wieder in prospektiven, präventiven Studien auf seine Tauglichkeit hin geprüft worden. Dabei hat sich bestätigt, daß die folgenden Kriterien über das Gesundheits- und Krankheitsverhalten meist entscheiden:

1. Gesundheitsmotivation oder Stellenwert des Gesundseins.
2. Einschätzen der Erkrankungsmöglichkeit.
3. Einschätzen des Schweregrades.
4. Einschätzen von Kosten und Nutzen.

Es sei nochmals betont, daß hier ausdrücklich die *subjektive* Wertung des Patienten – und nicht der objektiven Krankheit – angesprochen ist. Die beiden können bekanntlich weit auseinandergehen, was für die Kooperation in der Arzt-Patienten-Beziehung entscheidende Bedeutung hat (s. Kap. 9.3.3). Die erwähnten Kriterien ihrerseits werden von einer Anzahl Faktoren beeinflußt, die hier ebenfalls kurz aufgezählt seien:

Demographische Faktoren (Alter, Geschlecht, ethnische Zugehörigkeit); psychosoziale Faktoren (psychische Entwicklung und Persönlichkeit, Familie, soziales Umfeld, soziale Schicht etc.); strukturierende Faktoren (Grad der Information) wie Medien, Schule resp. medizinische Kenntnisse, Selbst- und Fremderfahrung mit Krankheit, Angebot an medizinischen Leistungen, Aktionen der medizinischen Institutionen (Aufgebot durch Arzt, präventive Maßnahmen etc.).

Es ist diese *Vielfalt an Einflußgrößen*, die letztlich über Gesundheits- und Krankheitsverhalten des Laien – nur des Laien? – entscheidet. Dabei ist es eigentlich erstaunlich, wie viele Wege letztlich doch zum Ziel führen. Die diskutierten Krankheitsmodelle, die ja nur eine beschränkte Auswahl darstellen, sind somit nichts anderes als mögliche Wege zur angestrebten Besserung.

Weiterführende Literatur: Berkman LF, Breslow L (1983). Buchmann et al. (1985). Capra F (1983). Eggert J, Schuhmacher S (1982). Fisch G (1979). Hamburg DA, Elliott GR, Parron DL (eds) (1982). Ness RC, Wintrop RM (1981). Noack H (1985). Pauli HG (1983). Prokop O (1977). Romanucci L, et al. (1983). Voigt D (1973).

6.2 Psychosoziale Einflußgrößen auf die Krankheit

Anhand der verschiedenen Krankheitsmodelle ist zwar der Übergang von Gesundheit in Krankheit psychologisch etwas besser verständlich geworden. Damit ist aber das tatsächliche menschliche Verhalten in der Krankheit noch nicht erklärt. Dies gelingt dann am ehesten, wenn vorerst einmal die verschiedenen Wirkfaktoren diskutiert werden, die auf den Krankheitsprozeß Einfluß nehmen. Sie haben z. T. in der Beschreibung der Krankheitsmodelle Erwähnung gefunden, sollen nun aber im Zusammenhang gesichtet und gewichtet werden.

Nebst historischen Gründen (s. Kap. 8.4) gibt es für das reduktionistisch-analytische Denken in den Wissenschaften, speziell in der biophysikalischen Medizin, auch ganz naheliegende, konzeptuelle Motive. Es ist außerordentlich schwierig, die tausenden von Einflußgrößen oder Wirkfaktoren in den verschiedenen am Krankheitsprozeß beteiligten Systemen gesamthaft und in ihren Wechselwirkungen zu überblicken. In der Praxis hat sich deshalb ein *Urteilsprozeß* bewährt, der als *„quasi-rational"* bezeichnet wird. Damit wird ausgedrückt, daß immer dann, wenn ein komplexes Urteil gefällt werden muß intuitiv-globales Denken mit analytisch-dekutivem Vorgehen eine Verbindung eingeht. Dies gilt z. B. für die Metereologie, für politische Entscheide, für viele Managementabläufe etc.

In der Medizin verfährt der erfahrene Praktiker, wenn er implexe diagnostische Zusammenhänge zu erhellen hat, in gleicher Weise:

Zum einen hat er aus seiner enormen Erfahrung ein (meist rechtshemisphärisch, neuronal vernetztes) internalisiertes Schema, das ihm hilft, vieles an seinen Patienten gleich intuitiv zu begreifen: Erscheinung, Alter, kurze Angaben zur Berufstätigkeit geben ihm z. B. rasch einen Einblick in Konstitution, Persönlichkeit, IQ, soziale Situation etc. Dieser Rahmen erlaubt ihm, die vom Patienten vorgebrachten Klagen innerhalb eines der Bezugssysteme genauer und bewußter zu analysieren und dann anhand der Symptome und Krankheitszeichen den zugrundeliegenden somatischen Krankheitsprozeß zu beurteilen.

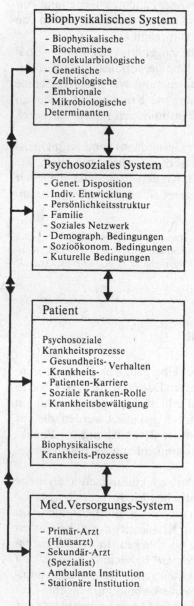

Abb. 6.3 Schematische Darstellung der Einflußgrößen auf den Krankheitsprozeß – gegliedert nach den drei wesentlichen Systemen.

Beispiel C. Betriebsleiter mit Herzinfarkt (s. Kap. 6.1). Als der in Kap. 6.1 ausführlich beschriebene Patient erstmals seinem Hausarzt von den stenokardischen Beschwerden während der Trainingsabende in der Männerriege erzählte, interpretierte der Hausarzt dies als ernsthaftes Zeichen einer koronaren Krankheit und nahm u. a. ein Belastungs-EKG auf, das die Vermutung anhand umschriebener QRS-Veränderungen bestätigte. Zuvor nämlich hatten sich die Klagen des Patienten meist auf den beruflichen Ärger und die allgemeine Belastung beschränkt, während entsprechende EKG-Veränderungen noch fehlten. Trotzdem hatte der Hausarzt den Patienten schon früh als Risikopatienten erkannt und deshalb – leider vergeblich – versucht, ihn vom exzessiven Rauchen abzubringen und auf berufliche Entlastung zu drängen.

Der Hausarzt hat also in unserem Beispiel einerseits die Herzbeschwerden seines Patienten diagnostisch minuziös geklärt; andererseits ist er auf den weiteren psychosozialen Kontext der Krankheit eingegangen, da er entsprechende Risikofaktoren für eine koronare Herzerkrankung erkannte.

Es geht also hier im geschilderten systemischen Denken nicht primär darum, die verschiedenen Systeme mit den je komplizierten Abläufen ständig präsent zu haben. Vielmehr gilt es dort, wo der Beurteiler auf ein Nebensystem besonders aufmerksam wird, dieses nun in seine Analyse miteinzubeziehen. Gleichzeitig bleibt sich der Beurteiler der Interdependenz der verschiedenen Erklärungssysteme stets bewußt (s. Kap. 9.5).

Die folgende Übersicht soll vor allem auf die *Vielfalt der Einflußgrößen* aufmerksam machen. Soweit sie die somatische Medizin betreffen, erfahren sie in den einzelnen Spezialfächern ausreichende Berücksichtigung. Hinsichtlich der hier erwähnten psychosozialen Systeme ist zunächst festzuhalten, daß die aus darstellerischen Gründen vorgenommene Abgrenzung gegenüber den biophysikalischen Abläufen künstlich ist und in der Natur, im Menschen selbst, nicht besteht. Im Gegenteil, hier sind die verschiedenen, in der Abb. 6.3 aufgeführten Systeme in vielfältiger Weise miteinander verkoppelt.

6.2.1 Soziodemographische Faktoren

Wir sind bereits damit vertraut, daß in der menschlichen Entwicklung die gesellschaftlichen Verhältnisse bedeutsam sind und sich u. a. auch im persönlichen Krankheitsmodell niederschlagen. Die Medizinsoziologie hat untersucht, wie soziodemographische Daten sich auf die Beanspruchung medizinischer Hilfe auswirken.

Hinsichtlich Alter und *Geschlecht* sind die Ergebnisse recht konstant. Frauen haben mehr Interesse an Gesundheitsproblemen als Männer. Sie scheinen über Störfaktoren und über Krankheitssymptome im allgemeinen besser orientiert zu sein. Sie zeigen fast durchwegs eine höhere Morbidität, häufigere Arztkonsultationen und Hospitalisationen. Dabei ist interessant, daß die Frequenzen je nach Lebensalter unterschiedlich verteilt sind: In der Kindheit haben Mädchen weniger Arztkontakte als Knaben, bis dann um die Menarche und vor allem nach den Geburten der Kinder eine stete Zunahme erfolgt, die bis ins hohe Alter anhält. Männer zeigen erst um die 50 herum einen Anstieg der Beanspruchung von medizinischer Hilfe, wobei dieser erhöhte Medizinkonsum ebenfalls bis ins hohe Alter anhält. Hinsichtlich des *Zivilstandes* ist die psychische und somatische Gesundheit von Ledigen, Getrennten, Geschiedenen oder Verwitweten durchschnittlich schlechter. Unter den Unverheirateten sind geschiedene Menschen durchschnittlich am gestörtesten, sei es, daß sie schon die Ehe durch ihre psychische Abnormität belastet haben und so zur Scheidung beitrugen, sei es, daß die Scheidung ein labiles psychisches Gleichgewicht zum Entgleisen brachte. Ledige Frauen sind nicht anfälliger für psychische Störungen als ihre verheirateten Schwestern. Dagegen sind unter den ledigen Männern, die trotz eines zahlenmäßigen Überangebotes an möglichen Ehepartnerinnen ihr Junggesellendasein nicht aufgeben, mehr seelisch abnorme Menschen festzustellen (s. Kap. 2.1 und Kap. 2.7).

6.2.2 Sozioökonomische Faktoren

Eine ausführliche Darstellung der sozialen Schichtung erfolgte in Kap. 2.7. Hier sollen die wichtigsten Einflüsse auf die Krankheit erwähnt werden.

Der Zusammenhang von Einkommens- und Besitzverhältnissen mit Krankheit ist recht komplex, wie wir aus Ländern mit verschiedenen ethnischen Gruppierungen wissen (z. B. Südafrika, USA). Bekanntlich ist das soziale Ausgrenzen, wie etwa in Südafrika, zugleich dafür verantwortlich, daß der schwarzen Bevölkerung weniger berufliche und bildungsmäßige Aufstiegsmöglichkeiten offenstehen. Selbst in den USA, wo gesetzlich Chancengleichheit besteht, sind ethnische und rassische Minderheiten benachteiligt, was sich wiederum in Einkommen und Bildungsniveau auwirkt. Selbst in England, wo das nationale Gesundheitssystem die anfallenden Kosten deckt, gibt es überall noch *Zusammenhänge zwischen Krankheitsverhalten und Schichtzugehörigkeit*. Dabei ist das Gesundheitsbewußtsein (inkl. präventiver Maßnahmen) in den privilegierten Schichten wesentlich besser ausgebildet. Ferner benutzen die gebildete Ober- und Mittelschicht die Gesundheitseinrichtungen häufiger als die Unterschichtangehörigen. Auch in Deutschland, wo die Schichtdifferenzen relativ klein sind und komplizierende ethnische und rassische Einflußgrößen weitgehend fehlen, gibt es ähnliche Tendenzen. Hinsichtlich der unterschiedlichen Beanspruchung von ärztlichen Leistungen ist zu vermuten, daß Unterschichtspatienten dem Arzt gegenüber eine zusätzliche Hemmschwelle empfinden. Nicht nur ökonomisch, sondern in Sprache, Kultur, Wertsystem, Krankheitsmodell etc. unterscheiden sie sich oft so deutlich, daß sie sich zur Beanspruchung der ärztlichen Hilfe nur zögernd entschließen. Indirekt wirkt sich dies bei nicht wenigen Krankheiten auf den Verlauf aus, dann nämlich, wenn der Arzt zu spät oder gar nicht aufgesucht wird.

> **Beispiel B.** In unserem Beispiel B (*64jährige Bäuerin* mit Mammakarzinom, s. Kap. 6.1) spielte beim freundschaftlichen Rat der Nachbarin, doch den bekannten „Naturdoktor" unten im Tal aufzusuchen, der Umstand, daß dieser ebenfalls bäuerlicher Herkunft war, eine nicht geringe Rolle. Damit stand er den Leuten der Täler recht nahe. Der relativ junge Hausarzt dagegen, der zwar aus idealistischen Gründen die Berggegend als Versorgungsgebiet gewählt hatte, sich aber in Mentalität und Medizinverständnis doch recht deutlich unterschied, hatte es anfänglich viel schwerer, der ländlichen Bevölkerung näherzukommen. Im Beispiel unserer Patientin war es deshalb wichtig, daß der Naturheilarzt bald einmal seine Grenzen erkannte und sie Patientin an den Hausarzt überwies. Der junge Hausarzt seinerseits war geschickt genug, die Leistungen des Naturheilpraktikers nicht unnötig zu kritisieren, sondern vielmehr seine eigenen Bemühungen als wichtige Ergänzung zu denjenigen des Naturheilarztes darzustellen. So konnte er das Vertrauen der alten Frau gewinnen.

Unterschichtspatienten haben oft keinen eigenen Hausarzt, mit dem sie in konstanter Beziehung stehen. Sie konsultieren deshalb häufiger staatliche Polikliniken oder medizinische Zentren, die zwar hinsichtlich Sachkenntnis meist gut ausgewiesen sind, dem Unterschichtspatienten aber relativ abweisend gegenübertreten. Dies verstärkt wiederum, nebst der organisatorischen Unübersichtlichkeit der großen Spitalzentren, die Erwartungsängste dieser Patienten. Sie sind zudem insgesamt schlechter über Krankheiten, Versorgungsmöglichkeiten und Gesundheitsverhalten orientiert, was wiederum das Erkrankungsrisiko erhöht. Ihre Prioritäten sind oft anders gesetzt, da das reine soziale Überleben sie derart beansprucht, daß Gesundheitspflege im weitern Sinn zu kurz kommt. Es überrascht denn auch nicht, daß diese Kranken oft erst mit folgenreicher Verspätung (Diabetes, Karzinome, Hypertonie) einen Arzt konsultieren. Umgekehrt ist aber auch bekannt, daß unter besonderen Belastungssituationen (s. Kap. 7.1) Unterschichtspatienten oder -familien den Hausarzt oder eine poliklinische Einrichtung gehäuft aufsuchen. Da ihr soziales Bezugsnetz an sich ungenügend ist, wird der Arzt eher als die geeignete Hilfsperson gesehen. Die vorgebrachten Klagen sind dann zwar primär körperlicher Art, dahinter stecken aber oft soziale und familiäre Schwierigkeiten (s. Kap. 10.2).

Die Zusammenhänge zwischen sozialer Schicht und Krankheit sind also komplex. Selbst wenn an der Häufung einzelner Krankheiten in niedrigen Sozialschichten nicht gezweifelt werden kann, ist die Erklärung des Faktums oft schwierig. Für *psychische Krankheiten* wurde mehrfach eine *Häufung bei Unterschichtpatienten* nachgewiesen. Trotzdem ist der kausale Zusammenhang nicht immer klar. Dies gilt insbesondere für die Schizophrenie, die sowohl nach älteren US- (HOLLINGSHEAD u. REDLICH 1958) und neueren deutschen Untersuchungen (HÄFNER 1969) stets schichtabhängig verteilt ist. Der unbestritten höhere Anteil der Unterschicht hat eine jahrelange wissenschaftliche Kontroverse ausgelöst: Die mehr soziologisch orientierten Forscher erblickten darin einen Hinweis darauf, daß die ungünstigen Lebensbedingungen der Unterschicht einen ursächlichen Einfluß auf die Schizophrenie hätten. Neue Ergebnisse, die u. a. auch Längsschnittuntersuchungen berücksichtigen, sprechen aber eher für die „drift"-Theorie. Diese meint, daß die Kranken als Folge ihrer vielseitigen krankheitsbedingten Handicaps einen sozialen Abstieg erleiden und sich schließlich nur in der anspruchsloseren Unterschicht halten können (sofern sie zum Leben außerhalb der Institutionen überhaupt fähig sind). Ihr „Abgleiten" („drifting") in die Unterschicht sei damit sowohl Ausdruck der sozialen Überforderung in den alten Lebensverhältnissen als auch eine Bestätigung dafür, daß sie sich nun in Verhältnissen, wo sie weniger gefordert werden, besser anpassen können.

Die Bedeutung von schichtspezifischen Krankheitsmodellen hat SIEGRIST (1977) nachgewiesen. Das Krankheitsverhalten ihrer 240 Versuchspersonen war anhand von folgenden Faktoren zu charakterisieren und zu differenzieren: 1. Symptomaufmerksamkeit (Symptomwahrnehmung), 2. präventive Einstellung (Gesundheitsverhalten), 3. Ausmaß des medizinischen Wissens, 4. Soziale Distanz zum Arzt. Je höher die sozioökonomische Schichtzugehörigkeit einer Versuchsperson war, desto geeigneter erschien auch ihr Krankheitsverhalten. Dies konnte mit allgemeinem sozialen Wertsystem erklärt werden, das durch differenziertere Sozialisation gegeben war.

6.2.3 Kulturelle Einflüsse

Die Diskussion der Krankheitsmodelle hat bereits deutliche Unterschiede in der Interpretation und Verarbeitung des Krankheitsprozesses in unterschiedlichen Kulturen aufgezeigt. Ja, es ist gerade den transkulturellen Studien zu verdanken, daß die Medizin auf die Bedeutung des Krankheitsverhaltens überhaupt aufmerksam wurde.

Der amerikanische Forscher ZBOROWSKI (1952) hat sich die besonderen Verhältnisse des *kulturellen Schmelztiegels New York* schon 1952 zunutze gemacht. Er hat bei verschiedenen ethnischen Gruppen, nämlich bei jüdischen, italienischen und irischen Abkömmlingen untersucht, wie sie Schmerzen verarbeiten und ihre Raktionen dann mit denen der „old americans" verglichen. Er fand, daß Patienten jüdischer und italienischer Herkunft zur Übertreibung ihrer Schmerzen neigten, während Yankees gefaßter und objektiver wirkten, und von irischen Patienten Schmerzen sogar dort negiert wurden, wo sie an sich bestehen sollten. Interessant war nun, daß das vordergründig identische Verhalten der italienischen und jüdischen Patienten je nach kulturellem Hintergrund recht unterschiedliche Motive hatte. Während den Italienern besonders an Schmerzlinderung gelegen war und sie sich zufrieden gaben, sobald die Schmerzen verschwunden waren, nahmen jüdische Patienten nur widerstrebend Schmerzmittel an. Sie waren vielmehr bemüht, zu erfahren, was die Erklärung und Bedeutung ihrer Schmerzen sei und welche Folgen diese Schmerzen für ihr künftiges Wohlbefinden hätten. ZBOROWSKI versuchte, den kulturellen Hintergrund dieser Verhaltensweisen herauszuarbeiten, und bekam von jüdischen und italienischen Patienten zu hören, daß ihre Mütter um die Gesundheit der Kinder übermäßig besorgt waren und sie ängstlich stets vor Erkältungen sowie Verletzungen in Sport und Spiel und bei Raufereien warnten. Diese bei Patienten in der Behandlung erhobenen Befunde konnten übrigens später von anderen Untersuchern (STERNBACH u. TURSKY 1965) in einer experimentellen Untersuchung bestätigt werden. Sie wählten Hausfrauen der gleichen ethnischen Herkunftsgruppen aus, die sich freiwillig durch elektrische Schläge verursachtem Schmerz aussetzten. Dabei waren die italienischen Frauen am schmerzempfindlichsten, während die jüdischen Versuchspersonen zwar immer noch deutlich, aber weniger stark reagierten; sie konnten sich ja daran orientieren, daß dies ein künstlich beigefügter und nicht ein krankheitsbedingter Schmerz sei. Die eingesessenen „Yankeehausfrauen" nahmen den Schmerz sachbezogen hin, während ihre irischen Schwestern wiederum jeden Schmerzausdruck unterdrückten. Diese kulturellen Unterschiede beziehen sich nicht nur auf Schmerzreaktionen, sondern ebenso auf die Einstellung zu Krankheit.

Auch Hilfebedürfnisse und *Inanspruchnahme von Hilfeleistungen* sind kulturell geprägt. Während z. B. im amerikanischen Südwesten die angelsächsische Bevölkerung von den Möglichkeiten der modernen Medizintechnologie selbstverständlich Gebrauch macht, bevorzugen in der gleichen Region die Bewohner mexikanischer Herkunft die Volksheilkunde und die Pflege in der Familie (SAUNDERS 1954). Selbst dort, wo sich Kranke verschiedener ethnischer Herkunft mit ihren Beschwerden präsentieren, werden sie von ihren Betreuern, allen voran von den Ärzten, unterschiedlich beurteilt. Dies hat ZOLA (1966) im bekannten Massachussetts-General-Hospital in Boston in geschickter Beobachtung erhoben. Er stellte fest, daß praktisch identische Veränderungen im Hals-, Nasen- und Ohrenbereich bei den sehr ausdrucksreichen Italienern fast durchwegs als psychogen beurteilt wurden, während die von den Yankees mit angelsächsischem Understatement vorgebrachten Klagen als Hinweise auf organische Störungen galten. Wir können uns nur fragen, wie oft unsere mediterranen Nachbarn in den nördlichen europäischen Sprechzimmern in derselben Weise mißverstanden werden. Mit andern Worten: Obwohl wir als Mittel- und Nordeuropäer einander recht ähnlich sind, gibt es auch hier kulturelle Unterschiede, die dazu führen, daß Klagen dem Arzt in der Sprechstunde verschiedenartig vorgetragen und von ihm unterschiedlich interpretiert werden.

Kulturelle Einflüsse sind um so wirksamer, je stärker der soziokulturelle Zusammenhang innerhalb einer *ethnischen Gruppe* erhalten bleibt. Wir wissen, daß dies z. B. für die Türken in Deutschland oder für die Italiener in der Schweiz, ja auch für die Süditaliener in den norditalienischen Industriemetropolen gilt. Es bleibt aber, wie der Medizinsoziologe MECHANIC (1975) betont, unklar, ob bestimmte Krankheitssymptome bei verschiedenen ethnischen Bevölkerungsteilen tatsächlich unterschiedlich häufig auftreten, ob diese sie nur verschieden interpretieren, ob sie davon jeweils anders betroffen sind oder ob sie einfach eine andere Sprache gebrauchen, um ihre Beschwerden zu schildern.

Die ausführlichen Hinweise auf soziokulturelle Unterschiede dürfen nicht darüber hinwegtäuschen, daß *individuelle Schwankungen* innerhalb der einzelnen ethnischen Gruppen stets wesentlich *größer* sind *als zwischen* den erwähnten *Vergleichspopulationen*. Wiederum darf – wie bei den sozioökonomischen Zusammenhängen – aus den aufgezeigten korrelativen Beziehungen zwischen ethnischen Gruppen resp. kulturellen Verhältnissen und Krankheit nicht gleich auf Ursachen geschlossen werden. Der Erklärungswert nimmt wesentlich zu, wenn es gelingt, die soziokulturellen Parameter mit bestimmten (ursächlichen) Verhaltensmustern (wie sie das Gesundheits-Krankheits-Modell definiert) zu verknüpfen.

Welche tragende Kraft ein kohärentes soziokulturelles System darstellt, geht aus zwei *Studien zu koronaren Erkrankungen* hervor. In beiden Fällen ist unter natürlichen Bedingungen eine Veränderung der kulturellen Wertsysteme zustandegekommen, die sich nicht nur auf das Krankheitsmodell, sondern auf die Morbidität an sich ausgewirkt hat.

Roseto ist eine kleine *italoamerikanische Gemeinde* in Pennsylvania. Sie war wegen dem überraschend seltenen Vorkommen von koronaren Krankheiten in eine große longitudinale Studie aufgenommen worden. Die ungewöhnlich tiefe Mortalität an Herzinfarkt überraschte die Forscher um so mehr, als andere Risikofaktoren, wie Übergewicht, gesättigte Fettsäuren, Rauchen, Bewegungsmangel stark vertreten waren. Es wurde schon bei Studienbeginn um 1960 angenommen, daß die damalige Einwandererergeneration dank engen familiären und gesellschaftlichen Bindungen bei fehlender allgemeiner Kompetition ein an sozialen Stressoren armes Leben führte. Die weitere Entwicklung bestätigte dies. Anfang der 70er Jahre (BRUHN 1972) hatte sich das Mortalitätsrisiko an Herzinfarkt dem nationalen Durchschnitt angenähert. Die nächste Übergangsgeneration hat offenbar nicht nur den Schutz der engen tragenden Familienstrukturen ihrer Väter verloren; sie war zugleich dem Assimilierungsprozeß stärker ausgesetzt und durch den in nur einer Generation vollzogenen kulturellen Wandel besonders belastet.

Die zweite Studie bezieht sich auf japanische Einwanderer. Hier ist die Interaktion von kulturell tradierten Normen mit bestimmter Krankheitsausprägung noch direkter zu erkennen (MARMOT u. SYM 1976).

Es ist nachgewiesen, daß in *Kalifornien ansässige Japaner* ein höheres Risiko haben, an koronaren Herzkrankheiten zu erkranken, als jene, die in Hawai leben, und diese wiederum ein höheres als japanische Japaner. Unter den kalifornischen Japanern bestehen aber – je nach Assimilationsgrad – ebenfalls deutliche Unterschiede, wie eine Studie an 3800 Japanoamerikanern zeigte. Diejenigen, die die traditionelle Lebensweise beibehalten hatten, waren in ihrer Gefährdung den Japanern in Japan vergleichbar. Jene aber, bei denen die Akkulturation in Richtung westlicher Lebenswerte am meisten fortgeschritten war, zeigten ein 3- bis 5fach erhöhtes, dem der weißen Kalifornier vergleichbares Risiko. Die klassischen somatischen Risikofaktoren (wie Blutdruck, Cholesterol, Rauchen etc.) konnten die Varianz nicht erklären. So ist die große Differenz des Gesundheitsrisikos einzig auf soziokulturelle Parameter zurückzuführen: Einerseits die engen, stabilen Familienbande und die soziale Gruppenkohäsion der traditionellen Japaner, andererseits die starke soziale und geographische Mobilität mit ausgesprochenem Wettbewerbsverhalten der Amerikaner und der in Kalifornien assimilierten Japanoamerikaner.

6.2.4 Familie

Da der Familienmedizin, entsprechend ihrer Bedeutung, ein eigenes Kapitel gewidmet ist (10.2), soll hier einzig kurz erwähnt werden, wie stark das Krankheitsverhalten des einzelnen von seinem unmittelbaren Umfeld bestimmt wird:

Vorrangig ist der Einfluß der Familie auf das vom einzelnen entwickelte Krankheits-Gesundheits-Modell. Durch Identifikation oder (auch nur) Imitation, durch gemeinsame Wertsysteme, Erfahrungen, Vorbilder werden die wesentlichen Elemente, die das spätere Krankheitsverhalten der Kinder bestimmen, vermittelt. Das **Familiensystem** (s. Kap. 5.9.3) kann im psychosozialen Bereich aber auch direkt krankheitsverursachend oder -auslösend wirken. Dort, wo das Beziehungssystem gestört ist, wird von einem disponierten oder speziell betroffenen Familienmitglied mit einer Körperkrankheit reagiert. Nicht selten setzen (vor allem Unterschichts-) Familien körperliche Klagen als Einstieg zu ärztlicher oder sozialer Hilfeleistung ein. Vorgänge in umgekehrter Richtung sind jedoch häufiger: Die (Körper-) Krankheit eines Familienmitgliedes bringt das ganze System durcheinander

(Vater invalid nach Frühapoplexie; Mutter stirbt an Malignom; Kind bleibt nach Sport-
unfall paraplegisch etc.). Nicht nur muß die Familie nun dem kranken Glied in seiner
Krankheitsverarbeitung beistehen, sie muß selbst durch Umverteilen der bisherigen Aufgaben zu einem neuen Gleichgewicht finden. So muß beispielsweise bei ernsthafter Erkrankung des Vaters oder Ehegatten eine ganze Serie von Aufgaben neu geregelt werden:

- Hausfrau muß durch Führung der Gesamtfamilie mehr Verantwortung übernehmen.
- Soziale Kontakte und Freizeittätigkeit gehen zurück.
- Kinder werden vermehrt in Aufgaben rund ums Haus eingesetzt.
- Finanzielle Verpflichtungen müssen erfüllt werden.
- Die Hausfrau muß ebenfalls zum Verdienst beitragen.
- Es können vermehrt eheliche Spannungen auftreten.
- Als Folge der Krankheit werden Zukunftspläne redimensioniert: z. B. Familiengröße,
  Ausbildung der Kinder, Lebensbequemlichkeit etc.

Gleichzeitig wird natürlich auch die Rolle des bisherigen Familienoberhauptes tangiert, das fast immer an Einfluß verliert, auch wenn es z. B. physisch mehr anwesend ist als
früher. Ähnliche Konsequenzen zieht eine ernsthafte Erkrankung der Frau nach sich, vor
allem wenn sie nicht nur für die Führung des Haushaltes längere Zeit ausfällt, sondern
auch selbst der Pflege bedarf.

Diese Hinweise sollen genügen, um darauf aufmerksam zu machen, daß zur Beurteilung einer jeden Krankheit auch die des Familiensystems gehört (s. Kap. 5.9.3 und 10.2)

6.2.5 Das soziale Umfeld

Es ist allgemein bekannt, daß die Großfamilie der vergangenen Jahrhunderte viele soziale
Aufgaben für ihre Mitglieder erfüllte, die heute von spezialisierten staatlichen Agenturen
übernommen worden sind. Leicht wird dabei übersehen, daß anstelle der eng verbundenen tragenden Großfamilie die moderne und mobile Kleinfamilie sich ein neues Netz an
sozialen Beziehungen aufgebaut hat, das viele der früheren Funktionen der Sippe oder
Großfamilie wahrnimmt: Freundeskreis, Berufskollegen, Nachbarn, formelle und informelle Kontakte aus der Freizeittätigkeit (Vereine, Gruppierungen, Reisebekanntschaften
etc.). Dieses Bezugsnetz – oder **„soziales Netzwerk",** wie der Fachausdruck nun meist lautet – hat auch für das Gesundheitswesen große Bedeutung. Erste Ratschläge und Hilfeleistungen werden in städtischen Verhältnissen meist von diesen Menschen und nicht von
(z. T. weit entfernt lebenden) Blutsverwandten erbracht. Somit ist ihr Einfluß auf das Gesundheits-Krankheits-Modell nicht zu unterschätzen; denn hier findet ein reger Informationsaustausch darüber statt, welche Maßnahmen vorerst angezeigt seien, wo welche Hilfe im Laiensystem oder in der offiziellen medizinischen Versorgung erhältlich sei und ob
diese empfehlenswert sei oder nicht (s. Kap. 11.3 und 2.3).

Frühere Studien zum ethnischen Einfluß, wie die eben erwähnten klassischen Untersuchungen der Mexikoamerikaner durch SUCHMAN (1964), ließen vermuten, daß Randgruppen die offiziellen medizinischen Versorgungssysteme schlecht nutzen. Neuere Studien
zeigen nun aber im Gegenteil, daß das „soziale Netzwerk" dieser Gruppen vorzüglich
funktioniert und die moderne technologische Medizin durchaus benutzt wird. So hat
SALLOWAY (1973) Zigeuner in der Region von Groß-Boston auf ihr Gesundheitsverhalten
hin untersucht. Er stellte fest, wie diese Randgruppen nicht nur über die Krankheiten der
einzelnen, weit verstreuten Mitglieder gut orientiert waren, sondern kompetent die vielseitigen medizinischen Einrichtungen der Region zu nutzen vermochten.

Eine andere Untersuchung (GEERTSEN et al. 1975) an der Mormonengemeinde in Salt Lake City wies nach, daß ein fest gefügtes neues soziales Netzwerk mindestens so prägsam das Gesundheitsverhalten bestimmt wie die Großfamilie. Die im Geist der unwidersprochenen Familienautorität und traditioneller Wertsysteme aufgezogenen Mormonen zeigten alle ein stark bewußtes Gesundheitsverhalten, das von präventiven bis zu kurativen Maßnahmen reichte. Dies bestätigte indirekt, daß in einem engmaschigen, sozialen Netzwerk mit gutem inneren Zusammenhalt die tradierten Werte besser beachtet werden als in weitmaschigen unverbindlicheren Netzwerken.

6.2.6 Individuelle Einflußgrößen

Sie bedürfen nach der Diskussion der Gesundheits-Krankheits-Modelle kaum mehr der Bestätigung. Wir werden sie im Kapitel zur Krankheitsverarbeitung einzeln analysieren. Es handelt sich im besonderen um die folgenden Faktoren:

- Prägende Einflüsse der individuellen Entwicklung, inkl. eigene Krankheitserfahrung (s. Kap. 5).
- Persönlichkeitsstruktur inkl. erbgenetische Einflüsse (s. Kap. 4).
- Kognitive Vorgänge (s. Kap. 3).
- Intrapsychisch-emotionale Vorgänge (s. Kap. 4 und 5).
- Selbstkonzept, inkl. Körperschema (s. Kap. 8.1)

> Es besteht eine Wechselwirkung zwischen psychosozialen und biophysikalischen Systemen.

Wir müssen uns daran erinnern, daß wir Gesundheit als einen Gleichgewichtszustand, resp. Krankheit als ein Ungleichgewicht zwischen verschiedenen Systemen definiert haben (s. Kap. 6.1.1). Der Krankheitsprozeß wird also unabhängig davon ausgelöst, welches der Systeme zuerst entgleist und ob nur eines oder mehrere der Systeme beteiligt sind. Unsere grobe Unterteilung der Einflußgrößen in 1. psychosoziale Systeme, 2. biophysikalische Systeme und 3. medizinische Versorgungssysteme ist willkürlich (s. Tabelle 6.3); wichtig sind Querverbindungen und Interdependenz.

Tabelle 6.3 Wechselwirkung zwischen biophysikalischen und psychosozialen Systemen

Biophysikalische Systeme	Psychosoziale Systeme
Genetische und molekularbiologische Prozesse	Genetische Disposition (Persönlichkeit, IQ etc.)
Zellbiologisch-embriologische Prozesse, anatomische Strukturen	Konstitutionelle Typen; Körperschema und -erleben
Sensomotorische Abläufe	Konversionsstörungen
Neurovegetative Systeme Humorale Systeme Limbisches System	Emotionales Reaktionsmuster Streßreaktion Psychophysiologie
Neuroanatomie -Physiologie Neuronal-dentritisch- -synaptische Vernetzung	Neuropsychologie Kognitionspsychologie Intrapsychische Repräsentationen (Selbstobjektschemata; Körperschemata)

Der Einfluß der Versorgungssysteme wird im nächsten Kap. 6.3 (Patientenkarriere) Erwähnung finden. Im Kap. 9 der Arzt-Patienten-Beziehung wird er im Zusammenhang mit Kooperation und compliance erneut verdeutlicht. Schließlich sind Kap. 10 (Krankheitssituation) und 11 (Praktisches Handeln) ganz auf den Einfluß der Versorgungsstruktur angelegt.

Auch die Verbindungen zwischen psychosozialen und biophysikalischen Systemen werden in diesem Buch mehrfach erörtert. Im Kap. 4 (Determinanten der Persönlichkeit) wird laufend darauf verwiesen. Ebenso sind die Kap. 7.1 (Streß aus psychosozialer Sicht) und 8.4 (Psychosomatische Modelle) darauf angelegt.

Einige Verknüpfungen sind in der folgenden Aufstellung nochmals zusammengefaßt (s. Tabelle 6.3).

Zusammenfassend können wir sagen: Die erwähnten psychosozialen Einflußgrößen sind also Teile des Krankheitsgeschehens; sie wirken sich auf alle erwähnten Systeme aus. In besonderem Maße bestimmen sie, wie der einzelne Mensch in der Krankheit reagiert und handelt. Dies schließt alles ein, was der Betroffene bewußt oder unbewußt zum Verlauf des Krankheitsprozesses beiträgt, und wird meist als Krankheitsverhalten umschrieben (s. Kap. 6.3).

Weiterführende Literatur: Häfner H, Reimann H, Immich H, Martini H (1969). Mechanic D (1975). Siegrist J (1977)

6.3 Patientenkarriere – Krankheitsprozeß

Sind die Wirkfaktoren bekannt, läßt sich der Krankheitsprozeß in seinem Verlauf besser darstellen. Nur teilweise decken sich die einzelnen Phasen oder Schritte dieses Prozesses mit jenen, die vom somatischen Krankheitsverlauf her bekannt sind. Zwar wird jeder Schritt der Körperveränderung psychologisch beantwortet, aber nicht jede psychologische Veränderung im Krankheitsverlauf hat eine somatische Entsprechung. Im medizinischen Sprachgebrauch wird meist zwischen akutem und chronischem Krankheitsverlauf unterschieden. Die möglichen Ausgänge sind entweder Heilung, Invalidität oder Tod. Im Erleben des Kranken jedoch nimmt sich der Krankheitsprozeß komplizierter aus. Für ihn ist häufig nicht einmal so bedeutsam, ob er an einer „akuten" oder „chronischen" Krankheit leidet. Zum einen kann die akute Krankheit schon einen langen, stummen Verlauf genommen haben (wie z. B. beim Colon-CA), von dem der Patient gar nichts wahrgenommen hat. Zum andern gibt es beim Großteil der chronischen Krankheiten akute Exazerbationen, die vom Kranken jeweils als akut-bedrohliches Ereignis wahrgenommen werden. Ferner kann im chronischen Stadium einer Krankheit der Zustand des Organismus relativ stationär sein; psychosozial muß trotzdem eine vielgestaltige Anpassung weitergehen. Für den Kranken gliedert sich also der Krankheitsprozeß in Phasen oder Stadien, die ihre eigene subjektive Wertung haben. Aus psychosozialer Sicht können die folgenden Krankheitsphasen unterschieden werden:

1. Erstes Wahrnehmen einer Veränderung.
2. Erste Konsequenzen.
3. Inanspruchnahme ärztlicher Hilfe.
4. Akute Krankheitsphase.

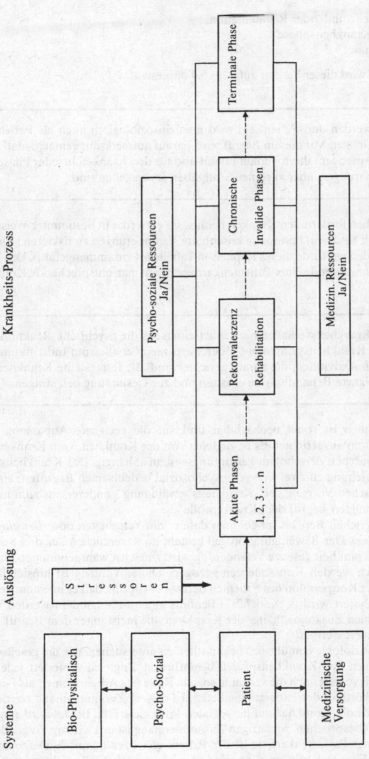

Abb. 6.4 Krankheitsprozeß: Überblick über die verschiedenen Phasen des Krankheitsprozesses und ihre globale Abhängigkeit von den verschiedenen Einflußgrößen. Die schematisch dargestellten Phasen sind zugleich Stufen einer Patientenkarriere.

5. Rekonvaleszenz und/oder Rehabilitation.
6. Chronische Krankheitsphase.
7. Terminale Phase.

Schematisch wird dieser Verlauf auf Abb. 6.4 dargestellt.

Das Patientwerden und Patientsein wird medizinsoziologisch auch als **Patienten-karriere** bezeichnet. Mit diesem Begriff wird darauf aufmerksam gemacht, daß jede Krankheit konsequent ihren Verlauf nimmt und für den Kranken in jeder Phase bestimmte Erfahrungen, aber auch neue Aufgaben festzustellen sind.

Diese Aufgaben fordern den Kranken heraus, sie entweder in bestimmter Weise zu lösen oder (je nach Stadium) bestimmte krisenhafte Veränderungen zu riskieren (Aufgaben und Krisen werden am Ende dieses Kapitels in Tabelle 6.4 zusammengefaßt). Das Verhalten des Patienten während seiner Patientenkarriere nennt man entsprechend „Krankheitsverhalten".

Der Begriff **Krankheitsverhalten** bezeichnet einerseits die psychische Reaktion auf empfundene Krankheitssymptome; andererseits meint er alle vom Individuum unternommenen Aktivitäten, die darauf gerichtet sind, die festgestellte Krankheit zu erklären, geeignete Behandlung zu erhalten und zur Gesundung beizutragen.

Dieses Verhalten ist somit beobachtbar und auf die geeignete Anpassung an die Krankheitssituation ausgerichtet. Es ist zugleich von der Krankheit, vom Kranken selbst wie vom medizinischen Angebot im Versorgungssystem abhängig. Das Krankheitsverhalten hat enge Beziehung zu zwei weiteren psychosozial bedeutsamen Begriffen: einerseits zum psychologischen Vorgang der „Krankheitsbewältigung", andererseits zum medizinsoziologisch geprägten Begriff der „Krankenrolle".

Im psychologischen Bereich spricht man daher vom Verarbeiten oder *Bewältigen der Krankheit (Coping)*. Der Bewältigungsprozeß besteht im wesentlichen aus drei Schritten: Eine durch die Krankheit gesetzte Veränderung wird zunächst wahrgenommen, dann beurteilt, schließlich werden Konsequenzen gezogen. Dieser Vorgang ist hinsichtlich der Prognose und der Kooperation des Patienten derart bedeutsam, daß er in einem besonderen Kapitel analysiert wird (s. Kap. 7.2). Ebenfalls getrennt abhandeln werden wir die wichtigsten sozialen Zusammenhänge der Krankheit, die meist unter dem Begriff *„Krankenrolle"* subsumiert werden.

Die Medizinsoziologie bemüht sich bekanntlich zu untersuchen, wie die gesellschaftlichen Einwirkungen den Krankheitsprozeß beeinflussen. Zugleich verändert jede eingetretene Krankheit vorerst auch die vertraute soziale Rolle (als Arbeitnehmer, als Familienvorstand, als Behörde- oder Parteimitglied etc.). In diesem Zusammenhang werden also die Auswirkungen der Krankheit auf die sozialen Prozesse erfaßt. Beides wird eingehend im Kap. 6.4 noch besprochen. Im jetzigen Zusammenhang ist uns wichtig, folgendes festzuhalten: In seiner Patientenkarriere ist der Patient gleichzeitig von *Veränderungen* auf 3 verschiedenen Ebenen betroffen, die zueinander in einer Wechselbeziehung stehen:

> Der *biophysikalische* Krankheitsverlauf fordert in jeder Phase *psychologisch* eine
> neue Anpassung durch geeignete Krankheitsbewältigung. Zugleich wird in der
> Krankenrolle das *soziale* Rollenverständnis verändert. Was von diesen Vorgängen
> als aktives Handeln erkennbar wird, nennt man **Krankheitsverhalten** und meint da-
> mit die Schritte, die der Patient (im Rahmen seines Versorgungssystems) unter-
> nimmt oder unterläßt.

Der theoretische Kontext all dieser Begriffe ist das ganzheitliche Verständnis der
Krankheit als *biopsychosozialer* Vorgang. Die Begriffe selbst werden leichter verständlich,
wenn wir nun untersuchen, in welchen Varianten sie in den einzelnen Krankheitsphasen
auftreten.

6.3.1 Erstes Wahrnehmen einer Veränderung

„Irgend etwas ist anders; mir ist nicht wohl – bin ich etwa krank?" könnte eine gängige
Umschreibung dieses Zustandes in der Alltagssprache lauten. Viele andere Formulierungen sind denkbar: „Mir tut dies weh; ich habe Schmerzen; ich mag einfach nicht mehr;
alles ist so düster; ich komme nicht mehr draus".

Der Betroffene realisiert, daß sich etwas an seinem vetrauten, habituellen körperlichen
und/oder seelischen Zustand verändert hat. Dies kann plötzlich geschehen, wie bei einem
„Hexenschuß" oder bei einer Lungenembolie; oder das Befinden verändert sich in kaum
merkbaren Schritten über Monate oder Jahre hinweg wie bei einer chronisch-myeloischen
Leukämie oder bei einer Arthrose. Sobald der Betroffene erste unübersehbare Veränderungen wahrgenommen hat, stellen sich ihm auch schon umschriebene *Aufgaben:*

Er muß sich bemühen, diesen Zustand, zumindest in vorläufiger Weise, zu klären; er
wird eine **„Laiendiagnose"** stellen: „Ich habe Hexenschuß; mir ist etwas in den Rücken
gefahren; meine Gelenke sind wohl verbraucht; ich bin so müde und ausgelaugt." Seine
Erklärung wird sich an seinem Krankheitsmodell orientieren, aus dem er zugleich Handlungsanweisungen bezieht (s. Kap. 6.1.3).

Wir haben schon festgestellt, wie unterschiedlich die Gewichtung von Beschwerden
ausfallen kann. So hat die zitierte klassische Vergleichsuntersuchung von ZBOROWSKI
(1952) an verschiedenen ethnischen Gruppen in New York ergeben, daß Schmerz bei Patienten jüdischer und italienischer Herkunft viel intensiver perzipiert wird als bei Patienten englischer oder irischer Abstammung. Analoge Unterscheidungen könnten auch hinsichtlich der Schichtzugehörigkeit (soziale Bedürftigkeit), der Persönlichkeitsstruktur (ex-
travertiert versus introvertiert; feldabhängig versus feldunabhängig; Dissimulierer versus
Aggravierer etc.), der Krankheitserfahrung etc. vorgenommen werden. Wahrnehmung als
erster Schritt des „Bewältigungsprozesses" ist somit keineswegs ein nüchternes Registrieren propriozeptiver Signale von einer bestimmten Intensität. Vielmehr wird die Wahrnehmung von Anfang an filtriert oder verzerrt, wobei neben den im Krankheitsmodell integrierten persönlichen und soziokulturellen Faktoren vor allem das momentane Befinden
ausschlaggebend ist. Die genaue Erläuterung des Wahrnehmens von Beschwerden erfolgt
im Kapitel über die Krankheitsbewältigung (s. Kap. 7.2.2).

6.3.2 Erste Konsequenzen: „Ich bin krank"

Auf die vorläufige Erklärung im Sinne der Laiendiagnose muß eine erste Entscheidung folgen. Diese betrifft drei Verhaltensweisen: Der von neu *aufgetretenen Beschwerden* geplagte Mensch kann die festgestellte Veränderung, wie erwähnt, *ignorieren;* er wird in der Folge nichts Weiteres unternehmen. Oder er kann den Entscheid über die Bedeutung der Beschwerden *hinauszögern* und sie für den Augenblick vor sich selbst als nicht dringend oder nicht bedeutend bezeichnen. Schließlich kann er sich entscheiden, sofort zu *handeln*. Was nach dieser Aufzählung wie ein rationales Problemlöseverfahren aussieht, ist in Wirklichkeit wiederum ein komplexer psychischer Ablauf im Sinne des schon erwähnten Bewältigungsprozesses. Die eingangs Kap. 6.1 angeführten Patientenbeispiele haben darauf schon hingewiesen: Nur gerade der hämophile Patient hat auf Grund seiner langen Krankheitserfahrung sachlich und zielstrebig auf die von ihm vermutete Blutung im Knie reagiert. Die ältere Patientin mit dem Mamma-CA zögerte mit ihrem Entschluß, vorerst den Naturheilarzt aufzusuchen, eine umfassende medizinische Abklärung noch hinaus; ihre Eigendiagnose lautete „ja" auf „rheumatische Beschwerden". Der Betriebsleiter, der seine Herzbeschwerden dem beruflichen Ärger zuschrieb, verleugnete lange Zeit das Bestehen irgendeiner ernsthaften Erkrankung.

Die Schwierigkeit, die der Laie in dieser Phase zu meistern hat, liegt darin, den *Schweregrad der Krankheit richtig einzuschätzen.* Wenn er ihn unterschätzt oder ignoriert, wird er notwendige Schritte unterlassen und dabei Gesundheitsrisiken eingehen; er wird z. B. die Abklärung und Behandlung verschleppen, wie die Bäuerin mit dem Brustkrebs. Wenn er die Beschwerden überbewertet oder sonstwie verzerrt, so entspricht sein Verhalten einer der angeführten psychischen Störungen mit Körperausdruck. Die *Aufgaben* der zweiten Phase der Patientenkarriere sind also die Verifikation der *Laiendiagnose* und der vorläufige Entscheid: „Ja, ich bin krank" oder „nein, ich bin nicht krank". Wenn der Betroffene sich für krank hält, so ist seine nächste Aufgabe die, *geeignete Hilfe zu beanspruchen* (Inanspruchnahme).

Häufig wird angenommen, daß, wer Beschwerden hat, auch ärztliche Hilfe anstrebe. Aus verschiedenen epidemiologischen Untersuchungen geht aber hervor, daß höchstens ¼–⅓ der Kranken, die innerhalb eines definierten Zeitraums einzelne oder mehrere Beschwerden feststellen, auch tatsächlich Hilfe beanspruchen.

Beispielhaft ist die von WADSWORTH et al. (1971) durchgeführte Untersuchung eines Sektors von Groß-London (Abb. 6.5). Sie ergab, daß von 1000 über 16jährigen die große Mehrheit (750–900) in der der Befragung vorangehenden 2-Wochen-Phase zumindest eine schmerzhafte oder störende Veränderung festgestellt hatten. Von ihnen suchten aber nicht einmal ⅓ den Arzt auf, und nur gerade 5% mußten wegen ihrer Krankheit schließlich hospitalisiert werden.

Ähnliche Zahlen sind auch aus europäischen Ländern bekannt. So ergab eine Untersuchung im Rahmen des Nationalen Forschungsprogramms in der Schweiz, daß von 1800 Befragten nur 16% angaben, während der letzten zwei Wochen keine Anzeichen von Krankheit wahrgenommen zu haben („Bedrängte Ärzte wehren sich" Schweiz. Ärztezeitung 28. Nov. 1984, S. 2285).

Man könnte ferner annehmen, daß vor allem Kranke mit schwerwiegenden Störungen den Arzt aufsuchen. Wiederum ist das Ergebnis eher ernüchternd, indem von denen, die tatsächlich ärztliche Hilfe beanspruchen, nach Auffassung ihrer Ärzte nur gerade ⅕ weiterer Abklärung und Behandlung bedurften. Ein anderes forschungsmäßiges Vorgehen hat zu gleichen Schlüssen geführt: In einer bestimmten Bevölkerungsgruppe konnten für jede

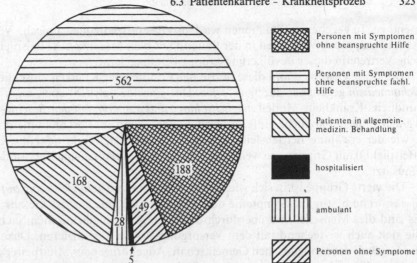

Personen mit Symptomen ohne beanspruchte Hilfe

Personen mit Symptomen ohne beanspruchte fachl. Hilfe

Patienten in allgemein-medizin. Behandlung

hospitalisiert

ambulant

Personen ohne Symptome

Abb. 6.5 Krankheitsverhalten einer repräsentativen Stichprobe (1000 Personen) in Groß-London im Anschluß an die Feststellung gewisser Symptome. (WADSWORTH et al. 1971)

Person, die wegen Krankheit verschiedenen Schweregrades in Therapie stand, eine bis mehrere ausfindig gemacht werden, die mit vergleichbaren Störungen oder Krankheiten keine Hilfe beanspruchten (TUCKET 1978).

Der Entscheid, *Hilfe beim Arzt* (und nicht anderswo) zu suchen, dürfte im wesentlichen von 4 Faktoren abhängen:

1. Einschätzung der *Ernsthaftigkeit der Krankheit* (entsprechend dem Krankheitsmodell des Patienten) und der daraus abgeleiteten unmittelbaren Bedrohung.
2. *Behinderung der* familiären, beruflichen und sozialen *Aktivitäten,* die der Betroffene als Folge der Beschwerden erwartet.
3. Vorstellungen vom möglichen *Nutzen ärztlicher Hilfe* im gegebenen Zeitpunkt.
4. Art des *nichtärztlichen Hilfeangebotes* im eigenen sozialen Netzwerk.

Die Einschätzung der Ernsthaftigkeit richtet sich aber nicht oder nur teilweise nach Kriterien, die der Schulmedizin selbstverständlich sind. FREIDSON (1979) unterscheidet 4 Gruppen, von denen die Überweisung aus dem Laiensystem in das medizinische Versorgungssystem unterschiedlich beurteilt wird:

Es gibt, besonders in *ethnischen Randgruppen,* eine *angestammte Laienkultur,* die dem okkulten Denken in der Medizin noch stark verbunden ist. Dies gilt z. B. für viele Süditaliener in Lecce, die primär immer noch lieber dem Heiler vertrauen als der offiziellen Medizin. Ähnliches ist von Zigeunern bekannt. Diese Gruppen pflegen in ihrer Ethnizität und Familie einen engen Zusammenhalt, der das kollektive Gesundheits-Krankheits-Modell bestimmt. Abweichungen davon sind dem einzelnen nur gegen erheblichen Widerstand des Kollektivs möglich.

Der Zusammenhalt als geschlossene Gruppe ist in der zweiten Kategorie schon wesentlich lockerer. Dennoch besteht in der *ländlichen Bevölkerung* bestimmter Regionen – so etwa im schweizerischen Appenzell – hinsichtlich der Medizin eine eigene *Laienkultur.* Diese vertraut mehr den traditionellen Heilverfahren als der Schulmedizin. Die sozialen Bande außerhalb der Großfamilie sind aber viel weitmaschiger, so daß auch die Beeinflussung des einzelnen, ob er nun den Arzt aufsuchen will oder nicht, weniger bestimmend ist. In gegebenen Situationen wird also das offizielle medizinische Versorgungssystem beansprucht. Wir haben in der Bäuerin mit dem Mamma-CA (Beispiel B) eine typische Vertreterin dieser Bevölkerungsgruppe kennengelernt.

Die dritte Gruppe – und diese dürfte den Großteil der Kranken einschließen – ist der *Schulmedizin* gegenüber durchaus *offen*. Der einzelne versucht aber, nach eigenem Gesundheits-Krankheits-Modell *möglichst lange und autonom mit den Beschwerden fertigzuwerden,* ohne auf ärztliche Hilfe zurückzugreifen. Wenn er selbst nicht mehr weiterkommt – wie der erwähnte Betriebsleiter (Beispiel C) mit Herzinfarkt oder die Geschäftsfrau (Beispiel D) mit Grippe –, so wendet er sich nicht an einen Laienhelfer, sondern an seinen Hausarzt.

Die vierte Gruppe ist in sich wieder sehr kohärent und geht *zielstrebig auf ärztliche Hilfe aus,* wenn bestimmte Symptome oder Beschwerden eine gewisse Gefahr signalisieren. Es sind dies Menschen mit überdurchschnittlich guten medizinischen Sachkenntnissen, die sich auch weitgehend mit dem Versorgungssystem identifizieren. Dazu gehört etwa der Großteil der akademischen Gemeinschaft, Angehörige oder Mitarbeiter des gesamten Medizinalbereiches, Kranke mit langer Patientenkarriere, wie z. B. der erwähnte hämophile EDV-Spezialist (Beispiel A).

Die Klassierung des Laienüberweisungssystems, wie es FREIDSON (1979) entwickelt hat, ist aus Tabelle 6.4 ersichtlich.

Tabelle 6.4 Vorhergesagte Quoten der Inanspruchnahme ärztlicher Hilfe, klassiert nach den unterschiedlichen Laienüberweisungssystemen. (Nach FREIDSON 1979).

Laien-Überweisungsstruktur	Laienkultur	
	Mit der professionellen Kultur übereinstimmend	Mit der professionellen Kultur nicht übereinstimmend
Locker, verkürzt	Mittlere bis hohe Inanspruchnahme	Mittlere bis niedrige Inanspruchnahme
Von festem inneren Zusammenhalt, ausgedehnt	Höchste Inanspruchnahme	Niedrigste Inanspruchnahme

Transkulturelle Feldstudien haben ihre Richtigkeit indirekt bestätigt, so etwa SUCHMANS (1964) Untersuchung, der in New-York-City bei verschiedenen ethnischen Gruppen studierte, wie sie das medizinische Versorgungssystem beanspruchen. Die Puertoricaner, der ersten oben erwähnten Gruppe zugehörig, zeigten eine negative Haltung gegenüber der offiziellen Medizin; die jüdische und protestantische Bevölkerung dagegen (darunter viele Angehörige der Intelligenz) wiesen die positivste Einstellung zum Versorgungssystem auf. Die soziokulturelle Struktur der Puertoricaner entspricht der einer provinziellen Organisation mit engem Zusammenhalt sowohl in der Familie selbst wie in der weiteren Gemeinschaft. Die Skepsis gegenüber der offiziellen Versorgung ist gepaart mit schlechten objektiven Kenntnissen der Krankheiten und ihrer Grundlagen – sehr im Gegensatz zu der urbanen jüdischen und protestantischen (Yankees) eingesessenen Bevölkerung New Yorks.

Die *Alternative zu ärztlicher Hilfe* ist sehr breit gestreut (s. Kap. 11.3). Abgesehen von eigentlicher Selbsthilfe kommen als Hilfsquellen alle jene Personen in Frage, die das nähere oder weitere Netzwerk der sozialen Beziehungen ausmachen: Familienangehörige und Verwandte; Freunde und Bekannte; Arbeitskollegen und Arbeitgeber; Sozialhilfe in der Gemeinde durch Gemeindeschwester, Sozialarbeiter, Pfarrer, Psychologen etc.; das vormedizinische Versorgungsnetz mit Apotheken, Drogerien, Masseuren etc.; die medizinischen Hilfsberufe oder paramedizinischen Dienste wie Krankenpflegepersonal, Physiotherapeuten, Arzthelferinnen, Chiropraktoren, Hebammen etc.; Heiltätige ohne professionelle Ausbildung wie Naturheilärzte, Augendiagnostiker, Kräuterheiler etc. Das Ausmaß dieser Hilfeleistungen ist schwer zu quantifizieren, doch ist es erfahrungsgemäß beträchtlich.

Genauere Vorstellungen über Selbsthilfemaßnahmen ergeben sich aus dem *Medikamentenkonsum*. Fast durchwegs läßt sich feststellen, daß ca. die doppelte Menge der ärztlich verordneten Medikamente aus Eigeninitiative konsumiert werden. Die Mehrheit der Kranken nimmt bei irgendwelchen Beschwerden selbstverordnete Medikamente ein, unabhängig davon, ob sie zur Zeit in ärztlicher Behandlung stehen oder nicht. In einer Zufallsuntersuchung hatten mehr als die Hälfte (55%) aller Versuchspersonen in den der Befragung vorangehenden 24 Stunden irgendwelche Medikamente eingenommen. Nur ein kleiner Teil der Kranken scheint Medikamente als Alternative zum Arztbesuch einzunehmen. Dagegen dürfte der Bevölkerungsanteil, der trotz Beschwerden weder Medikamente einnimmt noch den Arzt aufsucht, recht groß sein (TUCKET 1978).

Wiederum sind es vorwiegend psychosoziale Kriterien, die darüber entscheiden, ob

- ein Kranker Hilfe beansprucht und
- welche Art von Hilfe er wählt.

Die Bedeutung des Entscheidungsprozesses des Kranken in diesem Krankheitsstadium liegt im selektiven Gebrauch des Angebotes der medizinischen Versorgung. Hier entscheidet es sich, ob Möglichkeiten der sekundären Prävention (Frühabklärung) wahrgenommen oder ob durch *Verzögerung* unnötige Gesundheitsrisiken eingegangen werden. Die Verzögerung läßt sich messen als die Zeit, die zwischen der ersten Symptomwahrnehmung bis zum ersten ärztlichen Kontakt verstreicht. Wiederum sind die bekannten Einflußgrößen am Werk, wobei insbesondere Alter (je älter desto eher), sozioökonomischer Status (tiefere Sozialschichten später), Symptomcharakter und Persönlichkeit für die Verzögerung bedeutsam sind. Die meisten Studien ergeben, daß sowohl starke Angst (im Sinne der subjektiven Bedrohung) wie auch fehlende oder niedrige Angst (im Sinne von Verleugnen oder Ignorieren) die Verzögerung fördern. Depressive Menschen neigen ebenfalls zum Bagatellisieren von Körperbeschwerden und Verzögern des Arztkontaktes. Die Inanspruchnahme ärztlicher Hilfe ist aber auch von der Struktur der *medizinischen Versorgung* abhängig. Das Angebot (Vielfalt), die Zugänglichkeit (Notfalldienste) und die Kosten (Versicherungsgrad) sind naheliegende Determinanten. Das vorhandene Angebot wird aber auch nur dann benutzt, wenn die Kenntnisse des Patienten über die Versorgungseinrichtungen ausreichend sind. Dies dürfte in ländlichen und kleinstädtischen, überschaubaren Verhältnissen kaum ein Problem sein, ist es aber vielfach in mittleren und größeren Agglomerationen, wo auch die soziale und geographische Mobilität der Bevölkerung größer ist.

6.3.3 Die Inanspruchnahme ärztlicher Hilfe

Dort, wo Erwartungen und Angebot gut übereinstimmen, besteht in der medizinischen Versorgung ein günstiges Gleichgewicht. Eine von NOACK u. SCHAUFELBERGER (1984) im Rahmen der nationalen Forschungsprogramme durchgeführte Studie hat in der Region Basel einen Vergleich von Allgemeinpraxen, internistischen Praxen und universitärem Ambulatorium hinsichtlich ihrer Inanspruchnahme ermöglicht. Dabei zeigte sich, daß diese recht unterschiedlichen Angebote im Sinne einer günstigen Verteilung genutzt werden. Jene Patienten, denen vor allem an gründlicher diagnostischer Abklärung gelegen ist, bevorzugen das universitäre Ambulatorium. Patienten, die Gespräch, Ratschläge und therapeutisch-ärztliches Handeln priorisieren, ziehen die hausärztliche Behandlung beim Allgemeinpraktiker oder Internisten vor. Insgesamt zeigen ¾ der Patienten eine erstaunliche Treue zu dem einmal aufgesuchten Versorgungstypus.

Bei der Wahl der *geeigneten Versorgungsstelle* wirkt neben dem objektiven Angebot schließlich noch eine weitere bis anhin wenig diskutierte Einflußgröße entscheidend mit: *Die Arzt-Patienten-Beziehung.* In der soeben erwähnten Basler Studie wurden die diesbezüglichen Patientenerwartungen wie folgt zusammengefaßt:

„Hier erwarten viele einen Umgangsstil des Arztes, bei dem der emotionalen Beziehung Bedeutung zukommt, der eine sachbezogene, gleichberechtigte Kommunikation erlaubt, wobei aber die fachliche Autorität und Entscheidungskompetenz des Arztes durchaus anerkannt werden".

Summarisch ist darin all das umschrieben, was die gute Arzt-Patienten-Beziehung auszeichnet. Dies wird eingehend im Kap. 9 „Die Arzt-Patienten-Beziehung" besprochen.

Erst in dieser Phase beginnt die eigentliche *Patientenkarriere,* die durch die Wechselbeziehung von Patient und medizinischem Umfeld charakterisiert ist. Seine Einschätzung der Betreuer (Ärzte, Arztgehilfin, Schwester, Pfleger etc.) folgt nicht primär objektiven Kriterien der fachlichen Kompetenz. Vielmehr ist die Vorstellung des Patienten davon, was einen „guten Arzt" ausmacht, durch die persönliche Entwicklung in einem bestimmten soziokulturellen Umfeld geprägt. Die meisten Untersuchungen ergeben aber gute Übereinstimmung darüber, daß vom Arzt neben fachlicher Kompetenz, korrekter Haltung, echtem Interesse vor allem die Fähigkeit erwartet wird, empathisch auf den Einzelnen einzugehen. Wenn diese seine Erwartungen erfüllt sind, kann auch mit der guten Kooperation des Patienten gerechnet werden.

Aus ärztlicher Sicht sind es *drei mögliche Krisen* in der Patientenbetreuung, die in dieser Phase auftreten können:

- Verlust des Patienten durch Fernbleiben („drop out")
- Unterbrechung der Betreuung durch Überweisung
- Überkonsum von ärztlichen Leistungen durch bestimmte Patienten

Das **„drop out"-Phänomen** ist noch ungenügend erkannt. Es ist in der Körpermedizin schlechter studiert als in der Psychiatrie. Lange Zeit wurde angenommen, daß dafür ausschließlich Aspekte der Arzt-Patienten-Beziehung verantwortlich seien (s. Kap. 9.3.3). Neuerdings wird das tragende soziale Netzwerk des Patienten als positive Alternative zur ärztlichen Behandlung vermehrt beachtet. Nicht wenige Patienten scheinen es vorzuziehen, nach der initialen ärztlichen Abklärung im Sinne der Selbsthilfe sich selber zu betreuen oder dann Laienhilfe zu beanspruchen. Dort, wo die „drop out"-Quoten im allgemeinen hoch sind, z. B. bei psychiatrischen oder symptomarmen chronischen Krankheiten wie Hypertonie, wirken relativ einfache Maßnahmen offenbar günstig: telefonische oder schriftliche Aufforderung zur Kontrolle; regelmäßiges Vorgeben eines nächsten Konsultationstermins etc.

Beispiel F (s. Kap. 6.1). Die oben erwähnte Hyperventilationspatientin hatte nach der Trennung von ihrem damaligen Freund erstmals einen Anfall von Atemnot. Sie erzählte davon vorerst ihren Arbeitskolleginnen, die ihr allerlei Ratschläge erteilten, vom Inhalieren von Eukalyptusdämpfen bis zum Einnehmen der „guten Beruhigungspillen". Als der Zustand sich wiederholte, meldete sich die Patientin zur Abklärung in der städtischen Ambulanz. Der behandelnde Arzt schien auf ihre Beschwerden nicht groß eingehen zu wollen und tat die Atembeschwerden als „dummes Zeug" ab. Ohne nähere Erläuterung händigte er der Patientin ein Rezept für einen Tranquilizer aus. Sie solle sich halt für einen „Atemtest" melden, falls der Zustand sich nicht bessere. Die Patientin fühlte sich berechtigterweise in ihrer Situation mißverstanden. Sie ließ sich zwar das Rezept ein paarmal vom Apotheker repetieren, da sie den beruhigenden Effekt des Medikamentes schätzte. Aber die Ambulanz mied sie künftig, ohne daß sich je jemand nach ihrem Fernbleiben erkundigt hätte.

Ärztliche Überweisungen, auch schon nach dem Erstkontakt, sind bei dem jetzigen Grad an Spezialisierung oft unvermeidlich. Die Überweisung ist vermutlich überall dort problemlos, wo Kollegen durch regelmäßige Zusammenarbeit gut aufeinander eingespielt sind. Nachuntersuchungen haben aber ergeben, daß bei Überweisungen an eine anonyme Abklärungsstelle (meist staatliche Ambulatorien) die „drop out"-Quote bis zu 50% beträgt. Es hat sich gezeigt, daß wiederum einfache Maßnahmen wie persönliche Zuweisung an einen bestimmten Kollegen an einem genau fixierten Datum ausreichen können, um die Behandlungskontinuität zu gewährleisten.

Überbeanspruchung von ärztlichen Diensten ist primär bei bestimmten Persönlichkeitsstörungen festzustellen (s. Kap. 9.4). Es sind dies insbesondere ängstliche oder hypochondrische Patienten, die gehäuft psychosoziale Krisen durchmachen und nicht über geeignete Ressourcen verfügen. Dabei ist zu beachten, daß die Definition „Überbeanspruchung" immer aus ärztlicher Sicht erfolgt, während dasselbe Verhalten vom Standpunkt des Patienten aus bedeutet, daß seine Bedürfnisse anderweitig nicht befriedigt werden konnten. Dies gilt besonders für die nicht wenigen Patienten, die in den öffentlichen Notfalldiensten mit mehr oder weniger Regelmäßigkeit auftauchen. Rasches Abschieben oder inkonsequentes Überweisen löst genau jenes zentrale Anliegen dieser Kranken nicht, endlich zu einer konstanten Betreuung zu kommen. So hat es sich als vorteilhafter erwiesen, in solchen Situationen geeignete Sozialhilfe zu vermitteln, die gelegentlich nur mittels Netzwerktherapie, wo mehrere Betreuer sich in die Zuständigkeit für einen Patienten teilen, möglich ist (s. Kap. 11.3).

6.3.4 Akute Krankheitsphase

Unter einer akuten Krankheitsphase wird meist eine Symptomatik mit relativ plötzlichem Beginn und raschem Abklingen verstanden. Wenn auch nicht mit Gewißheit, so doch mit gewisser Wahrscheinlichkeit sind es die schwereren Krankheitszustände, die der Arzt als Akutkrankheiten zu beurteilen und zu behandeln hat. Die Krankheit kann erstmalig auftreten oder eine akute Verschlimmerung eines chronischen Leidens sein.

Die psychosozialen *Aufgaben,* die sich dem Patienten stellen, nachdem er sich einmal entschlossen hat, ärztliche Hilfe in Anspruch zu nehmen, sind mannigfaltig:

Er muß sich einmal mit den im akuten Krankheitszustand aufgetretenen *Beschwerden,* Schmerzen, Behinderungen und anderen Symptomen der Krankheit oder Verletzung *abfinden.* Merkmale der Persönlichkeitsstruktur entscheiden weitgehend darüber, wie groß die Schmerztoleranz ist.

Weiter muß der Patient mit den betreuenden Medizinalpersonen (Ärzten, Schwestern, Pfleger, Arzthelferinnen etc.) *neue Beziehungen* eingehen, die ihn in ein meist unerwartetes Abhängigkeitsverhältnis bringen. Je nach Persönlichkeitstypus ist dies wie in andern zwischenmenschlichen Bereichen möglicherweise eine konflikthafte Erfahrung, die unabhängig von den Krankheitsbeschwerden zu einer merkbaren Belastung werden kann.

Das gilt umso mehr, als die akute Krankheit in aller Regel auch erhebliche motorische und/oder soziale *Einschränkungen* mit sich bringt. Am ausgeprägtesten ist dies bei einer

Notfall*hospitalisation,* wo der Patient innert Stunden sich den Regeln eines ihm bis dahin wenig vertrauten Settings unterziehen muß. Nicht nur ist die physische Umgebung mit relativ unübersichtlichen Verhältnissen für ihn neu. Er muß unmittelbar auch auf viele sonst gewohnte Privilegien der Privatsphäre verzichten (Mehrbettzimmer, Transportdurchgänge, Warteschlangen etc.).

Seine Abhängigkeit von den medizinischen Betreuern, auch wenn sie nicht intendiert wird, ist umfassend: Sie bestimmen die Regeln in den meisten Lebensbereichen, die vom Arbeitsdruck her wenig Raum für individuelle Freiheiten lassen. Der Großteil der Kranken vermag diese Umstellung zu bewerkstelligen, nicht wenige steuern aber auf eine emotionale Krise zu, die sich in ängstlichen, depressiven oder ärgerlich-gereizten Reaktionen äußert. Die psychosoziale Anpassung an die Hospitalisation ist insgesamt derart anspruchsvoll, daß sie in besondern Kapiteln noch erörtert wird (s. Kap. 10.3–10.7).

Einschränkungen entstehen aber auch schon dann, wenn der Kranke *zu Hause bleiben* muß. Zunächst ist die Voraussetzung, daß ihm jemand zur Verfügung steht, der seine Grundbedürfnisse erfüllt (Essen, Pflege etc.), bei den heutigen Lebensverhältnissen, wo viele Menschen alleine oder mit einem ebenfalls berufstätigen Partner wohnen, keineswegs immer gewährleistet. Aber auch dort, wo der Ehepartner z. B. zur Verfügung steht, wird durch die neue Abhängigkeit das zwischenmenschliche Gleichgewicht deutlich verschoben.

> **Beispiel D** (s. Kap. 6.1). In dem schon mehrfach zitierten Beispiel D der *grippekranken Alkoholikerin* hatte die Tochter nicht zuletzt auch deshalb gezögert, den Hausarzt zu rufen, da sie es gewohnt war, von der üblicherweise dominanten Mutter Anweisungen entgegenzunehmen. Es brauchte also einige Überwindung, daß sie entgegen dem Willen der Mutter schließlich den Hausarzt kommen ließ. Umgekehrt machte es der nach außen scheinbar unabhängigen Mutter auch sehr zu schaffen, daß sie nun plötzlich auf die Pflege ihrer adoleszenten Tochter angewiesen war, vor der sie bisher ihren Alkoholismus erfolgreich verborgen hatte.

Die akute Krankheit verlangt vom Patienten, daß er sich auch mit seinen Nächsten, *mit Ehepartner und Familie,* neu arrangieren muß. Es ist für den Kranken wie für die Familie wichtig, daß die Krankheit das innerfamiliäre Gleichgewicht nicht allzu sehr stört. Krisen sind oft unvermeidlich; es kann aber auch zu einer neuartigen und unerwarteten Vertiefung der Beziehungen kommen.

Die angeführten Aufgaben bedrohen alle das emotionale Gleichgewicht des Kranken, der sich nicht nur mit seinen Beschwerden, mit neuen und veränderten Beziehungen, sondern auch mit einer z. Z. noch *ungewissen Zukunft* befassen muß. Wird der Apoplektiker die Sprache wieder finden? Wie wirkt sich das Glaukom auf die Lesefähigkeit aus? Ist die Brust tatsächlich von Krebs befallen und die Amputation unvermeidlich? Kann nach dem „Meniskus" die Fußballkarriere weitergehen? Ist es tatsächlich eine Viruspneumonie? etc. Je schwerer das akute Zustandsbild, desto eher kann die Krankheit zu einer eigentlichen existentiellen Krise werden.

6.3.5 Die Rekonvaleszenz und/oder Rehabilitation

Mit Rekonvaleszenz ist bekanntlich der Übergang von Krankheit in Gesundheit gemeint. Rehabilitation bedeutet die besondere therapeutische Anstrengung, um eine potentielle Invalidität auf ein Mindestmaß einzuschränken. Beides sind Vorgänge, deren Gelingen u. a. auch von psychosozialen Faktoren abhängig ist.

Wiederum gibt es umschriebene *Aufgaben,* denen der Patient sich zu stellen hat. Zusätzlich zu den schon erwähnten sind dies:

Er muß sich ein *Ziel setzen,* bzw. darüber klar werden, wohin und wie weit er in welcher Zeit kommen will. Dieses Ziel schließt die bestehenden familiären, beruflichen und sozialen Verpflichtungen ein. Nicht selten entschließt sich ein Kranker aber im Laufe des Rehabilitationsprozesses, sein Leben umzugestalten und neue Akzente zu setzen.

> **Beispiel C** (s. Kap. 6.1). Der technische *Betriebsleiter* hatte in den ersten Tagen der Hospitalisation innerlich noch gegen die Konsequenzen seines Herzinfarktes rebelliert. Im Laufe der kommenden Woche, als er feststellte, daß sein Zustand sich langsam besserte, nahm er sich vor, bedeutende Umstellungen in seinem Leben zu realisieren. Dem Sport wollte er zwar treu bleiben, dabei aber auf die Wettkampfspiele der Männerriege, die er immer äußerst ernst genommen hatte, künftig verzichten und stattdessen vermehrt Waldläufe unternehmen. Er entschloß sich auch, zwei Vereinspräsidien (beim Technikerverband und bei der Männerriege) abzugeben und im Beruf um Entlastung nachzusuchen. Er realisierte erst jetzt, in welchem Ausmaß er in den letzten Jahren seine Frau vernachlässigt hatte, und nahm sich vor, Freizeit und Ferien konsequenter mit ihr zu teilen.

Dort, wo die Folgen der Krankheit endgültige Einschränkungen mit sich bringen, ist die Bereitschaft zum *Umorientieren* ganz wichtig. Durch realistisches Vorausschauen können Schwierigkeiten erkannt und gezielter angegangen werden. Dabei geht es ja vor allem darum, daß der Kranke jene Möglichkeiten zu nutzen versteht, die ihm trotz Behinderung noch offen bleiben. Die Popularität des Invalidensportes zeigt auf, welche Ressourcen erschlossen werden können, sind doch nicht wenige der erfolgreichen Wettkampfteilnehmer früher an Sport gar nicht interessiert gewesen. Ein anderes Beispiel der erfolgreichen Umorientierung hat ein ehemaliger Poliopatient geliefert, dessen fast totale Lähmung ihn lebenslänglich ans Spital und an das Atemgerät fesselte. Mit ganz geringen motorischen Fähigkeiten – er konnte knapp ein paar Finger bewegen – gelang es ihm, systematisch sein schon immer bestehendes Interesse an Musik in den Aufbau eines respektierten Schallplattenversandgeschäftes – vom Spitalbett aus – umzusetzen.

Die letzten Beispiele beziehen sich auf Krankheiten, die einen chronischen Verlauf nehmen und wo die Möglichkeiten der Rehabilitation lediglich von den physischen Gegebenheiten her limitiert bleiben. Schwieriger ist es dort, wo psychosoziale Faktoren *Rekonvaleszenz* und/oder *Rehabilitation verzögern oder verhindern.* Die Beispiele dafür sind Legion: Sie reichen von den unbedeutenden Folgen eines leichten Schleudertraumas der Halswirbelsäule bis zu der anspruchsvollen Rehabilitation eines Paraplegikers. Patienten, deren psychosoziale Situation vor der Krankheit unbefriedigend oder problem- und angstbeladen war, neigen besonders dazu, ihre Rekonvaleszenz zu verlängern, oder es treten in dieser Zeit schwere psychische Komplikationen auf. Dies konnte für ganz unterschiedliche Krankheitsgruppen nachgewiesen werden, besonders klar aber für operierte Kranke. Deren Erholungsphase ist umso länger und komplizierter, je abnormer der psychische Zustand schon vor dem Eingriff war. Dies ist mehrfach für Rückenoperierte mit Lower-back-pain-Syndrom nachgewiesen. Eindrücklich konnte diese psychologische Gesetzmäßigkeit aber auch bei Patienten mit offener Herzoperation aufgezeigt werden. Dieser recht schwere Eingriff, der nur an Patienten mit ausgeprägten kardialen Störungen vorgenommen wird, gilt einem Organ, das auch symbolisch bedeutsam ist. Eine Studie (KIMBALL 1977) hat gezeigt, daß vor der Operation gut angepaßte Patienten mit mäßiger Angst den Eingriff langfristig am besten überstehen. Besonders hinsichtlich Wiedergewinnung der Arbeitsfähigkeit steht eine zweite, etwas labilere Gruppe mit starkem Bedürfnis nach Abhängigkeit schlechter da. Bezüglich Überlebenschancen und Wiedereingliederung am meisten gefährdet sind jene Kranken, die ihre Ängste völlig verleugnen sowie jene, die ausgesprochen depressiv und ihrer Krankheit gegenüber pessimistisch eingestellt sind.

Die gegenseitige Abhängigkeit von psychischem Befinden und Erfolg der Wiedereingliederung ist auch bei vielen andern Krankheiten nachgewiesen, bei denen keine Operation notwendig wurde. Herzinfarktpatienten pflegen in der Regel vorerst den Schweregrad ihres Zustandes zu verleugnen, um nach ein bis zwei Tagen dann doch erhebliche Ängste zu entwickeln, bevor ein mehr depressives Sich-Dreinschicken oder Sich-Aufgeben erfolgt. Nicht alle werden diese starken Gefühle in der Rekonvaleszenz wieder los, und diejenigen, bei denen die Angst und/oder Depression anhält, sind später auch psychosozial schlechter angepaßt HACKETT u. CASSEM 1978).

In diesem Zusammenhang muß schließlich das Konzept des Primär- resp. Sekundärgewinnes nochmals erwähnt werden (s. Kap. 4.1.3 und 8.2.1). Mit *Primärgewinn* ist bekanntlich die Lösung eines unbewußten innerpsychischen Konfliktes mittels eines neurotischen Symptoms gemeint, der einer reiferen Verarbeitung nicht zugänglich ist. In der soeben zitierten Studie ist anzunehmen, daß die Patienten, die schon vor ihrer Herzerkrankung starke Abhängigkeitsbedürfnisse hatten, in der Krankheit nun eine (ihnen unbewußte) Konfliktlösung gefunden haben, die eine physische Heilung gar nicht erst erstrebenswert erscheinen läßt. Ihnen sind Patienten gegenüberzustellen, die gewisse Bedürfnisse – seien diese psychischer, sozialer oder finanzieller Art – erst bei der mit der Krankheit verbundenen Befriedigung entdecken und entwickeln. Solche Vorteile werden als *Sekundärgewinn* bezeichnet. Wenn auch nicht immer davon ausgegangen werden darf, daß die Vorteile bewußt angestrebt und genutzt werden, so sind sie dem Kranken doch recht bewußtseinsnahe. Dies zeigt sich besonders deutlich bei der Abklärung von Versicherungsansprüchen von mediterranen Gastarbeitern, die häufig eine körperliche Teilinvalidität als Gelegenheit zu einer gewissen Kompensation für die Mühsale des Emigrantendaseins erleben und eine entsprechend großzügige materielle Entschädigung erwarten. Diese Haltung wird sozial noch dadurch verstärkt, daß z. B. in Süditalien eine Invalidenrente das soziale Ansehen erhöht, während man in der Schweiz oder in Deutschland eher dazu neigt, eine wie immer geartete Invalidität zu überspielen oder zu verstecken.

> **Beispiel E** (s. Kap. 6.1). Die schon zitierte *Verkäuferin* mit Hyperventilationszuständen (Beispiel E) hatte später, nach der unliebsamen Erfahrung in der städtischen Ambulanz, auf Empfehlung einer Kollegin ihren heutigen Hausarzt erstmals konsultiert. Nicht nur die gründliche Untersuchung, sondern auch seine Bereitschaft zuzuhören, ließ sie rasch Vertrauen fassen. Besonders schätzte sie aber, wenn er bei den gelegentlichen Nachtbesuchen, wo seine Spritze sie erst von den „Erstickungszuständen" befreite, noch etwas bei ihr sitzen blieb. Oft dachte sie in solchen Situationen, „so hätte ich mir meinen Vater gewünscht: ruhig, beständig und herzlich". Weder sie noch der Hausarzt selbst realisierten vorerst, daß die verstärkte Erwartungshaltung der Patientin im Sinne des Sekundärgewinnes mit der Zeit die Arzt-Patienten-Beziehung auch belasten könnte.

Die Differenzierung von Primär- und Sekundärgewinn ist selbst für den Fachmann oft nicht einfach. Sie hat aber grundsätzliche und praktische Bedeutung, da viele aus rein psychischen Gründen Körperkranke (s. Kap. 8.2) allzu leicht als Arbeitsunwillige oder Simulanten abgeschätzt werden, obwohl ihren Störungen echter Krankheitswert mit allen subjektiven Konsequenzen zukommt.

6.3.6 Chronische Krankheit

Die chronische Krankheitsphase impliziert zunächst eine lange Dauer der Krankheit. Man spricht dann auch oft von Langzeitpatienten. Zugleich wird angenommen, daß die Krankheit irreversibel ist und eine zumindest beschränkte Behinderung zurückläßt. Diese Umschreibung ist aber gerade aus psychosozialer Sicht unbefriedigend, da sie zur Annahme verleitet, alle chronischen Krankheitsverläufe würden vergleichbare psychosoziale Probleme schaffen. Wie oben ausgeführt (s. Kap. 6.1), leidet der Großteil der Kranken, die den medizinischen Alltag bestimmen, an chronischen Krankheiten. Diese sind zu einem nicht geringen Teil Folgen von psychosozialem Risikoverhalten und werden entsprechend als Zivilisationskrankheiten bezeichnet. Aber sowohl in den Entstehungsbedingungen, in der Auslösung wie auch im Krankheitsprozeß unterscheiden sich diese chronischen Krankheiten untereinander derart, daß ihre Problematik differenzierter betrachtet werden muß. Um die speziellen *Aufgaben,* die sich dem chronisch Kranken stellen, genauer zu erkennen, ist es somit notwendig, die chronischen Krankheiten nach verschiedenen Kriterien zu unterscheiden (LIPOWSKI 1976).

a) Zeitpunkt des Krankheitsbeginns

Es ist von großer Bedeutung, ob eine Krankheit oder eine Behinderung schon zur Zeit der Geburt vorhanden war oder erst später erworben wurde. Im ersten Fall waren sie seit je Teil des Körperschemas (s. Kap. 8.1) des Patienten und sind somit nicht als Krankheitsphase aufzufassen.

Beispiel A (s. Kap. 6.1). Von den vier hier immer wieder zitierten Beispielen hat erstaunlicherweise der *hämophile Patient A* trotz starker objektiver Behinderung die vergleichsweise beste Anpassung an seine Krankheit gefunden. Seine Krankheitsbewältigung besteht in der aktiven Auseinandersetzung mit der Störung des Blutgerinnungsfaktors VIII und im Bemühen, alle Möglichkeiten der Selbstbehandlung auszuschöpfen. So hat er eine bis dahin erfolgreiche berufliche Laufbahn als EDV-Spezialist durchgehalten, ohne daß nach außen bekannt wurde, daß er an einer schweren genetischen Störung leidet, die bis zur Einführung der Substitutionstherapie vor ein bis zwei Dezennien bei den meisten Befallenen tödlich ausgegangen ist. Seine berufliche Entwicklung ist keine Ausnahme, wie eine neue Zusammenstellung von internationalen Untersuchungen belegt (BÄRTSCHI u. BECK 1985, *Psychosomatische Aspekte der Hämophilie,* in Vorbereitung): „VELTKAMP untersuchte 1974 die berufliche Situation von 540 hämophilen Niederländern. Von den 60% der über 15jährigen waren 42% erfolgreich berufstätig, 18% wurden finanziell unterstützt. Berufsgattung und Einkommen unterschieden sich nicht von denjenigen der Durchschnittsbevölkerung. Rund ⅓ der Stellensuchenden hatten jedoch ein- oder mehrmals die Erfahrung gemacht, ihrer Krankheit wegen abgewiesen worden zu sein. STEINHAUSEN (1977) untersuchte 54 Hämophile aus der Gegend von Hamburg. Ein Hämophiler war Frührentner und zwei waren arbeitslos, die übrigen waren berufstätig oder befanden sich in Ausbildung. Rund 50% der Hämophilen gaben an, in ihrer Berufswahl von der Hämophilie beeinflußt worden zu sein. Aus England berichteten FORBES et al. (1982), daß 50% der befragten Hämophilen angaben, ihrem Arbeitgeber nichts von der Hämophilie zu sagen, d. h., daß auch heute noch viele Hämophile ihrer Krankheit wegen beruflich benachteiligt sind, oder zumindest diesbezüglich Befürchtungen haben".

b) Akuter oder schleichender Beginn

Ein akuter Krankheitsausbruch verlangt die größere adaptive Leistung als ein langsamer Beginn, der eine allmähliche psychische Einstellung und Anpassung ermöglicht.

c) Progressiver oder stationärer Krankheitsverlauf

Wenn die Behinderung stabil ist, z. B. als Folge eines Unfalls, ist die psychische Verarbeitung leichter zu vollziehen, als wenn das Fortschreiten der Krankheit mit viel Ungewißheit verbunden ist. So ist vermutlich bei temporär vergleichbaren Auswirkungen die Krankheitsbewältigung für den posttraumatischen Paraplegiker einfacher als für den Kranken mit multipler Sklerose, der nicht absehen kann, wohin ihn seine Krankheit führt, auch wenn zeitweise Besserung möglich ist.

d) Grad der Reversibilität resp. des rehabilitativen Funktionsausgleichs

An diesem Kriterium unterscheidet sich, welche Ziele in der Rehabilitation überhaupt in Aussicht genommen werden können. Kleine Fortschritte auf einer absehbaren Wegstrecke ermutigen den Kranken zu weiteren Anstrengungen. Der Postapoplektiker, der den Wiedergewinn der Sprache als möglich erlebt, nimmt die Mühsale des Sprachtrainings noch so gern auf sich, um nicht dauernd auf die schriftliche Verständigung angewiesen zu bleiben.

Die *Aufgaben,* die der chronische Patient zu lösen hat, sind somit primär jene der Akutphase und der Rekonvaleszenz und Rehabilitation. Sie äußern sich aber je nach Krankheitstypus in besonderer Weise. Wegen ihrer Chronizität steht meistens die somatische Störung sui generis im Vordergrund. Die psychosozialen Folgen für den Kranken werden dann nur zu leicht unterschätzt, obwohl sie beträchtlich sind. Eine Langzeituntersuchung an Patienten mit Herzinsuffizienz als Folge von primär pulmonaler vaskulärer Hypertonie hat gezeigt, daß diese Kranken in der psychosozialen Anpassung sowohl hinsichtlich des Arbeitsbereiches, der finanziellen Verhältnisse, des familiären Zusammenlebens und der sozialen Kontakte aufs Schwerste betroffen waren (HEIM et al. 1982). Zugleich war aber auch die innerpsychische Anpassung sehr angespannt, obwohl die untersuchte Stichprobe durchwegs Menschen betraf, die zuvor als psychisch stabil und gesund eingestuft werden konnten.

Für viele chronisch Kranke besteht ein erheblicher Unterschied der Anpassungsprobleme während der Hospitalisation und nach der Entlassung in die *ambulante Betreuung.* Während der akuten Phase mit stationärer Behandlung lassen sich Befürchtungen hinsichtlich der Arbeitsfähigkeit oder der Sexualfunktionen eher noch verdrängen. Einmal entlassen, ist die Realitätskonfrontation unvermeidlich. Der postapoplektische Patient wird z. B. feststellen, daß die Gehfähigkeit für einfache Botengänge kaum mehr ausreicht; der Postinfarktpatient kann nicht mehr übersehen, wie rasch er bei der Arbeit ermüdet; die MS-Patientin muß akzeptieren lernen, daß ihre Aufmerksamkeitsspanne zum Lenken eines Automobils nicht mehr ausreicht. Anfänglich kann die Bemühung, alle diese Behinderungen herunterzuspielen oder zu verstecken an sich zu einem Dauerstreß führen. Umgekehrt stellt der chronisch Kranke fest, wenn er einmal mit den neuen Lebensverhältnissen vertraut ist, daß manch andere Ängste nachgelassen haben: Die Todesängste sind vorbei, die Behinderungen weniger einschneidend als befürchtet, der Zustand stabiler als erwartet. So kann mit der Zeit die emotionale Belastung der chronischen Krankheit auch zurückgehen und neue Quellen sinnvoller Lebensgestaltung lassen sich erschließen.

Ganz besonderer Art sind die Anpassungsaufgaben von chronisch Kranken dort, wo es um den künstlichen *Ersatz von bestimmten Körperfunktionen* geht: z. B. bei Stomakranken mit Anus praeter, bei Patienten mit Herzschrittmacher oder künstlicher Niere. Chirurgen sind zunehmend bestrebt, vor größeren Eingriffen die Adaptationsfähigkeit der Patienten abzuschätzen, um nicht unnötig operative und rehabilitative Risiken einzugehen. Die zitierte Studie der offenen Herzoperation hat dies illustriert. Viele analoge Studien bekräftigen es. Selbst schwerwiegende Eingriffe, die auch das Körperschema im weitesten Sinn betreffen (wie z. B. bei Nieren- oder gar Herztransplantation) werden bekanntlich von geeigneten Patienten gut gemeistert. So wurde kürzlich sogar eine „Transplantierten-Olympiade" veranstaltet, die bei den Teilnehmern eine erhebliche sportliche Fitness voraussetzt („Bund" 210, 1984). Eine besonders eindrückliche Anpassungsfähigkeit hat der um die 40 stehende englische Astrophysiker STEPHEN HAWKINS bewiesen, dessen Name auch im Zusammenhang mit einem möglichen Nobelpreis für Physik erwähnt worden ist. Er leidet an einer amyotrophischen Lateralsklerose und ist heute ganz an den Rollstuhl gefesselt. Er verfügt noch über gewisse Funktionen seiner Hand und über eine eher schwer verständliche Sprache, aber offensichtlich ebenso über einen ungebrochenen Geist der Zuversicht und Entschlossenheit, seine Gaben bestmöglich einzusetzen. Er scheint EINSTEINS Relativitätstheorie dort, wo in der Astrophysik konsequente Erklärung noch ausgeblieben ist, durch komplexe mathematische Konstrukte ergänzt zu haben (u. a. in bezug auf die sog. „black holes"). Das Eindrucksvolle dabei ist, daß er seine Formeln alle nur im Kopf und im Gedächtnis, ohne jegliche schriftliche Hilfe, entwickelt.

Es sind verschiedene Typisierungen der Anpassung an chronische Krankheiten vorgeschlagen worden. Sie helfen zwar die Reaktionsweisen der Kranken abschätzen, tun aber der Individualität der Betroffenen stets etwas Zwang an. Gerade der chronisch Kranke hat in seiner Patientenkarriere verschiedene Phasen und Krisen durchzustehen, die stets wieder neue Anpassung verlangen. In besonderem Maße trifft dies für *Krebserkrankungen* zu, die denn auch immer mehr auf ihre Interdependenz mit psychosozialen Faktoren hin untersucht werden. Nicht nur in der Auslösung, nicht nur in der Anpassung an den Verlauf, sondern auch im Entscheid über den (allfällig terminalen) Ausgang sind psychosoziale Einwirkungen in der psychoonkologischen Forschung nachgewiesen worden. Sie sollen noch eingehender diskutiert werden (s. Kap. 10.6). Die vielfältigen übrigen Anpassungsformen sollen in einem besonderen Kapitel (7.2) besprochen und die der chronischen Krankheit zugehörigen Aufgaben und Krisen noch in besonderen Abschnitten ausführlich dargelegt werden (s. Kap. 10.4).

6.3.7 Terminale Phase

Der tödliche Ausgang sowohl der akuten wie der chronischen Krankheit bleibt immer eine von mehreren Möglichkeiten. Bewußt erlebt wird diese Krankheitsphase meist nur bei langsam fortschreitendem Verlauf. Der akute Tod ist in der Erfahrung wohl eher andern akuten Krisenerlebnissen vergleichbar (s. Kap. 7.1), nur daß hier nach dem Initialstadium der akuten Bedrohung (oder Desequilibrierung) die in der Adaptationsphase mobilisierten Ressourcen nicht mehr ausreichen und es zum exitus letalis kommt. Naturgemäß wissen wir wenig über das subjektive Erleben des akuten Todes. Einige Untersucher haben Patienten nach Herzstillstand befragt, die reanimiert werden konnten (BURCH et al. 1968). Diese gaben erstaunlicherweise angenehme Gefühle an, wie sie im Übergang zu einem friedlichen Schlaf festgestellt werden können. Keiner der Befragten hatte aus der Zeit, da er daran war, das Bewußtsein zu verlieren, unangenehme Eindrücke in der Erinnerung behalten. Dies ist vielleicht ein Hinweis darauf, daß es den „natürlichen Tod" tatsächlich gibt. Das wiedererwachte allgemeine Interesse an Sterben und Tod hat ein Phänomen enttabuisiert, das selbst in der Medizin psychologisch lange Zeit keinen Platz mehr fand. Es spricht vieles dafür, daß es ebenso sehr an der Haltung der Ärzte wie der Patienten lag, wenn die früher gepflegte ars moriendi in unserem Jahrhundert so wenig Beachtung gefunden hat. Neben den zahlreichen, meist von Laien verfaßten Selbsterfahrungsberichten gibt es neuerdings zunehmend auch systematische Untersuchungen an Sterbenden, die aufzeigen, daß der psychisch stabile Mensch dieser letzten existentiellen Prüfung gefaßt entgegengehen kann. WEISMAN u. KASTENBAUM (1968) haben z. B. in einer intensiven Langzeituntersuchung an acht älteren Menschen (Insassen eines Altersheims) deren Reaktion auf das Sterben und den Tod beobachtet. Sie konnten vor dem eigentlichen Tod eine distinkte präterminale Phase abgrenzen, in der die Vorbereitung auf den unmittelbar bevorstehenden Tod erfolgte. Es ließen sich vier Grundhaltungen unterscheiden, die möglicherweise allgemein verbreitet sind:

1. Annahme des bevorstehenden Todes
2. Apathie
3. Verängstigung
4. Herbeisehnen des Todes

Nicht allen Menschen bleibt ausreichend Zeit, sich so auf das Sterben vorzubereiten, und nicht alle ereilt der Tod erst, wenn sie ihn innerlich als naturgegeben akzeptieren können.

Als Teil einer Patientenkarriere stellt somit die terminale Phase ganz besondere *Aufgaben* (PATTISON 1977). Es ist eine Zeit der Ungewißheit, der Verlusterlebnisse und der Ängste, die in irgendeiner Form gemeistert werden müssen. Es sind dies:

- Die Furcht vor dem Unbekannten. Wer nicht schon zuvor wegen irgendeiner Krankheit sich auf dem Sterbebett fühlte, muß sich hier einer großen Ungewißheit ausgesetzt fühlen.
- Die Furcht vor dem Alleinsein. In einer Zeit, da über die Hälfte der Menschen unseres Kulturkreises in einem Spital und viele andere in einem Altersheim sterben, ist die Gefahr der Vereinsamung besonders groß.
- Die Furcht vor dem Verlust der Familie und der Freunde, von denen sich der Sterbende in einem eigentlichen Trauerprozeß lösen muß.
- Die Furcht vor dem Verlust des Körpers als wesentlicher Teil des Selbst (also nicht bloß von dessen Funktionen). Und damit verbunden:
- Die Furcht vor dem Verlust der Identität, der Körperintegrität, die beide unsere Einmaligkeit ausdrücken.
- Die Furcht vor dem Verlust der Selbstkontrolle. In unserer rationalen Kultur wird sie hoch gewertet, ihr Zerfall ist aber als Folge des Nachlassens der psychischen und physischen Kräfte wie auch unter der Einwirkung der Medikamente und medizinischen Maßnahmen z. T. unvermeidlich.
- Die Furcht vor der Regression, also des Rückzugs auf frühe, z. T. kindliche psychische Verhaltensweisen, die durch passives Sichergeben das Sterben fördern.

Die ärztlichen Aufgaben, die beachtet werden müssen, um den Patienten sinnvoll durch die terminale Krankheitsphase zu begleiten, sind besonders anspruchsvoll. Sie werden wiederum gesondert besprochen (s. Kap. 10.7).

6.3.8 Zusammenfassung

Nur ein kleiner Teil der vielen im Leben eines Menschen durchgestandenen Krankheiten erstrecken sich über die meisten der hier beschriebenen Phasen. Auch ist nicht jeder Kranke von den jeweiligen Aufgaben und Krisen gleich betroffen. Die hier erwähnten psychologischen Aspekte des Krankheitsprozesses sind somit mehr idealtypisch zu verstehen. Sie müssen auf die jeweiligen Verhältnisse uminterpretiert werden. Wir fassen in Tabelle 6.5 das wesentliche nochmals zusammen.

Weiterführende Literatur: Freidson E (1979). Lipowski ZJ (1976). Pattison M (1977). Tucket D (1978)

Tabelle 6.5. Überblick über Patientenkarrieren: ihre Phasen, Aufgaben und möglichen Konflikte oder Krisen

Phasen	Patientenbezogene Aufgaben	Mögliche Konflikte oder Krisen
1. Wahrnehmung einer Veränderung/„Bin ich krank?"	– Laiendiagnose stellen	– Verzerrtes Wahrnehmen – Ignorieren der Symptome
2. Erste Konsequenzen „Ich bin krank!"	– Laiendiagnose verifizieren – Hilfe in Anspruch nehmen	– Verzögern der Hilfe/ Inanspruchnahme
3. Inanspruchnahme ärztlicher Hilfe „Ich muß zum Arzt!"	– Geeignete Versorgungsstelle aussuchen und kontaktieren	– „Drop out" aus Behandlung – Beziehungsunterbruch bei Überweisung – Überbeanspruchung ärztlicher Hilfe

4. Akute Krankheitsphase „Ich muß mich auf die Krankheit einstellen!"	– Beschwerden und Behinderung akzeptieren
	– Neue Beziehungen zu Medizinalpersonen eingehen; Abhängigkeit annehmen
	– Einschränkungen auf sich nehmen:
	  – bei Hospitalisation
	  – bei Pflege in Familie
	– Familiäre Beziehungen anpassen
	– Ungewisse Zukunft ertragen
	– Selbstkonzept anpassen:
	  – Körperschema, Krankheits-Modell
	  – Lebenswerte und -ziele
		– Emotionales Gleichgewicht verlieren
		– Vertrauenskrisen
		
		– Rebellieren od. Resignieren
		
		– Partnerkonflikt
		– Verzweifeln
		– Identitätskrise bis psychotischer Zusammenbruch
		– Körperschemastörungen
		– Orientierungslosigkeit

5. Rekonvaleszenz und/ oder Rehabilitation „Ich bin auf dem Weg zur Besserung!"	– Neue Ziele setzen – Umorientieren – Neuen Sinn finden	– Regression – Besserung verhindern oder verschleppen – Sekundärgewinn mißbrauchen
6. Chronische Krankheitsphase „Ich werde nie mehr gesund"	– wie 4. und 5.; zusätzlich: – Psychosoziale und körperliche Einschränkungen akzeptieren – Auf neue akute Krisen und Progredienz gefaßt sein können	– wie 4. und 5.; zusätzlich: – Behinderung überspielen wollen
7. Terminale Phase „Ich muß sterben!"	– Multiple Verluste und Ungewißheit annehmen	– Verzweiflung, Auflehnung

6.4 Die Krankenrolle aus medizinsoziologischer Sicht

In der Medizin galt Krankheit lange Zeit als biologisches Phänomen, dem allenfalls gewisse psychische Aspekte zugestanden wurden. In den letzten paar Jahrzehnten machte die Soziologie zunehmend auf die sozialen Implikationen einer jeden Krankheit aufmerksam. In einer streng logischen Analyse hat der bedeutende amerikanische Soziologe PARSONS (1951) das besondere Rollenverständnis des Kranken herausgearbeitet und anfangs der 50er Jahre unter dem Begriff „sick role" oder **Krankenrolle** vorerst Fachkreisen, dann einer weiteren Öffentlichkeit vorgestellt. Sein Konzept ist seither mannigfach überprüft und diskutiert worden und hat trotz gewisser kritischer Einwände bis heute seine Gültigkeit bewahrt.

PARSONS geht von der Annahme aus, daß Kranksein nicht eine vorsätzliche oder bewußte Handlung ist, sondern eine Erfahrung, die einem mehr oder weniger ungefragt auferlegt wird. Gleichzeitig bejaht er jedoch eine gewisse Eigenverantwortlichkeit, er weist auch darauf hin, daß gewisse Kranke Privilegien mißbrauchen, die ihnen aus der *Krankenrolle* entstehen. Er kennzeichnet deshalb Krankheit, wie seither in der Medizinsoziologie üblich, als deviantes oder abweichendes Verhalten.

Wie bei anderem, von sozialen Normen abweichendem Verhalten (z. B. Kriminalität), werden den Kranken von der Gesellschaft bestimmte Pflichten auferlegt, u. a. die Forderung, das Abweichen oder die Krankheit möglichst zielstrebig zu überwinden. Die Gesellschaft bietet dafür öffentliche Einrichtungen der medizinischen Versorgung an, die von ihr als Gesamtes getragen werden. PARSONS mahnt besonders, daß Krankheit nicht dazu mißbraucht werden darf, sich den üblichen sozialen Verpflichtungen zu entziehen. Es brauche daher einen entsprechenden sozialen Druck, um das deviante Verhalten wieder in ein gesellschaftskonformes überzuführen. So verstanden ist Krankheit mehr als nur ein biologischer Prozeß, sie ist stets auch eine Verhaltensstörung. Das medizinische Versorgungssystem ist aus den gleichen Überlegungen nicht nur zu Hilfeleistungen aufgefordert, sondern zugleich auch als gesellschaftliches Regulationssystem eingesetzt, das dazu beiträgt, den devianten Kranken wieder in einen Zustand zurückzuführen, der der sozialen Norm so gut wie möglich entspricht (s. Kap. 2.6).

Diese theoretische Argumentation mag den Mediziner vorerst fremd anmuten. Wenn die Postulate PARSONS' im einzelnen diskutiert werden, zeigt sich aber, daß sie in vielerlei Hinsicht für das tägliche praktische Handeln des Arztes bedeutsam sind.

6.4.1 Der Kranke ist von den normalen sozialen Rollenverpflichtungen befreit

Eine Krankheit befreit von bestimmten beruflichen und sozialen Verpflichtungen und Verantwortungen. Wie weit die Entlastung geht, hängt vom Schweregrad der Krankheit ab: Je schwerer die Krankheit, desto weiterreichend die Befreiung. Der Arzt ist aufgefordert, dies mittels Arztzeugnis zu attestieren, um verhindern zu helfen, daß die durch die Krankheit bewirkte Befreiung von bestimmten Pflichten mißbraucht wird.

In der medizinischen Praxis hat dieser Aspekt zweierlei Bedeutung:

1. Eine ärztliche Diagnose ist nicht nur eine biologischmedizinische Aussage, sondern hat zugleich auch eine wichtige soziale Funktion.
2. Der Mißbrauch von Krankheit ist vielerorts als sog. Absentismus zu einem echten sozialen Problem geworden.

a) Ärztliche Diagnose

Die ärztliche Diagnose entspringt einem komplexen Entscheidungsprozeß, der letztlich, wie erwähnt, „quasirational" erfolgt. Aufgrund einer Kombination von erfaßten Merkmalen wird nach einem durch Konventionen vorgegebenen Raster eine Zuordnung vorgenommen. Da sowohl Zahl und Variation der Merkmale wie auch das einzusetzende Raster (oder Klassifikationssystem) viel Spielraum offenlassen, sind Diagnosen, ähnlich anderen komplexen Urteilsprozessen, letztlich eine Einschätzung nach Wahrscheinlichkeit. Der Ausdruck „quasirational" will daran erinnern, daß das rational-deduktive Vorgehen durch das aus der Erfahrung gespeiste intuitive Verständnis ergänzt wird.

> Der klinische Alltag lehrt, daß Ärzte in ihren diagnostischen Beurteilungen oft voneinander abweichen. Dort, wo die Diagnose zudem (z. B. für die Beurteilung der Arbeitsfähigkeit) ein soziales Kriterium abgeben soll, nimmt die Ungewißheit noch zu.

Es ist somit fragwürdig, wenn die Gesellschaft Kranksein von der ärztlichen Diagnose abhängig machen will – ungeachtet der schon diskutierten Problematik des Gesundheitsbegriffs (s. Kap. 6.1.1).

Ärzte sind sich des relativ großen Aufwandes für die Erarbeitung einer einigermaßen zuverlässigen Diagnose zunehmend bewußt. Sie wehren sich deshalb dagegen, daß Arbeitgeber und Versicherungsträger sie immer mehr zum Ausstellen von Arztzeugnissen beanspruchen. Die gängige Forderung, daß jede Arbeitsabsenz von mehr als drei Tagen mit einem ärztlichen Zeugnis attestiert werden müsse, ist auch darum nicht sinnvoll, weil der Großteil der Krankheiten innert Tagen ohne ärztliche Intervention abklingt. So scheint es unzweckmäßig, den Absentismus mit ärztlicher Kontrolle eindämmen zu wollen.

> Eine andere soziale Konsequenz der ärztlichen Diagnose wird unter dem Begriff des *„labeling"*, der **Krankheitsetikettierung**, zusammengefaßt. Damit wird postuliert, daß zumindest bestimmte ärztliche Diagnosen einen entscheidenden Einfluß auf das Verhalten des Kranken und seiner Umgebung ausüben.

Klassisches Beispiel ist die Schizophrenie, deren Ätiologie heute multikausal verstanden wird (von genetisch-biologischen über psychodynamischen bis zu systemischen, familiären und sozialen Faktoren). Unabhängig davon ist aber ein Kranker, der einmal mit dem Etikett Schizophrenie versehen ist, sozial gezeichnet. Seine emotionalen und kognitiven Verhaltensweisen werden künftig von der näheren Umgebung genau beobachtet und seine Verantwortlichkeit, speziell im sozialen Handeln, wird in Frage gestellt. Dies wiederum wirkt auf den Krankheits- resp. Gesundungsprozeß zurück, indem der Patient durch die ihm nun plötzlich zugewiesene Außenseiterrolle vermehrt psychosozialen Stressoren ausgesetzt ist. Man weiß aber, daß gerade diesen Stressoren in der Auslösung einer nächsten Krankheitsphase großes Gewicht zukommt. Der Circulus vitiosus der „Etikettierung" ist somit vollständig. In ähnlicher Weise wird von den Vertretern der „labelingtheory" argumentiert, daß jede Krankheitsbezeichnung zu einem bestimmten Reaktionstyp der Umgebung führe. Bekannt ist auch, daß entstellende Mißbildungen, Epilepsie oder psychische Störungen ein tiefes, bestimmte andere Krankheiten dagegen, z. B. Koronarerkrankungen, ein hohes soziales Prestige haben. Wieder andere Krankheiten, z. B. die meisten Infektionskrankheiten, liegen in der neutralen Mitte.

Wenn auch die „labeling-theory" in ihrer einseitigen soziologischen Ausrichtung nur einen Teilaspekt heraushebt, so gilt es, diesen kritischen Ansatz ernst zu nehmen. Er weist auf die Folgen eines jeden öffentlichen Bekanntwerdens der Diagnose hin. Für das ärztliche Verhalten ergeben sich demnach zwei Konsequenzen: Zum einen muß der Arzt seinem Patienten die festgestellte diagnostische Beurteilung immer in einem weiteren Kontext erklären und dort, wo er berechtigt ist, Angehörige zu orientieren, darauf achten, daß seine Aussagen nicht diskriminierend umgedeutet werden. Zum anderen gilt es, das Arztgeheimnis sehr ernst zu nehmen. Den hartnäckigen Forderungen der Versicherungsträger und anderer öffentlicher und privater Institutionen, ärztliche Diagnosen bekanntzugeben, sollte nur unter Gewährleistung eines ausreichenden Persönlichkeitsschutzes entsprochen werden. Die EDV birgt für bestimmte Patientengruppen, wie z. B. psychisch Kranke, zweifellos eine beachtliche Gefahr. Schon heute sind, gerade aus dem Verwaltungsbereich, soziale Diskriminierungen Betroffener bekannt.

b) Absentismus

> Unter **Absentismus** oder „krank feiern" werden Kurzabsenzen vom Arbeitsplatz aus andern als streng medizinischen Gründen verstanden.

Die ausschlaggebenden Motive liegen im Sozial- und Arbeitsbereich. Das Ausmaß variiert und ist vom Gesellschaftssystem abhängig. Extreme Ausmaße soll das Phänomen in Rußland erreichen, wo der durchschnittliche Arbeitnehmer angeblich bis zu 4 Wochen im Jahr krank feiert. Dies wird von Soziologen damit erklärt, daß das russische Sozialsystem den Arbeitnehmer zu einer Berufstätigkeit verpflichtet und ihm gleichzeitig seine Stelle sichert, so daß der Absentismus meist ohne Sanktionen bleibt. Das Arbeitswesen in den westlichen Industrienationen unterscheidet sich hiervon bekanntlich grundlegend, was sich auch auf das Verhalten in der Krankheit auswirkt. Die westliche Arbeitsmoral ist vom Wettbewerbsdenken her bestimmt, wobei die Zusicherung des Arbeitsplatzes meist leistungsabhängig ist. Wer durch viele Krankheitsabsenzen auffällt, riskiert den Arbeitsplatz zu verlieren. Diese Interdependenz wurde vor wenigen Jahren durch ein ungesuchtes soziales Experiment bestätigt, indem bekanntlich unter der Rezession der 70er Jahre der Absentismus schlagartig zurückging. Einzelne Patienten wagten es selbst dann nicht mehr, den Arzt aufzusuchen, wenn eine Konsultation angezeigt war.

> In den industrialisierten Ländern Europas betragen die krankheits- und unfallbedingten Absenzen vom Arbeitsplatz (ohne Ferien und Militärdienstleistungen) ca. 13–26 Arbeitstage pro Jahr.

Die Schweiz liegt dabei an der unteren Grenze; in den USA sollen sie sogar um 50% niedriger sein. Das Total der versicherten Absenzen verursacht allein in der Schweiz pro Jahr ca. 2 Mrd. Franken Sozialkosten. Davon sind aber nur ca. 2% auf Absentismus im eigentlichen Sinn zurückzuführen. Dieser verteilt sich sehr ungleich. Er ist unter jüngeren Arbeitnehmerinnen am häufigsten anzutreffen. Von ihnen melden sich aber nur etwa ¹⁄₁₀ zu einer ärztlichen Kontrolle. Während früher der „blaue Montag" typisch war, sind Kurzabsenzen heute vor dem (verlängerten) Wochenende häufig. Die Motive liegen meist in einer Mischung von Schwierigkeiten am Arbeitsplatz (Unzufriedenheit mit Arbeit, Betriebsklima, Vorgesetzten, Mitarbeitern) und familiären Problemen (Krankheit oder Alkoholismus des Ehepartners, Überforderung und Erschöpfung durch Doppelaufgaben etc.).

Wiederum ist es wichtig, daß der Arzt seine Verantwortlichkeit gegenüber diesem sozialen Problemkreis klar absteckt. So sehr die gute Kooperation mit Arbeitgebern im Interesse der Rehabilitation bei längerfristigen, krankheitsbedingten Abwesenheiten zu empfehlen ist, so klar drängt sich für den Arzt Zurückhaltung auf, wenn es um die aufwendige Mitwirkung zur Kontrolle des Absentismus geht.

6.4.2 Der Kranke ist für seinen Zustand nicht verantwortlich

PARSONS (1951) nimmt an, daß der Kranke im allgemeinen nicht in der Lage ist, die Entstehung und den Verlauf der Krankheit selbst zu steuern. Um den Krankheitsprozeß zu überwinden, sind deshalb nach seiner Auffassung neben dem guten Willen oder der ausreichenden Motivation des Kranken vor allem kurative Maßnahmen notwendig.

Dieses Postulat ist bis heute relativ umstritten geblieben. Allzu offensichtlich ist es, daß das *Risikoverhalten* des einzelnen bei den typischen Zivilisationskrankheiten zu Entstehung und Verlauf beiträgt (s. Kap. 6.1.2). Die Kritik geht in der Richtung, daß PARSONS Annahme zwar für viele Akutkrankheiten (wie z.B. Infektionen) gültig sei, aber bei den angeführten Konsumkrankheiten wie Alkoholismus, Rauchen und Adipositas und deren Folgen nur beschränkt zutreffe.

Mißbräuchliche Befreiung von der Verantwortung für das eigene Verhalten droht auch bei forensischen Beurteilungen, wenn der Krankheitsbegriff allzu extensiv ausgelegt wird. Dies gilt insbesondere bei strafrechtlichen Gutachten, wo der psychiatrische Experte jeweils die Zurechnungsfähigkeit eines Delinquenten zu beurteilen hat. Wenn streng deterministisch vorgegangen wird, können bei jedem Angeklagten „krankhafte Motive" gefunden werden, die eine asoziale Tat erklären. In der Regel wird der Arzt aber nur dort Einschränkung oder Aufhebung der Zurechnungsfähigkeit attestieren, wo er einen unmittelbaren kausalen Zusammenhang zwischen Tat und Pathologie des Täters feststellen kann, wie z.B. bei einem pathologischem Rausch oder einer paranoiden Psychose.

6.4.3 Der Kranke hat die Verpflichtung, gesund werden zu wollen

Dieses Postulat ist im Zusammenhang mit den beiden ersten zu sehen. Die dort aufgeführten Rechte sind nur zuzugestehen, wenn der Kranke auch Pflichten auf sich nimmt. Er muß also akzeptieren, daß Kranksein sozial unerwünscht ist und daß von ihm erwartet wird, das Seine zur Überwindung der Krankheit beizutragen.

Das augenscheinliche Paradox, dem Kranken vorzuschreiben, was er spontan zu wollen hat, ist auf dem Hintergrund des schon diskutierten Sekundärgewinnes einer Krankheit zu sehen. Dabei geht es weniger darum, einzelnen Kranken „schlechten Willen" zu unterstellen, als vielmehr die allgemeine Verpflichtung zu betonen, das deviante Verhalten möglichst rasch zu überwinden.

Zweierlei ist dazu zu sagen: Zum einen der Einwand, daß diese Forderung zwar bei akuten Krankheiten mit absehbarem Ende klar zu erfüllen ist, während bei chronischen Prozessen, speziell bei solchen mit Invalidisierung, der Kranke trotz bestem Willen oft genug nicht in der Lage ist, wieder gesund zu werden. Hier muß die Forderung also dahin modifiziert werden, daß dann der Kranke subjektiv höchstens seinen Teil zur bestmöglichen Rehabilitation beizutragen hat. Die ganze Diskussion der komplexen Zusammenhänge von psychosozialen Wirkfaktoren hat aber gezeigt, daß der Gesundungswille nicht einfach auf die Frage der individuellen Motivation zurückgeführt werden kann. Zum andern hat also gerade die Kritik an PARSONS dazu geführt, das Krankheitsverhalten in seinen vielschichtigen sozialen und kulturellen Facetten intensiver zu untersuchen und besser zu verstehen.

6.4.4 Der Kranke soll um technisch kompetente Hilfe nachsuchen und mit dem Arzt kooperieren

Die Forderung, gesund werden zu wollen, zieht jene nach sich, um geeignete Hilfe bemüht zu sein. Diese bietet unter bestimmten Voraussetzungen der Arzt an. Der Beitrag des Kranken ist es, zu kooperieren.

So weit so gut. Immerhin ist zu ergänzen, daß in dieser Forderung eine ganz bestimmte Auffassung von der Arzt-Patienten-Beziehung enthalten ist (s. Kap. 9). Trotz der gegenseitigen Abhängigkeit sind die Rollen ungleich verteilt. Kompetenz und Macht sind auf der Seite des Arztes. Bis zu einem gewissen Grad ist der entsprechende Vorsprung notwendig, um im geeigneten Sinn auf den Patienten einwirken zu können. Die Überlegenheit des Arztes besteht erstens darin, daß er dank seiner fachlichen Ausbildung und Kompetenz professionellen Status hat. Zweitens hat der Arzt in der Krankheitssituation den Vorzug, daß er über jenes Dienstleistungsangebot verfügt, das der Patient benötigt. Drittens befindet sich der Kranke temporär in Abhängigkeit vom Arzt, da er alleine die Krankheit nicht überwinden kann. Diese Ausgangslage ist dafür verantwortlich, daß der Großteil der Kranken gut kooperiert. Sie kann aber umgekehrt bestimmten Patienten den Zugang zum Arzt erschweren. Dies gilt für Unterschichtpatienten und für bestimmte kulturelle Bedingungen, wie dies beim Besprechen der Wirkfaktoren aufgezeigt wurde. Rollenforderungen dürfen sich nicht auf den Patienten allein beschränken. PARSONS hat denn auch analoge Forderungen an den Arzt formuliert (s. Kap. 9.1.2).

6.4.5 Neuer kritischer Ansatz zur Krankenrolle

Trotz der schon erwähnten kritischen Einwände hat PARSONS' Konzept der Krankenrolle das Medizinverständnis der letzten Jahrzehnte wesentlich verändert. Krankheit wird nicht länger einfach als biologischer Prozeß sui generis verstanden; Behandlung nicht länger als ein durch ärztliche Aktivität an passiv-duldsamen Patienten vollzogenes Prozedere in der privaten Zweierbeziehung einer Praxis gesehen. Krankheit wird vielmehr als Teil des sozialen Zusammenlebens interpretiert, wobei das Verhalten in der Krankheit als Sonderfall des Sozialverhaltens allgemein erklärt wird.

Der Medizinsoziologe FREIDSON hat durch die schon mehrfach zitierte Studie *Der Ärztestand* (1979) die Krankenrolle im neuen Zusammenhang interpretiert. Er lehnt sich gegen die seiner Meinung nach allzu statische Erklärung PARSONS auf und sieht das Krankheitsverhalten als Interaktion zwischen Krankem und Versorgungssystem. Dem Arzt kommt dabei eine Schlüsselrolle zu. Durch den generell an sie ergangenen gesellschaftlichen Auftrag, hat die Medizin das Monopol und die Macht zu legitimieren, was krank ist und was nicht. So schafft die Medizin eben erst die Voraussetzung dafür, was als „sich krank verhalten" umschrieben wird. Natürlich ist dieses Verhalten von Kultur zu Kultur und von Gesellschaftssystem zu Gesellschaftssystem verschieden. Auch innerhalb einer Gesellschaft verändern sich Wertsysteme laufend. So ist das, was als Krankheit gilt, auch nicht auf Dauer festgeschrieben.

Zwar ist der biophysische Teil einer Krankheit durch die naturwissenschaftlichen Kenntnisse relativ gut abgesichert und somit weitgehend unabhängig von willkürlicher Bewertung durch Menschen. Dagegen ist der psychosoziale Teil einer Krankheit wesentlich durch die sozialen Verhältnisse bestimmt. Er ist nicht absolut und unveränderbar, er wird vielmehr von Ärzten und Gesellschaft „beigemessen".

FREIDSON kritisiert ferner PARSONS dafür, daß er seine Vorstellung der Krankenrolle weitgehend an den sozialen Bedingungen der westlichen Industrienationen ableitet. Auf die ganz anderen Verhältnisse der östlichen Kulturen oder Drittweltländer wird dabei nicht Rücksicht genommen. Er macht denn auch klar, daß Abweichung – oder umgekehrt die Legitimität der Krankheit – eine Funktion der gesellschaftlichen Werte ist (vgl. Tabelle 6.6).

Die *„beigemessene Gewichtigkeit"* entscheidet also über die gesellschaftliche Reaktion in einer gegebenen Krankheitssituation. Diese ist bei einer leichten Erkältung sehr verschieden von jener bei einer ernsthaften Pneumonie. Die Gewichtigkeit bezieht sich einerseits auf den Schweregrad der jeweiligen Krankheit, wie Tabelle 6.6 zeigt. Es gibt aber eine

Tabelle 6.6. Art der Abweichung als Funktion der gesellschaftlichen Reaktion (FREIDSON 1979)

Beimessung von Ernsthaftigkeit	Beimessung von Verantwortung	
	Für verantwortlich gehaltenes Individuum	Nicht für verantwortlich gehaltenes Individuum
Geringfügige Abweichung	„Falsches Parken"	„Erkältung"
	Leichte Steigerung normaler Verpflichtungen; geringfügige Aufhebung einiger gewöhnlicher Privilegien	Teilweise Aussetzung einiger gewöhnlicher Verpflichtungen, leichte Erweiterung gewöhnlicher Privilegien. Verpflichtung, gesund zu werden
Schwerwiegende Abweichung	„Mord"	„Herzanfall"
	Ersetzen gewöhnlicher Verpflichtungen durch neue; Verlust gewöhnlicher Privilegien	Befreiung von den meisten gewöhnlichen Verpflichtungen; Hinzufügung neuer zu den gewöhnlichen Privilegien. Verpflichtung, Hilfe zu suchen und bei der Behandlung mitzutun

Tabelle 6.7. Formen der Abweichung, für die der einzelne nicht verantwortlich gemacht wird; dargestellt als Funktion der beigemessenen Legitimität und Gewichtigkeit (gesellschaftliche Reaktion). (FREIDSON 1979)

Beigemessene Gewichtigkeit	Illegitim (stigmatisiert)	Bedingt legitim	Bedingungslos legitim
Geringfügige Abweichung	Zelle 1: „Stotterer" Teilweise Aussetzung einiger gewöhnlicher Verpflichtungen; wenige oder keine neuen Privilegien; Annahme einiger neuer Verpflichtungen	Zelle 2: „Erkältung" Zeitweilige Aussetzung einiger gewöhnlicher Verpflichtungen; zeitweilige Vergrößerung gewöhnlicher Privilegien. Verpflichtung, gesund zu werden	Zelle 3: „Pockennarben" Keine besondere Veränderung der Verpflichtungen oder Privilegien
Schwerwiegende Abweichung	Zelle 4: „Epilepsie" Aussetzung einiger gewöhnlicher Verpflichtungen; Annahme neuer Verpflichtungen; wenige oder keine neuen Privilegien	Zelle 5: „Lungenentzündung" Zeitweilige Befreiung von gewöhnlichen Verpflichtungen; Zunahme gewöhnlicher Privilegien. Verpflichtung, sich einer Behandlung zu unterziehen und mitzuhelfen	Zelle 6: „Krebs" Dauernde Aussetzung vieler gewöhnlicher Verpflichtungen; deutliche Zunahme an Privilegien

zweite Achse der Gewichtigkeit, durch die die gesellschaftliche Reaktion ausgedrückt wird. Eine früh erworbene leichte Mißbildung oder Krankheitsfolgen (Pockennarben oder leichte Lähmung nach Polio) wird ebenso wie eine schwere, folgenreiche Krankheit („Krebs") als „legitim" gewertet. Der Kranke wird in bezug auf diesen Zustand dauernd von normalen sozialen Rollenverpflichtungen (z. B. Militärpflicht) befreit und erhält gewisse Privilegien (z. B. Invalidenrente, persönliche Anteilnahme etc.). Umgekehrt gilt für Zustände, die geringes gesellschaftliches Ansehen haben, daß der Kranke zwar ebenfalls von gewissen Rollenverpflichtungen befreit wird, aber kaum mit Privilegien rechnen kann. Dabei wird weniger die Krankheit des Betroffenen („Stotterers" oder „Epileptikers") als illegitim gewertet, als vielmehr sein Verhalten, das als sozial deviant stört (Tabelle 6.7).

Die Zuteilung von Krankheiten in verschiedene Stufen von Gewichtigkeit kann dazu verleiten, Krankheit statisch zu interpretieren. Es sei deshalb nochmals daran erinnert, daß Krankheit als Prozeß während der verschiedenen Phasen sozial unterschiedlich gewichtet wird. Ebenso ist die Krankenrolle nicht starr, sondern je nach Verlauf der Patientenkarriere in den einzelnen Phasen verschieden charakterisiert.

Weiterführende Literatur: Freidson E (1979)

7 Krankheitsauslösung – Krankheitsverarbeitung

EDGAR HEIM

Während viele Krankheiten lange Zeit stumm verlaufen, bis sie schließlich manifest werden, ist der Zeitpunkt des Krankheitsausbruchs meist nicht zufällig. Besondere Belastungen, seien diese biophysikalischer Natur oder psychosozialer Art, tragen entscheidend zur Auslösung von Krankheiten bei. Die psychosozialen Einflußgrößen haben wir schon kennengelernt (s. Kap. 6.2). Sie sind z. T. auch bedeutsam für einen Vorgang, der unter dem nur schwer definierbaren Begriff „Streß" zusammengefaßt wird. Die pathophysiologische Bedeutung ergibt sich aus der Psychophysiologie der Streßreaktion. Wenn auch dazu heute aus dem Bereich der psychosomatischen Medizin viele Forschungsergebnisse vorliegen, gibt es immer noch Vorgänge, deren Bedeutung man eben erst erahnt. Dies gilt z. B. für den Zusammenhang von psychosozialen Stressoren mit immunologischen Reaktionen, wie er etwa in der Auslösung von Karzinomen bedeutsam sein kann. Die genaue Kenntnis der verschiedenen Stressoren, stammen diese aus den soziokulturellen Veränderungen, aus dem Arbeitsbereich oder individuellen Belastungen, ist für die ärztliche Praxis unmittelbar wichtig. Anhand kardiovaskulärer Krankheiten wird beispielhaft die Interdependenz von psychosozialen und biologischen Faktoren aufgezeigt.

Relativ breiten Raum nimmt die Darstellung der *Krankheitsbewältigung* ein. Dies ist ein noch junges und stark in Entwicklung befindliches Forschungsgebiet. Es zeigt sich aber jetzt schon, daß es für die therapeutische Tätigkeit des Arztes zunehmend an Bedeutung gewinnt. Vorläufige Forschungsergebnisse bestätigen, daß nicht nur der Krankheitsausbruch, sondern der ganze Krankheitsverlauf von psychosozialen Faktoren mitbestimmt wird. Kein Patient kommt umhin, sich in mehr oder weniger gezielter und sinnvoller Weise mit seiner Krankheit auseinanderzusetzen. Die Art, wie ihm dies gelingt oder mißlingt, beeinflußt dann eben den Krankheitsprozeß. Die Vielfalt der Bewältigungsformen ist groß. Sie können vom geschulten und erfahrenen Arzt in der individuellen Krankheitssituation ausgemacht werden. Es zeigt sich jetzt schon, daß dort, wo die geeigneten Bewältigungsformen unterstützt werden, der Hausarzt in gewissem Sinn *psychotherapeutisch die Krankheitsbewältigung unterstützen* kann.

7.1 Streß aus psychosozialer Sicht

7.1.1 Begriffe

Nicht selten verweisen Patienten, die den Arzt konsultieren, auf Erlebnisse, die sie vorgängig der Krankheit besonders belastet haben. Einige brauchen dabei den Ausdruck „Streß", womit sie ihre populärwissenschaftliche Vorstellung von der nachteiligen Auswirkung belastender Ereignisse auf die körperliche Gesundheit meinen. Sie verwenden dabei einen Begriff, der in ähnlichem Zusammenhang schon anfangs des 14. Jahrhunderts in der englischen Belletristik vorkam (lt. Oxford English Dictionary)! In der medizinischen Forschung ist das Streßkonzept aber erst eigentlich innerhalb der vergangenen 50 Jahre entwickelt und als sinnvoll bestätigt worden.

Eine klare Übereinkunft, was unter dem Begriff „Streß" zu verstehen sei, fehlt aber bis heute. Zu wenig genau wird unterschieden, ob mit dem Begriff bestimmte belastende Stimuli, oder ob eine bestimmte Reaktion des Organismus, ein bestimmtes Verhaltensmuster, oder ob damit ein Prozeß gemeint ist, der die erwähnten Phänomene miteinander verbindet.

Streß ist somit ein Überbegriff, der folgende Unterbegriffe einschließt:

Die auslösenden Einwirkungen oder Noxen werden **Stressoren** genannt.

Sie können physikalisch (Hitze/Kälte, Strahlen, mechanische Traumen etc.), biologisch (Viren, Bedrohung, Versuchungen etc.) oder sozial bedingt sein (Unterschichtszugehörigkeit, Emigration etc.).

Die Beantwortung der Stressoren durch den Organismus wird als **Streßreaktion** bezeichnet.

Sie schließt in der Regel eine Aktivierung des neuroendokrinen Systems, insbesondere der Hypothalamus-Hypophysen-Vorderlappenachse ein. Gleichzeitig wird das vegetative Nervensystem (VNS) meist im Sinne des Sympathikotonus stimuliert.

Dort, wo die Stressoren sehr bedrohlich sind und das Individuum zu überfordern drohen, wird von **Distreß** gesprochen; dort, wo die Aktivierung durch angenehme Stimuli erfolgt von **Eustreß**.

Die Mehrzahl der Streßreaktionen ist somit als Distreß einzustufen, da die zugehörigen Stressoren ja den Organismus in seiner Anpassungsfähigkeit akut (z.B. soeben überlebter Autounfall) oder chronisch (Emigration in unbekanntes Land) herausfordern. Günstiger liegen die Verhältnisse beim Eustreß. Die hier wirksamen Stressoren werden vom einzelnen positiv gewertet (z.B. Orgasmus; spannendes Fußballspiel), lösen aber im Organismus ähnliche Reaktionen im neuroendokrinen System aus wie Zustände des Distreß.

Die Verarbeitung psychischer und sozialer Stressoren erfolgt durch sog. *Bewältigungsformen* („coping modes"), auf die im folgenden Kapitel näher eingegangen wird (s. Kap. 7.2).

7.1.2 Psychophysiologie der Streßreaktion

a) Das allgemeine Adaptationssyndrom nach Selye

Von verschiedenen Forschern wird bestritten, daß es rein physikalische oder biologische Stressoren gibt, da mit diesen stets bestimmte psychische Reaktionen verbunden sind, die entsprechende Abläufe des ZNS auslösen. Die Beantwortung dieser Frage ist im jetzigen Zusammenhang insofern nicht bedeutend, als wir uns hier mit den psychosozialen Stressoren und den entsprechenden Reaktionen des Organismus befassen. Der Physiologe CANNON (1923) hat mit dem von ihm beschriebenen Kampf-Flucht-(„fight-flight"-)Muster auf physiologische Reaktionen aufmerksam gemacht, die vermutlich phylogenetisch schon den Primaten eigen waren und zur Anpassung an ganz bestimmte Umweltbedingungen dienten (s. Kap. 8.3.1).

Zur Verbreitung des Streßbegriffs hat vor allem der ungarisch-kanadische Physiologe SELYE beigetragen. Er hat, auf CANNONS „fight-flight"-Muster aufbauend, ein **allgemeines Adaptationssyndrom** beschrieben (General Adaptation Syndrome, GAS). Er nahm an, daß bei allen Krankheiten ein allgemeiner gesetzmäßiger Verlauf festzustellen sei, unabhängig davon, ob es sich bei der auslösenden Noxe um eine Virusinfektion, um Kälte- bzw. Hitzeeinwirkungen, um Strahlenschäden oder sonst etwas handle. Das Adaptationssyndrom umfaßt die folgenden Phasen:

- *Alarmreaktion* mit erhöhter Noradrenalin- resp. Adrenalin-Ausscheidung und Erregung des Hypophysen-Nebennierenrinden-Systems (ACTH- und Kortikoidausschüttung).
- *Widerstands- oder Adaptationsphase,* in der die möglichen Abwehrkräfte mobilisiert werden, die zur Überwindung der Noxe oder zur Anpassung an die veränderte Umgebung beitragen.
- *Erschöpfungsphase,* die dann eintritt, wenn der Organismus entweder der Noxe zu lange ausgesetzt bleibt oder ihr keinen Widerstand mehr entgegenzusetzen vermag. Der extreme Ausgang ist der Zusammenbruch des Organismus resp. der Tod.

Das von SELYE beschriebene GAS wurde mehrfach unter Laborbedingungen bestätigt. Die klinische Wirklichkeit aber scheint wesentlich komplexer zu sein, wie wir dies bereits aus dem vorgestellten psychosomatischen Erklärungsmodell vermuten können.

b) Zusammenhang von psychosozialen Stressoren und bestimmten neuroendokrinen Reaktionsmustern

Die seit CANNON und SELYE intensiv fortgesetzte Streßforschung am Menschen hat in vielfältigen Untersuchungen unter Laborbedingungen nachgewiesen, wie Arbeits- und Prüfungssituationen den Menschen zu belasten vermögen. Einer der führenden Streßforscher, der Schwede LEVI (1973), hat Versuchspersonen den folgenden psychosozialen Stimuli ausgesetzt:

Simulierte Industriearbeit (Sortieren von Stahlkugeln); simulierte Büroarbeit (Manuskriptkontrolle); Auftreten vor Publikum; Filme unterschiedlichen Inhaltes, die Angst oder andere Emotionen auslösten; simulierte Kampfsituationen etc.

Im wesentlichen wurden die Laborexperimente durch Feldstudien bestätigt: Telefonistinnen wurden im Einsatz untersucht; die Entschädigung bei Industriearbeit entweder durch Fixum oder im Akkordsystem wurde verglichen; die äußeren Arbeitsbedingungen in Bürobetrieben wurden variiert (Großraum- oder individuelles Büro; Ruhe oder Lärm etc.). Diese und andere Studien bestätigen, daß durch Stressoren das ganze neuroendokrine System, das VNS, aber auch andere physiologische Abläufe aktiviert werden:

Die *Aktivität des Nebennierenmarks* (adrenerges System) konnte z. B. in Experimenten aufgezeigt werden, in denen Versuchspersonen sukzessive Filme unterschiedlichen Inhaltes ansahen. Die Filme waren so ausgewählt, daß sie verschiedene Gefühlsreaktionen auslösten. Die Versuchspersonen (Vp) wurden dann nach ihren erlebten Emotionen befragt und gleichzeitig die Urinausscheidung von Adrenalin untersucht. Es zeigte sich, daß Versuchspersonen, die vom Inhalt emotional angesprochen waren, eine hohe, jene aber, die sich wenig angesprochen fühlten, eine tiefe Adrenalinausschüttung aufwiesen. Dabei war nicht die Art der Gefühle, sondern die Intensität entscheidend. Die (im Urin bestimmte) Katecholaminausschüttung gilt als besonders sensitiver Indikator der Stärke der Streßreaktionen (resp. Arousal). So ließ sich nachweisen, daß neuartige oder stark verunsichernde Situationen oder solche, denen man passiv ausgesetzt ist, starke Streßreaktionen auslösen.

Die erhöhte *Nebennierenrindenaktivität* ist ebenfalls durch viele Streßexperimente belegt. Wie ganz allgemein in der Psychophysiologie (s. Kap. 8.3.1) gilt auch für das neuroendokrine System, daß sowohl situations- wie persönlichkeitsspezifische Reaktionsmuster bestehen. Als situationsspezifisch werden Reaktionen bezeichnet, die unter genau umschriebenen Stimuli (z. B. bestimmte, emotional erregende Filme) zu gleichbleibenden Veränderungen (z. B. erhöhte Steroidausschüttung) führen. Analog dazu gibt es auch persönlichkeitsspezifische Reaktionen, d. h. ein Individuum neigt dazu, unter verschiedenen Stimuli (z. B. die erwähnten Filme unterschiedlichen Inhaltes) relativ konstant zu reagieren (z. B. gleichbleibende Katecholamin- und Steroidausschüttung). Beide Reaktionsmuster lassen sich je nach Versuchsbedingungen getrennt oder z. T. auch ineinander verwoben nachweisen.

Ein Analoges gilt auch für die Abläufe im *vegetativen Nervensystem*. Bekanntlich aktiviert das schon erwähnte Flucht-Kampf-System nach CANNON vorwiegend das sympathische Nervensystem mit ihm eine Reihe physiologischer und neuroendokriner Prozesse, die interindividuell relativ konstant sind.

Reziprok dazu hat ENGEL das Rückzug-Konservierungs-System beschrieben, das in aussichtsloser Situation vor Erschöpfung bewahren soll. Dieses System aktiviert vor allem das parasympathische Nervensystem und mit ihm eine andere Folge physiologischer und neuroendokriner Abläufe.

Diese beiden Extrempositionen haben ihre Entsprechung in physiologischen Streßmodellen, die eine Balance zwischen katabolischen und anabolischen Vorgängen betonen. Der erste Zustand bezieht sich auf Belastung und Anpassung und ist u. a. durch eine erhöhte Glykogenolysis, Lipolysis und Glukoneogenesis charakterisiert. Wichtig ist, zwischen mehr vorübergehender und dauerhafter Stimulation zu unterscheiden, wobei letztere zu Erschöpfung führen kann. Anabolische Vorgänge dienen der Regeneration. Typische anabolische Hormone sind etwa Insulin und Testosteron. Die funktionieren üblicherweise unabhängig von den katabolischen Hormonen, sind aber in komplexen Interaktionen mit ihnen auch wieder verbunden.

Insgesamt ist es aber der psychophysiologischen Forschung bis heute schlecht gelungen, exakte Verbindungen zwischen spezifischen Situationen oder Emotionen mit entsprechenden neuroendokrinen Reaktionsmustern herzustellen.

Eher sind es unspezifische Aspekte der Situation, die mit physiologischen Abläufen und eventuell mit Krankheitsbereitschaft korrelieren: z. B. Intensität der Stressoren, Neuartigkeit der Situation, plötzliches Auftreten von Veränderungen, Fehlen von Kontrolle über die Situation etc.

Emotionale Erregung vermag unterschiedliche endokrine Reaktionen auszulösen, wie wir soeben erkannt haben. Hauptsächlich verantwortlich für die unterschiedlichen neuroendokrinen Abläufe ist der Hypothalamus. Er schüttet nicht nur das antidiuretische Hormon (ADH) Vasopressin aus, sondern er produziert auch die verschiedenen „release factors" Kortikotropin, Thyrotropin, Gonadotropin, Prolaktin etc. Gemeinsam mit der Hypophyse steuert der Hypothalamus die Umwandlung von zentralnervösen Impulsen in humorale Reaktionen. So werden die höheren Hirnfunktionen mit den peripheren Abläufen gekoppelt und die Grundlage dafür geschaffen, daß soziale Interaktionen auf den Organismus (schädigend) einwirken können. HENRY u. STEPHENS (1977) haben aufgrund von Tierversuchen und Humanbeobachtungen zwei wesentliche Reaktionsformen unterschieden: Die eine bezieht sich auf aktives Meistern einer sozialen Herausforderung (z. B. Rangkampf unter Primaten), die andere auf passives Unterziehen, beides vergleichbar dem soeben beschriebenen Kampf-Flucht-Muster versus Konservierungs-Rückzugs-Muster. Wenn die Kontrolle über die soziale Situation bedroht ist, reagiert der Organismus

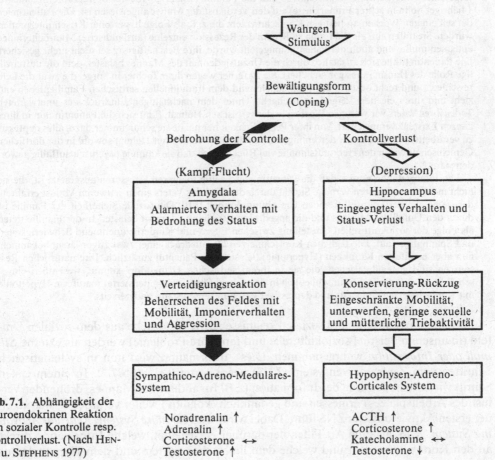

Abb. 7.1. Abhängigkeit der neuroendokrinen Reaktion von sozialer Kontrolle resp. Kontrollverlust. (Nach HENRY u. STEPHENS 1977)

über die Amygdala und das sympathomeduläre System (vgl. Abb. 7.1). Umgekehrt, wenn ein Kontrollverlust besteht oder die Aussicht, eine Herausforderung nicht meistern zu können, wird die Hypokampus-Hypophyse-NNR-Achse stimuliert. Dadurch wird das Konservierungs-Rückzugs-Verhalten ausgelöst. Die physiologischen Konsequenzen sind in Abb. 7.1 dargestellt.

HANSON et al. (1976) hatten Rhesusaffen einem intensiven, störenden Geräusch ausgesetzt. Jene Affen, die die Möglichkeit hatten, das Geräusch zu regulieren, zeigten normale Kortisolwerte; jene aber, die ihm passiv ausgesetzt waren, hatten nicht nur deutlich erhöhte Kortisolwerte, sondern zeigten auch ein Konservierungs-Rückzugs-Verhalten. Jene Tiere, die vorerst erfolgreich die Kontrolle erlernen konnten, dann aber gehindert wurden sie auszuüben, zeigten besonders hohe Kortisolwerte, verbunden mit aggressiven Ausbrüchen.

c) Biopsychosoziales Erklärungsmodell der Streßreaktion

Wir wollen uns anhand eines Beispiels vorstellen, wie nach heutigen biopsychosozialen Kenntnissen die Streßreaktion ablaufen kann.

Beispiel einer Patientin, die mehrfachen Stressoren ausgesetzt ist: Eine 47jährige, jugoslawische Gastarbeiterin ist in einem Reinigungsinstitut tätig, das sich auf Neubauten spezialisiert hat. Ihr Mann ist infolge eines Arbeitsunfalles teilinvalid, so daß die Familie (18jährige Tochter in Verkäuferinnenlehre, 14jähriger Sohn in achter Primarklasse) auf den Verdienst der Mutter angewiesen ist. Die Patientin leidet seit einigen Wochen an heftigen Kopfschmerzen, die z.T. als Folge hypertoner Krisen interpretiert wurden. Sie traten auf, als die Firma zu Beginn der Rezession einzelne (ausländische) Mitarbeiterinnen entlassen mußte und auch der Patientin mitgeteilt wurde, ihre Beschäftigung sei nicht mehr gesichert. Die Patientin fühlte sich zusätzlich durch die Unzufriedenheit des Mannes belastet, dem die unfreiwillige Rolle des Hausmannes gar nicht liegt. Sie ist ferner wegen ihrer Tochter in Sorge, die zwar die Lehre schlecht und recht besteht, aber sich zunehmend dem traditionellen serbischen Familienleben entzieht und ihren eigenen Vergnügen nachgeht. Unter dem nachhaltigen Eindruck des unerwarteten Todes ihres Vaters vor wenigen Wochen in der serbischen Heimat, fühlt sich die Patientin nun in ihrer ganzen Existenz verunsichert. Von ihrer Persönlichkeit her neigte sie schon immer dazu, alles depressiv zu verarbeiten, fand aber vor der Immigration in die Schweiz in ihrer Heimat sowohl in der dörflichen Gemeinschaft wie in der Herkunftsfamilie viel Rückhalt, so daß sie kaum je psychisch auffällig geworden wäre.

Die Interpretation ergibt, daß die Patientin gleichzeitig mehreren Stressoren ausgesetzt ist, die sie nicht mehr zu verarbeiten vermag. Sie hat durch den Tod des Vaters einen schweren Verlust erfahren, der sie hier in der kulturell fremden Umgebung doppelt trifft. Die soziale Sicherheit der Familie ist durch den Unfall des Mannes und die angedrohte Kündigung doppelt belastet. In der Familie treten als Folge der soziokulturellen Umstellung zwischen Eltern und Kindern zunehmend Schwierigkeiten und Spannungen auf. Die täglichen Kopfschmerzen als Ausdruck einer zwar zuvor latent bekannten, nun aber manifesten Krankheit (Hypertonie) belasten die Patientin zusätzlich. Ihre natürlichen Ressourcen sind gegenüber jenen, die sie in ihrem serbischen Heimatdorf kannte, wesentlich eingeschränkt, so daß die Patientin schließlich in doppeltem Sinne dekompensierte: manifeste Hypertonie mit Kopfschmerzen einerseits und depressiver Erschöpfungszustand andererseits.

Besondere psychische und soziale Ereignisse sowie Eindrücke aus dem sozialen Umfeld (in unserem Beispiel soziokulturelle und familiäre Probleme) werden als externe *Stimuli oder Information* wahrgenommen. Diese Information wird nun in systematischen Schritten vom Zentralnervensystem (ZNS) beantwortet (vgl. Abb. 7.2). In einem ersten Schritt wird die Bedeutung der Information (z.B. Invalidität des Mannes, drohender Verlust des Arbeitsplatzes) ermessen und gedanklich (kognitiv) weiter verarbeitet, was zu einer ersten Aktivierung des ZNS führt. Dabei wirkt das *retikuläre System (Reticular Activating System, RAS)* als eine Art Filter, der darüber entscheidet, welche Information direkt an den Kortex weitergeht und welche dem limbischen System und dem Hypothalamus zugeleitet wird. Durch die Aktivierung (Arousal) wird der Kortex auf die (kognitive) Verarbeitung der eingehenden Stimuli oder Information (z. B. Arbeitsplatzverlust) vorbereitet. Dies schließt die z. T. bewußte und z. T. unbewußte Bewertung der Stimuli ein, daß nicht nur ihr objektiver Gehalt, sondern auch ihre subjektive Gewichtung über die weitere Reaktion entscheidet. Die letztlich der Information zugeteilte Bedeutung ist auch vom momentanen Befinden der Person (z. B. verunsichert durch familiäre Spannungen und kürzlichen Tod des Vaters), wie von ihrer Grundpersönlichkeit (z. B. Neigung zu depressiver Verarbeitung) abhängig. Wenn die Bedeutung die ist, daß sich die Person bedroht fühlt, einen wichtigen Verlust befürchtet oder auch freudig erregt ist, dann löst dies be-

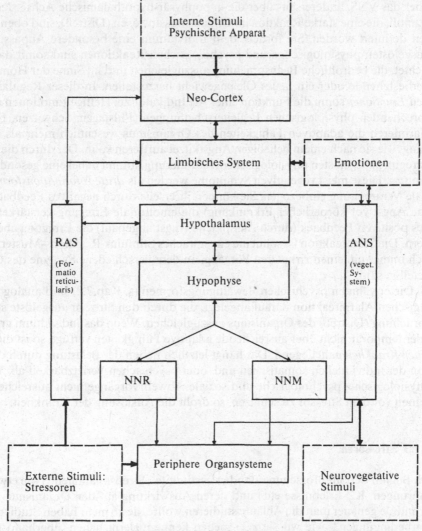

Abb. 7.2. Zentralnervöse Steuerung der Streßreaktion: Die Streßreaktion wird primär durch externe Stimuli (oder Informationen) ausgelöst. Sie läuft über die verschiedenen Ebenen zum Neokortex und von dort über das neurohumorale und vegetative Nervensystem (ANS) zurück in die Peripherie. Dadurch entsteht ein komplexer zirkulärer Vorgang, der verschiedene Systeme des Organismus einschließt.

stimmte Gefühlsreaktionen aus. Welcher Art diese Gefühlsreaktionen sind, wie stark sie sich bemerkbar machen, hängt von den Umständen ab. Ihr Ausdruck wird über das limbische System geregelt.

Neben den externen Stimuli bilden die gespeicherten und nun abgerufenen psychologischen Faktoren wie Erinnerungen, Gedanken und Fantasien als sog. interne Stimuli die *zweite Informationsquelle,* die in die individuelle Verarbeitung einbezogen wird (psych. Apparat). Sie widerspiegeln frühere Erfahrungen, Vorstellungen, Motive und Ziele, die alle von den höheren psychischen Funktionen (dem *psychischen Apparat*) moderiert werden. Sie erteilen erst den externen Stimuli ihre momentane subjektive Bedeutung (Abb. 7.2).

Wie wir erwähnt haben, erfolgt die periphere physiologische Aktivierung einerseits über das VNS, andererseits über die hypophysär-hypothalamische Achse. Jene externen Stimuli, die eine starke Reaktion im Organismus auslösen (Distreß), sind oben als Stressoren definiert worden. Sie fordern dem Individuum eine besondere Anpassung ab. Die ausgelösten physiologischen und psychologischen Reaktionen sind somit darauf ausgerichtet, die bedrohliche Beanspruchung auszugleichen und im Sinne der Homöostase das vorbestehende oder ein neues Gleichgewicht herzustellen. In dieser Regulation kommt den *Emotionen* somit die Funktion einer Art Indikator zu. Heftige Emotionen mit den entsprechenden physiologischen Begleiterscheinungen (Pulsjagen, Schwitzen, Erröten etc.) alarmieren die adaptiven Fähigkeiten des Organismus wesentlich mehr als milde Erregung, wie sie nach einem beliebigen Angstkitzel auftreten kann. Der durch die emotionale Erregung ausgelösten physiologischen Veränderung kommt dabei eine gesonderte Bedeutung zu. Diese meist vegetativen Symptome werden als *dritte Informationsform* in die zentrale Verarbeitung einbezogen. Sie können ihrerseits durch negatives Feedback (zusätzliche Angst vor körperlicher Erkrankung) die emotionale Erregung verstärken, im Sinne des positiven Feedback (durch Aussprache Angst abgebaut) die Erregung aber auch mildern. Die Streßreaktion ist somit nie ein einfaches Stimulus-Reaktions-Muster. Es handelt sich immer um einen zirkulären Vorgang, an dem verschiedene Systeme des Organismus beteiligt sind.

Die erwähnten psychischen Bewältigungsformen (s. Kap. 7.2) sind analog der physiologischen Alarmreaktion darauf angelegt, die durch den Stressor ausgelöste starke Beanspruchung (Distreß) des Organismus auszugleichen. Wenn das Individuum grundsätzlich oder temporär nicht über ausreichende adaptive Fähigkeiten verfügt, so ist die *Auslösung einer Krankheit* naheliegend. Das hängt letztlich neben der Belastung durch den Stressor von der individuellen somatischen und/oder psychischen Verletzbarkeit ab. Wenn somit physiologische, psychologische und soziale Abwehrvorgänge nicht ausreichen, den einzelnen vor dem Stressor zu schützen, so droht die Auslösung der Krankheit.

7.1.3 Stressoren

Im Beginn der Streßforschung standen bestimmte „Streßsituationen" (wie etwa Kriegserfahrungen, KZ-Erlebnisse etc.) und deren Auswirkung auf den Organismus im Vordergrund. Je genauer man die Abläufe studieren wollte, desto mehr haben Studien unter „Laborbedingungen", wie wir sie z. T. soeben kennengelernt haben, überhand genommen. Diese erlauben relativ klar die Situation, die als Stressor eine bestimmte Reaktion auslöst, von der Streßreaktion als individuelle psychophysische Antwort zu trennen. Letztlich vermag aber erst das Wechselspiel zwischen Situation und individueller Reaktion den Streßvorgang ausreichend zu erklären. Wie wir dies eingangs geschildert haben, ist dabei die individuelle Einschätzung einer bestimmten Situation für die Art der Streßreaktion des Organismus verantwortlich. Dies hat dazu geführt, daß sich die Forschung von Laborbedingungen vermehrt ab und wieder den natürlichen Lebensereignissen als Stressoren zugewandt hat.

Wir haben eben Stressoren als jene Ereignisse („externe Stimuli") definiert, die im Sinne der Streßreaktion den Organismus in hohem Maße beanspruchen. Im folgenden wollen wir Stressoren in drei Bereichen näher untersuchen: soziokulturelle Abhängigkeit – Arbeitsverhältnisse – individuelle Reaktionen.

Die beiden ersten Bereiche sind mehr auf das Kollektiv ausgerichtet, auf die Stellung des einzelnen im Gruppenverband. Sie sind somit überwiegend Gegenstand soziologischer Forschung. Der inter- und intraindividuelle Gesichtspunkt will Stressoren erkennen, die mehr oder weniger direkt auf das Individuum einwirken. Medizinische und psychologische Untersuchungen haben zu diesem Verständnis besonders beigetragen.

a) Soziokulturelle Stressoren sind universell

Belastende Erlebnisse sind Teil jeden Lebens. Je nach äußeren Lebensbedingungen machen sie sich entweder dramatisch einmalig bemerkbar wie etwa als Folge eines Erdbebens, eines politischen Umsturzes, einer Flugzeugentführung etc. Oder sie sind dauerhaft wirksam und durch ihre Chronizität schwer erträglich, wie etwa das Leben in ärmlichen Verhältnissen, die ständige Anpassung bei politischer Verfolgung, oder die Unsicherheit in kriegerischen Auseinandersetzungen.

> Es sind vor allem *ethnisch-kulturelle* Untersuchungen, die aufzeigten, daß gesellschaftliche Bedingungen zu erheblicher individueller Belastung führen können.

Zum Beispiel waren afrikanische Neger in ihren alten Stammesverhältnissen besser integriert als ihre Nachkommen im schwarzen Getto der amerikanischen Großstädte; oder ein südländischer Gastarbeiter ist kulturell in der Schweiz mehr Streß ausgesetzt als in seinem Heimatland. Politische Bedingungen, wo die individuelle Abweichung (unabhängig von der Schichtzugehörigkeit) nicht mehr zugelassen ist und der einzelne einem enormen Konformitätsdruck ausgesetzt wird, sind besonders fordernd. Die extremste Variante von psychischer Einengung mit gleichzeitig körperlicher Bedrohung haben die vielen Konzentrationslagerinsassen der Nazizeit durchgemacht.

> Psychische Streßsituationen entstehen auch dort, wo vertraute Lebensgewohnheiten durch soziale Veränderungen gestört werden, besonders bei *sozialer Mobilität:*

Sei es, daß ein Auf- oder Abstieg in der sozialen Schichtzugehörigkeit erfolgt, daß die familiären Bedingungen (z. B. Geburt eines Kindes oder Wegzug der Kinder) verändert werden, oder daß aus politischen, technologischen oder anderen Gründen im Sozialverhalten eine Neuanpassung erzwungen wird. Es bestehen vielfältige Hinweise dafür, daß der vermehrte soziale Wandel in unserer industrialisierten Kultur psychisch wesentlich größere Belastungen mit sich bringt, als sie unsere Vorfahren in stabilen bäuerlichen Verhältnissen kannten.

Zunehmendes Interesse finden aber auch die *sozioökonomischen* Lebensbedingungen. Dabei haben verschiedene Felduntersuchungen bestätigt, daß Menschen der unteren sozialen Schicht gegenüber ihren privilegierten Mitbewohnern ein Mehrfaches an Streß zu ertragen haben.

Wir brauchen uns nur die Verhältnisse eines Slumviertels von Harlem, New York, vorzustellen oder uns an das Getto einer europäischen Großstadt zu erinnern: Ängste und primitivste Wohnverhältnisse; unsichere oder fehlende Arbeitsplätze; ungenügende medizinische Versorgung; hohe Mobilität; erhöhte Kriminalitätsrate usw. Bewohner dieser Viertel sind aber nicht nur von den sozialen Bedingungen her belastet, ebenso bedeutend ist, daß die familiären und übrigen zwischenmenschlichen Beziehungen tief gestört sind und damit zusätzlich streßfördernd wirken. Dies sind Faktoren, die weniger extrem ausgeprägt natürlich auch in höheren sozialen Schichten wirksam sein können; aber grundsätzlich besteht eine graduelle Abnahme der psychosozialen Stressoren von den tiefsten zu den höchsten sozialen Schichtungen. Die geschilderten kollektiven Belastungen wirken sich individuell unterschiedlich aus. Insofern geben die Ergebnisse dieser Untersuchungen nur Tendenzen wieder, wie sie für das Mittel der jeweils untersuchten Gruppe gelten. Die Umdeutung in individuelle Stressoren werden wir noch vornehmen. Auch ist bekannt, daß die Gruppenkohäsion im Kollektiv zur Entlastung beitragen kann. Dies wird von Überlebenden so katastrophaler Erfahrungen wie KZ-Zeit oder Grubenunglück, Flugzeugentführung etc. berichtet (vgl. auch Kap. 6.2).

b) Stressoren des Arbeitsbereichs werden zunehmend beachtet

Die spezifische Arbeitssituation unserer hoch spezialisierten Industriebetriebe gibt in mancher Hinsicht zu vermehrter psychischer Belastung Anlaß: desintegrierter Arbeitsprozeß, isolierte Routine, Schichtbetrieb, Automation, rascher technologischer Wandel, Urbanisierung etc. sind Begriffe, die neuartige Streßformen umschreiben. Die betriebswirtschaftliche Forschung ist von zweckorientierten Überlegungen her diesen Problemen bereits seit längerer Zeit nachgegangen. Es hatte sich nämlich gezeigt, daß unter den extremen industriellen Arbeitsbedingungen die Leistungen abfallen. Aus medizinisch-psychologischer Sicht müssen wir uns nicht primär am Nützlichkeitsdenken orientieren, sondern aus prophylaktischen Gründen das Recht des Individuums auf eine befriedigende und menschengerechte Arbeit vertreten.

Verschiedene Untersuchungen haben ergeben, daß – besonders beim Mann – adäquates Selbstwertgefühl und allgemeine Zufriedenheit mit der Lebenssituation vor allem aus der Arbeit geschöpft werden. Umgekehrt ausgedrückt: Wenn die *Arbeitssituation* dem Menschen keine adäquate psychische Befriedigung zu geben vermag, wird sie zu einem dauerhaften Stressor mit entsprechenden *gesundheitlichen Auswirkungen*.

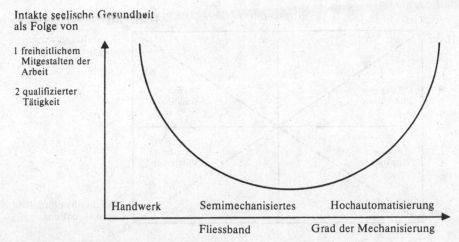

Abb. 7.3. Beziehung zwischen Mechanisierungsgrad und Arbeitszufriedenheit.
Die intakte Gesundheit ist abhängig von
1. freiheitlichem Mitgestalten des Arbeitsplatzes
2. qualifizierter Arbeit als solcher.

Diese Voraussetzungen sind am ehesten bei den traditionellen Handwerken einerseits und den anspruchsvollen computergesteuerten Kontrollvorgängen in hochautomatisierten Betrieben anderseits gegeben. Dagegen sind die Auswirkungen des Arbeitsplatzes auf die Gesundheit in den traditionellen industriellen Abläufen am Fließband am ungeeignetsten. (Nach GARDELL 1971)

An einer schwedischen Industriearbeiterpopulation konnte z. B. nachgewiesen werden,
daß der Grad der Freiheit am Arbeitsplatz und die Möglichkeit, auf den Arbeitsplatz einzuwirken ebenso wie das abverlangte Qualitätsniveau die subjektive Zufriedenheit entscheidend zu beeinflussen vermögen. Es konnte eine direkte Beziehung dieser Faktoren
zum Grad der Arbeitsentfremdung und zu psychischen Gesundheitsschäden aufgezeigt
werden. Ein wichtiger Nebenbefund dieser Studie betrifft den Grad der Mechanisation,
der in U-förmiger Beziehung zu den erwähnten Faktoren steht (Abb. 7.3).

Traditionelle handwerkliche Arbeiten mit geringer Mechanisation vermögen ebenso
große Befriedigung zu vermitteln wie neue automatisierte oder computergesteuerte Ar-
beitsprozesse, deren Regulieren und Überwachen ähnliches Geschick und freien Entschluß voraussetzen. Dagegen sind die halbmechanisierten Fließbandarbeiten, welche die
individuellen Bedürfnisse nach freiheitlichem Mitgestalten einengen bis aufheben, am
frustrierendsten.

Wenn aber freiheitliches Mitgestalten einseitig nur auf das Ziel höherer Leistung ausgerichtet ist, dann wird damit psychischer Streß nicht abgebaut, sondern vielmehr in neuer Form erzeugt. In einer andern schwedischen Untersuchung ergab sich nämlich, daß die
experimentelle Umstellung einer Gruppe von Industriearbeiterinnen vom Anstellungsver-
hältnis mit Monatsgehalt auf Akkordarbeit zwar zu einer Verdoppelung der Produktion
und entsprechendem Einkommenszuwachs führte; aber der individuelle Preis, der dafür
bezahlt werden mußte, war erhöhte seelische Spannungen und körperliche Beschwerden
mit allen Zeichen einer streßgerechten Erschöpfung (LEVI 1973).

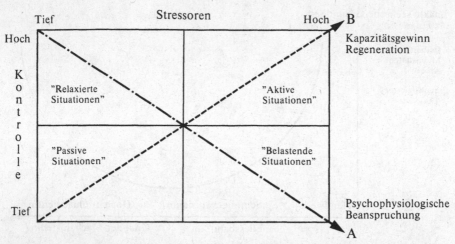

Abb. 7.4. Zusammenhang zwischen Entscheidungsfreiheit und Arbeitsbelastung. Ein Arbeitsplatz, der viel Freiheit (oder Selbstkontrolle) über die Gestaltung des Arbeitsablaufs offenläßt (Ordinate), wird als angenehm und weniger belastend eingestuft: Bei geringer Zahl beruflicher Stressoren (Abszisse) entsteht eine „relaxierte", bei hoher Anforderung eine „aktive" Arbeitsplatzsituation. Schwierig sind die umgekehrten Verhältnisse mit wenig Kontrollmöglichkeit, unabhängig von den jeweiligen Stressoren. Während die erste Konstellation (Diagonale D) ausreichend Regenerationszeit offenläßt, führt der stark fremdkontrollierte *und* mit Arbeitsstressoren belastete Arbeitsplatz zu einer dauernden (Über-)Beanspruchung des psychophysiologischen Anpassungsvermögens. Bei Patienten mit Neigung zu koronarer Herzkrankheit führt diese Konstellation gehäuft zu manifestem Herzinfarkt. (Nach Karasek et al. 1982)

Zunehmend wird somit die Bedeutung der *Entscheidungsfreiheit* resp. der *Kontrolle über die Arbeitssituation* deutlich. Optimal ist der Arbeitsplatz, der dem Individuum die Möglichkeit gewährt, den Arbeitsablauf zu kontrollieren, auf seine Gestaltung Einfluß zu nehmen und Alternativen im Problemlösen zu entwickeln.

Es scheint so ein gutes Gleichgewicht zwischen Anforderung und Kontrolle über die Situation zu bestehen. Das von Karasek et al. (1982) entwickelte Schema (vgl. Abb. 7.4) zeigt die Zusammenhänge zwischen der Belastung durch Arbeitsstressoren und der Kontrolle über die Arbeitsplatzgestaltung auf. Diagonale A (Risiko) und B (Erholung) deuten die Konsequenzen für die Gesundheit an, die sich aus diesem zweidimensionalen Modell ergeben. Verschiedene klinische Untersuchungen, z. B. im Bereich vaskulärer Krankheiten, lassen erkennen, wie wichtig diese Zusammenhänge sind. Wir werden unten (s. Kap. 7.1.4) darauf zurückkommen.

Von vielen möglichen Streßeinwirkungen sei besonders noch auf den Grad der Stimulation, des Anreizes hingewiesen.

Sowohl fehlende **Stimulation** (*Monotonie,* sensorische Einschränkung resp. Routine am Fließband) wie auch die übermäßige Stimulation (*sensorische Überreizung,* überwältigender Informationsfluß, hektische Entscheidungsprozesse etc.) führen zu gesundheitlichen Schäden.

Experimentelle Forschung zur sensorischen Deprivation und zur Reizüberflutung hat die Bedeutung der optimalen Stimulation bestätigt. Die negativen Konsequenzen der sensorischen Deprivation werden schon in den klassischen Experimenten von HARLOW an Affenbabies und SPITZ an Säuglingen in Waisenhäusern nachgewiesen (s. Kap. 5).

Aus der Sicht des Arbeitsplatzes ist Reizüberflutung ein ebenso belastender Faktor wie Monotonie. Beide Formen lassen ein adäquates Reizbedürfnis bei der Reizsuche nicht zu. Reizüberflutung ist vor allem auch außerhalb des Arbeitsplatzes anzutreffen, wenn wir an die Probleme der Überbevölkerung, der Informationsflut durch die Medien und die unterschiedlichen Immissionen durch die zivilisatorische Infrastruktur denken. So ist es nicht erstaunlich, daß dort, wo Reizüberflutung und allgemeine Überforderung am Arbeitsplatz nachgewiesen werden kann, die Betroffenen signifikant vermehrt Beschwerden angeben. Aber auch in der Krankenbetreuung gilt das Gebot der optimalen Stimulierung. Dort, wo ihm nicht Genüge getan werden kann, z. B. in Intensivpflegestationen, sind Patienten und Pflegende erhöhter Belastung ausgesetzt (s. Kap. 10.5). Bei psychiatrischen Patienten war lange Zeit die Unterstimulierung (sog. psychiatrischer Hospitalismus) mit ungebührlich monotonen Verhältnissen, erzwungenem passivem Verhalten, fehlenden sozialen Anreizen etc. ein gewichtiges Versorgungsproblem. Erst unter dem Einfluß der modernen Sozialpsychiatrie mit intensiven Bemühungen der Rehabilitation ist dieses Phänomen weitgehend verschwunden.

c) Individuelle Stressoren sind letztlich entscheidend

Aus epidemiologischen Studien (etwa HINKLE u. WOLFF 1957) ist bereits seit den 50 er Jahren bekannt, daß Krankheit in der Bevölkerung ungleich verteilt ist:

Auf etwa ein Viertel der von HINKLE u. WOLFF untersuchten Belegschaft einer großen Telefongesellschaft der USA entfielen über die Hälfte der Krankheitsperioden, die in einem Zeitraum von 20 Jahren registriert wurden. Das andere als Vergleichsgruppe gegenübergestellte Viertel der fast 3000 Arbeitnehmer war nur zu 10% an den Krankheitsperioden beteiligt. Nicht nur das, es fiel ferner auf, daß die Krankheitsperioden gehäuft in „clusters" auftraten, d. h. auf jahrelange stabile Lebensperioden folgten solche mit gehäuften Krankheiten. Somatische Erklärungen wie etwa Auftreten besonderer Noxen etc. ließen sich nicht finden, dagegen war der Zusammenhang mit besonderen psychosozialen Belastungen offensichtlich. Diese früh gewonnenen Ergebnisse konnten auch in neueren epidemiologischen Untersuchungen bestätigt werden (EASTWOOD u. TREVELYAN).

Andere Forscher setzten hier an und versuchten, den Zusammenhang zwischen spezifischer Belastungen und erhöhter individueller Verletzbarkeit, d. h. persönlicher Anfälligkeit, nachzuweisen. So gelang es, erhöhte Morbidität, z. B. nach Verlust des Arbeitsplatzes, nach gehäuftem Wohnungs- und Berufswechsel, nach Partnerverlust etc. zu bestätigen.

Eine große Zahl von Untersuchungen hat seither systematisch den Beweis erbracht, daß *psychosoziale Stressoren* in der Entstehung und *Auslösung* von psychischen und somatischen Krankheiten beteiligt sind.

Tabelle 7.1. Life-event-Fragebogen nach HOLMES und RAHE (1967). (Übersetzt in SCHÜFFEL 1975)

Biographische Ereignisse	Adaptions-leistung in Punktwerten	Biographische Ereignisse	Adaptions-leistung in Punktwerten
1. Tod des Ehepartners	100	23. Sohn oder Tochter verlassen Heim	29
2. Scheidung	73	24. Schwierigkeiten mit Verwandten	29
3. Eheliche Trennung	65	25. Außergewöhnliche persönliche	
4. Gefängnis	63	Erfolge	28
5. Tod eines nahen Angehörigen	63	26. Ehefrau beginnt oder beendet Arbeit	26
6. Persönliche Verletzung/Krankheit	53	27. Beginn oder Ende von Schule	26
7. Heirat	50	28. Veränderte Lebensbedingungen	25
8. Kündigung	45	29. Revidieren persönlicher Einstellungen	24
9. Eheliche Wiederversöhnung	45	30. Schwierigkeiten mit Chef	23
10. Pension	45	31. Veränderte Arbeitszeiten oder	
11. Geänderter Gesundheitszustand eines		-bedingungen	20
Familienmitgliedes	44	32. Veränderungen des Wohnsitzes	20
12. Schwangerschaft	40	33. Veränderungen in der Schule/	
13. Sexuelle Schwierigkeiten	39	Ausbildung	20
14. Hinzukommen eines neuen Familien-		34. Veränderte Form der Erholung	19
mitgliedes	39	35. Veränderung in kirchlichen Aktivitäten	19
15. Geschäftliche Neuorientierung	39	36. Veränderung in sozialen Aktivitäten	18
16. Veränderungen im finanziellen Status	38	37. Darlehen weniger als 25000.– DM	17
17. Tod eines nahen Freundes	37	38. Veränderte Schlafgewohnheiten	16
18. Geänderte Arbeitsinhalte	36	39. Geänderte Häufigkeit familiärer	
19. Veränderte Häufigkeit der Ausein-		Zusammentreffen	15
andersetzung mit dem Ehepartner	35	40. Veränderte Eßgewohnheiten	13
20. Darlehen über 25000.– DM	31	41. Ferien	13
21. Vorzeitige Kündigung eines Darlehens	30	42. Weihnachten	12
22. Veränderte Verantwortung bei der		43. Kleinere Gesetzesübertretungen	11
Arbeit	29		

In der sog. **„Life-event-Forschung"** wurde die Quantifizierung psychosozialer Belastung angestrebt. Die von HOLMES u. RAHE (1967) entwickelte „Social Readjustment Rating Scale" (SRRS) versucht, die folgenden Lebensbereiche abzudecken: wirtschaftliche Verhältnisse, Beschäftigung, Ausbildung, Wohnen, Heirat, Gruppen- und Familienbeziehungen, Religion, Freiheit, Erholung und Gesundheit. Die Skala wurde unter verschiedenen Bedingungen in den USA, in Japan und in skandinavischen Ländern geeicht und erwies sich dabei als stabil und valide. Sie ordnet einer Auswahl von 43 definierten Lebensveränderungen („life-changes") je ein bestimmtes Gewicht zu, das die Bedeutung der Veränderung ausdrücken soll. Tabelle 7.1 gibt die life-events und die vom Patienten jeweils abverlangte durchschnittliche Anpassungsleistung („Life-Change-Units" LCU) wieder.

In einer Vielzahl von retrospektiven und prospektiven Studien gelang es nachzuweisen, wie Krankheiten sich zu Zeiten von Lebenskrisen häufen. So war der Life-events-Fragebogen ein gutes Voraussageinstrument für die folgenden unterschiedlichen Probandengruppen:

- Bei 2500 Marineangehörigen der USA wurden vor Dienstantritt auf hoher See die in den vergangenen Monaten durchgemachten Lebensveränderungen bestimmt. Jene Matrosen, die dann auf See in den folgenden Wochen manifest erkrankten, hatten bei Dienstantritt bereits die höchsten Werte an LCU aufgewiesen, wobei der Schweregrad der Krankheit proportional zu der Höhe der LCU's stand.

- Bei Schülern korrelierten die LCU-Werte vor Schulbeginn mit den Krankheitstagen nach zwei Wochen, vier Monaten und einem Jahr je signifikant.
- Bei Fußballspielern bestand ein Zusammenhang zwischen den LCU-Werten während der sechs Monate, die der Spielsaison vorausgingen und der Zahl der Verletzungstage während der Saison selbst.

Trotz der eindrücklichen Ergebnisse gibt es auch kritische Einwände gegen diese Form der Life-event-Forschung. Sie beziehen sich meist darauf, daß so der individuellen Bedeutung eines Ereignisses, also der Fähigkeit des betroffenen Menschen, die Lebensveränderung zu bewältigen, zu wenig Rechnung getragen werde. Es wird also gefordert, die Lebensereignisse nicht als solche zu bewerten, sondern sie nach der subjektiven Bedrohung zu gewichten. Eine berufliche Neuorientierung kann z.B. nach Weiterbildung, nach Unfall, nach Zerwürfnis am alten Arbeitsplatz oder bei branchenbezogener Arbeitslosigkeit notwendig werden. Die persönliche Belastung wird bei jedem dieser Ereignisse verschieden sein.

Neuerdings ließ sich auch nachweisen, daß Klagen über das Befinden auch von sog. täglichen Widerwärtigkeiten („daily hassels"), seltener von den „kleinen Freuden des Alltags" („uplifts") abhängig sind. Eine Häufung von irritierenden, frustrierenden Erfahrungen wie z.B. Alltagsärger am Arbeitsplatz, familiäre Auseinandersetzungen, Verlieren von momentan wichtigen Gegenständen etc. kann offenbar zu einer vergleichbaren subjektiven Belastung führen, wie die zuvor zitierten einschneidenden Life-events (LE) (KANNER et al. 1981).

Die individuelle Bewertung erlaubt auch darzutun, ob ein Ereignis unerwartet oder vorbereitet eintritt, und ob es eine Veränderung zum Guten oder zum Schlechten ist. Auch ist die Wirkung von akuter und chronischer Belastung keineswegs immer gleich.

Die vor allem von RAHE et al. vertretene Life-event (LE)-Forschung geht also davon aus, daß eine bestimmte Anhäufung von belastenden Lebensereignissen zur Auslösung einer Krankheit notwendig sei. Einen anderen Ansatz hat der englische Soziologe BROWN (1984) gewählt. In einem „Schwellenmodell" definiert er eine (größere) Zahl von Ereignissen, von denen ein einzelnes schon genügen kann, um die Krankheit auszulösen. Er kann so dann die untersuchte Bevölkerungsgruppe in jene aufteilen, die zumindest einem bedeutenderen belastenden LE ausgesetzt waren gegenüber jenen Versuchspersonen, die im untersuchten Zeitraum keine entsprechende Belastung durchgemacht haben. Mit diesem Vorgehen hat er u.a. nachgewiesen, daß die Mehrzahl der depressiven Ersterkrankungen mit bestimmten LE und anhaltenden Problemen verbunden waren. Wenn dann zusätzlich noch ungünstige soziale Bedingungen bestanden (z.B. bei Frauen der Unterschicht), dann nahm das Erkrankungsrisiko noch einmal zu. Zu gleichen Schlüssen kamen diese Forscher auch im Hinblick auf die Auslösung von Schizophrenie.

Es gibt also viele Gründe im klinischen Alltag, Stressoren vor allem nach der dem Individuum angemessenen Bedeutung zu beurteilen.

Die Klassierung, wie sie der bedeutende amerikanische Psychosomatiker ENGEL (1970) vorgeschlagen hat, erleichtert diese Art der Zuordnung.

Verluste von nahen Menschen oder drohende Verluste von wichtigen seelischen Bindungen:

Unsere seelische Entwicklung bringt es mit sich, daß uns bestimmte Menschen, Dinge, Orte oder Gewohnheiten lieb werden oder wir mit ihnen auch nur einfach vertraut sind. Die Aussicht, sie zu verlieren, wird – je nachdem, wie tief die entsprechende Bindung geht – zu einer mehr oder weniger schweren Bedrohung. Zum psychischen Stressor kann aber nicht nur der Verlust eines nahestehenden Mitmenschen führen, sondern je nach Individuum auch der Tod eines liebgewordenen Haustieres, das Aufgeben eines Eigenheimes, das Verlieren eines geschätzten Geschenkes, einer vertrauten Lebensweise und so fort. Auch ideelle Werte oder Zugehörigkeitsgefühl zu einer bestimmten sozialen Gruppe setzen seelische Bindungen voraus, so daß gescheiterte Berufspläne, ein mißlungenes Arbeitsprojekt ebenso wie der Verlust der Staatszugehörigkeit eines politischen Flüchtlings und der Ausschluß aus einer sozialen Organisation, für die man sich engagiert hat, als seelischer Stressor erlebt werden.

Beispiel einer Serie von Verlusten mit psychischer Dekompensation: Eine 45jährige intelligente, attraktive Frau, die lange Zeit in ihrem Leben sportlich, gesellschaftlich und in Beziehungen zu Männern nur Erfolge kannte, erlitt eine Serie von Verlusten, die sie nicht zu verarbeiten vermochte. Sie hatte sich, 42jährig, von ihrem Mann, nach schweren Zerwürfnissen in der Ehe, getrennt. Trotzdem blieb sie ihm distanziert-freundlich verbunden. Sein Unfalltod wenige Jahre später traf sie schwer und überraschend. Ungefähr gleichzeitig mußte sie ihre vertraute ländliche Behausung in einem „Stöckli" (kleines Bauernhaus) aus äußeren Gründen aufgeben und in eine sie wenig befriedigende Stadtwohnung umziehen. Dies bedingte, daß sie abtreten mußte. In ihrem Bekanntenkreis war dem Alkoholkonsum schon immer überdurchschnittlich zugesprochen worden, so daß sie der Versuchung nicht widerstehen konnte, ihre nun gehäuften depressiven Zustände mit Alkohol zu betäuben. Entsprechend ließen ihre bisher guten Leistungen als geschätzte Disponentin einer Handelsfirma nach, so daß ihr gekündigt wurde. Kurz nach diesem Entscheid erlitt die Patientin eine hypertone Krise mit leichtem zerebralen Insult, der die notfallmäßige Hospitalisation notwendig machte. Hier wurde sie unserem psychiatrischen Konsiliardienst zur Behandlung überwiesen.

Äußere *Verletzung* oder drohende Verletzung des Selbstwertgefühls:

Eine vermeintliche oder symbolische Bedrohung löst im allgemeinen viel häufiger eine psychische Streßreaktion aus als eigentliche körperliche Verletzungsgefahr. Neben der verbreiteten Examensangst sind hierzu alle jene Anlässe zu zählen, bei denen wir uns öffentlich darstellen müssen: Wettkämpfe, künstlerische Darbietungen, Konferenzen, Vorträge u. a. m. Wenn es gilt, neue Verantwortung in der Familie, im Beruf oder in der Öffentlichkeit zu übernehmen, wird die heimliche Befürchtung, wir könnten versagen und uns lächerlich machen, zum Stressor.

Ähnlich können sich rivalisierende Beziehungen im Beruf oder ausgeprägte Abhängigkeit von einer Autoritätsfigur auswirken. Schließlich sind hier auch jene Erscheinungen zu erwähnen, die plötzlich und unerwartet auftreten und dadurch die momentane seelische Anpassung stören. Dies gilt für so alltägliche Erscheinungen wie ein plötzlicher körperlicher Schmerz, den man sich nur ungenau zu erklären vermag, oder für unerwartete Sinneseindrücke (wie ein plötzlicher Knall) bis hin zu eigentlichen okkulten Vorstellungen, wie sie besonders bei primitiven Völkern zu beobachten sind (seelischer Streß durch Verletzen eines Tabus). Die Liste tatsächlicher oder drohender Verletzungen wäre unvollständig, wenn nicht auch die seelischen Auswirkungen von eigentlicher körperlicher Bedrohung bei Kriegshandlungen, Naturkatastrophen oder ähnlichen Anlässen erwähnt würden.

> **Beispiel, wie äußere und innere Verletzungen sich ergänzen können:** Ein außerordentlich tüchtiger 53jähriger Manager eines Großunternehmens wurde wegen einer schweren Depression zur Behandlung überwiesen. Lange Jahre war die äußere und innere Entwicklung des ausgebildeten Juristen gradlinig aufwärts verlaufen: Ausgezeichneter Studienabschluß, stete berufliche Förderung, militärischer Aufstieg zum Milizoberst im Generalstab, gut bürgerliche und problemlose Familienverhältnisse. Die Fusion seiner Firma mit einem Konkurrenzunternehmen löste schließlich im höheren Kader erhebliche Rivalität aus, welcher er zum Opfer fiel. Aus firmenpolitischen Gründen war er dem funktionsgleichen Direktor des bisherigen Konkurrenten unterstellt worden, obwohl er sich diesem fachlich überlegen fühlte. Sein Rivale benutzte nun einen Skiunfall des Patienten mit Schädelhirntrauma, um ihn beruflich und menschlich zu isolieren und als „ungeeignet" zu diffamieren. Tatsächlich war der Patient vorübergehend in seiner Schaffenskraft und geistigen Beweglichkeit auch objektiv eingeschränkt, was ihn zwar sehr beschäftigte, aber seinen Gesundungswillen keineswegs einschränkte. Die Aktion des Rivalen gipfelte schließlich in dem grotesken Entscheid, daß man den Patienten zwar seiner Funktion enthob, ihm aber ein Büro ohne Auftrag zuwies, wo er während Wochen arbeitslos dahindarbte. Die vorerst unfallbedingte Verunsicherung in seiner bewährten und ihm vertrauten Leistungsfähigkeit, und nun die schwere seelische Kränkung und Verletzung seines Selbstwertgefühles waren mehr, als selbst dieser sonst robuste und tragfähige Mann zu ertragen vermochte. In kombinierter psychotherapeutischer und psychopharmakologischer Behandlung konnte mühsam im Laufe von Monaten die schwere Depression überwunden werden. Dies ermöglichte dem Patienten erst, sich nach und nach für seine berufliche und persönliche Rehabilitierung einzusetzen.

Versagen von Triebbedürfnissen

Wenn die menschlichen Grundbedürfnisse wie Nahrung, Wasser, Sauerstoff, Schlaf usw. nicht befriedigt werden können, werden ebenfalls seelische Schwierigkeiten ausgelöst; wenn es um die Befriedigung oder Versagung sexueller und aggressiver Triebe geht, ist das seelische Erleben direkt betroffen.

7.1.4 Streß als Krankheitsauslöser

a) Der Zeitpunkt des Krankheitsausbruchs ist meist nicht zufällig

Wir haben in der Diskussion der Life-event (LE)-Forschung immer wieder auf den Zusammenhang mit der Krankheitsauslösung hingewiesen.

Die Annahme lautet, daß dem Krankheitsausbruch in der Regel eine überdurchschnittliche Belastung durch Lebensveränderungen vorausgeht.

Gemessen wird dabei meist die Globalbelastung durch die Ereignisse eines bestimmten Zeitraumes. Entscheidend ist weniger die psychosoziale Situation als solche, sondern ihre *Veränderung* in dem der Krankheit vorausgehenden Zeitabschnitt. Man nimmt an, daß sich ein Ereignis unter gewissen Bedingungen besonders belastend auswirkt:

- Ein Ereignis ist bedrohlich, weil es weder voraussehbar ist noch kontrolliert werden kann. Es stört die Alltagsroutine und die üblicherweise eingesetzten Bewältigungsformen eignen sich kaum oder nicht.
- Es besteht im gegebenen Zeitpunkt bereits eine allgemeine psychophysiologische Disposition zur Erkrankung und die Resistenz ist insgesamt geschwächt.
- Dem betroffenen Individuum stehen meist wenig soziale Ressourcen (Rückhalt bei Familie, Freunden etc.) zur Verfügung.

Wenn unter diesen Umständen der von einem LE betroffenen Person die Bewältigung eines gewichtigen Lebensereignisses somit schlecht gelingt, wird dies durch psychische und/oder somatische Überforderung den Krankheitsprozeß als solchen oder den Krankheitsausbruch entsprechend beschleunigen.

Wir wollen die medizinisch wichtigsten Konsequenzen der Streßforschung, nämlich ihre Bedeutung für die Krankheitsentstehung und -auslösung an einem umschriebenen Krankheitsbild, jenem der *koronaren Herzkrankheiten* (KHK), genauer analysieren. Nach SIEGRIST (1984) eignen sie sich exemplarisch für sozialepidemiologische und psychosomatische Studien:

- Die Krankheitshäufigkeit der koronaren Herzkrankheiten ist je nach soziokulturellen Bedingungen derart verschieden, daß erbgenetische im Vergleich zu diesen Umweltvariabeln relativ geringe Bedeutung haben.
- Die bekannten somatischen Risikofaktoren vermögen nur einen beschränkten Teil der Varianz zu erklären, so daß psychosoziale Risikofaktoren durchaus überprüfenswert sind.
- Pathophysiologisch sind psychosoziale Faktoren als bedeutsame intervenierende Variabeln naheliegend: Exzessive sympathoadrenerge Aktivierung, ausgelöst durch zentrale kognitive und emotionale Stimuli wirkt via limbisches System schädigend auf Herzfrequenz und Blutdruck einerseits, auf Myokardstoffwechsel und Reizleitung andererseits. Frühstadien der Arteriosklerosebildung werden mitbegünstigt.
- Risikoverhalten wie Rauchen, Überernährung und Bewegungsmangel sind im wesentlichen psychosoziale Verhaltensstörungen.

In der Regel bestehen bestimmte Verhaltensmuster schon während Jahren, bevor sie zur Krankheit manifest beitragen. In der angelsächsischen Literatur spricht man entsprechend von „coronary prone behaviour pattern" und meint Merkmale wie erhöhter Ehrgeiz, Dominanzstreben, Arbeitseifer, sich in Zeitdruck bringen, Unfähigkeit zu entspannen etc. In der Forschung wird das gleiche Muster nach ROSENMAN (1983) als „*Typ-A-Verhalten*" seit Jahren genauer analysiert, wobei bis heute offen bleibt, ob es sich dabei um ein eigentliches Persönlichkeitsmuster oder um eine unter äußerem Druck entstandene individuelle Bewältigungsform handelt. Sicher ist, daß Individuen mit diesem Verhaltensmuster vermehrt dazu neigen, sich Streßsituationen auszusetzen.

b) Wie belastend sind Arbeitsbedingungen tatsächlich?

Unter den bekannten Stressoren sind besonders die arbeitsbezogenen für die Auslösung einer koronaren Herzkrankheit bedeutsam. Zur Überforderung scheint es dann zu kommen, wenn einerseits ein hoher Arbeitsdruck (z. B. in Form von Zeitdruck oder großen Lärmimmissionen) und andererseits ein geringer Freiheitsgrad, die Arbeitsbedingungen zu kontrollieren und zu beeinflussen, besteht (Akkord-, Schichtarbeit, ökonomische Instabilität etc.).

Erwähnenswert ist hier eine prospektive Vergleichsstudie an zwei belgischen Bankinstituten. Sie ergab für die kommerziell ausgerichtete Privatbank eine doppelt so hohe Inzidenz an koronaren Herzkrankheiten als in der halbstaatlich organisierten Sparkasse. Die Arbeitsbedingungen der Privatbank waren durch erhöhten Zeit- und Arbeitsdruck, durch Unsicherheit und innerbetriebliche Umstrukturierung charakterisiert (KORNITZER et al. 1979).

Koronare Herzkrankheiten (KHK) finden sich vermehrt in Berufsgruppen, die extrem *hoher subjektiver Arbeitsbelastung* ausgesetzt sind. Es handelt sich hier vor allem um das *mittlere Kader,* das in beruflichen *Zwischenpositionen* als Betriebsmeister, Vorarbeiter, Filialleiter etc. tätig ist und das weitgehend für Vermittleraufgaben (wie Organisation, Koordination, Disposition des Arbeitsablaufs) verantwortlich zeichnet. Entsprechend geraten Vertreter des mittleren Kaders leicht ins Spannungsfeld zwischen Interessen der Betriebsführung einerseits und Beschränkungen der untergebenen Arbeitnehmer andererseits. Es sind dies Berufsgruppen, die als „Aufsteiger" entweder vom herkömmlichen Bekanntenkreis sich distanzieren oder von ihm nicht mehr angenommen werden. Der beruflichen Beanspruchung geht somit oft eine gewisse soziale Isolierung parallel. Eine zweite berufliche Risikogruppe umfaßt frei erwerbende und kaufmännische Angestellte, deren Verdienst und Anerkennung umsatzbezogen ist. Es betrifft dies Funktionen wie Filialleiter, Handelsvertreter, Versicherungsagenturleiter etc. Wie die ersterwähnten Risikogruppen im gewerblichen Bereich, sind auch sie einem hohen Leistungsdruck bei gleichzeitig oft ungenügenden Mitteln, bei geringem Einfluß auf den Geschäftsablauf, einer chronischen Belastung ausgesetzt. Wie jene haben sie oft widersprüchliche Anforderungen zu erfüllen, wie z. B. optimaler Dienst am Kunden bei gleichzeitigem Personalabbau.

Beispiel einer kontrollierten Untersuchung an beruflichen Risikogruppen. In der von SIEGRIST (1984) durchgeführten Marburger Studie zur Erfassung von KHK wurden Angehörige des mittleren Kaderbereichs, wie wir ihn soeben beschrieben haben, Arbeitnehmern gegenübergestellt, die mit wesentlich geringerer Verantwortlichkeit vor allem repetitive Routinearbeit zu erledigen haben. Die besondere Arbeitsbelastung wurde genau umschrieben (d.h. operationalisiert) und gemessen. Als wichtigste Kriterien galten Bedrohung der Autonomie und Kontrollverlust des Arbeitsablaufs, inkonsistente Anforderungen, Verantwortung für Arbeitsablauf bei gleichzeitig begrenzten Mitteln und damit Unfähigkeit, häufige Störungen zu beheben. Dieser so erhobene Belastungsindex wurde nun zur relativen Häufigkeit von KHK in Beziehung gebracht. Das Ergebnis zeigt, daß einerseits das in Zwischenpositionen tätige mittlere Kader (M) signifikant mehr belastet ist und gleichzeitig auch das höhere Risiko aufweist, an KHK zu erkranken. Aber auch Industriearbeiter (I), die beruflich stark belastet sind, gehen gegenüber den weniger belasteten ein wesentlich höheres Infarktrisiko ein. Die Ergebnisse bestätigen die oben formulierten Überlegungen (Abb. 7.5).

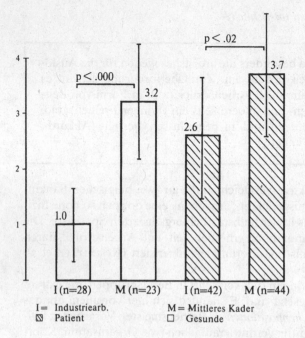

Abb. 7.5. Abhängigkeit der koronaren Herzkrankheiten (KHK) von subjektiver Arbeitsbelastung (SIEGRIST 1984).
Die subjektive Arbeitsbelastung ist im gesunden mittleren Kader (M = Meister, Vorarbeiter etc.) deutlich erhöht gegenüber den Industriearbeitern (I) mit repetitiver Arbeit.
Die Differenz der beiden Gruppen ist aber wesentlich geringer, wenn Patienten mit koronarer Herzkrankheit verglichen werden: Auch der Industriearbeiter ist in dieser Gruppe einer starken subjektiven Arbeitsbelastung ausgesetzt.

I = Industriearb.   M = Mittleres Kader
▨ Patient   □ Gesunde

c) Verlusterlebnisse tragen besonders zur Krankheitsauslösung bei

Wir haben oben festgestellt, daß den LCU unterschiedliche subjektive Bedeutung zukommt.

Innerhalb der belastenden Lebensereignisse sind es bekanntlich vor allem zwischenmenschliche Verluste, die zu überwinden besonders seelische Kraft erfordert.

Wir haben einzelne Beispiele angefügt, die schicksalsmäßig hervorstechen. Partnerverlust und entsprechende Trauerarbeit haben in der Psychotherapie besondere Aufmerksamkeit gefunden. Es zeigt sich, von welch großer Bedeutung es ist, die Hinterbliebenen optimal therapeutisch zu betreuen.

Beispiel der Bedeutung des Partnerverlustes (Abb. 7.6): Ganz kraß geht dies aus einer englischen Untersuchung hervor, die sich nicht auf das schicksalshafte Erleben des einzelnen, sondern nüchtern auf die Mortalitätsstatistik ausrichtet. PARKER et al. haben 4486 Witwer während der neun Jahre nachuntersucht, die seit dem Tode ihrer Gattin verstrichen waren. In den ersten sechs Monaten starben 213 dieser Männer. Dies sind 40% mehr als die statistisch zu erwartende Mortalität der gleichaltrigen verheirateten Männer. Nach der besonders belastenden Initialphase ging die erhöhte Mortalität der Witwer deutlich zurück und hat sich im Laufe der Jahre den verheirateten Männern angepaßt. Die Todesursachen waren überwiegend KHK, aber auch andere Herz-Kreislauf-Krankheiten (PARKER 1969 s. auch Kap. 5.13.5).

d) Letztlich ist die Integration der verschiedenen Belastungsfaktoren entscheidend

Die künstliche Auftrennung der verschiedenen psychosozialen Risikofaktoren in persönlichkeitsbedingte Disposition, in Arbeitsbeanspruchung und belastende Lebensereignisse wiederspiegelt verschiedene mögliche Forschungsstrategien.

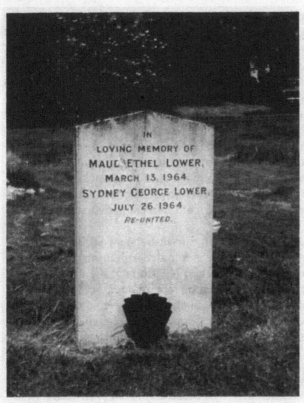

Frau Amendola starb am Sarg ihres Mannes

Rom, 6. Juni. (AFP) Die Witwe des einstigen Präsidentschaftskandidaten der Kommunistischen Partei Italiens, *Giorgio Amendola*, hat ihren Mann nur um 24 Stunden überlebt. Die 69 Jahre alte Germaine Amendola starb am Freitagvormittag in Rom vor dem Sarg ihres Mannes an einem Herzinfarkt. Giorgio Amendola war am Donnerstag nach langer Krankheit im Alter von 76 Jahren gestorben. Amendola hatte seine Frau, eine gebürtige Französin, in Paris kennengelernt, wo er lange Jahre im Exil lebte.

Abb. 7.6. Bedeutung des Partnerverlustes: Beispiele, die für sich selbst sprechen.

Der klinischen Realität kommen wir aber um so näher, je mehr die für die Krankheitsentstehung und -auslösung wichtigen psychosozialen Faktoren integriert werden.

Für Infarktpatienten ließ sich nachweisen, daß sie in allen drei untersuchten Bereichen (Arbeitsbelastung, Persönlichkeitsmuster des Typ-A-Verhaltens, lebensverändernde Ereignisse) viermal so hohe Werte aufwiesen, wie die gesunden Kontrollpersonen. Man kann diesen Gruppenvergleich auch andersherum vornehmen. Bei den gesunden Probanden ist die Zahl jener, die psychosozial gering belastet sind, doppelt so groß wie bei den KHK-Patienten. Aus einer Längsuntersuchung der gleichen Patienten (SIEGRIST 1984) geht schließlich hervor, wie bedeutsam diese psychosozialen Faktoren auch nach dem Infarkt sind. Jene, die bereits vor dem Infarkt psychosozial stark belastet waren, bleiben es auch in der Rehabilitationsphase. Entsprechend hält das große Risiko des Reinfarktes an. Wie erwähnt haben wir hier exemplarisch anhand von Koronarherzkrankheiten die Bedeutung von psychosozialen Stressoren aufgezeigt. Analoge Untersuchungen wurden im Hinblick auf viele andere Krankheiten ebenso schlüssig durchgeführt: Rheumatische Krankheiten, Stoffwechselstörungen, bestimmte Karzinomarten, Magen-Darm-Erkrankungen, psychische Störungen etc. Sie alle ergeben, daß psychosoziale Faktoren zur Entstehung und Auslösung von Krankheit beitragen.

Wichtig ist nun, wie sich die Konsequenzen dieser Forschung in die Praxis übertragen lassen. Ein Nachteil ist ja der, daß die gewonnenen statistischen Ergebnisse sich auf Mittelwerte beziehen. Im Einzelfall bleibt der Entscheid somit offen, ob die gemachten Beobachtungen wesentlich oder nur unwesentlich zum Verständnis eines bestimmten Kranken beitragen. Aber gilt dies nicht auch für alle andern Erklärungsmodelle von Krankheiten? Zumindest im Bereich der Prophylaxe ist das Verständnis der psychosozialen Risikofaktoren hilfreich. Der Hausarzt vermag im aufmerksamen Gespräch herauszuhören, welches die Lebensformen und die Verhaltensweisen seines Patienten sind. Er hat eine echte Chance, verletzliche Phasen im Leben seines Patienten zu erkennen und seine Bewältigungsformen auf ihre Tauglichkeit hin zu prüfen. Von erfolgreichen Suizidanten wissen wir z. B., daß 40–70% innerhalb der letzten Monate einen Arzt aufgesucht hatten, daß aber der Arzt nur bei einem Teil das Suizidrisiko zu erkennen vermochte. Und wiederum nur bei einem kleinen Teil von diesen wurde der Patient auf seine Suizidvorstellungen angesprochen.

Stressoren wirken sich in bezug auf Erkrankungen nur ausnahmsweise so rasch aus, daß jede Hilfe zu spät kommt. Häufiger vergehen zwischen der Anhäufung belastender Lebensereignisse und dem Krankheitsausbruch Wochen bis Monate, die ärztliche Einflußnahme durchaus möglich machen. Die hilfreichen therapeutischen Schritte orientieren sich mit Vorteil an der Krisentheorie. Ein Hauptanliegen der Krisenintervention ist, die vom Patienten spontan eingesetzten Bewältigungsformen zu erkennen und auf ihre Tauglichkeit hin zu untersuchen. Im Kapitel zur Krankheitsbewältigung werden wir näher darauf eingehen (7.2 und 7.3).

Weiterführende Literatur: Dohrenwend BS, and BP (1984). Engel GL (1970). Henry JP, Stephens PM (1979). Karasek RA, Russel S, Theorell T (1982). Levi L (1973). Rosenmann RH (1983). Selye H (1979). Siegrist J (1984).

7.2 Krankheitsbewältigung

7.2.1 Erläuterung der Begriffe

a) Die zu bewältigenden Belastungen

Die übliche ärztliche Beurteilung einer Krankheitssituation orientiert sich am biologischen Krankheitsprozeß. Dem Nephrologen oder Urologen ist z. B. wichtig, ob das Blasenkarzinom oberflächlich aufsitzt oder ob bereits eine Wandinfiltration stattgefunden hat, ob renale Stauung besteht, ob Lymphknotenmetastasen auszumachen sind, ob eine Teilresektion noch möglich ist und ob Risiko- und Chemotherapie sinnvoll sind. Im Erleben des Kranken sind ganz andere Gesichtspunkte von Belang, wie aus der Diskussion der Phasen des Krankheitsprozesses hervorging.

Diese Gesichtspunkte seien hier im Kontext des Krankheitserlebens noch einmal zusammengestellt (in Anlehnung an COHEN u. LAZARUS 1980).

In der Krankheit zu bewältigende psychosoziale Belastungen

1. *Körperintegrität und Wohlbefinden* sind verändert:
   - durch Verletzung oder Behinderung
   - durch Schmerz und Beschwerden von Krankheit und/oder Therapie
   - durch Invalidität

2. Verändertes *Selbstkonzept:*
   - durch neues Selbstbild und Körperschema
   - durch Ungewißheit über die Zukunft hinsichtlich Krankheitsverlauf, Familie und Sozialleben
   - durch Autonomie- und Kontrollverlust

3. Gestörtes *emotionales Gleichgewicht:*
   - durch innere und äußere Bedrohung
   - durch neue oder verstärkte Gefühle

4. Verunsicherung hinsichtlich der *sozialen Rollen und Aufgaben*
   - durch Trennung von Familie, Freunden und Bekannten
   - durch Aufgeben wichtiger sozialer Funktionen
   - durch neue soziale Abhängigkeit

5. *Situative Anpassung:*
   - durch neue Beziehungen mit Medizinalpersonen
   - durch neue Umgebung (bei Hospitalisation)
   - durch Konfrontation mit neuen Verhaltensregeln, Werten und (Fach-)Sprache

6. *Bedrohung des Lebens,* Angst vor dem Sterben:
   - durch akute Krise oder chronische Progredienz
   - durch Vielzahl an Verlusterlebnissen

Die Zusammenstellung bestätigt in konzentrierter Form, welche Herausforderung des ganzen Menschen Kranksein bedeutet. Ein afrikanisches Sprichwort faßt dies in ebenso schlichter wie überzeugender Weise zusammen:

„Du weißt nicht, wie schwer die Last ist, die du nicht trägst".

Die schon mehrfach zitierten Patientenbeispiele A bis D sollen etwas konkreter illustrieren, wie vielfältig und zugleich verschiedenartig die Belastungen durch Krankheit sein können:

Beispiel C (s. Kap. 6.1). Als der *Betriebsleiter* nach seinem *Herzinfarkt* seine Tätigkeit wieder aufnahm, fühlte er sich trotz des guten Vorsatzes, sich nun vermehrt zu schonen stark ängstlich und verunsichert. Stets war er von der Frage bedrängt, ob er den beruflichen Aufgaben noch gewachsen sei oder ob er dem Leistungsdruck erneut erliegen werde. Seine Arbeitskollegen stellten erstaunt fest, daß sein forsches und dezidiertes Auftreten einem eher nachdenklichen, aber auch toleranten Verhalten gewichen war. Er machte zwar seinen Vorsatz wahr, vermehrt für die Familie zu leben; doch bereitete es nun seiner Frau neue Sorge, daß er sich von allen sozialen Kontakten zurückzog und nur noch wenige seiner Freunde sehen mochte.

Beispiel A (s. Kap. 6.1). Der *hämophile* Patient ärgerte sich darüber, daß er sich wegen seiner Knieblutung erneut hospitalisieren lassen mußte. Dem dynamischen und ehrgeizigen *EDV-Spezialisten* behagte es ganz und gar nicht, immobil ans Bett gefesselt zu sein, schon gar nicht im jetzigen Zeitpunkt, wo er an einem wichtigen Auftrag arbeitete, von dessen Erfüllung möglicherweise seine Beförderung zum

Abteilungsleiter abhing; aber die Angst vor der progressiven Invalidisierung als Folge der Gelenkblutungen überwog den beruflichen Ehrgeiz. Seine Ärzte stellten wie üblich fest, daß sie es hier mit einem intelligenten, verständigen und kooperativen Patienten zu tun hatten. So nahmen sie es denn auch hin, daß der Patient durch regen geschäftlichen Telefonverkehr und tägliche Besuche der Freundin mit der Außenwelt einen besonders intensiven Kontakt pflegte.

Beispiel D (s. Kap. 6.1). Der *alkoholkranken Geschäftsfrau* erging es in der Folge nicht sonderlich gut. Die Ehetherapie brachte zwar eine Klärung der Beziehung, indem die beiden Partner sich einigten, ein weiteres halbes Jahr das Zusammenleben zu erproben. Der Mann drohte aber, er würde zu seiner Freundin umziehen, falls die Spannungen anhalten sollten. Unter diesem Erfolgsdruck traten dann natürlich immer wieder Schwierigkeiten auf, die die Patientin nach wenigen Monaten erneut zum Trinken brachten. Von da an war der Circulus vitiosus geschlossen. Alkoholisierter Zustand – erhöhte Reizbarkeit – Ehestreit – Schuldgefühle und Spannungen – Alkoholkonsum, den die Patientin immer schlechter kontrollieren konnte. Es kam zur Scheidung mit ihren sozialen Konsequenzen. Als die Patientin schließlich wegen akuten Ösophagusblutungen (als Folge der progredienten Leberzirrhose) hospitalisiert werden mußte, wirkte sie apathisch, desinterssiert, in bezug auf die Sucht uneinsichtig und bagatellisierend. Sie erhielt praktisch nur von ihrer Tochter regelmäßig Besuch, die sich aber von der Situation überfordert fühlte. Offenbar war die Patientin auch außerhalb des Krankenhauses isoliert. Der verantwortliche Abteilungsarzt kontaktierte die Sozialarbeiterin, um durch sie eine geeignete langfristige Rehabilitation anzustreben.

Beispiel B (s. Kap. 6.1). Die *Bäuerin* wurde von ihrem Hausarzt, als er den bereits nicht mehr verschiebbaren Knoten auf der rechten Brust feststellte, auf die Senologie eingewiesen, wo routinemäßig das *fortgeschrittene Karzinom* diagnostiziert und die Ablatio veranlaßt wurde. Die Patientin bereitete vordergründig medizinisch keine Schwierigkeiten. Sie fühlte sich aber in der fremden Umgebung des Zentrumspitals verloren und auch etwas ratlos. Sie klagte der auf Besuch weilenden Nachbarin, sie sei eigentlich recht müde und ergebe sich nun in ihr Schicksal. In ihrem Verhalten war sie auffallend still, geduldig, aber deutlich bedrückt; einzig auf den Vorschlag der zusätzlichen Chemotherapie reagierte sie heftig abweisend. Die Kinder kamen gelegentlich aus dem Bergtal auf Besuch, der Ehemann aber konnte den Hof kaum je verlassen. So überrascht es nicht, daß sich die Patientin im Zentrumspital unglücklich fühlte und zunehmend vereinsamte.

Die Beispiele illustrieren die durchgestandenen Belastungen und die jeweiligen psychischen Reaktionen. Während der zuvor tüchtige Betriebsleiter bei der Wiederaufnahme der Arbeit nach seinem Herzinfarkt vorerst recht verunsichert war, hatte der ebenfalls beruflich stark engagierte EDV-Spezialist aufgrund langer Erfahrung mit seiner Krankheit (Hämophilie) eine realistische sachliche Einstellung. Nach außen waren die Veränderungen bei der alkoholkranken Geschäftsfrau am drastischsten: innert einem Jahr Scheidung, Verlust der vorher stark gewichtigen Berufsarbeit, soziale Isolation, körperliche Schädigung und zunehmende Wesensveränderung. In der letzten Konsequenz war aber der Zustand der Bäuerin noch bedenklicher, hat sie doch vorerst auf das fortschreitende Karzinom apathisch-depressiv reagiert. Zu dieser Entwicklung trug vor allem auch die große Distanz vom Zentrumspital zu ihrer heimatlichen Umgebung bei. Sie verhinderte, daß das übliche soziale Netzwerk sie zu tragen vermochte, obwohl die Patientin ihren Angehörigen und Bekannten innerlich stark verbunden war.

b) Reaktion auf Belastungen

Die mannigfachen psychosozialen Belastungen, die jede Krankheit mit sich bringt, müssen stets in einer bestimmten Weise beantwortet werden. Ein Grundsatz der Kommunikationslehre lautet: Man kann nicht nicht-kommunizieren, was besagt, daß man selbst dann, wenn man sich nicht mitzuteilen meint (durch Schweigen, Warten, Gesten etc.) eben doch eine Aussage macht. In Analogie müssen wir festhalten:

> *Auf Krankheit kann man* (psychosozial) *nicht nicht-reagieren!* Offen bleibt einzig, wie und mit welchen innerpsychischen, verhaltensmäßigen oder sozialen Reaktionsmustern geantwortet wird.

Die Analyse der Patientenkarriere mit den verschiedenen Krankheitsphasen hat aufgezeigt, daß jeder Kranke sich laufend an die sich verändernden Aufgaben und Rolleneinstellungen neu anpaßt. So haben wir schon viele Beispiele von Reaktionsmustern kennengelernt. Dabei hat sich gezeigt:

> Die **Reaktion auf eine Krankheit** orientiert sich
>
> a) am individuellen *Krankheitsmodell,* das alle einschlägigen persönlichen Erfahrungen und Kenntnisse sowie die familiären und soziokulturellen Werthaltungen einschließt
> b) am objektiven *Krankheitszustand* in einem gegebenen Krankheitsstadium
> c) an der aktuellen *Krankheitssituation* (ambulante, familiäre oder stationäre Betreuung).

„Reagieren" bedeutet in diesem Zusammenhang immer auch das Bestreben, mit den Problemen und Belastungen der Krankheit fertig zu werden. Die psychosoziale Forschung der letzten Jahre hat sich diesem Aspekt besonders zugewandt. Sie hat dabei festgestellt, daß Belastungen durch Krankheit jenen durch andere psychosoziale Stressoren nicht nachstehen. Entsprechend sind auch die psychophysiologischen Auswirkungen auf den Organismus denen der übrigen Stressoren vergleichbar (s. Kap. 7.1); dies wiederum beeinflußt indirekt den Krankheitsverlauf.

Die Fähigkeit, die Streßreaktion psychisch adäquat zu verarbeiten, ist somit klinisch bedeutsam. Sie wird mit dem Ausdruck „Coping" oder „Krankheitsbewältigung" umschrieben und ist im wesentlichen von den inneren Ressourcen einer Person abhängig.

> **Krankheitsbewältigung** *(Coping)* kann somit als das Bemühen definiert werden, bereits bestehende oder erwartete Belastungen durch die Krankheit innerpsychisch (emotional/kognitiv) oder durch zielgerichtetes Handeln aufzufangen, auszugleichen, zu meistern oder zu verarbeiten.

Der Ausdruck *„Belastung"* weist darauf hin, daß es sich um Veränderungen handelt, die vom Betroffenen (in der Regel bewußt) als ausreichend bedeutsam eingeschätzt werden, um darauf zu reagieren. Wichtig ist, daß Belastungen nicht erst dann beantwortet werden müssen, wenn sie schon eingetreten sind, sondern unter Umständen antizipatorisch bewältigt werden können (wie etwa im Beispiel des hämophilen Patienten nach dem Kniesturz, der die Notwendigkeit der Hospitalisation voraussah). Die *Verarbeitung* kann innerpsychisch durch Abwehrmechanismen oder durch gedankliches Problemlösen erfolgen. Damit ist auch gesagt, daß die vorwiegend unbewußten Abwehrmechanismen nicht identisch mit, sondern nur Teil der Bewältigung sind. Für den beobachtenden Arzt werden vor allem bestimmte Verhaltensmuster oder zielgerichtetes Handeln erkennbar sein, die ebenfalls Teil des Bewältigungsvorganges sind. Schließlich wird in der obenstehenden Definition das Ziel des Bewältigungsvorganges mit Verben wie „auffangen, ausgleichen, meistern oder verarbeiten" umschrieben. Die bewußte Vielfalt der Formulierung will aufzeigen, daß je nach Belastungsart der Bewältigungsvorgang darauf angelegt ist, eine Belastung fast unmerklich *aufzufangen* (z. B. Föhnkopfweh), das bedrohte Gesundheitsgleichgewicht *auszugleichen* (z. B. banale Grippe), die Herausforderung (z. B. die unangenehme endoskopische Untersuchung) *zu meistern* oder Lebensveränderungen, die durch eine längerdauernde Krankheit bedingt sind, *zu verarbeiten*.

c) Ziel der Bewältigung

Somit ist das Ziel der Krankheitsbewältigung, das Individuum auf die neue durch den manifesten Krankheitsprozeß entstandene Situation optimal einzustellen. Allerdings kann die Meinung darüber, was unter den gegebenen Umständen als Optimum zu verstehen sei, je nach Betrachter recht verschieden sein. Wir wollen uns dies anhand des fiktiven Beispiels einer Frau vorstellen, die eine verdächtige Verhärtung in der Brust festgestellt hat. Aus der Sicht der *Patientin* ist es wichtig, das psychische Gleichgewicht aufrechtzuerhalten, um auch eine objektiv bedrohliche Krankheitssituation ohne allzu große Erschütterung auszuhalten. So mag eine Patientin mit einem offensichtlich malignomverdächtigen Knoten im Interesse ihres innerpsychischen Gleichgewichtes den Verdacht über eine bestimmte Zeit verleugnen. Aus *ärztlicher Sicht* wären aber im Sinne der Früherfassung eine rasche Konsultation und diagnostische Klärung optimal, ohne Rücksicht auf das emotionale Befinden der Patientin. Aus der Sicht der unmittelbaren *Umwelt,* also des Ehepartners, der nächsten Angehörigen, des Arbeitsplatzes, Freundeskreises etc. sind es noch einmal andere Kriterien, nämlich jene der allgemeinen psychosozialen Anpassung, die für die Beurteilung der geeigneten Krankheitsverarbeitung gelten. Es wird von der Kranken erwartet, daß sie nach Maßgabe des jeweiligen Krankheitszustandes ihre Rollen als Ehefrau, Mutter, Kollegin etc. weiterhin in geeigneter Weise wahrnimmt. Die Einschätzung, was eine geeignete und was eine ungeeignete Bewältigungsform sei, ist somit stark beurteiler- und situationsbezogen. Damit ist auch schon angedeutet, daß die Art und Weise, wie die betroffene Person versucht ihre Krankheit zu bewältigen, zu einer erheblichen Diskrepanz zwischen dem Bedürfnis nach subjektiver Entlastung und der Forderung nach objektiv effizientem Verhalten im Sinne der Compliance führen kann.

Neben dem implizit gegebenen Hauptinteresse der Patientin, die Krankheit als Ganzes zu überwinden, sind es *Teilziele,* die ihre Beurteilung der Krankheit und ihr Verhalten mitbestimmen. Sie will beispielsweise das durch die Krankheit ausgelöste Mißbehagen (Schmerz oder emotionale Spannung) so gering wie möglich halten. Auf Selbstwert und Selbstachtung ist Rücksicht zu nehmen; diesem Ziel gilt auch das Bestreben, die Beziehungen zu nahestehenden Menschen aufrechtzuerhalten. Je nach Krankheitssituation, je nach Persönlichkeitstyp wären hier noch andere Teilziele zu nennen, die in der subjektiven Gewichtung vorrangig werden können.

Ziele des Bewältigungsvorganges:

1. Aus Sicht des Patienten: Subjektive Entlastung.
2. Aus ärztlicher Sicht: Optimale Kooperation in Abklärung und Behandlung.
3. Aus Sicht des Umfeldes: Erhalten der familiären und sozialen Anpassung.

Wie im Bewältigen der Lebensprobleme gibt es in der Verarbeitung der psychosozialen Folgen einer Krankheit geeignetere und weniger geeignete Verhaltensweisen. Noch ist die Kenntnis darüber recht bescheiden, was einen guten „Coper" ausmacht. Die schon zitierte Langzeitstudie (VAILLANT 1977) an Harvard-Absolventen hat erkennen lassen, daß am ehesten bestimmte Persönlichkeitsmerkmale darüber entscheiden, wie allgemeine Lebensprobleme gemeistert werden. Die *Ressourcen* für die erfolgreiche Bewältigung einer Krankheit liegen zum einen in der Persönlichkeit selbst: physische Verfassung, Intelligenz, Fähigkeit zum Problemlösen, emotionale Ausgeglichenheit, das erworbene Gesundheits-Krankheits-Modell sind Elemente, die den Bewältigungsprozeß beeinflussen. Zum andern kommt es aber auch auf die Umgebung, insbesondere auf die Stabilität der Kernfamilie und die Tragfähigkeit des engeren und weiteren sozialen Netzwerkes an.

7.2.2 Der Bewältigungsvorgang

Krankheitsbewältigung ist mehr als ein einfaches Reaktionsmuster, das, einmal angewandt, immer wieder gleichförmig wiederholt wird. Es handelt sich vielmehr um einen längerdauernden Vorgang, der sich in den einzelnen Phasen der Krankheit wandelt und der gegebenen Situation jeweils neu anpaßt. Es ist ja auch erkennbar geworden, daß jede Krankheitsphase ihre besonderen Aufgaben und Belastungen mit sich bringt, die entsprechend beantwortet werden müssen. Noch sind wenig Studien bekannt, die die Krankheitsbewältigung langfristig untersucht haben. Sie bestätigen aber, was der Hausarzt intuitiv weiß, daß nämlich je nach Lebensalter, nach Krankheitsart und -stadium die Verarbeitungsform variiert.

Innerhalb der einzelnen Krankheitsphasen, von denen jede eine gesonderte Problemsituation darstellt, läuft aber innerpsychisch immer wieder ein ähnlicher Vorgang ab. Es ist dies eine Art Problemlösungsverfahren, das versucht, den bestgeeignetsten Weg zu finden, um das Problem zu klären und zu verarbeiten. Bildlich gesprochen ist es, wie wenn derselbe „Chip" oder Mikroprozessor, der ein fixes Teilprogramm enthält, in wechselnden Programmphasen eingegeben wird, um immer wieder neue Teilaufgaben zu lösen. Den „Chip" nennen wir in unserem Zusammenhang „Bewältigungsvorgang". Dieser kann als eine Folge von Teilschritten dargestellt werden. Zunächst stellt der Patient gewisse Veränderungen in seiner Befindlichkeit fest. Daran schließt sich erst das Wahrnehmen der - mehr oder weniger umschriebenen - körperlichen Veränderung auf, die nun beurteilt und auf ihre Konsequenzen hin geprüft werden muß. In einem letzten Schritt kommt es zur eigentlichen Krankheitsbewältigung, die auf verschiedenen Ebenen (handelnd, kognitiv, emotional) und in entsprechend vielfältigen Bewältigungsformen erfolgen kann. In Wirklichkeit sind diese Teilschritte kaum auseinanderzuhalten, sondern durch mannigfache Rückkoppelungsvorgänge untereinander verbunden. Sie folgen auch nicht einem streng logischen Ablauf, wie dies bei einem deduktiven Problemlösungverfahren, z. B. in Mathematik oder Philosophie, der Fall sein mag. Der Bewältigungsvorgang verläuft gewissermaßen gefiltert, indem zwischen den einzelnen Teilschritten schon gewisse Vorentscheide als erste mögliche Bewältigungsformen möglich sind. Sie werden vorbewußt oder unbewußt eingesetzt und stehen somit den psychischen Abwehrmechanismen nahe. Abbildung 7.7 stellt den Bewältigungsvorgang einer einzelnen Krankheitsphase schematisch im Überblick dar.

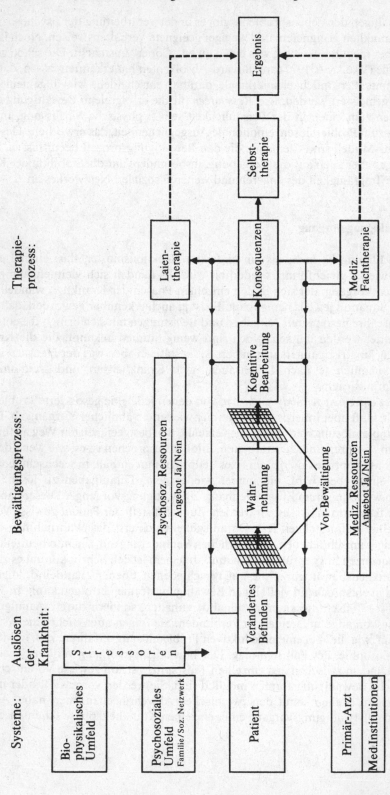

Abb. 7.7. Überblick über Bewältigungsvorgang: Das veränderte Befinden kann zu einem realen oder verzerrten Wahrnehmungsvorgang führen. Die kognitive Bearbeitung bereitet die eigentliche Bewältigung vor

a) Verändertes Befinden:

Gegenüber dem üblichen Wohlbefinden oder schon vertrauten Krankheitszustand ist eine Veränderung eingetreten, z. B. Schmerz, Unwohlsein, Angst, innere Spannung. Die Zentren der Selbstregulation entscheiden darüber, ob die Veränderung an die kortikalen Zentren des Bewußtseins weitergeleitet wird oder nicht. Dabei nehmen nicht nur physiologische Regulationszentren wie bei der Schmerzverarbeitung, sondern auch vorbewußte kortikale psychische Zentren Einfluß. Durch Verdrängen bzw. Unterbinden der afferenten Projektion eines Signals zu den kortikalen Zentren kann der weitere Ablauf schon in diesem Teilschritt blockiert werden. So mag z. B. die Wirkung eines kariösen Zahnes beim einen Patient die Schmerztoleranz schon überschreiten, während bei einem andern die Schmerzsignale gleich wieder verdrängt werden; oder die eine Frau mag beim Duschen eine kleine Unebenheit in ihrer Brust wahrnehmen und bewußt auf ihre Natur hin (Tumor?) prüfen, wogegen die andere den gewonnenen Eindruck gleich blockiert und gar nicht zuläßt, daß er das Bewußtsein erreicht (Verdrängen als Abwehrmechanismus).

b) Wahrnehmen

Diese unterschiedliche individuelle Verarbeitung propriozeptiver Signale geht darauf zurück, daß somatische Reaktionsmuster und deren symbolische und sprachliche Äquivalente seit der Kindheit unterschiedlich erlernt werden (s. Kap. 8.3.2). So entwickelt sich bei jedem Menschen eine Art Wahrnehmungsstil, der je nachdem zu auch überscharfer oder zu reduzierter Wahrnehmungsbereitschaft führen kann. Dies wurde oben (s. Kap. 6.3.1) schon angedeutet.

Im wesentlichen sind es drei Formen, in denen Veränderung der Befindlichkeit wahrgenommen wird.

1. Reales Wahrnehmen von Symptomen.
2. Verzerrtes Wahrnehmen von Symptomen.
3. Ignorieren von Symptomen.

Selbst das *reale Wahrnehmen* ist nicht eine reine Körperfunktion, wie die gängige medizinische Differenzierung in „organische" und „funktionelle" Symptome unterstellt. Jede Krankheit hat ihre physiologischen und psychologischen Anteile, die Frage ist jeweils nur, welche wieviel zum Krankheitsbild beitragen. Der Übergang von realer und verzerrter Wahrnehmung ist durchaus fließend, so wie auch das Spektrum von Menschen, die Schmerz übertreiben (Aggravierer) zu jenen, die sie untertreiben (Dissimulierer) keine scharfen Abgrenzungen kennt.

Am deutlichsten ist die *Verzerrung* dort, wo Körpersymptome eigentlich Ausdruck von psychischen Störungen sind (s. Kap. 8.2). Wiederum ist der gängige medizinische Wortschatz, der solche Beschwerden wechselnd als „psychogen", „psychosomatisch", „mental", „funktionell" bezeichnet, ungenau. Nach LIPOWSKI (1976) sind mehrere Syndrome zu unterscheiden, die alle dadurch ausgezeichnet sind, daß ein bestimmtes psychisches Befinden durch eine besondere *Körpersprache* mitgeteilt wird:

1. Physiologische Korrelate von emotionaler Erregung (Wut, Angst, Depression) wie Schmerz, Herzklopfen, Diarrhoe etc. (s. Kap. 8.3.1).
2. Symbolische Schilderungen von emotionaler Spannung mit oder ohne entsprechende Körpersensationen: „Mein Herz ist so schwer"; „Mir liegt etwas auf dem Magen"; „Mein Kopf ist so leer".

3. Körpersymptome mit symbolischem Ausdrucksgehalt wie bei den sog. Konversionsstörungen (s. Kap. 8.3.2).
4. Präokkupation mit Körpersymptomen, -funktionen und -formen wie bei der Hypochondrie (s. Kap. 8.2.2).
5. Phobisches Herausgreifen bestimmter Symptome oder auch nur der Vorstellung bestimmter Krankheiten wie bei Karzinophobie; Herzneurose etc.
6. Körperschemastörungen (s. Kap. 8.1), die Körpergröße, -form oder -gewicht (z. B. Anorexia nervosa) oder Körperteile (Schizophrenie) verzerrt erscheinen lassen.
7. Eigentliche Körperhalluzinationen, die unbewußten Phantasien entsprechen wie bei Schizophrenie (angefressene Eingeweide) oder als passagere Fehldeutungen propriozeptiver Signale auftreten, wie beim exogenen Reaktionstyp (Dermatozoenwahn).

Das *Ignorieren* von Symptomen kann entweder habituell als Konsequenz des Krankheitsmodells erfolgen, indem Körperveränderungen gezielt bagatellisiert werden, wie dies vor allem von indianischen oder asiatischen Kulturen bekannt ist; aber auch in unseren Verhältnissen werden Körperveränderungen ignoriert, etwa dann, wenn ihre Konsequenzen vom Individuum psychisch momentan nicht verkraftet werden können. Hier ist das Ignorieren als praktisch identisch mit den psychischen Abwehrmechanismen des Verdrängens oder des Verleugnens (vgl. Kap. 4.2).

Beispiel C (s. Kap. 6.1). Der oben zitierte *Betriebsleiter* war unfähig die koronaren Herzbeschwerden als solche gelten zu lassen. Er betrachtete sie für sich und bezeichnete sie auch vor andern als Ausdruck seines beruflichen Ärgers – was sie teilweise auch waren. Hätte er ihnen aber die volle Bedeutung als Anzeichen einer Verengung seiner Herzkranzgefäße zugemessen, wie es ihm die Erklärung seines Hausarztes nahelegte, dann wäre sein Selbstwertgefühl wesentlich beeinträchtigt worden. Konsequenterweise hätte er dann nämlich seine ehrgeizigen beruflichen wie sportlichen Aktivitäten einschränken müssen. Beides schien ihm unerträglich, da er auf diese Leistungen angewiesen war, um vor sich selbst und der Umwelt zu bestehen. Er wählte also die innerpsychische Abwehr des Verleugnens und dissimulierte seinen Zustand, bis schließlich der manifeste Herzinfarkt ihn mit seinem körperlichen Zustand unübersehbar konfrontierte.

Neben den Eigenheiten des psychischen Apparates sind es auch *Charakteristika der Krankheit* selbst, die für die Wahrnehmung ausschlaggebend sind. Ein plötzlicher Schwindelanfall, eine heftige Magenblutung, ein starker Schmerz oder eine intensive Atemnot können der bewußten Wahrnehmung kaum entzogen werden. Dagegen sind z. B. schmerzlose Lymphknotenvergrößerungen, passagere Darmreizungen oder ein schleichender Merkfähigkeitsverlust leichter auszublenden.

Wiederum können wir uns im Übergang zum nächsten Teilschritt eine Art psychisches Filter („Vorbewältigung") denken, das unbewußt steuert, ob die wahrgenommenen Signale der realistischen Beurteilung zugeführt, blockiert (d. h. verdrängt oder verleugnet) oder in anderer Weise durch psychische Abwehrmechanismen verzerrt werden.

Die *psychischen Abwehrmechanismen* (s. Kap. 4.2) haben also auch in der Krankheitsbewältigung eine große Bedeutung. Als unbewußt ablaufender Vorgang schalten sie sich in der Vorbewältigung, für Patienten und Arzt meist unerkannt, ein. Verdrängung und Verleugnung sind dabei die häufigsten aber keineswegs die einzigen Abwehrformen. Je nach Umständen kann aus dem Verhalten des Patienten auch auf Rationalisieren, Reaktionsbildung, Ungeschehenmachen, Isolieren, etc. geschlossen werden.

So wichtig der psychoanalytische Begriff der Abwehr erkenntnistheoretisch auch ist, so schwierig ist er in der konkreten Situation zu erfassen. Ein methodenkritisches Vorgehen (s. Kap. 4.3) verlangt, daß psychische Abläufe genau beschrieben, d. h. operationalisiert werden können. Dies ist in bezug auf die Abwehrvorgänge außerordentlich aufwendig.

Bewältigungsprozess:

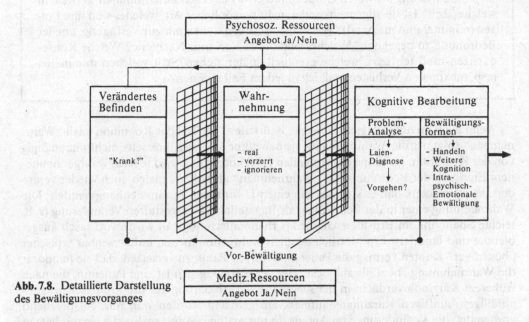

Abb. 7.8. Detaillierte Darstellung des Bewältigungsvorganges

Deshalb hat die Forschung der letzten Jahre sich vermehrt den bewußteren und beobachtbaren Bewältigungsformen zugewandt, die methodisch meist gut erfaßt werden können (HEIM et al. 1978, 1979, 1983). Sie sind mit gewisser Übung auch vom Arzt im Praxisalltag zu erkennen und erlauben ihm, den Bewältigungsvorgang der Patienten auf seine Tauglichkeit hin zu prüfen.

c) Kognition

Kognition umschreibt alle innerpsychischen Prozesse, die nicht strikt auf das emotionale Erleben ausgerichtet sind, also Denk-, Urteils-, Entscheidungs-, Erinnerungs- und Gedächtnis-Speicherungs-Vorgänge. Diese sind so eng miteinander verbunden und beeinflussen sich wechselseitig derart unmittelbar im Ablauf, daß man sie nur artifiziell auseinanderhalten kann (s. Kap. 3).

Von den verschiedenen kognitiven Vorgängen interessieren uns im Zusammenhang mit der Krankheitsbewältigung vor allem jene zwei, die hauptsächlich zur Problemlösung beitragen. Es sind dies das Beurteilen oder Bewerten, (das zu der schon erwähnten Laiendiagnose führt) und die Entschlußfassung als Konsequenz der Beurteilung (vgl. Abb. 7.8).

(1) Beurteilen – Problemanalyse. Das Beurteilen müßte streng logisch jenen Schritten folgen, die in Problemlösungsverfahren allgemein beachtet werden. Dies entspräche den Entscheidungsschritten eines digital gesteuerten Computers. Das Alltagsdenken der meisten Menschen und auch der meisten Kranken folgt aber eher dem Analog-Verfahren; d. h. aufgrund ähnlicher Erfahrungen wird abgeschätzt, ob und wie weit die momentane Situation früheren vergleichbar ist.

Die folgenden *Fragen muß sich* früher oder später *jeder Kranke* ob implizite oder explizite *beantworten:*

Ist die Bedrohung schweren Grades, muß etwas dagegen unternommen werden, in welcher Zeit? Ist sie allgemeiner oder mehr persönlicher Art, welches sind ihre Folgen (minimal und maximal)? Was für Ressourcen stehen mir zur Verfügung, um der Bedrohung zu begegnen? Welches sind deren Vor- und Nachteile? Welche Konsequenzen muß ich jetzt, welche eventuell später ziehen? Mit welchen minimalen resp. maximalen Verlusten muß ich in jedem Fall rechnen?

Wenn auch im aufgezeigtem Schema „Beurteilen" als Teil der Kognition nach „Wahrnehmen" folgt, ist die Wahrnehmung als bewußter Vorgang ihrerseits nicht unabhängig von der Kognition. Im Sinne der laufenden Rückkoppelung wird je nach wahrgenommenem Eindruck der Bedrohung das „Wahrnehmen" als solches gleich auch wieder verändert. Wir vermuten, daß es sich hier um einen U-förmigen Zusammenhang handelt: Die Wahrnehmung einer in der Beurteilung als Bagatellunfall eingestuften Veränderung (z. B. leichte Spannung im Brustbereich, die als rheumatisch abgetan wird) wird rasch ausgeblendet und ignoriert. Ein plötzlich deutlich wahrgenommener, unübersehbar typischer „bösartiger" Knoten vermag die Patientin derart in Panik zu versetzen, daß sie temporär die Wahrnehmung ebenfalls abblockt oder verzerrt. Dagegen ist eine Patientin, die nach früherem Karzinomverdacht in der senologischen Abklärung auf die Frühzeichen eines allfälligen künftigen Karzinoms aufmerksam gemacht worden war, nun entsprechend vorbereitet, die Veränderung von Anfang an mit mäßiger Angst realistisch einzuschätzen und die entsprechenden Konsequenzen zu ziehen.

Die Wahrnehmung einer Bedrohung erfolgt also schrittweise, indem die vorerst eingesetzte Verleugnung nach und nach aufgegeben wird und einer realitätsgerechten Beurteilung Platz macht. Im Beurteilungsprozeß berücksichtigt das Individuum somit objektive Kriterien der Krankheit und der Krankheitssituation (z. B. Größe, Dauer, Lokalisation, Schmerz) ebenso wie subjektive Erfahrungen im Sinne des indivduellen Krankheitsmodells. Am Ende dieses Teilschrittes steht somit die *Laiendiagnose*. Diese ist in ihrer Funktion nur beschränkt der Diagnostik des Arztes vergleichbar, wie wir schon begründet haben (s. Kap. 6.1 und 6.3). Viele der gewonnenen Eindrücke bleiben für ihn unbestimmt und unerklärlich. Dies ist ein psychologisch unangenehmer Zustand, der zu innerer Spannung führen kann. Von daher entsteht ein starkes Bedürfnis, die festgestellten Veränderungen irgendeinem Begriffssystem, eben dem Krankheitsmodell des Laien, zuzuordnen. Es hängt stark von den emotionalen Bedürfnissen des Patienten ab, wie weit sich seine Diagnose dem objektiven medizinischen Befund nähert. Nicht zuletzt deshalb, damit er die Frage nach allfälligen unangenehmen Konsequenzen noch offenlassen kann, zieht der Laie meist vage Formulierungen und Umschreibungen eines Zustandes wie „rheumatisch", „nervös", „infektiös", „erschöpft", etc. vor. Nicht selten fließen aber – im Sinne des Primärgewinnes – in die Laiendiagnose auch **unbewußte Wunscherfüllungen** ein. Damit verhüllt dann die symbolische, subjektive Interpretation der Krankheit das medizinische Krankheitsbild.

– Häufig wird Krankheit als *Bestrafung* verstanden. Dahinter steht meist die Vorstellung, schuldig zu sein, ob gerechtfertigt oder nicht. Patienten, die auf diese Weise unbewußte Schuldgefühle verarbeiten, können manchmal mit überraschender Gelassenheit schwere Schmerzen hinnehmen. Sie weisen bestimmte Persönlichkeitszüge auf, so daß man auch von „schmerzbereiten Patienten" spricht (s. Kap. 8.3.2).

- Dieselbe Auffassung liegt letztlich auch dem Verhalten von Patienten zugrunde, die sich gegen eine Krankheit *auflehnen* und gewissermaßen fragen: „Wie habe ich das verdient?". Viele Patienten, die unvermittelt mit einer schweren Krankheit (z. B. Karzinom) konfrontiert sind, reagieren auf diese Weise. Ihre Ablehnung der Krankheit kann sich bis zu eigentlichen paranoiden Vorstellungen steigern oder magische Züge annehmen, wie bei Angehörigen von esoterischen Zirkeln oder primitiven Kulturen.
- Umgekehrt kann Krankheit auch *Erleichterung* bedeuten, wie dies im Zusammenhang mit der Krankenrolle (Kap. 6.4) besprochen wurde.
- Neben den realen Verlusten und Verzichten, die jedem Kranken auferlegt sind, gibt es deren symbolische Umdeutung: Menschen, die in ihrem Leben schon öfters bedeutsame Verlusterlebnisse durchmachen mußten neigen dazu, in der Krankheit die neuerliche Wiederholung von *Verlusten* zu sehen. Für sie bedeutet Krankheit mehr als die konkrete Einbuße von Körperteilen (Amputation) oder von Körperfunktionen (Altersdiabetes). Sie sehen symbolisch ihre Sicherheit, ihre Anerkennung, ihr Selbstwertgefühl in Frage gestellt. Wie andere Menschen auf zwischenmenschliche Verlusterlebnisse, reagieren sie mit Trauer, die sich zu einer eigentlichen Depression steigern kann.
- Eine ebenfalls häufige Umdeutung ist die einer Überschätzung der *Bedrohung*. Wir haben festgestellt, daß jede Krankheit mannigfache Belastungen mit sich bringt, die tatsächlich das innere Gleichgewicht bedrohen. Selbstunsichere Menschen, die ständig in Erwartungsangst leben, neigen dann leicht zu entsprechend verzerrter Beurteilung der Krankheit im Sinne von Hypochondrie, Herz- und Karzinophobie etc. Der Hinweis auf symbolische Umdeutung von Krankheit soll zugleich bekräftigen, daß das Krankheitserleben neben rationalen immer auch irrationale, neben kognitiven auch emotionale Anteile hat. Sie bestimmten nicht nur die Bewertung der Krankheit, sondern auch die Konsequenzen, die daraus gezogen werden.

> Krankheit kann als *unbewußte Wunscherfüllung* die symbolische Bedeutung von Selbstbestrafung, Auflehnen, Erleichterung, Verlust oder Bedrohung haben.

(2) Entschlußfassung – Konsequenzen. Die Beurteilung dient letztlich dazu, zu einem Entscheid zu gelangen, der der momentanen Lage gemäß ist. So rational, wie es sich der distanzierte Beobachter vorstellt, werden in der Krankheitsbewältigung wohl nur ausnahmsweise Entscheide getroffen. Häufiger entsteht das, was JANIS u. MANN (1977, 1982) als *Entscheidungskonflikt* bezeichnen. Unterschiedliche Interessen kollidieren, wenn es gilt, eine Veränderung herbeizuführen. Als erstes ist das Widerstreben gegen jeden Vorgang, der mit Unsicherheit verbunden ist, zu nennen. Gerade die bedrohliche Krankheit ist ja dadurch charakterisiert, daß ihr Verlauf kaum oder nur unzureichend abgesehen werden kann. Eine weitere Belastung entsteht daraus, daß als Folge des Krankheitsverlaufs, wie immer die Entscheidung fällt, wichtige Bedürfnisse (beruflich, familiär) zurückgestellt werden müssen oder gar wesentliche, auch dauernde Nachteile (Ablation mammae) zu erwarten sind. Schließlich kann der Entscheidungskonflikt auch durch den Druck der Umstände verschärft werden, etwa wenn dem Patienten vor einem operativen Eingriff nicht genügend Zeit bleibt, die Konsequenzen und Alternativen in Ruhe durchzudenken. Noch andere objektive und subjektive Einflußgrößen mögen mitbeteiligt sein, wenn es darum geht, aus der Krankheitsbeurteilung Konsequenzen zu ziehen. Der Entscheid im Rahmen der Krankheitsbewältigung muß logischerweise die gleichen Schritte durchlaufen, wie sie JANIS u. MANN für *Entscheidungsprozesse* generell beschreiben:

1. Einschätzen der bedrohlichen Situation.
2. Alternative suchen.
3. Alternative abschätzen und gewichten.
4. Vorgehen festlegen.

In unserem fiktiven Beispiel geht also nur jene Patientin, die den neuentdeckten Knoten ernst nimmt und seine Bedeutung in Ruhe abschätzt, mit der gebotenen Aufmerksamkeit an die zu treffenden Entscheide heran. Sie wird abwägen, ob sie sofort den Arzt aufsuchen oder sich vorgängig mit einer Freundin beraten will, ob sie den Mann gleich jetzt oder erst später orientieren soll usw. Sie wird dann vermutlich zum Schluß gelangen, daß die Brustveränderung, weil möglicherweise bedrohlich, fachärztlich abgeklärt werden muß, so daß sie trotz Angst und Widerstreben sich zuständigenorts melden wird. Das optimale Vorgehen besteht also darin, sich intensiv über die Krankheit und ihre Konsequenzen zu informieren und Alternativen sorgfältig abzuwägen. JANIS u. MANN bezeichnen dies als „vigilant focussing" oder „gezieltes Fokussieren".

Nicht immer verläuft der Entscheidungsprozeß so klar und geradlinig. Abwehrvorgänge können sich auch hier einschalten (Filter!), so daß der Entscheidungsprozeß blockiert oder umgeleitet wird oder in einen *Entscheidungskonflikt* mündet. JANIS u. MANN unterscheiden 4 solche Möglichkeiten:

- Eine wichtige Entscheidung bleibt aus, da die Situation falsch wahrgenommen oder fehlinterpretiert wird („unconflicted adherence"): z.B. „Das ist wohl wieder so ein Rheumaknoten".
- Aus Gründen der subjektiven Entlastung wird eine falsche Entscheidung gefällt („unconflicted change"): z.B. „Ein Erholungsurlaub ist wohl vorerst das Richtige".
- Hinweise und Informationen werden ignoriert bzw. vermieden („defensive avoidance"): z.B. „Was ich nicht weiß, macht mich nicht heiß".
- Unter Zeitdruck und panikartiger Bedrohung wird ein beliebiger und schlecht bedachter Entscheid gefällt, nur um überhaupt etwas zu tun („hypervigilance"): z.B. „Da kann der Arzt ohnehin nicht mehr helfen, ich gehe gleich zum Kräuterdoktor".

d) Bewältigungsformen

Konsequenz der Kognition ist, geeignete Bewältigungsformen zu wählen und einzusetzen. Damit wird erst wirksam, was die zuvor erwähnten Schritte vorbereitet haben. Diese sind Teil des Vorentscheides, ob der Patient sich selbst behandelt, Laientherapie bevorzugt oder sich an den Primärarzt des medizinischen Versorgungssystemes (meist Hausarzt) wendet (vgl. Abb. 7.9).

Lange Jahre standen zwei Pole eines möglichen Spektrums der Krankheitsbewältigung im Vordergrund: Das überscharfe Herausgreifen der Beschwerden („hypervigilant focussing") als der eine, die Verleugnung als Gegenpol. Diese zwar methodisch einfache Aufteilung hat in bezug auf den Wahrnehmungsvorgang gewisse Kenntnisse gebracht. Je mehr sich aber die Copingforschung ausgedehnt hat, desto weniger vermochte diese einfache Gliederung zu genügen. Heute liegen Forschungsergebnisse vor.

1. Aus verschiedenen *Krankheitsbereichen* (Herzkreislaufkrankheit, respiratorische Krankheiten, Diabetes, Hämophilie, Ophtalmologie, Verbrennungen, Karzinome, terminale Krankheiten etc.).

Therapieprozeß:

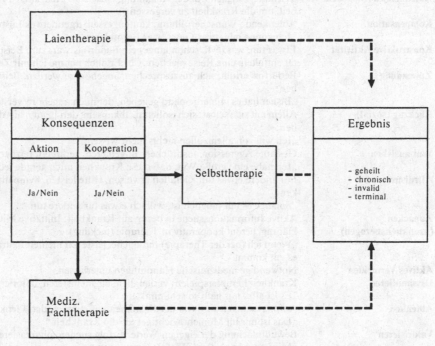

Abb. 7.9. Therapieprozeß als Konsequenz der Bewältigung: Therapie ja/nein?, durch wen?, Kooperation ja/nein?

2. Zu unterschiedlichen *diagnostischen und therapeutischen Interventionen* (Abdominalchirurgie, Herzchirurgie, zahnärztliche Chirurgie, verschiedene endoskopische Untersuchungen, Nierentransplantationen, Hämodialyse etc.).
3. Zu vielen *medizinischen Situationen* (Hospitalisation, Intensivpflege, Geburtshilfe, geriatrische Einrichtungen, psychiatrische Kliniken etc.).
4. Zu mehreren *Zielgruppen* (Kinder, Adoleszente, Frauen versus Männer, mittleres und hohes Alter, Familien, Hausarzt, Arzt allgemein, Pflegepersonal etc.).

Es erstaunt nicht, daß in diesem weit gefächerten Untersuchungsfeld zahlreiche Bewältigungsformen isoliert wurden. In der eigenen Forschung (HEIM et al. 1983; AUGUSTINY u. HEIM to be published) konnten bis anhin über 20 klinisch relevante Bewältigungsformen unterschieden werden. Sie lassen sich im wesentlichen auf drei Gruppen verteilen (vgl. Tabelle 7.2).

In der Tabelle sind zu den Gruppen die einzelnen Bewältigungsformen aufgelistet und kurz umschrieben, so daß passende Beispiele leicht ausgedacht werden können.

(1) Emotional ausgerichtete Bewältigungsformen. Sie überlappen z.T. mit den unbewußten Abwehrvorgängen, z.T. handelt es sich um vorbewußte bis bewußte Haltungen gegenüber der Krankheit. Immer ist eine emotionale Komponente aus dem breiten Spektrum des Gefühlsbereichs beteiligt. Dort, wo intensive Gefühle den Patienten bedrängen, kann

Tabelle 7.2. BEFOS: Berner Bewältigungsformen

Ablenkendes Anpacken	Vertraute Tätigkeit i. S. der Ablenkung einsetzen: „Ich stürze mich in die Arbeit, um die Krankheit zu vergessen."
Kompensation	Ablenkende Wunscherfüllung: kaufen, essen, irgendetwas Lustvolles tun: „Ich gönne mir etwas Gutes, was Besonderes."
Konstruktive Aktivität	Etwas tun, was (evtl. schon lange) ein Bedürfnis war: zum Beispiel Kreativität entfalten, eine Reise machen . . ., „Endlich nehme ich mir Zeit für mich."
Zuwendung	Bedürfnis erfüllt, sich auszusprechen, angehört zu werden, Beistand zu haben: „Bisher hat es immer jemand gegeben, der mich angehört/verstanden hat."
Rückzug (sozial)	Allein mit sich selbst: sich isolieren, abkapseln, den Leuten aus dem Weg gehen: „Ich will von allem/allen nichts mehr wissen."
Wut ausleben	Gestaute Aggression ausdrücken: ungehalten, verärgert, reizbar sein: „Ich habe eine große Wut, daß diese Krankheit mich gerade jetzt packt."
Altruismus	Für andere etwas tun, Gefallen erweisen, Hilfe leisten, Sympathie ausdrücken: „Solange es mir möglich ist, will ich etwas für andere tun."
Zupacken (krankheitsbezogen)	Aktive Informationssuche in bezug auf Krankheit: Initiative Mithilfe bei Abklärung, betont kooperativ in Therapie (tackling): „Wenn ich (bei der Therapie) mitmache, leiste ich meinen Beitrag dazu, daß es gut kommt."
Aktives Vermeiden	Notwendige medizinische Handlungen unterlassen.
Dissimulieren	Krankheit herunterspielen: verleugnen, bagatellisieren, ignorieren: „Es ist alles nur halb so schlimm."
Ablenken	Aufmerksamkeit weg von der Krankheit auf etwas anderes lenken: „Das ist mir im Moment wichtiger als die Krankheit."
Valorisieren	Bewußtmachung der eigenen Werte: Erfolg suchen, phantasieren, erinnern. „Mir ist schon anderes Wichtiges gelungen."
Problemanalyse	Kognitive Analyse der Krankheit und ihrer Folgen: erkennen, abwägen, entscheiden: „Ich versuche mir zu erklären, was überhaupt los ist."
Rumifizieren	Gedanklich in Krankheit festkrallen: grübeln, hin und her überlegen: „Ist es so, oder doch nicht so . . ., ich komme davon nicht los."
Sinngebung	Der Krankheit einen Sinn geben: sie als Aufgabe, Chance sehen, durch sie die Lebenseinstellung, Werteinschätzung ändern: „Durch die Krankheit habe ich zum wahren Selbst gefunden."
Religiosität	Halt im Glauben: gottgewollt, dem Menschen auferlegt: „Jedem schlägt seine Stunde, aber Gott steht mir bei."
Akezptieren (Stoizismus-Fatalismus)	Krankheit als unabwendbar betrachten, Schicksalshaftigkeit annehmen, Krankheit bewußt mit Fassung tragen: „Es ist nun halt mal so."
Haltung bewahren	Gleichgewicht bewahren: die Selbstkontrolle, Fassung nicht verlieren, Selbstbeherrschung: „Ich muß mich zusammenreißen."
Relativieren	Mit anderen vergleichen, herunterspielen: „Mir geht es noch relativ gut im Vergleich zu anderen, die ein Bein abhaben."
Auflehnung	Sich gegen die Krankheit und ihre Folgen auflehnen: protestieren, mit dem Schicksal hadern: „Warum gerade ich?"
Selbstbeschuldigung	Sich selbst die Schuld an der Krankheit geben: Fehler bei sich suchen, Schuld tilgen: „Ich verdiene es nicht besser."
Passive Kooperation	Sich anvertrauen: Im Wissen um gute Hilfe die Verantwortung an die Betreuer übergeben, sich in guten Händen wissen: „Die wissen schon, was sie tun."

Tabelle 7.2. Fortsetzung

Resignation	Aufgeben, sich ergeben, hoffnungslos sein: „Ich glaube, es hat alles keinen Sinn mehr."
Optimismus	Glauben, daß (momentane) Krise überwunden werden wird; Zuversicht: „Wenn ich nur daran glaube, wird sicher alles wieder gut."
Emotionale Entlastung	Entlastender Ausdruck der durch die Krankheit ausgelösten Gefühle: Trauer, Angst, Wut, Verzweiflung, Niedergeschlagenheit, ... evtl. auch Mut, Liebe, Hoffnung ..., ausdrücken. „Ich fühle mich so verlassen."
Isolieren	Nicht zulassen von situationsadäquaten Gefühlen: „Das hat mich überhaupt nicht beunruhigt."

schon das Abreagieren der Gefühle wesentliche Entlastung bringen, das somit auch eine Bewältigungsform darstellt.

> **Beispiel B** (s. Kap. 6.1). Die Verzweiflung der älteren *Bauersfrau* im Anschluß an die Ablatio mammae wurde vorerst nicht beachtet, bis der Abteilungsärztin die deprimierte Stimmung der Patientin auffiel. Im Gespräch realisierte sie, daß die Patientin die Krankheit als übermächtig erlebte und keinen Sinn darin sah, sich weiter dagegen aufzulehnen (Resignation). Die Kollegin gab der Patientin in einer Randstunde Gelegenheit sich auszusprechen, wobei diese endlich ihre wahren Gefühle ausdrücken konnte, insbesondere Ängste und Trauer angesichts des bevorstehenden Todes und des damit verbundenen Verlusts der Familie. Da die Kollegin realisierte, daß diese Grundhaltung der Patientin den weitern Krankheitsverlauf wohl ungünstig beeinflussen würde, nahm sie sich vor, mit ihr während der verbleibenden Hospitalisation weitere stützende Gespräche zu führen. Zugleich war sie auch dafür besorgt, daß die Patientin möglichst bald zu ihrer Familie zurückkehren konnte.

Die Kollegin hat die Situation richtig eingeschätzt; prospektive Langzeituntersuchungen von Karzinompatienten (DEROGATIS et al. 1979) haben nämlich aufgezeigt, daß Frauen mit kurzer Überlebenszeit überangepaßt, wenig aggressiv und resigniert wirkten, während jene mit langen Überlebenszeiten psychisch durch ihre ängstliche, zornige oder depressiv verzweifelte Auflehnung auffielen. Es sieht so aus, als ob Patienten der letzten Gruppe durch die Nichtakzeptation der Krankheit besondere Abwehrkräfte zu mobilisieren vermöchten.

(2) Kognitive Bewältigungsformen. Sie decken das ganze Spektrum der innerpsychisch-rationalen Verarbeitung ab. Sie entsprechen einer Haltung, die die bewußte intellektuelle Auseinandersetzung mit der Krankheit sucht, die geistige Anstrengung soll also helfen, die Situation zu meistern. Gerade an dieser Gruppe der Bewältigungsformen läßt sich erkennen, daß die oben geschilderten Teilschritte nahtlos ineinander übergehen, also im Erleben der Kranken eine Einheit bilden. Eine klare Beurteilung vornehmen und der Krankheit einen positiven Sinn geben (Sinngebung) stellt einen geschlossenen Vorgang dar.

> **Beispiel A** (s. Kap. 6.1). Der *hämophile Patient* hat von Kindheit an gelernt, daß die Krankheit ihn gegenüber den Alterskameraden anders machte, auch wenn er dies nach außen nicht mehr als nötig merken ließ. Er nahm die Tatsache, daß er im Sport nicht mithalten konnte, als Herausforderung an, sich anderswo durchzusetzen. Aus einfachen Verhältnissen stammend, wollte er beruflich reüssieren, was ihm schon in jungen Jahren erstaunlich gut gelang. Er nahm dies als Herausforderung, geistig und seelisch vor sich und der Umwelt voll zu bestehen. So vermochte er durch die Krankheit zu einer eigenen

„Sinngebung" zu finden, die ihn die krankheitsbedingten Nachteile ertragen ließen. Sein bevorzugter Umgang mit den einzelnen Krankheitskrisen war denn auch – nicht überraschend – die nüchterne „Problemanalyse".

Die unterschiedliche Blutungshäufigkeit bei Hämophilen mit gleichartigem biochemischem Defekt hat die Forschung darauf aufmerksam gemacht, daß die Variabilität interindividuell andere Ursachen als nur äußere Traumen haben muß. Es zeigte sich, z. B. bei der Untersuchung der sog. Spontanblutungen, daß auch im individuellen Verlauf nicht anders faßbare Veränderungen eintraten, die letztlich auf die Lebenssituation des Patienten zurückgeführt werden müssen. MATTSSON u. GROSS stellten 1966 fest, „daß es denjenigen Jungen am besten ging, welche Ursache und Wirkung von Blutungen intellektuell erfassen konnten, motorisch aktiv waren und ihre Gefühle auszudrücken versuchten" (BÄRTSCHI u. BECK, im Druck), also solchen, die eine aktive Lebensbewältigung zeigten. Dieser Befund wurde seither durch mehrere ähnliche Untersuchungen bekräftigt. In den USA hat man ihm insofern Rechnung getragen, als es seit wenigen Jahren sog. „comprehensive care"-Programme gibt, die die aktive und selbständige Krankheitsbewältigung der Hämophilen fördern. Dadurch konnten Spitalaufenthalte bis zu 72% und Arbeitsabsenzen bis zu 66% reduziert werden.

(3) Bewältigungsformen, die direktes Handeln auslösen. Sie sind Verhaltensweisen, die auch dem Beobachter (und damit dem Arzt) unmittelbar zugänglich sind. Sie werden deshalb nicht selten als die bestgeeigneten Bewältigungsformen betrachtet, was aber in dieser Vereinfachung nicht stimmt. Aktivität ist aber der Passivität nicht immer überlegen. Es hängt vielmehr von der Krankheitsphase ab, welche Grundhaltung und welche Bewältigungsformen am besten geeignet sind. So berichten HACKET u. CASSEM (1975) über Patienten, die nach frischem Herzinfarkt die Treppe hinauflaufen wollten, um sich und der Umgebung zu beweisen, daß sie doch nicht krank sein könnten. Diese aktive Flucht nach vorn entspricht der Tendenz zur Verleugnung der phasenspezifischen Bedürfnisse, sich vorerst passiv in die Krankheit zu ergeben (Stoizismus). Dieselben Forscher weisen übrigens in einer anderen Arbeit darauf hin, wie wichtig es ist, gerade dem Herzinfarktpatienten in der Rehabilitationsphase viel Selbständigkeit und Aktivität zu ermöglichen (WISHNIE et al. 1977).

Beispiel C (s. Kap. 6.1). Der *Herzinfarktpatient* und *Betriebsleiter* hatte in der ersten Krankheitsphase ebenfalls Mühe, seine erzwungene Passivität zu akzeptieren. Nachdem er aber seine Situation als unabänderlich realisiert hatte, entschloß er sich, in Therapie und Rehabilitation ernsthaft mitzumachen. Seine Haltung entsprach dem „Zupacken". Dabei befand er sich jedoch in einem gewissen Zwiespalt, indem er sich gleichzeitig halb grüblerisch mit der Krankheit auseinandersetzte (rumifizieren) und halb abgeklärt eine neue Lebenshaltung anstrebte (Sinngebung). Auch nach seiner Rückkehr nach Hause war die Ambivalenz weiter erkennbar. Der schon erwähnten Ängstlichkeit und Tendenz, sich sozial zurückzuziehen, stand der Versuch entgegen, sich im Berufsfeld aktiv besser abzugrenzen. In der Tat hat sich der Zustand des Patienten erst im Laufe des ersten halben Jahres nach Spitalentlassung einigermaßen stabilisiert, als er nämlich realisierte, daß er im Betrieb auch ohne die alte Hektik voll akzeptiert war. Durch ein regelmäßiges körperliches Aufbautraining (Waldläufe) erfuhr er, was sein Körper noch alles zu leisten in der Lage war („aktives Ablenken").

e) Ergebnis der Krankheitsbewältigung

Jeder einzelnen Krankheitsphase entsprechen ihre eigenen Kriterien zur Beurteilung, ob die Krankheitsbewältigung erfolgreich verlaufen sei oder nicht. Für den *Patienten* selbst ist entscheidend, ob es ihm gelingt, die besonderen, oben erwähnten Belastungen der Krankheit zu überwinden oder zumindest in eine Form überzuführen, die erträglich ist. Es sind somit vor allem subjektive Bedürfnisse, an denen er ermißt, ob die Krankheit bewältigt wurde oder nicht.

Seine unmittelbare *Umgebung* wird Kriterien anlegen, die auf das Rollenverständnis ausgerichtet sind. Die Übereinstimmung mit der Zielsetzung des Kranken selbst ist dabei im allgemeinen groß, da ja nur ein Mensch, der auch innerpsychisch ausgeglichen ist, seine Aufgaben in Familie und Beruf zu erfüllen vermag.

Schwieriger ist es, das Dilemma zu lösen, das daraus entsteht, daß *Ärzte* oft andere Erwartungen an den Patienten richten als dieser an sich selbst. Was dem Arzt als schlechte Kooperation (noncompliance) erscheint ist für den Patienten meist ein Versuch, die Krankheitssituation im Sinne des eigenen Krankheitsmodells zu bewältigen. Diese Problematik wird zunehmend erkannt und mit der Entwicklung von neuen Therapieverfahren zu lösen versucht, in denen die vom Patienten gewählten Bewältigungsformen gezielt unterstützt werden (s. Kap. 7.3).

Wie erwähnt beziehen sich die oben dargestellten Schritte auf die jeweilige Krankheitsart oder -situation, die es zu bewältigen gilt. Je nach Krankheitsart betrifft dies nur eine bestimmte Phase des Krankheitsprozesses oder die Krankheit als Gesamtes. Bei der Grippe etwa vermag die überwiegende Mehrzahl der Patienten zu erkennen, daß Unwohlsein, von Fieber begleitet, einer z. Z. verbreiteten banalen Infektionskrankheit entspricht. Der Betroffene wird daraus in der Regel die richtigen Konsequenzen ziehen, etwa entsprechende Medikamente einnehmen und das Bett hüten, bis er fieberfrei ist. Schwieriger wird die Aufgabe bei komplexen und bedrohlichen Krankheiten, insbesondere bei Verdacht auf Malignom.

Tabelle 7.3. Belletristische und autobiographische Darstellung der Krankheitsbewältigung

Titel zu chronischen Krankheiten:

COUSIN, Norman:	Anatomy of Illness
MANN, Thomas:	Der Zauberberg
MOLIERE, J. B. T.:	Le malade imaginaire
STORZ, Claudia:	Jessica
VOGT, Walter:	Altern

Titel zu Karzinomkrankheiten:

CUNEO, Anne:	Eine Messerspitze blau
SOLSCHENIZYN, Alexander:	Krebsstation
SONTAG, Susan:	Krankheit als Metapher

Titel zu terminalen Verläufen:

BEUTLER, Maja:	Fußfassen
DIGGELMANN, Walter M.:	Schatten
HERRMANN, Nina:	Ich habe nicht umsonst geweint
LUND, Doris:	Eric – der wunderbare Funke Leben
NOLL, Peter:	Diktate über Sterben und Tod
PINCUS, Lily:	Bis daß der Tod Euch scheidet
SCHIFF, Harriet S.	Verwaiste Eltern
WANDER, Maxi:	Leben wäre eine prima Alternative
ZICKGRAF, Cordula:	Ich lerne leben weil Du sterben mußt
ZORN, Fritz:	Mars

Titel zu psychischen Krankheiten:

AXLINE, Virginia M.:	Dibbs
BARNES, Mary:	Meine Reise durch den Wahnsinn
CARDINAL, Marie:	Schattenmund
DOSTOJEWSKI, F. M.:	Der Idiot
KIPPHARDT, Heinar:	März
MUHR, Caroline:	Depressionen

Bei dem uns in diesem Zusammenhang modellhaft interssierenden Mammakarzinom lassen sich etwa die folgenden Phasen unterscheiden: Aufkommen des Malignomverdachtes (durch Patientin und/oder Primärarzt); diagnostische Verifizierung (z. B. senologische Abklärung); therapeutische Eingriffe (z. B. Radio-, Chemotherapie, Operation); Rehabilitation oder terminaler Prozeß. In jeder dieser Phasen hat die Patientin sich in neuer Weise anzupassen, d.h. einen Bewältigungsvorgang (Coping) zu leisten, der in die obenerwähnten Schritte gegliedert werden kann. Zugleich sind aber die angeführten Phasen prozeßhaft miteinander verbunden. Wie sich die Bewältigungsformen im Lauf der Zeit verändern und welches in der jeweiligen Krankheitsphase das bestgeeignete Verhalten ist, muß durch die Forschung noch genauer geklärt werden. Schon jetzt lohnt es aber, den Patienten selbst seinen Umgang mit der Krankheit und seine Bewältigungsformen schildern zu lassen. Dies hat zudem den Gewinn, daß die individuelle Wertung ganz berücksichtigt werden kann. Es gibt eine große Zahl von *belletristischen* und *filmischen Beiträgen,* wo Künstler, vereinzelt auch sonst nicht schriftstellerisch tätige Menschen, ihre Krankheitserfahrung eindrücklich darstellen. Dies ermöglicht gerade dem Studenten und jungen Arzt, sich identifikatorisch mit dem Erleben des Patienten zu befassen. Die folgende Zusammenstellung gibt einige von vermutlich zahlreichen möglichen Titeln wieder (vgl. Tabelle 7.3).

7.3 Ärztliche Interventionen zur Unterstützung der Krankheitsbewältigung

Die bisherige Diskussion konnte den Eindruck erwecken, als ob der Arzt gottergeben zusehe, wie sich der Patient darum bemüht, seine Krankheit zu bewältigen. Gerade in der hausärztlichen Medizin war es jedoch immer schon selbstverständlich, daß der Arzt am Leiden und Schicksal seiner Patienten Anteil nahm und – ganz abgesehen von seinen speziellen medizinischen Maßnahmen – allein durch seine Präsenz viel Leid lindern konnte. Dies gilt unverändert auch heute noch. Die fehlende Kooperation (noncompliance) mancher Patienten, die vermehrte Erkenntnis, daß psychische und somatische Prozesse interdependent sind, die zunehmende Zahl im Umgang schwieriger Patienten u. a. m. spricht dafür, daß über die traditionelle ärztliche Haltung hinausgehende neue Interventionsformen zu prüfen und einzusetzen sind. Die Forschung der letzten Jahre hat hierzu schon viele verläßliche Ergebnisse gebracht, die kurz vorgestellt werden sollen. Immer gehen wir davon aus, daß es gilt, jenen Patienten beizustehen, die besonders schwere Belastungen durchzustehen haben (z. B. terminale Krankheiten) oder deren Krankheitsbewältigung besonders ungeeignet ist (z. B. permanentes Verdrängen oder Verleugnen von symptomarmen Krankheiten).

7.3.1 Interventionen mit traditionellen Mitteln der Arzt-Patient-Beziehung

Die eingehende Diskussion der Arzt-Patient-Beziehung folgt im Kapitel 9. Hier beschränken wir uns darauf zu beschreiben, wie der Arzt üblicherweise auf den Patienten Einfluß nimmt. Es wurde schon erwähnt (Kap. 5.4.3), daß ein *Gefälle an Einflußmöglichkeiten und Macht* vom Arzt zum Patient besteht. Dies wurde oben damit begründet, daß der Arzt in einigen entscheidenden Punkten Vorteile gegenüber dem Patienten ausweist. Nehmen wir an, es gelte, den mehrfach zitierten Betriebsleiter in der Postinfarktrehabilitation (Beispiel C) zu betreuen. Wir haben gesehen, daß das Leistungsstreben einerseits und die Verunsicherung andererseits die Kooperation dieses Patienten zeitweilig zu einem Problem werden ließen.

Wie der Arzt seine Macht gegenüber dem Patienten einsetzen kann, um diesen zu einem bestimmten wünschbaren Verhalten zu bewegen, soll in diesem Fall - in Anlehnung an RAVEN (zit. nach DI MATTEO u. DI NICOLA 1982) - in fiktiver Weise exemplifiziert werden.

„Macht der Information": Der Arzt mag sagen: „Ihr Cholesterol ist seit der Hospitalisation auf über 210 angestiegen; zusammen mit dem hohen Blutdruck hat sich das Risiko eines erneuten Infarktes um 500% erhöht!" „Die Macht der Information" ist ganz auf den Inhalt der Mitteilung ausgerichtet und von der Person, die sie vermittelt, unabhängig. Die Überzeugungskraft liegt also in der Feststellung, daß das stark erhöhte Risiko nach einer anderen Einstellung des Patienten verlange. Wie und wo eine Änderung zu erfolgen hätte, bleibt dabei vorerst offen.

„Macht durch Belohnung": Der Arzt kann sagen: „Nach all dem, was wir beide durchgestanden haben, würden Sie mir eine große Freude bereiten, wenn Sie bis zur nächsten Kontrolle Ihre Diät und die Medikamentenverordnung besser einhielten." Die Belohnung wird somit durch den Arzt festgelegt, in diesem Beispiel derart, daß der Patient dem Arzt Freude bereiten könne und er somit weiterhin auf die Unterstützung des Arztes zählen könnte.

„Macht der Kontrolle": Hier lautet die Aussage: „Wenn Sie sich weiterhin nicht an meine Vorschriften halten, bin ich nicht mehr bereit, Sie zu behandeln!" Der Arzt stellt also eine Bestrafung (oder „Liebesentzug") in Aussicht, um den Patienten bei der Stange zu halten.

„Macht des Experten": Der Arzt wird etwa sagen: „Sie können es mir glauben, ich habe schon viele Herzinfarktpatienten behandelt und kenne mich in den Konsequenzen von Übergewicht, hohem Blutdruck etc. aus. Ich würde Ihnen deshalb empfehlen, sich an meinen Rat zu halten und Diät und Medikamente wie vereinbart einzunehmen". Der Arzt baut hier also auf seinen Wissensvorsprung, auf seine fachliche Erfahrung und Autorität, von der er erwartet, daß der Patient sie respektiere.

„Macht der Legitimität": Diese wird etwa wie folgt ausgedrückt: „Als Ihr Arzt möchte ich Ihnen empfehlen, nun meine Anweisungen zu respektieren". Die Nuance gegenüber der Expertenrolle liegt darin, daß hier die ärztliche Autorität ohne nähere Begründung geltend gemacht wird.

„Macht des überzeugenden Modells": Der Arzt mag sagen: „Herrn Müller, den Sie ja gut kennen, haben wir mit einem gleichen Régime sehr gut über die Runden gebracht, ich glaube, er ist mir bis heute dankbar". Es wird also dem Patienten ein Modell angeboten, mit dem er sich identifizieren kann. Als Modell kann der Arzt wie hier einen Bekannten oder sich selber anbieten.

Die hier aufgelisteten Stereotyps kommen im ärztlichen Alltag mehrfach zur Anwendung, bei einem Arzt mit mehr Variabilität als beim andern. Die Erfahrung zeigt aber, daß das Pochen auf die ärztliche Autorität allein (via Information, Kontrolle, Expertenkompetenz oder Legitimität) recht beschränkt wirksam ist. Gerade von den problematischen Patienten sind die wenigsten bereit, sich in passive Abhängigkeit von der ärztlichen Autorität zu begeben. Die soeben schablonenhaft umschriebenen Haltungen sind nur unter ganz bestimmten Voraussetzungen wirksam. Während es z.B. bei der banalen Angina genügen mag, durch Information oder Expertenhaltung zu überzeugen, sind chronische Patienten auf subtilere Unterstützung angewiesen. Hier wird Belohnung und Anbieten von geeigneten Modellen die Kooperation eher sichern.

Selbst wenn der Arzt sich bemüht, die eine oder andere Rolle gezielt einzusetzen, ist die Wahl nicht einfach. Der Hausarzt lernt in der Regel aus „Versuch und Irrtum", welche Haltung bei unterschiedlichen Patienten wohl die geeignetste ist, um deren Kooperation zu gewinnen. Jedoch nur ausnahmsweise ist der Arzt der alleinige Betreuer des Patienten, was den Umgang mit einem Problempatienten zusätzlich erschweren kann. Schließlich können sich hinter äußerlicher Kooperation des Patienten recht unterschiedliche Haltungen verbergen. Einmal können andere (unbewußte) Motive ausschlaggebend sein: etwa das Bestreben, „Bestrafung" (im Sinne von Rüge, Auseinandersetzung, Abbruch der Behandlung durch den Arzt etc.) zu vermeiden oder von diesem eine gewisse „Belohnung" zu erwirken (gelobt, anerkannt, akzeptiert sein). Schon überzeugender ist die Kooperation jener Patienten, die sich durch Identifikation mit der Person des Arztes auch dessen Ratschläge zu eigen machen. Hier wird der Arzt als Experte oder als Modell akzeptiert. Wirklich verläßlich ist die Kooperation des Patienten aber erst dann, wenn er die gewünschte Haltung gewissermaßen internalisiert, d.h. in sein eigenes Gesundheits- und Krankheitsmodell aufnimmt. Es ist erfahrungsgemäß aber recht schwierig – und auch nicht immer erwünscht – den Patienten dazu zu bringen, seine Einstellung zu Krankheit und Behandlung ganz jener des Arztes anzupassen. Meist braucht es besondere Techniken, die auch auf die Krankheitsbewältigung Rücksicht nehmen, um das Verhalten auf Dauer günstig zu beeinflussen (vgl. unten).

Die Forschung hat sich eingehend mit der Wirksamkeit verschiedener *Interventionsarten* befaßt. Dabei wurde bestätigt, daß gezielte *Information* und *Argumentation* nur beschränkt wirksam sind. Als z.B. 1979 mit großer Publizität der Antiraucherbericht des US Surgeon General erschien, hat dieser nur vorübergehend und vorwiegend bei älteren und sozial privilegierten Bevölkerungsteilen eine Veränderung des Verhaltens bewirkt. Von den Ärzten schien auch fortan nur etwa ¼ ihre Patienten nach Rauchergewohnheiten zu fragen und sie grundsätzlich über die schädigenden Einwirkungen zu orientieren. Immerhin wurden die Patienten allgemein zugänglich für eine entsprechende Beeinflussung, was die Bedeutung von Information als wichtige Voraussetzung für bestimmte Interventionen nachweist. Dort, wo der Einfluß von Information in kontrollierten Vergleichsstudien analysiert wurde, bestätigte es sich, daß Information alleine nicht ausreicht. Verschiedene, vor größeren diagnostischen oder operativen Eingriffen durchgeführte Untersuchungen unterscheiden zwischen Information, die auf das allgemeine Prozedere und solcher, die auf die potentiellen subjektiven Beschwerden bezogen ist. Dabei erwies es sich vor endoskopischen Untersuchungen und Operationen als wichtiger, über die zu erwartenden Schmerzen, Beschwerden und Unannehmlichkeiten genau aufzuklären, als über den Eingriff als solchen.

> *Information und Argumentation* fördern die Kooperation des Patienten nur dann, wenn er zugleich emotional unterstützt wird.

Studien, die auf die *emotionale Unterstützung* ausgerichtet sind zeigen günstigere Ergebnisse. Es ist denkbar, daß der soeben erwähnte Unterschied zwischen der Wirksamkeit reiner Erklärung des technischen Prozederes gegenüber derjenigen von mehr beschwerdebezogener Aufklärung auch so zu begründen ist, daß die letztere zugleich den Patienten emotional stützt. Eine Untersuchung von SCHMITT u. WOOLDRIDGE (1973) ist besonders eindrücklich, weil hier als präoperative Intervention einzig ein einstündiges Gruppengespräch eingesetzt wurde. Dieses war so angelegt, daß die Patienten untereinander ihre Befürchtungen und Ängste aussprechen, sich gegenseitig stützen und Erfahrungen austauschen konnten. Zugleich erhielten sie von den anwesenden Therapeuten, soweit gewünscht, Information über den Eingriff als solchen. Gegenüber der nach Spitalroutine betreuten Kontrollgruppe wiesen diese Patienten postoperativ weniger Komplikationen (Harnverhaltung, Erbrechen) auf, brauchten weniger Medikamente, waren rascher von der Infusionsernährung auf Normalkost umgestellt und verbrachten weniger Tage im Spital. Abgesehen von der Erleichterung für die Patienten selbst und vom objektivierbar günstigeren medizinischen Verlauf, imponiert hier auch die vorteilhafte Kostenrelation.

Nicht in allen Vergleichsuntersuchungen erwiesen sich rein stützende Maßnahmen als ebenso erfolgreich. Bestimmt hat die Gruppensituation auch das „Lernen am Modell", d.h. die Internalisation einer ausgeglichenen Haltung, gefördert.

7.3.2 Interventionen, die direkt oder indirekt auf die Krankheitsbewältigung gerichtet sind

Vorwiegend in der psychosozialen Medizin engagierte Psychotherapeuten haben in den letzten Jahren, in Anlehnung an Methoden verschiedener Schulrichtungen neuere Verfahren entwickelt. Diese sind z.T. sehr erfolgreich und vermögen nicht nur Patienten subjektiv zu entlasten und die Kooperation zu verbessern, sondern auch den somatischen Krankheitsverlauf günstig zu beeinflussen (KENDALL u. WATSON 1981).

a) Formen von Verhaltenstraining

Jene Verfahren, die bestimmte Formen von Verhaltenstraining („behavioral skill training") einschließen, sollen hier nur kurz dargestellt werden. Die Übungen sind auf bestimmte medizinische Verrichtungen, auf Atemtraining, Beweglichkeit in- und außerhalb des Bettes etc. ausgerichtet. Sie haben sich u.a. in der Schmerzbekämpfung sowie in Rekonvaleszenz und Rehabilitation bewährt.

Entspannungsübungen im Sinne des autogenen Trainings, der progressiven Relaxation nach JACOBSON etc. wollen nicht nur, wie die Namen sagen, Entspannung und Entkrampfung bewirken, sondern allgemein Erleichterung verschaffen und umschriebene Beschwerden überwinden. Sie haben sich auch außerhalb des klassischen Indikationsbereichs (psychogene Körperstörungen und neurotische Störungen) bei verschiedenen somatischen Krankheitszuständen bewährt.

Lernen am Modell; u.a. als Lernen aus Videofilmen praktiziert, ist bei einfachen Eingriffen wie zahnärztlichen Operationen, Gastroskopie und bei diagnostischen und operativen Verfahren der Pädiatrie besonders erfolgreich. Kontrollierte Vergleichsuntersuchungen zeigen, daß nicht nur hinsichtlich des Verhaltens, sondern auch in bezug auf pathophysiologische Prozesse signifikante Besserungen erreicht werden können.

b) Gezielte Unterstützung der Krankheitsbewältigung (Coping)

Im Zusammenhang mit dem Leitthema dieses Kapitels interessieren uns diese Interventionstechniken ganz besonders. Ihnen ist gemeinsam, daß gleichzeitig günstige Veränderungen sowohl der innerpsychischen Verarbeitung (emotional und kognitiv) als auch des manifesten Verhaltens oder Handelns angestrebt werden.

Eine erste bedeutsame, weil umfassend angelegte Studie war die von LANGER et al. (1975). Diese Autoren unterzogen chirurgische Patienten, eingeteilt in Vergleichsgruppen, im präoperativen Stadium verschiedenen Interventionen, die gerichtet waren auf:

1. Verbessertes Coping allein.
2. Verbesserte Information alleine
3. Verbessertes Coping und verbesserte Information
4. Kontrollgruppe

Dabei zeigte es sich, daß die Patienten, deren Bewältigungsstrategien (Coping) gezielt unterstützt wurden, besser wegkamen als jene, bei denen einzig die Information verbessert wurde. Sie zeigten signifikant weniger Angstgefühle, benötigten weniger Medikamente und hatten einen kürzeren Spitalaufenthalt.

Günstige Auswirkungen von stützenden Gesprächen hat auch die Studie von GRUEN (1975) an *Postherzinfarktpatienten* nachgewiesen. Hier beschränken sich die therapeutischen Interventionen auf fünf bis sechs halbstündige Gespräche, die sich auf die folgenden Teilziele konzentrierten: Herstellen einer guten Beziehung, Klären der Gefühle des Patienten, Unterstützen der geeigneten eigenen Bewältigungsformen und Bestärken des Patienten in der Erwartung, daß er seine Schwierigkeiten zu meistern vermöge unter gleichzeitiger Ermutigung, in der Rehabilitation aktiv mitzuwirken. Auch diese Patienten verbrachten gegenüber der Kontrollgruppe signifikant weniger Tage auf der Intensivpflege und im Spital insgesamt, litten weniger unter belastenden Gefühlen und fanden innerhalb der viermonatigen Nachkontrollperiode rascher zum normalen Leben zurück. Zwar ist es in dieser Studie schwieriger, die Effekte der verschiedenen eingesetzten Interventionen auseinanderzuhalten, doch ist unverkennbar, daß es neben einer allgemein stützenden und ermutigenden Haltung dem Patienten gegenüber doch ganz wesentlich war, ihm in der innerpsychischen Bewältigung der Krankheit gezielte Hilfe anzubieten. KENDALL et al. (1979) haben eine vorzüglich kontrollierte Untersuchung an *Herzkatheterpatienten* durchgeführt. Eine Gruppe von solchen wurde in einem 45minütigen Gespräch auf all das vorbereitet, was beim bevorstehenden Eingriff Angst erzeugen könnte. Es wurde versucht, herauszufinden, in welcher Weise der jeweilige Patient habituell seiner Angst begegnet. Dabei wurden jene Bewältigungsformen, die besonders geeignet sind, die Angst zu überwinden, ermutigt und durch Hinweise auf persönliche Erfahrungen des Therapeuten ergänzt (Erklären am Modell). In einem letzten Schritt wurden diese Interventionen nochmals mit dem Patienten durchgearbeitet. Im Unterschied dazu erhielt eine Vergleichsgruppe mündlich und schriftlich ausführliche Information über die bevorstehende Katheteruntersuchung, und zugleich wurde den Patienten die Möglichkeit gegeben, auf die Krankheit bezogene Fragen zu stellen. Eine weitere Gruppe erhielt während der gleichen Zeitdauer unverbindliche allgemeine Zuwendung, ohne daß auf Fragen der bevorstehenden Herzkatheteruntersuchung eingegangen wurde. Ein viertes Kollektiv wurde schließlich dem Routineprozedere unterzogen. Das Ergebnis war, daß hinsichtlich der subjektiven Entlastung die drei Interventionsgruppen vergleichbar abgeschnitten haben, wenn auch die Gruppe, deren Bewältigungsformen gezielt angesprochen wurden, am wenigsten Angst zeigte. In der Wertung der Kardiologen war diese Gruppe hinsichtlich Kooperation und geeignetem Verhalten während des Eingriffes den anderen deutlich überlegen.

Es ist letztlich methodisch begründet, daß die vorliegenden Vergleichsuntersuchungen sich meist auf überschaubare und klar definierte Situationen wie endoskopische und chirurgische Eingriffe beziehen. Das Indikationsspektrum für Coping fördernde Interventionen ist in praxi viel breiter und schließt auch Patienten mit chronischen Krankheiten (insbesondere wenn Rehabilitationsmaßnahmen durchgeführt werden), Schmerzzuständen etc. ein. Auch dazu gibt es bereits günstige Forschungsergebnisse (vgl. TURK et al. 1983).

Abschließend seien noch zwei Untersuchungen zitiert, die an *Karzinompatienten* vorgenommen wurden. In Anbetracht der Tatsache, daß im Durchschnitt jeder vierte Mensch an einem Karzinom stirbt, drängt es sich auf, gerade für diese auch psychisch schwer geprüfte Krankengruppe Strategien zu entwickeln, die sie subjektiv zu entlasten vermögen. So finden denn einige Verfahren zunehmend Verbreitung, auf die hier aufmerksam gemacht werden soll.

GORDON et al. (1980) haben mit einem integrativen Interventionsprogramm 157 Karzinompatienten (Lungen-, Mammae-, Melanoma-Patienten) betreut und die Ergebnisse evaluiert. Das eingesetzte psychologische Interventionsprogramm konzentrierte sich auf drei Aspekte: In der *Informationsphase* wurden die Patienten allgemein über das Krankheitsbild und insbesondere über ihren persönlichen Zustand aufgeklärt. Zusätzlich erhielten sie Informationen über den Krankheitsprozeß des Karzinoms und die möglichen therapeutischen Eingriffe. Es wurden ihnen ferner Entspannungsübungen zur Erleichterung von körperlichen und/oder psychischen Beschwerden angeboten. Es wurden mit ihnen aber auch die emotionalen Probleme, die erfahrungsgemäß bei Patienten mit dieser Krankheit entstehen, aufgezeigt und erläutert. In einem zweiten Schritt wurden die Patienten ermutigt, ihre *Gefühle auszudrücken*. Sie wurden darin bestärkt, auf sich selbst zu vertrauen und sich aktiv mit ihrer Krankheitssituation auseinanderzusetzen. In einem dritten Schritt schließlich wurden *Ärzte, Schwestern und übrige medizinische Betreuer* vom Beraterteam *orientiert,* wie die Verständigung mit den Kranken verbessert werden könnte. Dies geschah im Hinblick darauf, daß gerade Karzinompatienten immer wieder klagen, von ihrer nähern und weitern Umgebung isoliert zu sein.

Die Ergebnisse dieses Behandlungsprogramms bestätigen, daß

a) die Patienten insgesamt hinsichtlich ihrer psychosozialen Probleme wesentlich erleichtert werden konnten;
b) emotionale Spannungen zurückgingen;
c) die Patienten eine realistische Lebenseinstellung entwickelten;
d) ein Großteil von ihnen wieder an die Arbeit zurückkehren konnte;
e) die Patienten insgesamt ihre Zeit gezielter zu nutzen vermochten.

Diese günstigen Ergebnisse gegenüber der Kontrollgruppe galten für alle drei erwähnten Karzinomformen.

WEISMAN u. WORDEN (1977) haben 125 Karzinompatienten betreut, die als emotional labil galten. Ihre Interventionen waren ebenfalls auf Klärung der Krankheitssituation und auf Unterstützung geeigneter Bewältigungsformen ausgerichtet. Auch diese Ergebnisse sind (trotz der bewußt ungünstig gewählten psychischen Risikogruppe) erstaunlich günstig.

In allgemeiner Form läßt sich über die *Unterstützung von geeigneten Bewältigungsformen* (in Anlehnung an KENDALL u. WATSON 1981) folgendes festhalten.

---

1. Es ist wichtig, primär *die vom Patienten habituell eingesetzten Bewältigungsformen zu unterstützen.* Dabei ist zu beachten, daß Patienten in identischen Krankheitssituationen unterschiedlich reagieren, daß es somit immer die individuelle Verarbeitungsweise zu erfassen gilt. Nur wenn erkannt wird, was den jeweiligen Patienten in der gegebenen Krankheitssituation belastet und wie er damit umgeht, können geeignete Strategien ausgemacht werden, die für ihn sinnvoll sind.
2. Das gezielte Unterstützen der Bewältigungsformen schließt nicht aus, *auch andere auf das Verhalten bezogene Therapien* einzusetzen. Wie bei den somatisch-medizinischen Verfahren ist es eine Frage der Kosten-Nutzen-Analyse einerseits und der persönlichen Erfahrung des Therapeuten andererseits, welche zusätzlichen Verfahren geeignet sind.
3. Die hier vorgestellten *Verfahren,* insbesondere das gezielte Unterstützen von geeigneten Bewältigungsformen, *sind effizient* und verhältnismäßig *wenig zeitaufwendig.* Ein ausgebildeter Therapeut muß dafür in der Regel weniger als eine Stunde aufwenden.

7.3.3 Psychotherapie im engeren (psychiatrischen) Sinne

Jene Formen der *Psychotherapie,* wie sie meist vom Facharzt praktiziert werden, sind *bei Patienten mit somatischen Krankheiten nur dann indiziert, wenn gleichzeitig das psychische Gleichgewicht erheblich gestört ist:* also bei mittleren bis schweren Depressionen, bei nicht weiter beeinflußbaren Angstzuständen, bei Phobien, bei hysterischen und hypochondrischen Reaktionsformen etc.

Bekanntlich wurde von der psychosomatischen Medizin ursprünglich vertreten, daß psychosomatische Störungen (im Sinne des psychoanalytischen Krankheitsmodells) psychogen determiniert seien. Dabei wurde angenommen, daß jeder psychosomatischen Krankheit (wie Hypertonie, Ulcus duodeni etc.) ein spezifischer unbewußter Konflikt zugrundeliege, der nur durch eine psychoanalytische Behandlung aufgelöst werden könne. Erst die neuere Entwicklung hat aufgezeigt, daß dieses Krankheitsmodell ebenso reduktionistisch und monokausal ausgerichtet ist wie das biophysikalische. Es hat dort seine Berechtigung, wo wie bei Neurosen ein intrapsychischer Konflikt von zentraler Bedeutung ist. Je mehr sich aber die Erkenntnis durchgesetzt hat, daß neben innerpsychischen auch Konflikte und Probleme des nähern und weitern sozialen Umfeldes pathogenetisch wirksam sein können, desto mehr wurden andere Psychotherapieformen entwickelt. Der interessierte Leser sei auf Übersichtspublikationen aufmerksam gemacht (z. B. KIND 1982).

Psychoanalytisch orientierte Verfahren haben sich zum großen Teil dieser fachlichen Entwicklung angepaßt. Es werden vermehrt auch adaptive Ziele berücksichtigt, z. B. bei der sog. *Krisenintervention* und bei den Kurztherapien. Das erste der genannten Verfahren, die Krisenintervention, versucht zunächst, die auslösende Krisensituation zu klären, dann dem Patienten emotionale Entlastung zu vermitteln, seine Bewältigungsformen auf deren Tauglichkeit hin zu prüfen und schließlich mit ihm neue künftige Krisen zu antizipieren. Es ist dies eine Form der Gesprächstherapie, die auch in der hausärztlichen Praxis ihren Platz hat.

Die psychoanalytisch orientierten *Kurztherapien* sind über das erwähnte Ziel hinaus bestrebt, eine Verbindung zu früheren belastenden Erlebnissen herzustellen. Im therapeutischen Prozeß wird insbesondere beachtet, in welcher Weise der Patient früheres konflikthaftes Verhalten in der therapeutischen Beziehung neu inszeniert. Indem der Therapeut dem Patienten das diesem unbewußte Verhalten aufzeigt, ermöglicht er ihm, korrektiv davon abzuweichen und zwischenmenschlich neuere und offenere Beziehungsformen zu entwickeln.

Das psychoanalytische Grundmodell hat viele Modifikationen erfahren, die u. a. auch auf die Behandlung von Körperkrankheiten ausgerichtet sind. Zum Teil wird die Therapie auch mit Elementen anderer therapeutischer Methoden angereichert, so daß dann von einem eklektischen Verfahren gesprochen wird. Zwei solche Verfahren wurden in den letzten Jahren besonders für Krebspatienten eingeführt. Beide haben bereits eine erstaunliche Popularität bei Laien erreicht, beide wenden sich – u. a. mit Büchern – direkt an Patienten, um sie so zur Selbsthilfe aufzufordern. Bei beiden steht jedoch die strengere wissenschaftliche Evaluation noch aus. LE SHAN (1982) geht in seiner psychoanalytisch orientierten Therapie von der Annahme aus, daß die Erkrankung an Krebs eine bestimmte Persönlichkeitsstruktur voraussetzt. Er bemüht sich deshalb in der Therapie, die ungeeigneten Persönlichkeitsanteile aufzudecken und deren schädigenden Einfluß zu überwinden. SIMONTON et al. (1983) vertreten eine ähnliche Annahme, nur ist seine Methode auf die direkte Auseinandersetzung mit dem Krebs als „körperfremdem Eindringling" gerichtet. Durch sog. Visualisierung soll symbolisch versucht werden, gegen diesen Eindringling Abwehrkräfte zu mobilisieren.

Eine Mittelstellung zwischen Psychoanalyse und mehr hypnotischen Verfahren nimmt das sog. *Katathyme Bilderleben* ein, das in den letzten Jahren (besonders im deutschen Sprachraum), große Verbreitung gefunden hat. Es eignet sich insofern gut bei Körperstörungen, als ebenfalls durch visuelle Vorstellungen die Korrektur der Störung direkt angestrebt wird. Erste Forschungsergebnisse sind günstig ausgefallen.

Die *ärztliche Hypnose* geht bekanntlich auf den „animalischen Magnetismus" von AN-TON MESSMER (1734–1815) zurück. Sie war anfänglich eine der wenigen in der Medizin überhaupt angewandten Psychotherapieformen, wurde aber dann im Laufe der Zeit immer mehr von der Psychoanalyse verdrängt. Erst in den letzten 10–15 Jahren hat die Hypnose bei der symptomatischen Behandlung von Körperkrankheiten, speziell von Schmerzzuständen, eine eigentliche Renaissance erfahren. So wurde sie erfolgreich bei Neuralgien, bei Verbrennungsschmerzen, chronischen Schmerzzuständen, bei Phantomschmerz, aber auch bei Asthma bronchiale, bei Ulcus duodeni etc. eingesetzt. Als sog. „sanfte Hypnose" werden jene Modifikationen bezeichnet, die ohne eigentliche hypnotische Vertiefung durch suggestive Übungen den Patienten von seinen Körperbeschwerden ablenken. Sie sind besonders für die hausärztliche Praxis gut geeignet. Gerade der verbal unbeholfene, stark somatisierende, d.h. über den Körper kommunizierende Patient spricht gut auf Verfahren an, die mit dem Körperschema arbeiten.

Ein Gleiches gilt für einige der neuern lerntheoretisch orientierten Techniken wie das *Biofeedback* und autogenes Training (JH SCHULTZ, 1979). Hier werden Körpersymptome (Hochdruck, Kolonspasmen, Arrhythmien, Muskelspannungen etc.) als erlernte Verhaltensmuster interpretiert, die nun durch entsprechende Übungen umkonditioniert werden müssen. Das weite Spektrum der *Verhaltenstherapie* von systematischer Desensibilisierung über progressive Relaxation, klassisches Konditionieren, aversive Therapien, Selbstbehauptungstraining bis zu kognitiver Verhaltensmodifikation ist vorwiegend dem Facharzt vorbehalten. Auch das Indikationsspektrum innerhalb der somatischen Medizin ist weit: Asthma bronchiale, Anorexia nervosa, Neurodermitis, urogenitale Störungen, Menstruationsstörungen, chronische Schmerzzustände, Migräne und Spannungskopfweh, Schlafstörungen etc. wurden mit solchen Verfahren erfolgreich behandelt. Dabei steht immer ein Zielsymptom im Zentrum der Therapie, obwohl neuerdings auch bei diesen Verfahren Lebenslage und therapeutische Beziehung vermehrt beachtet werden.

Die hier erwähnten sind nur eine kleine Auswahl der an die schätzungsweise 200 Psychotherapieverfahren, die heute angeboten werden. Von ihnen ist nur ein Teil im strengen Sinn wissenschaftlich evaluiert. Neben den hier aufgeführten Einzelverfahren werden neuerdings zunehmend auch Gruppen- und Familientherapien zugunsten von Körperkranken eingesetzt (vgl. KIND, im Druck).

Schlußfolgerung

Dort, wo es gilt, den Patienten in seiner Krankheitsbewältigung zu unterstützen, sind primär die traditionell bewährten Elemente der Arzt-Patient-Beziehung einzusetzen, wie sie unten noch näher analysiert werden (s. Kap. 9).

Bei schweren Krankheitskrisen oder besonders belastenden Krankheitssituationen sind überdies neuere, verhaltensorientierte Interventionen möglich. Erste Forschungsergebnisse sind ermutigend. Noch ist aber offen, ob der Hausarzt als Primärarzt solche Verfahren direkt anwendet oder den Patienten an einen Psychotherapeuten überweist, der besondere Erfahrung im Bereich der psychosozialen Medizin hat.

Für die Anwendung klassischer Psychotherapien gelten dieselben Indikationskriterien wie bei psychiatrischen Patienten. Viele der somatischen Patienten sind primär wenig geneigt, ihre Störungen durch eine Psychotherapie behandeln zu lassen. Es ist aber weder möglich noch wünschenswert, unmotivierte Patienten in Psychotherapie einzubeziehen.

Psychotherapie als Zusatzbehandlung von somatischen Therapien kann zwar positive Ergebnisse bringen, wie aus neueren Übersichtsarbeiten von kontrollierten Studien hervorgeht (CONTE u. KARASU 1981). Es sind vor allem Patienten mit kardiovaskulären Krankheiten, mit Ulcus duodeni, Colitis ulcerosa und Asthma, von denen erfolgreiche Ergebnisse bekannt sind. Im Unterschied zu den oben zitierten Kurzinterventionen, die darauf ausgerichtet sind, die Krankheitsbewältigung und Kooperation zu animieren, erscheint es bisher eher fraglich, ob der wesentlich größere Aufwand der klassischen Psychotherapien bei beliebigen somatischen Krankheiten gerechtfertig ist.

Durch eine sorgfältig gepflegte *Arzt-Patient-Beziehung* kann die Krankheitsbewältigung des Patienten günstig unterstützt werden.

Bei schweren Krankheitskrisen sind *verhaltensorientierte Interventionen* geeignet.

Die *klassischen Psychotherapien* bleiben dem Facharzt vorbehalten. Sie sind im Hinblick auf den somatischen Krankheitsprozeß nur ausnahmsweise geeignet.

Weiterführende Literatur: Cohen F, Lazarus RS (1980). Heim E (1979). Kendall PC, Watson D (1981). Kind H (1983). Lipowski ZJ (1976). Moos RH (1977). Schultz JH (1979)

8 Psychologische Bedingungen bestimmter Krankheiten

Dieses Buch befaßt sich primär mit psychosozialen Gesetzmäßigkeiten, wie sie bei beliebigen Krankheiten festzustellen sind. Nun gibt es aber einen Bereich, der z. T. historisch, z. T. ätiologisch die psychischen Bedingungen von bestimmten Krankheiten besonders hervorhebt. Er bedarf der getrennten Darstellung, da sich hier körperliche und psychische Vorstellungen von Krankheit in fließendem Übergang befinden.

Dies gilt in besonderem Maße für das *„Körpererleben"*. Was für den Arzt durch seine Sachkenntnisse aus Anatomie und Physiologie als etwas Festgefügtes gegeben scheint, nämlich der Organismus, zeigt sich in der persönlichen Erfahrung als vieldeutig und psychologisch formbar. Jeder Mensch muß im Laufe seiner Entwicklung seinen Organismus, insbesondere seinen Körperbau in Erscheinungs- und Funktionsweise in seine übrigen psychischen Vorstellungen und Schemata integrieren. Das, was als Summe der innerpsychischen Repräsentation resultiert, wird als *„Körperschema"* bezeichnet. Wie diametral unterschiedlich das Körperschema interpretiert wird, zeigt sich z. B. bei zwei Krankheiten, die mit dem Eßverhalten zusammenhängen: der Adipositas und der Anorexia nervosa. Bestimmte Krankheiten sind bevorzugt durch Körperschemastörungen ausgezeichnet.

Eine andere Gruppe von Krankheiten ist dadurch charakterisiert, daß sie vom Kranken als reine Körperkrankheiten erlebt werden, ihre Ursache aber im Seelischen liegt. Die sog. *psychogenen Körperstörungen* sind in der Sprechstunde der meisten Ärzte oft anzutreffen. Da von den Patienten selbst praktisch immer Körpersymptome angeboten werden, ist es besonders wichtig, daß Form und Gehalt dieser Klagen vom Arzt richtig verstanden und auf ihren psychischen Ursprung hin geprüft werden.

Ein bestimmter Forschungsbereich, die sog. *Psychophysiologie* befaßt sich seit einigen Jahrzehnten mit dem direkten funktionellen Zusammenhang von psychischen (kognitiv-emotionalen) Vorgängen einerseits und somatischen (pathophysiologischen) Veränderungen andererseits. Die Kenntnisse darüber sind so umfangreich, daß wir diesem Gebiet in einem Buch über psychosoziale Medizin nicht gerecht werden können. Die Autoren haben sich deshalb entschlossen, nur einzelne Ausschnitte - gewissermaßen pars pro toto - vorzustellen, die den Kliniker speziell interessieren mögen. Nebst bestimmten psychophysiologischen Krankheitsbildern, betrifft dies ein besonderes Verständnis der Phänomene Schmerz und Schlaf.

Für den Leser, der mit der psychosomatischen Literatur nicht sehr vertraut ist, mag die Abgrenzung dessen, was hier als psychosoziale Medizin vorgestellt wird, gegenüber dem, was traditionell als *psychosomatische Medizin* bezeichnet wird, nicht leicht fallen. In der Tat gibt es viele fließende Übergänge, aber auch klare Abgrenzungen: Während sich psychosomatische Medizin ursprünglich vor allem mit bestimmten Körperkrankheiten befaßt hat, von denen sie annahm, sie seien psychisch bedingt, bezieht sich psychosoziale Medizin auf alle Krankheiten und betrachtet monokausale Erklärungsmodelle grundsätzlich als nicht ausreichend.

Die Diskussion um die psychosoziale Medizin bringt uns in den Bereich der historisch sich wandelnden Vorstellungen des *Leib-Seele-Phänomens*. Die entsprechenden Modelle werden in diesem Kapitel ebenfalls skizziert.

8.1 Körpererleben

EDGAR HEIM

8.1.1 Begriffe

Es ist ein eigenartiges Phänomen, daß wir uns üblicherweise unseres Körpers resp. seiner Funktionen gar nicht bewußt sind. Die Millionen von perzipierten Signalen, die laufend von unserem Wahrnehmungsapparat registriert und an die entsprechenden höheren Zentren weitergegeben werden, gehen also an unserem bewußten Erleben „vorbei"; oder noch besser, sie erreichen dieses Bewußtsein gar nicht. Bestimmte Zentren des Mittelhirns filtern eingehende Signale und geben nur jene an die entscheidenden kortikalen Zentren weiter, die der bewußten Verarbeitung bedürfen (s. auch Kap. 3 und 7.2).

Erst dann also, wenn wir im Dunkeln die Zehe anschlagen, im Gedränge einer unerwarteten Berührung nicht ausweichen können, der übersäuerte Magen aufstößt, die Harnverhaltung schmerzt oder nach einem zerebralen Insult die Sprachfunktion vorübergehend behindert ist – erst dann also, wenn „übliches Befinden" in Mißbefinden übergeht, nehmen wir den Körper als Teil oder Gesamtorgan wahr. Und dennoch: wenn danach befragt, hat jeder Mensch bestimmte Vorstellungen von seinem Körper, hat Organe und Funktionen, mit denen er vertrauter ist, oder die er bevorzugt. Viele Menschen haben zu ihrem Körperbau, zu ihren Fettpolstern, zu ihrer Haut, dem Gesichtsausdruck, den Genitalien, den Brüsten einen besonderen Bezug. Es sind dies Körperteile, die entweder sozial besonders gewertet werden („die gute Figur"), nach außen offensichtlich sind („die gesunde Haut") oder in der Entwicklung besonders betont wurden („meine Beine waren schon immer zu kurz").

Der Kranke, der wegen einer bestimmten Körperveränderung den Arzt aufsucht, bringt somit nicht einen „neutralen Torso" mit sich, sondern einen Körper mit Funktionen, die ihm mehr oder weniger vertraut sind.

Die objektive und subjektive Zuteilung von Körperteilen und -funktionen wird mit dem Begriff **Körperschema** umschrieben. Wir verstehen darunter sowohl die zentrale Repräsentation des Körpers und seiner motorischen Funktionen in einem imaginären Raum als auch körperbezogene gedankliche Vorstellungen und Gefühle.

Der Begriff „Körperschema" (oder englisch: „body image") geht auf den Neurologen HEAD (1861–1940; „Head-Zonen!") zurück, der diesen Begriff u.a. zur Umschreibung der Phantomempfindung nach Amputation einsetzte. In der Neurologie sind *Körperschemastörungen* als krankhafte Verzerrungen wichtig – z.B. bei rechts/links Störungen, bei Autotopagnosie, Fingeragnosie etc. Sie werden aber nicht mehr wie von HEAD als hirnlokale Läsion interpretiert, sondern als komplexe neuropsychologische Symptome verstanden, die auf eine Störung in der Orientierung am eigenen Körper aufmerksam machen.

Später wurde der Begriff psychologisch-psychiatrisch ausgeweitet, indem er auch das umschreibt, was jedes Individuum an Gedanken, Gefühlen, Vorstellungen und Erscheinungen in bezug auf seinen Körper in sich gespeichert oder internalisiert hat. Untersuchungen zeigen, daß die Vorstellung von klaren *„Körpergrenzen"* ein wesentliches psychologisches Konzept ist, das für psychiatrische und psychosomatische Krankheiten prognostische Bedeutung hat. Das so entstehende Körperkonzept hat einerseits eine reale Komponente, die ausdrückt, wie der einzelne sich vorstellt, daß sein Körper beschaffen ist (psychoanalytisch „Körper-Ich"). Andererseits enthält dieses Konzept auch Vorstellungen, wie der Körper sein sollte („die gute Figur"), also eine Art „Körperideal". Uns beschäftigt im folgenden weniger die neurologische oder neuropsychologische Bedeutung (vgl. dazu POECK u. ORGASS 1971) als die psychologische Interpretation des Körperschemas in einer beliebigen Krankheitssituation.

Dieses Schema oder die innerpsychische Vorstellung des Körpers ist aus erlebten Bewegungen, aus Sinnempfindungen und aus fantasiehaft übersetzten Vorstellungen in der Entwicklung gewachsen. Es ist inter- und intraindividuell unterschiedlich. Wenn Menschen aufgefordert werden, Organe oder Teile ihres Körpers zu zeichnen, die sie bevorzugen oder die ihnen unangenehm sind, so drücken diese Zeichnungen unterschiedliche Präferenzen aus. Aber auch im einzelnen verändert sich das Körperschema im Laufe des Lebens. Der gleiche Mensch erlebt sich als jugendlicher Leichtathlet ganz anders als in mittleren Jahren, wenn ihn sein Fettpolster „en-bon-point" bei der Morgengymnastik stört oder im Alter, wenn er nach einem apoplektischen Insult an den Rollstuhl gefesselt bleibt.

Im Grunde ist aber jedes Krankheitserleben von bestimmten Vorstellungen des Körperschemas abhängig. Die individuelle Entwicklung trägt dazu bei und kann bei einzelnen Störungen kausale Bedeutung haben (vgl. Kap. 8.2 „Psychogene Körperstörungen"). Umgekehrt vermag der veränderte Umgang mit dem Körper bei bestimmten Störungen (z.B. muskulären Verspannungen, ängstlicher Verkrampfung) auch zur Besserung beitragen. Dies ist u.a. an einer Flut unterschiedlich zu wertender „Körpertherapien" erkennbar, die wir ebenfalls streifen werden.

8.1.2 Entwicklung des Körperschemas

Die Entstehung der ersten Körpervorstellung geht auf die allerfrüheste Kindheit zurück (s. Kap. 5.1–5.5). Schon intrauterin und dann in den ersten Lebenswochen ist das Nervensystem proprioceptiven sensorischen Eindrücken des Vestibularapparates und der Muskel- und Gelenkrezeptoren ausgesetzt. Nach der Geburt, mit zunehmender Entwicklung der Motilität, entwickelt das Kleinkind über taktile Eindrücke erste Vorstellungen seines Körpers. Saugen und Ernähren bringt vorerst die Mundzone in den Vordergrund. Auch später werden vom Kleinkind bevorzugt die Urifizien exploriert. Ab 12. Woche wird die vorerst zufällige Hand-Mund-Bewegung gezielter eingesetzt, bis das Kleinkind entdeckt, daß Hand oder Daumen für die Mutterbrust substituieren können. Taktile und kinästhetische Eindrücke gehen in jedem Fall den optischen, olfaktorischen, auditiven und thermischen Wahrnehmungen in den ersten Monaten voraus. Mit fortschreitendem Wachstum und individueller Ausprägung von Körpergröße und -formen verändert sich das Körperschema. Nach und nach wird es zu einem ganzheitlichen Konzept mit entsprechender peripherer und zentraler Repräsentation. Neben den proprioceptiven Signalen werden zunehmend auch Außeneinflüsse, vorwiegend der Familie und der Gesellschaft, registriert.

Je nach soziokulturellem Hintergrund mißt das familiäre Umfeld unterschiedlichen Körperteilen eine besondere Bedeutung bei: z. B. dem „kräftigen" Bizeps des kleinen Jungen, der dem Vater bei der Gartenarbeit hilft; oder der „zarten" Haut des Mädchens, das von der Beobachtung der Mutter beim Make up die Bedeutung der Hautpflege erlernt. Die Erziehung ist ferner weitgehend dafür verantwortlich, ob Körperbau und -funktionen eher mit Stolz exhibiert oder im Gegenteil durch verhüllende Kleidung tabuisiert werden. Der Übergang zur Sexualerziehung, die je nachdem das Explorieren des Körpers ermutigt oder unterbindet, ist fließend.

Die Bedeutung der familiären Haltung wird besonders bei *mißgebildeten Kindern* offensichtlich. Es ist naheliegend, daß jeder Mutter der Umgang mit der Mißbildung ihres Kindes von der Geburt an schwerfällt. Sie kann je nachdem Scham, Schuld, Traurigkeit oder auch Wut empfinden. Der festgestellte Defekt kann von Beginn an über- oder unterbewertet werden. Je nach Reaktion der Umwelt wird die entsprechende Einstellung verstärkt und überträgt sich auf das Kind und die Haltung seiner Geschwister. Eine Untersuchung hat z. B. ergeben, daß Kinder mit Gesichtsdeformation je nach Geschlecht und Einstellung der Mutter sich unterschiedlich entwickelt haben. Am meisten in ihrer psychischen Entwicklung gefährdet waren die Mädchen, deren Mutter der fraulichen Schönheit besondere Bedeutung beimaß, während Töchter von Müttern mit anderer Einstellung oder auch Knaben mit Gesichtsentstellungen sich problemlos entwickelten (MacGregor, zit. in Kolb 1975).

Der kulturelle Einfluß auf das Körperschema kann wohl am besten anhand des *Körpergewichtes* illustriert werden. In unserer westlichen Kultur ist die Präokkupation mit Körperschönheit und -pflege derart groß, daß starkes Übergewicht, wenn nicht gar als moralischer Defekt, so doch als eine Art psychischer Schaden gewertet wird. Demgegenüber gilt Schlankheit als Ausdruck von Jugendlichkeit, Eleganz, Selbstkontrolle und soziale Attraktion. Dieses Stereotyp, besonders in bezug auf die frauliche Figur, wird in unserer Kultur von Frauen und Männern geteilt. Es ist offensichtlich stark schichtabhängig, so daß in den unteren sozialen Schichten bis 30%, in den mittleren bis 16% und in der Oberschicht nur 5% übergewichtige Frauen festgestellt werden.

Übergewicht gilt als sozial unerwünscht; Schlankheit dagegen als Ausdruck von Jugendlichkeit, Eleganz und Selbstkontrolle.

Demgegenüber gilt Übergewicht oder zumindest vollschlanke Erscheinung, wie aus verschiedenen Untersuchungen hervorgeht, in Drittweltländern Asiens, Afrikas und Südamerikas als respektiert und erwünscht und ist dort vor allem in den privilegierten Schichten anzutreffen.

Daß es sich hier nicht einfach um die Wiederholung der Schichtabhängigkeit handelt, geht aus einer aufschlußreichen englischen Untersuchung hervor (Furnham u. Alibhai 1983). Es werden drei Gruppen der Befragung unterzogen:

1. Kenianerinnen asiatischer Herkunft, die der sozialen Mittelschicht angehörten.
2. Engländerinnen in vergleichbaren sozioökonomischen Verhältnissen.
3. In England eingewanderte und zumindest seit einigen Jahren domizilierte Kenianerinnen asiatischer Herkunft, die dort aber überwiegend in einfachen Verhältnissen der sozialen Unterschicht lebten.

Anhand eines Dutzend Tafeln mit unterschiedlich gewichtigen weiblichen Figuren, von ausgesprochener Anorexie bis ausgeprägter Adipositas, wurde die Attraktivität der Körperfülle erfragt. In der Einschätzung der Wünschbarkeit eines bestimmten Körpergewichtes gab es nur bei extrem anorektischem Körperbau übereinstimmende Ablehnung. Die in Kenia domizilierten Frauen lehnten aber auch normalschlanke Frauenfiguren ab, die von den beiden in England ansässigen Gruppen bevorzugt wurden. Umgekehrt haben die beiden englischen Gruppen, trotz sozioökonomischen Unterschieden, adipöse Frauenfiguren abgelehnt, die wiederum von den Kenianerinnen bevorzugt wurden.

Es scheint also, daß hier die kulturellen Bedingungen resp. Vorstellungen des Körperschemas deutlich über individuelle oder sozioökonomische Einflüsse dominierten. Die soziokulturelle Einstellung zum Körpergewicht, wie wir gleich sehen werden, kann Körperschemastörungen geradezu ermutigen, wie z. B. die Zunahme von Anorexien in unserer westlichen und in der japanischen Kultur zeigt. Wir erkennen an diesem Beispiel, wie bedeutsam die *Adoleszenz* für die Gestaltung des Körperschemas ist. Manches Mädchen, das sich während der Latenzphase in seiner Molligkeit pudelwohl fühlte, schlägt unter dem normierenden Druck seiner Altersklasse während der Adoleszenz ins Gegenteil um und wird anorektisch. Systematische Erhebungen (z. B. MILLER et al. 1980) ergeben, daß eine Mehrheit (70%) von adoleszenten Mädchen sich als übergewichtig erlebt, obwohl effektiv nur ein Drittel ein zu hohes Körpergewicht hat. Adoleszente Mädchen wünschen sich auch vermehrt schlanke Hüften und Oberschenkel. Die gleichaltrigen Jungen dagegen zeigen vielmehr Zufriedenheit mit Körperbau und Körpergewicht oder anders ausgedrückt: Adoleszente Jungen haben eine größere Übereinstimmung von realem mit idealem Körperschema als die gleichaltrigen Mädchen.

8.1.3 Körperschemastörungen

Die komplexen Einflüsse auf die Entwicklung des Körperschemas machen es naheliegend, daß es auch zu Störungen oder Defekten des Körperschemas kommen kann. Dabei vermag ein gestörtes Körperschema, zumindest indirekt, zur Entstehung einer Krankheit beizutragen. Beispielhaft sind wiederum Gewichtsstörungen, sowohl Adipositas wie Anorexia nervosa.

Wie nachhaltig das Körperschema der *Adipösen* gestört ist, geht aus verschiedenen Untersuchungen hervor. Meist sind diese so angelegt, daß die Versuchsperson entweder über konvex oder konkav regulierbare Spiegel die Körperfülle variieren können oder mit Hilfe eines Videogerätes (Zoomlinse) ihre vermeintliche Körperfülle darstellen (meist als variierte Breite bei konstanter Höhe). Chronisch adipöse Patienten neigen dazu, sich noch übergewichtiger darzustellen als sie effektiv sind. Adipöse haben meist auch die Fähigkeit verloren, Sättigung und Hunger richtig einzuschätzen. Sie erleben den Körper als nicht ihnen zugehörig. Dies wird im Sinne der psychoanalytischen Abwehrlehre als Externalisation bezeichnet. Bei genauer tiefenpsychologischer Analyse zeigt sich, daß sie damit vordergründig die Verantwortung für ihren Körperbau (oder für maßlose Bedürfnisse des Körpers) abschieben wollen. Dahinter vermutet man aber eine feindselige Haltung dem eigenen Körper gegenüber, die dadurch ausgedrückt wird, daß man ihn sich selbst entfremdet. Wir erkennen an dieser ambivalenten Haltung das ständige innere Ringen um ein normales Körpergewicht, ob der Forderung des „gefräßigen Körpers" nachzugeben sei oder nicht. Therapeutisch ist dies insofern bedeutsam, als diese Patienten ja auch den Arzt in ihr Ringen einbeziehen und ihn veranlassen möchten, ihren Körper ebenfalls als etwas Widerliches, Abstoßendes oder Verachtenswertes zu sehen. Viele Ärzte haben tatsächlich den adipösen Patienten gegenüber eine starke Abneigung (s. Kap. 9.2), ob nun vom Patienten induziert oder aus eigener Haltung, ist schwierig zu entscheiden. Im Hinblick auf den innerpsychischen Konflikt der Patienten wird es aber wichtig sein, sich von ihnen nicht in ein Mitagieren einbeziehen zu lassen. Vielmehr sollte versucht werden, ihnen zu einer versöhnlicheren Einstellung dem eigenen Körper gegenüber zu verhelfen, was oft erst in einer eingehenden Psychotherapie gelingt. Tatsächlich haben Untersuchungen bestätigt, daß im Anschluß an erfolgreiche und mit Psychotherapie kombinierte Gewichtsreduktionsprogramme die ehemals Adipösen nun auch ein adäquates Körperschema zeigen (COLLINS et al. 1983).

Verkehrte Körperschemata sind am andern Ende des Spektrums, bei der *Anorexia nervosa* derart häufig, daß das offizielle diagnostische Schema der American Medical Association (DSM III) die Körperschemastörung als eines von fünf notwendigen Kriterien zur Sicherung der Diagnose voraussetzt. Entgegen der früheren Annahme, daß anorektische Patienten ihre Körperfülle immer überschätzen, zeigen neuere Ergebnisse (TOUYZ et al. 1984), daß Körperschemastörungen sowohl nach unten wie nach oben möglich sind. Tendenzweise neigen jugendliche Patienten (mit *Pubertäts*magersucht) eher zum Überschätzen ihres Körpergewichtes. Sie verhalten sich also nicht anders als viele normalgewichtige Adoleszente. Während das Einschätzen des realen Körpergewichtes variiert, entspricht das ideale Körperschema der Anorektika immer dem eines untergewichtigen Körpers. Für untergewichtige Patienten gilt ebenso wie für Übergewichtige, daß ein dauerhafter Erfolg der Behandlung nur möglich ist, wenn es gelingt, dem Patienten zu einem normalen Körperschema zu verhelfen.

Ganz anders liegen die Probleme bei Patienten, deren Körperschemastörung *Folge einer Krankheit* oder *eines ärztlichen Eingriffes* ist: Also z. B. metabolische Störungen wie Akromegalie oder chirurgische Eingriffe mit Amputation eines Gliedes oder Ablatio mammae. Hier handelt es sich um Probleme der Anpassung oder der Krankheitsbewältigung, wie sie im Kap. 7.2 diskutiert wurden. Ob die Körperveränderung langsam kommt (wie bei metabolischen Störungen) oder akut (wie bei chirurgischen Eingriffen), immer löst sie beim Patienten Verunsicherung und Angst aus. Hier bestätigt es sich, daß die Vorstellung des eigenen Körpers (also des Körperschemas) immer auch Teil der ganzen Person, des Selbst ist. Nicht allen Patienten gelingt die Anpassung an solch einschneidende Erlebnisse ohne Komplikationen. Die anfängliche Verleugnung, daß ein Körperteil nicht mehr da oder nicht mehr funktionsfähig ist, mag initial adäquat sein. Auf Dauer erschwert sie aber die rehabilitative Anpassung. Der Verlust eines wichtigen Körperteils wie z. B. Beinamputation bei fortgeschrittenem Diabetes mellitus oder Ablatio mammae bei Brust-CA kann zu einer Art Trauerreaktion führen – nicht unähnlich der beim Verlust einer wichtigen Bezugsperson. Wenn der Patient zudem befürchtet, er werde nun als Folge der Invalidität sozial abgelehnt oder von nahestehenden Menschen verlassen, sind dauerhafte depressive Entwicklungen die Regel. Sie können die rehabilitativen Bemühungen entscheidend behindern.

Auf akute Verluste von Körperteilen (Amputationen bei Multiblessierten) können sogar psychotische Reaktionen auftreten. Psychotische Phänomene bei metabolischen Störungen dagegen, wie bei Paget-Krankheit, Akromegalie oder Cushing sind als Teil eines endokrinen Psychosyndroms zu verstehen.

In Anbetracht der Tatsache, daß Amputation medizinisch gesehen einer der ältesten medizinischen Eingriffe überhaupt ist, erstaunt es wenig, daß das Phänomen des *Phantoms,* besonders des Phantomschmerzes, die Medizin seit je beschäftigt hat. Weniger bekannt als Phantomerscheinungen nach Gliedamputation sind ähnliche Veränderungen nach Verlust eines Ohres, Auges, der Nase oder anderer Gesichtspartien. Auch nach

Brustamputation werden von den Patientinnen Sensationen beschrieben, als ob ihre Brust von Milch gefüllt schwer da läge oder Juckreiz auslöse. Nach Entfernung innerer Organe dagegen ist die Phantomerscheinung praktisch unbekannt, wie überhaupt die inneren, nicht direkt taktil erfahrenen Organe kaum je ins Körperschema integriert sind. Geläufige Umschreibungen wie „das Herz ist mir voll", „ich kann nichts mehr runterschlucken" etc. sind sprachliche Metapher, um ein Befinden auszudrücken. Sie beziehen sich aber kaum je auf das Körperschema im eigentlichen Sinn.

Phantomerscheinungen nach Gliedamputation treten anfänglich fast bei allen Patienten auf, wobei unklar ist, warum sie bei einzelnen Patienten nur Monate, bei anderen aber Jahre anhalten. Die angegebenen Phänomene sind sehr verschieden: Sie reichen von mildem Jucken über starke Nadelstiche bis zu brennenden, ziehenden, drehenden Schmerzgefühlen. Die kleine Gruppe von Patienten mit hartnäckigen Schmerzsensationen bieten therapeutisch ernsthafte Probleme. Meist treten die Sensationen nur passager auf, werden eher als irritierend denn als schmerzhaft bezeichnet. Mit der Dauer geht die Intensität der Erscheinung zurück. Phantomphänomene werden übrigens nicht nur von Amputierten, sondern auch von Paraplegikern beschrieben; bei ihnen sind sie aber nicht lageabhängig. Der enge Bezug des Phantomphänomens zum Körperschema ist u.a. auch daran zu erkennen, daß Kinder, die bei der Amputation noch nicht fünf Jahre alt waren und offenbar noch kein vollständig ausgebildetes Körperschema aufweisen, auch keine Phantomerscheinungen kennen (vgl. auch KOLB 1975).

> *Körperschemastörungen* sind beispielhaft bei Adipositas, Anorexia nervosa, Amputationen (Phantomschmerz) und metabolischen Störungen nachzuweisen. Ihre psychologische Bedeutung ist nur aus dem Zusammenhang der jeweiligen Krankheitssituation zu erklären.

8.1.4 Die neuen Körpertherapien

Seit der klassischen Antike war das bewußte Erleben des Körpers in seiner Integrität den Menschen weitgehend selbstverständlich. Heilverfahren waren denn auch meist gleichzeitig auf den Körper wie die Seele gerichtet. Erst als ausgangs des 19. Jahrhunderts die naturwissenschaftliche Medizin immer einseitiger zur Somatotherapie führte, wurden gewissermaßen im Gegenzug rationale Psychotherapien eingeführt. Diese waren, wie z.B. die Freudsche Psychoanalyse, weitgehend körperneutral, wenn nicht gar körperfeindlich ausgerichtet. Es entspricht somit den historischen Gesetzen der zyklischen Entwicklung, daß Ende unseres Jahrhunderts die als ganzheitliche Therapien verstandenen „neuen Körpertherapien" große Verbreitung gefunden haben. Ihre Zahl ist zur Zeit schwer absehbar und ihre Wirksamkeit meist wissenschaftlich nicht ausgewiesen. Ja, einige der nichtärztlich ausgebildeten Therapeuten sind vermutlich den ethischen und technischen Ansprüchen einer Heilbehandlung nicht gewachsen (vgl. etwa die kritische Stellungnahme von KIND, im Druck). Dennoch sind die „neuen Körpertherapien" als Bewegung ernst zu nehmen, da sie offenbar in vielen Menschen ein Grundbedürfnis ansprechen: nämlich den Körper als etwas zu erleben, das mit dem ganzen Menschen in Einklang steht.

Da viele der meist unter der unbeschwerten Sonne Kaliforniens initiierten Therapieformen schlecht definiert sind, ist es gar nicht leicht, einen Überblick zu gewinnen. In unserem Zusammenhang ist vor allem eine Unterscheidung naheliegend: Es gibt Verfahren, die mehr funktions- oder trainingsbezogen sind und solche, die mehr konflikt- oder psychotherapiebezogen sind (PETZOLT 1977).

Zu den mehr *funktionalen* Methoden gehören Atem- und Bewegungstherapien, Tanz, Rhythmik, konzentrative Bewegungstherapie, funktionelle Entspannung nach MARIANNE FUCHS, Eutonie, Heileurhythmie, eventuell auch die „funktionale Integration" nach Feldenkreis, das nach IDA ROLF genannte „Rolfing", die „Alexander-Methode" nach FRÉDÉRIC ALEXANDER oder das „strukturelle Gestalten" nach ASTON – sofern die letzteren nicht in eigentliche Psychotherapien übergeführt werden. Ebenso sind hier die fernöstlichen Methoden wie z.B. Yoga, Zen-Meditation, Tai Ch'i, Aikido zu nennen. Bei diesen mehr auf das transzendentale Leben ausgerichteten Methoden sind jeweils nur die Grundstufen ausdrücklich auf den Körper bezogen. Die erwähnten Methoden stehen den im Rahmen der Schulmedizin praktizierten Verfahren wie Massage, Manualtherapie und Chiropraxis etc. recht nahe. Wie bei diesen ist ihr Indikationsspektrum variabel. Sie haben ferner das gemeinsam, daß primär über den Körper bestimmte Funktionen (und damit auch das gesamte Wohlbefinden des Patienten) übend verbessert werden sollen. Die neuen Körpertherapien gehen zudem davon aus, daß die eigenen Hilfskräfte des Organismus über den Körper auszulösen sind. Das entspannte, harmonische Körpergefühl ermöglicht indirekt ein entsprechendes psychisches Wohlbefinden.

Die *„neuen Körpertherapien"* können in mehr funktionelle- und trainingsbezogene (z.B. Atem- und Bewegungstherapie) und in mehr konflikt- oder psychotherapiebezogene Methoden (z.B. Gestalttherapie, Bioenergetik) unterteilt werden. Ihre Wirksamkeit ist nicht unbestritten.

Eine neue Richtung, deren Zuordnung und Bedeutung noch schwer abzuwägen ist, hat uns ebenfalls aus Kalifornien erreicht: Das sog. „Body reading", das aufgrund von Körperhaltung und -formen (ähnlich den früheren Konstitutionslehren (s. Kap. 4.1.2)) auf die Persönlichkeit und ihr augenblickliches Befinden schließen will. Die Körpersprache als nichtverbale Kommunikationsform ist zwar durch die Semiotik wissenschaftlich abgesichert (s. Kap. 2.2 und 9.5.5). Doch „Body reading" in der kalifornischen Form (KURTZ u. PRESTERA 1977) läßt diese Ernsthaftigkeit noch vermissen.

Der Einsatz der therapeutischen Mittel ist bei den *konflikt- oder psychotherapieorientierten* Körperverfahren weniger eindeutig auszumachen als bei den funktionsbezogenen. Hier gehen methodisch direkt auf den Körper bezogene und verbale psychotherapeutische Elemente fließend ineinander über. Es betrifft dies Verfahren wie die von FRITZ PERLS begründete Gestalt-Therapie, die Primär- oder Schreitherapie nach JANOV resp. CASRIEL und vor allem die von ALEXANDER LOWEN entwickelte Bioenergetik mit ihrem langen Kometenschweif unterschiedlicher Körpertherapien. Alle drei Verfahren sind aus der Psychoanalyse hervorgegangen. Das bioenergetische Konzept orientiert sich weitgehend an WILHELM REICH, der bekanntlich das Libido-Konzept von FREUD wörtlich in eine Körperenergie oder Bioenergie übersetzt hat, die durch Manipulation des Körpers stimuliert werden müsse.

Die konfliktorientierten Körpertherapien stellen an den Therapeuten große Ansprüche, denen leider die Praxis oft nicht gerecht wird. Kritische Stimmen warnen deshalb zunehmend vor Mißbrauch (KIND, im Druck). Der intime Kontakt zum Körper durch Streicheln, Hin- und Herwiegen, leichte Massage etc., kann bei Patient und Therapeut leicht erotisch-sexuelle Bedürfnisse wecken. Die Gefahr des Mißbrauchs wird noch dadurch unterstützt, daß durch die gleichzeitige verbale Therapie der Patient ermutigt wird, Gefühle, Gedanken und Phantasien zu äußern, die seine Abhängigkeit in der Übertragungsbeziehung noch verstärken (s. Kap. 9.3.2). Wir wissen, daß selbst in der durch strenge Standesregeln kodierten ärztlichen Tätigkeit intime Beziehungen zwischen Arzt und Patient keineswegs so selten sind, wie allgemein vermutet wird (s. Kap. 9.5.1). Für die nicht wenigen, in diesem Bereich schlecht ausgebildeten Therapeuten muß es um so schwieriger sein, im Umgang mit dem Körper des Patienten der besonderen Verantwortung zu genügen.

Umgekehrt zeigt die Diskussion um die „neuen Körpertherapien" aber auch auf, welche *Stärken in der traditionellen ärztlichen Tätigkeit* enthalten sind. Sie verweisen den Arzt, wenn er dies verantwortungsvoll tut und die Intimsphäre des Patienten respektiert, auf seine ureigensten Möglichkeiten. Anfassen, Handanlegen beim Untersuchen und das Bewegen oder Massieren des Körpers kann dem Patienten über den reinen Körperkontakt hinaus den Eindruck des ganzheitlichen Zugangs vermitteln. Aus Sicht der psychosozialen Medizin hat gerade der Hausarzt, der nicht nur über technische Hilfsmittel, sondern über Körper und Psyche direkt mit dem Patienten kommuniziert, seine besondere therapeutische Chance. Er kann so dem Begriff des „Heilens" seinen ursprünglichen, vertieften Sinn zurückgeben. Die Medizin unserer Zeit hat nach Auffassung vieler Menschen durch den einseitigen medikamentösen Zugang zum Patienten traditionelle Heilverfahren allzu sehr vernachlässigt. Es mag viele Gründe geben, diese Situation zu überdenken. Ein wesentlicher Grund ist bestimmt der, daß Patienten auch von ihrem Hausarzt erhoffen – und nicht nur von paramedizinisch tätigen Therapeuten – daß er ihr Körpererleben in die Behandlung einbezieht. Dies gilt besonders für die vielen Patienten mit psychogenen Körperstörungen (s. Kap. 8.2).

Dem Bedürfnis vieler Patienten, in der Therapie ihr Körpererleben mitzubeachten, kann in der hausärztlichen Praxis dadurch Genüge getan werden, daß vermehrt traditionelle Heilverfahren (Bewegungstherapie, Massage etc.) miteinbezogen werden.

Weiterführende Literatur: Kind H (1985). Kolb LC (1975). Kurtz R, Prestera H (1977). Petzolt H (1977). Poeck K, Orgass B (1971).

8.2 Psychogene Körperstörungen

Psychogene Störungen sind erworbene seelische Veränderungen, die eng und verständlich mit psychotraumatischen Ereignissen oder Situationen zusammenhängen. Psychogene Faktoren überwiegen, sind aber nicht einzige Ursache.

In der Regel sind die folgenden drei Einflüsse festzustellen:

1. Ein *affektives Trauma:* Entweder als einschneidendes Erlebnis (Todesfall, Vergewaltigung etc.) wie vor allem bei psychogenen Reaktionen; oder als fortgesetzte belastende Erfahrung (subtile Entwertung, Verunsicherung, Vernachlässigung etc. als „Mikrotraumata") wie vorwiegend bei Neurosen.
2. Besondere *Lebenssituation:* Eine Lebenssituation, die durch außerordentliche oder massierte psychosoziale Stressoren ausgezeichnet ist wie familiäre oder eheliche Zerrüttung, Emigrantendasein, Randgruppen oder Unterschichtzugehörigkeit.
3. Disponierende *Persönlichkeit:* Angeborene oder erworbene Persönlichkeitsstörung.

Die folgenden vier Störungsformen lassen sich unterscheiden:

- Akute exogene Reaktionen
- Abnorme reaktive Entwicklungen
- Neurosen
- Abnorme Persönlichkeitsentwicklungen

Die hier nun näher untersuchten psychischen Körperstörungen sind vorwiegend den abnormen Persönlichkeitsentwicklungen und den Neurosen zuzuzählen. Ihr Verständnis ist ausschließlich von psychosozialen Kriterien abhängig, obwohl ihr Vorkommen mehrheitlich den somatisch tätigen Arzt beschäftigt.

Den *psychogenen Körperstörungen* steht gewissermaßen diametral eine andere Form von Störungen gegenüber, nämlich *somatische Krankheiten, die psychische Symptome imitieren.* Sie sind deshalb bedeutsam, da sie den Arzt leicht verleiten, eine Krankheit als psychisch oder psychiatrisch aufzufassen, obwohl ihr somatische Ursachen zugrundeliegen. Es sind dies vorwiegend:

- Endokrine Störungen
- Hypoglykämie
- Enzephalopathien
- Ernährungsstörungen
- Infektionskrankheiten
- Degenerative Erbkrankheiten
- Kollagenös-vaskuläre Krankheiten
- Hirntumoren
- Nebenwirkungen und Interaktionen von Medikamenten etc.

Diese Körperstörungen resp. ihre psychopathologischen Auswirkungen werden in den entsprechenden Fachgebieten abgehandelt. Sie bestätigen einmal mehr – nur diesmal mit umgekehrten Vorzeichen – die Interdependenz von somatischen und psychosozialen Faktoren.

8.2.1 Konversion[1]

ROLF ADLER

a) Begriffe

Konversionssymptome sind in der Erscheinung körperliche Funktionsstörungen, die bei bestimmten Persönlichkeiten durch besondere psychische Konfliktlagen ausgelöst werden und meist eine symbolische Mitteilung an das Umfeld einschließen.

Eine Konversionsstörung kann beliebige Körperkrankheiten – oder Funktionsstörungen – imitieren; sie ist jedoch nie willentlich kontrolliert oder „gemacht".

Für die *Diagnose* einer Konversionsstörung müssen immer die unten erklärten hinweisenden und bestätigenden Kriterien erfüllt sein. Die Diagnose muß im Erstgespräch erarbeitet und darf nicht erst gemacht werden, wenn die Körperuntersuchung und die Laborresultate die Beschwerden nicht erklären konnten.

Konversionssymptome sind sehr verbreitet, obwohl es schwierig ist, ihre genaue Häufigkeit zu erfassen. Es wird geschätzt, daß sie bei 20–25% der Patienten einer internistischen Klinik in ihrer Anamnese auszumachen sind. Frauen sind mehr betroffen als Männer (Verhältnis 3:2). Entgegen früheren Annahmen, daß es sich um eine Störung handle, die nur bei hysterischen Persönlichkeiten vorkomme, zeigen neuere Untersuchungen, daß sie ebenso oft auch bei ängstlich und depressiv strukturierten Menschen zu finden ist. Konversionssymptome sind in allen Kulturen nachgewiesen worden, wenn auch ihre vorwiegende Ausdrucksform sich stark den soziokulturellen Verhältnissen anpaßt.

b) Symptombildung

Zu einer Konversion kann es kommen, wenn ein Mensch in einer für ihn unerträglichen Situation Bedürfnisse spürt, die im weitesten Sinne als sexuelle zu bezeichnen sind, oder solche mit aggressiven Inhalten, die er wegen seiner moralischen Einstellung nicht auszudrücken vermag. Er greift dann auf Lebenssituationen in seiner Biographie zurück, in denen solche Wünsche ebenfalls vorlagen, und mit ihnen verbunden körperliche Vorgänge, und er drückt dann anstelle des verdrängten Wunsches das einstige körperliche Erlebnis aus. Deshalb ist eine Vorbedingung die, daß ein Körpervorgang für die Konversion benützt werden kann, d.h., daß er psychisch repräsentationsfähig ist. Die schmerzhafte Kontusion eines Körperteils bei einem Unfall erfüllt durch ihre psychische Repräsentierbarkeit diese Anforderung, die vom Individuum nicht feststellbare Erhöhung des Blutdrucks erfüllt sie hingegen nicht. Es ist leicht verständlich, daß deshalb für die Konversion vor allem Geschehnisse in Körperregionen benützt werden, die in bestimmten Entwick-

---

[1] Die diesem Abschnitt zugrunde liegenden Gedanken finden sich ausführlich in Kap. 2.

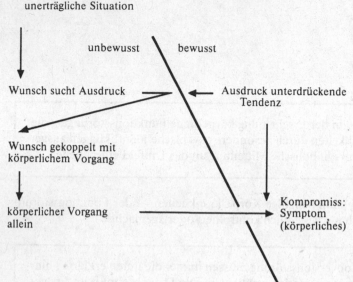

Abb. 8.1. Symptombildung bei Konversion. (Aus ADLER R. 1984)

lungsphasen des Menschen für die Kommunikation mit der Umgebung eingesetzt werden. Dazu gehören die Augen, die Haut, der muskuloskelettäre Apparat, der obere und untere Verdauungstrakt, der Urogenitaltrakt und der Respirationsapparat. Das körperliche Konversionssymptom hat dabei die Aufgabe, den unausdrückbaren Wunsch in der Körpersprache mindestens teilweise zum Ausdruck zu bringen neben der aus der moralischen Haltung entgegenwirkenden Tendenz. Es neutralisiert damit die einander entgegenwirkenden Strebungen. Dies nennt man den **primären Gewinn.**

Neutralisiert das Symptom den Konflikt in genügendem Maße, so bleibt der Mensch psychisch im Gleichgewicht (vgl. Abb. 8.1). Daraus ergibt sich die oft bei Konversionspatienten zu beobachtende „belle-indifférence", die in einem Mona-Lisa-haften Lächeln, „das weiß und zugleich nicht weiß", besteht. Aus der Neutralisation geht die Schutzaufgabe der Konversion hervor. Nimmt man im therapeutischen Bemühen vorzeitig dem Patienten ein solches Symptom weg, so entdeckt man dessen Schutzcharakter durch das Auftreten von Ängsten. ENGEL, als Internist wohl der beste Kenner der Konversion, zeigte einst seinen Studenten in der Vorlesung einen etwa 40jährigen Bauern mit einer beidseitigen Ptose, von der er gute Gründe hatte, sie als Konversion zu diagnostizieren. Er stellte den Bauern vor das Auditorium hin, sich selbst hinter den Patienten und hob von hinten mit seinen Händen die beiden Oberlider des Kranken, worauf dieser prompt in einer vasovagalen Synkope zu Boden stürzte. ENGEL (1970) hatte ihn seines schutzbringenden Symptoms beraubt.

Beispiel. Bei der 18jährigen Patientin stellte sich im März 1984 an einem Sonntagmorgen während der Messe ein Engegefühl in der Brust ein. Sie fühlte sich eingeschnürt, der Atem war wie abgestellt, sie drohte zu ersticken und verspürte das Bedürfnis, die Kirche zu verlassen. Am Mittagstisch war sie unfähig zu schlucken. Seither wiederholten sich solche Anfälle. Sie sah die Zukunft schwarz und mußte oft und lange weinen. Kurz darauf stellten sich Lendenschmerzen rechts ein, „wie ein Knopf, der im Begriff zu bersten" sei. Die Schmerzen nahmen im Sitzen und unter Fangobehandlung leicht zu, wurden durch Auflegen einer warmen Bettflasche leicht gelindert, hielten zwei bis zwölf Stunden an und strahlten in den rechten Oberschenkel, ins Knie und in die rechte große Zehe aus. Sie stellten sich vor allem bei Auseinandersetzungen mit den Eltern und beim Nichternstgenommenwerden am Arbeitsplatz ein. Die Patientin berichtet, daß sie schon daran gedacht habe, Schlaftabletten zum Selbstmord einzunehmen, daß sie an Platzangst und unbestimmter Angst leide. Ihr Bruder sei 19jährig 1971 (die Patientin 15jährig) kurz vor der Matur an einer eitrigen Peritonitis erkrankt, an einem Sonntagmorgen, sie habe sich von ihm nur verabschiedet und sei mit ihrer Schwester in die Messe gegangen, während der Vater den Bruder ins Spital gebracht hätte, wo er am nächsten Tag gestorben sei. Ihre Schwester habe sich bei seinem Tod ausweinen können, ihr sei dies nicht möglich gewesen. Sie könne auch sonst ihre Gefühle, z.B. Ärger, nur schlecht ausdrücken und vor allem nicht gegenüber den Eltern, denn der Vater leide an einem Magengeschwür und die Mutter an hohem Blutdruck und Gallensteinen, die sie vor allem in der Zeit zwischen 1966–1974 geplagt hätten. Sie selbst trage seit dem Tod des Bruders sein Foto bei sich und müsse beim Gedanken an ihn weinen. Während dem Spitalaufenthalt bei uns (8 Jahre später, wo noch die gleichen Symptome vorliegen) fällt das große Foto des Bruders auf dem Nachttisch auf, und im Gespräch mit dem Vater beschreibt dieser die Schmerzen bei seinem Sohn „wie einen Knopf, der nicht aufgehen wolle", und er benützt die gleichen Handbewegungen in Richtung rechten Mittelbauch und gegen den Hals hinauf wie die Patientin beim Beschreiben ihrer eigenen Beschwerden.

Um ein Symptom als konversionsbedingt diagnostizieren zu können, müssen positive oder **bestätigende Kriterien** *erfüllt* sein. Der Konflikt muß thematisch und zeitlich im Zusammenhang mit der Symptomentscheidung stehen. Die Wahl der Lokalisation und der Art des Symptoms müssen aus den Lebensverhältnissen erklärbar sein. Der durch das Symtom erreichte Kompromiß bringt dem Patienten zwischenmenschliche Vorteile, den sog. Sekundärgewinn.

So muß nachgewiesen werden können, welcher Konflikt im vorliegenden Zeitpunkt im Symptom neutralisiert wird. Dann muß der Beweis erbracht werden, warum das Symptom gerade die vorliegende Lokalisation wählt. Weiter muß erklärbar sein, warum gerade die vorliegende Qualität gewählt wird. Schließlich führt das Entstehen des Symptoms meistens dazu, daß der Patient sich aus der für ihn unerträglichen Situation lösen kann und durch sein Krankwerden in eine neue soziale Situation kommt, beispielsweise als Patient Beziehungen aufrechterhalten kann, die sonst abbrechen würden. Dies nennt man **sekundären Gewinn.**

Beispiel. Bei unserer Patientin handelt es sich beim Konflikt wohl um aggressive, vielleicht sogar Todeswünsche dem älteren Bruder gegenüber, der als einziger Maturand unter den Geschwistern vom Vater deutlich bevorzugt worden war, während die Patientin und ihre Schwester vom Vater wie die geisteskranke Mutter verachtet wurden. Der Zeitpunkt des Symptombeginns fällt auf die Messe am Sonntagmorgen, auf einen gleichen Tag wie den, an dem der Bruder erkrankte und ins Spital eintreten mußte. Warum das Symptom gerade drei Jahre nach dem Tod des Bruders einsetzte, konnte im ersten Interview nicht belegt werden. Die Wahl der Lokalisation geht auf die Lokalisation der Schmerzen beim Bruder zurück, hinter dessen Peritonitis eine perforierte Appendizitis stand. Die Qualität des Symptoms versteht sich aus den Angaben des Vaters, der unabhängig genau gleich wie die Patientin schildert, „daß sich ein Knopf nicht lösen wollte", wobei der Vater den Ileus seines Sohnes meinte.

Bei der Symptomwahl beobachtet man das als Modell dienende Symptom – wie hier – bei einer für den Patienten wichtigen Bezugsperson, es kann sich aber auch um ein Symptom handeln, das der Patient in einer früheren wichtigen Lebensphase erlebt hat. So kann ein Patient mit dem Erleben der Schmerzen beim Erleiden seines Myokardinfarkts später an einer konversionsbedingten Pseudo-Angina-pectoris erkranken.

Nicht immer findet sich ein sog. „Modell", denn die Symptombildung kann auch einen Körperteil erfassen, der symbolisch sowohl für den Ausdruck des geheimen Wunsches als auch für den Ausdruck der unterdrückenden Tendenz in Frage kommt. Beim Erheben der Anamnese darf der Patient übrigens nicht direkt gefragt werden, ob er gleiche Beschwerden bei sich oder andern beobachtet habe. Er würde dies verneinen, weil er sich der Übernahme der Symptome nicht bewußt ist. Die Symptome müssen beim Besprechen der Familien- und Sozialanamnese beiläufig und ohne daß der Patient das Interesse des Interviewers ahnt, eingeholt werden.

Konversionssymptome vermögen physiologische und biochemische Folgen nach sich zu ziehen. Diese dürfen nicht mit der Konversion selber verwechselt werden. Wenn sich bei einer jungen Frau, die an konversionsbedingter Atemnot leidet, die Hände zur Pfötchenstellung verkrampfen, so besitzt dieses Folgesymptom keinen symbolischen Ausdruckscharakter.

Persönlichkeiten, die zur Symptombildung der Konversion neigen, zeigen häufig sog. **hinweisende Kriterien,** die aber unter keinen Umständen mit den bestätigenden verwechselt werden dürfen:

Sie wirken oft sehr anhänglich, dramatisch, benützen eine farbige Sprache, stellen ihre Beschwerden in lebhaften szenischen Bildern dar, neigen dazu, in Rollen hinein zu schlüpfen, zeigen oft depressive Verstimmungen, weisen in ihrer Geschichte Suizidversuche auf, sind oft medikamentenabhängig und haben häufig eine Reihe von Krankheiten und zu Operationen führende Leiden hinter sich, die nie recht erklärt werden konnten.

Patienten, bei denen sich keines der positiven Kriterien der Konversion nachweisen läßt und bei denen kein organisches Substrat gefunden werden kann, dürfen auch beim Vorliegen hinweisender Kriterien nicht als psychogen krank eingestuft werden. Wird diese Warnung außer acht gelassen, können schwerwiegende organische Störungen übersehen werden.

8.2.2 Hypochondrie

EDGAR HEIM

Unter **Hypochondrie** verstehen wir die nicht realitätsgerechte Interpretation von Symptomen und Sensationen des Organismus, die meist mit der Befürchtung einhergeht, an einer schweren Krankheit zu leiden.

Sie kann im Zusammenhang mit beliebigen psychischen oder somatischen Krankheiten auftreten und ist in der Regel auch nicht an bestimmte Persönlichkeitsstrukturen gebunden. Trotzdem gibt es den typischen klagsamen hypochondrischen Patienten, der in der Regel hartnäckig an seinen Vorstellungen festhält, auch wenn alle Untersuchungen und Laborabklärungen negativ verlaufen. Er läßt sich somit auch nicht durch die Versicherung des Arztes beruhigen „es sei alles in Ordnung". Im Gegenteil, er nimmt solche Aussagen eher als Hinweis dafür, daß seine Klagen nicht ernst genommen werden. Das Festhalten an den Klagen durch den Patienten einerseits, die Ratlosigkeit des Arztes, eine organische Erklärung der Störung zu finden andererseits, belastet die Arzt-Patienten-Beziehung meist erheblich. Die Folge ist, daß solche Patienten mit ihren langen Krankengeschichten von Arzt zu Arzt laufen und dem Teufelskreis der Mißverständnisse nie entrinnen können. Man spricht denn auch von „Ärzteverschleiß", von „doctor-shopping", ohne die Motive des Patienten zu erkennen.

Hypochondrie hat starken Bezug zum Krankheitsmodell des Patienten. In mildem Maße ist sie ubiquitär und vor allem bei Adoleszenten, die ihren Körper nach und nach entdecken und in ein Körperschema integrieren müssen, oft anzutreffen. Auch Hochleistungssportler, Künstler oder sonstige Berufsgruppen, die auf bestimmte Körperfunktionen ausdrücklich angewiesen sind, neigen zu überscharfer Beobachtung und zu entsprechenden hypochondrischen Klagen. Man spricht auch von der „medical students disease" und meint damit die Überidentifikation des Studenten mit Patienten, die an eindrücklichen Krankheitsbildern leiden und deren Dramatik einem im Studium erstmals so richtig aufgeht. Der Arzt bleibt aus seiner täglichen Konfrontation mit naheliegenden oder ausgefallenen Krankheitsbildern in seiner ganzen beruflichen Karriere anfällig für hypochondrische Überbewertung eigener Körperstörungen.

Schwerere und vor allem chronifizierte Formen gehen öfter mit bestimmten psychischen Auffälligkeiten einher. Dabei kann eine selbst durchgemachte oder an anderen beobachtete Krankheit als Modell dienen, ohne daß diesem (wie bei der Konversionsneurose) gleich Symbolcharakter zukommt. Die Klagsamkeit bildet also den psychischen Gehalt, nicht die unbewußte Konfliktlösung als Primärgewinn wie bei der Konversion. Sehr häufig ist hypochondrische Verarbeitung bei Menschen zu beobachten, die vor kurzem einen Angehörigen durch Todesfall verloren haben. Die hypochondrische Selbstbeobachtung ist Teil des Trauerprozesses, wobei die Klagen oft inhaltlichen Bezug zum Krankheitsbild des Verstorbenen haben.

> **Beispiel.** Eine reife, fröhliche Endfünfzigerin hatte mit ihrem nach Herzinfarkt vorzeitig pensionierten Ehemann einige schöne erfüllte Jahre verlebt, bis dieser nach dramatischem Auf und Ab schließlich an den Folgen eines apoplektischen Insultes verstorben war. In den ersten Wochen nach dem Todesfall überwog die Ratlosigkeit, dann folgte eine Zeit der Trauer und Depression, bis die Patientin schließlich über starken Schwindel und hartnäckige Kopfschmerzen zu klagen anfing. Der einfühlsame Hausarzt realisierte den Zusammenhang mit der Trauerverarbeitung. Er brachte die Patientin schrittweise dazu, immer wieder ihre Gefühle über den verstorbenen Ehemann auszudrücken – ohne ausdrücklich auf den symptomatischen Zusammenhang hinzuweisen. Innerhalb weniger Wochen verschwanden die Klagen über Kopfweh und Schwindelanfälle genauso still wie sie gekommen waren. Die Bereitschaft des Hausarztes, die Patientin in ihrem Trauerprozeß geduldig zu unterstützen, reichte somit aus, um die Beschwerden zum Abklingen zu bringen.

Belastende Lebensereignisse und -vorbilder tragen zur Entstehung hypochondrischer Vorstellungen ebenso bei wie dauerhaft frustrierende Lebensverhältnisse. Dies gilt besonders für einsame Menschen der zweiten Lebenshälfte. Bei den eigentlichen psychiatrischen Krankheiten wie Schizophrenie mit Körperhalluzination oder endogene Depression mit multiplen, wenig einfühlbaren Klagen, ist der psychogene Ursprung der Beschwerden leicht zu erkennen. Bei vielen anderen psychischen Störungen sind hypochondrische Befürchtungen Teil der Krankheit, stehen aber nicht im Vordergrund (z.B. bei Angstneurose, Zwangsneurose, Somatisation etc.).

8.2.3 Somatisierungssyndrom

EDGAR HEIM

Im Bemühen, hysterische und Konversionsstörungen einerseits, hypochondrische andererseits schärfer abzugrenzen, ist die Forschung in den letzten Jahren auf ein Syndrom gestoßen, das wohl jedem praktizierenden Arzt bei diesem oder jenem seiner Kranken schon begegnet ist.

Es handelt sich fast immer um Patientinnen, deren kontinuierliche Krankheitsgeschichte schon begonnen hat, bevor sie 30jährig waren. Sie zeichnen sich durch eine lange Liste von Klagen aus, die praktisch allen Organsystemen zugeordnet werden können. Die große Zahl an Beschwerden (über ein Dutzend) zwingt die Patienten zu Lebensumstellungen, wenn es nicht gar zur Invalidisierung kommt.

Auch diese Patienten haben eine ganze Serie von Ärzten konsultiert, deren diagnostisches und therapeutisches Bemühen scheinbar erfolglos war. Die Beschwerden lassen sich auch nicht, wie in der Medizin üblich, einem einzelnen Krankheitsbild zuordnen; dennoch zweifeln weder Arzt noch Patient, daß die Beschwerden echt sind, da die Patienten während längerer Dauer ihres Lebens kränklich oder unpassend sind. Ihre Überlebenschance unterscheidet sich aber nicht von jener ihrer Altersgruppe.

Die *Beschwerden* können im Erscheinungsbild (nicht aber im unbewußten Gehalt) Konversionssymptomen ähnlich sein (Schluckbeschwerden, Doppelbilder, Blindheit, Bewußtlosigkeit, Gehstörungen etc.). Ein wichtiger Unterschied zur Konversionsneurose ist aber der, daß gleichzeitig eine Vielzahl unterschiedlicher Klagen vorliegt. Gynäkologische Symptome wie Amenorrhö, Dysmenorrhö, Hpyermenorrhö, Hyperemesis sind ebenso häufig wie sexuelle Störungen (Libidoverlust, Impotenz, Vaginismus). Multiple Schmerzen im Gastrointestinaltrakt, im muskuloskelettären oder kardiovaskulären System ergänzen das Syndrom. Als Persönlichkeit sind die Kranken zwar auffällig, aber nicht einfach einzuordnen, da sie z. T. als ängstlich, depressiv, hypochondrisch oder auch hysterisch imponieren. Ihre zwischenmenschliche Beziehungen (Partnerschaft!) sind meist belastet, verschiedene appellative Suizidversuche sind nicht selten vorangegangen.

Es erstaunt denn auch nicht, daß sie ausgesprochen als Problempatienten gelten, die von Ärzten leicht und gerne ab- und weitergeschoben werden. Darin liegt aber gerade die Tragik dieser Patienten, die sich echt körperkrank fühlen und auf ständige ärztliche Betreuung angewiesen sind.

Beispiel. Eine 28jährige junge Lehrerin hat nach dem Auseinanderbrechen einer langjährigen Freundschaft nach und nach an folgenden Beschwerden gelitten: Nausea, Vertigo, Gehschwäche, Durchfall, Dysmenorrhö und Dyspareunie, Lower back pain, Cephalgie, Palpitationen, Schluckbeschwerden, diffuse Bauchbeschwerden, die schließlich zur (reizlosen) Appendektomie führten etc. Sie hatte innert drei Jahren 15 verschiedene Ärzte konsultiert, denen sie immer wieder als echt krank imponierte. Inzwischen waren die Krankheitsabsenzen derart angestiegen, daß sie von der Krankenkasse abgeschrieben und an die Invalidenversicherung gewiesen worden war. Die Patientin nahm dies erstaunlich gelassen hin, da sie derart mit der Problematik ihres körperlichen Befindens beschäftigt war, daß es ihr naheliegend schien, sich nun ganz ihrer „Gesundheit" widmen zu können. Als sie vor einem Jahr einen neuen Hausarzt aufsuchte, war dieser genauso ratlos wie die vorbehandelnden Kollegen. Er beschloß aber, die Patientin vorerst einfach durchzuhalten und womöglich keine neuen diagnostischen Eingriffe zu veranlassen. Er überwies die Patientin einzig der psychiatrischen Ambulanz, um den depressiven Zustand abklären zu lassen. Trotz der offensichtlichen Beziehungsstörung und den isolierten Lebensverhältnissen war aber die Patientin nicht bereit, sich psychiatrisch behandeln zu lassen und drängte darauf, wegen ihrer Körperbeschwerden wieder vom Hausarzt betreut zu werden.

Die Erfahrung dieser Patientin war insofern nicht typisch, als sie einen Hausarzt fand, der beschloß (trotz der multiplen, nicht weiter abklärbaren echten Symptome), die Patientin ohne diagnostischen Aufwand regelmäßig zu betreuen. In der Tat haben Untersuchungen an dieser Patientengruppe gezeigt, daß der Arzt akzeptieren muß, dieses Krankheitsbild nicht überwinden zu können. Vielmehr besteht die *therapeutische Haltung* aus ein paar wenigen „common-sense"-Grundsätzen (MONSON u. SMITH 1983):

1. Die Patienten sind auf eine tragende Langzeitbeziehung zu *einem* Hausarzt angewiesen, der sie davon abhalten kann, von Arzt zu Arzt zu wechseln.
2. Die Klagen und Symptome sind als Ausdruck emotionaler Bedürfnisse zu verstehen. Sie sind somit ernst zu nehmen und in einfacher klinischer Untersuchung zu verifizieren, um dem Patienten so glaubwürdig aufzeigen zu können, daß seine Beschwerden zwar wichtig sind, aber z. Z. keinerlei weiterer Abklärung bedürfen.
3. Die Patienten sind in regelmäßigen Intervallen einzubestellen, auch wenn die einzelne Konsultation nur kurz dauert. So wird die gegenseitige Beziehung am geringsten strapaziert.
4. Trotz der intensiven Klagen darf ihr Stellenwert nicht überschätzt und schon gar nicht mit Schmerzmitteln oder Psychopharmaka honoriert werden.
5. Es muß hingenommen werden, daß Krankheit zum Lebensinhalt dieser Patienten geworden ist. Sie weigern sich deshalb in der Regel auch, zu einem Psychiater zu gehen, womit ihm verunmöglicht wäre, einen therapeutischen Zugang zu finden.

Die *Abgrenzung* gegenüber der Hypochondrie ist insofern möglich, als diese Patienten sich nicht vor einer Krankheit fürchten, sondern an echten Beschwerden leiden und z. T. ein somatisches Korrelat zeigen. Gegenüber der (enggefaßten) Konversionsneurose unterscheiden sie sich auch durch die multiplen (über ein Dutzend) divergenten Symptome, die nicht eindeutigen Symbolgehalt haben. Es handelt sich ferner in keinerlei Weise um Simulanten, da der Kommunikationswert der Beschwerden trotz des sekundären Krankheitsgewinnes unbewußt ist.

8.2.4 Münchhausen-Syndrom (selbst zugefügte Körperschädigung)

EDGAR HEIM

Es mutet eigenartig an, daß der durch seine Prahlereien bekannt gewordene Freiherr VON MÜNCHHAUSEN seinen Namen noch in einem medizinischen Syndrom verewigt findet. Offensichtlich hat die zunehmende diagnostische Technologie dieses Krankheitsbild derart ermutigt, daß es heute in der Diagnostik einen festen Platz verdient.

Es sind darunter Patienten zu verstehen, die auf plausible Weise Symptome von unterschiedlichen Krankheitsbildern präsentieren und die als Folge dieser Beschwerden immer wieder hospitalisiert werden. Die von ihnen geschickt provozierten Störungen sind äußerst vielfältig und stark wechselnd.

Unter anderem sind häufig die folgenden Veränderungen festzustellen: Pseudoappen-
dizitis; Verletzungen an Genitale oder After; sekundäre innere Blutungen nach Antikoa-
gulantienmißbrauch; Anämie als Folge von Venenpunktion; Injektion von Exkrementen;
künstliches Fieber; Schwindel und Ohnmachtszustände etc. Nicht selten besteht zugleich
ein gewisser Medikamentenmißbrauch. Die Krankheitsgeschichte dieser Patienten beginnt meist in jungem Erwachsenenalter und ist fortan äußerst umfangreich. Sie ist vor allem durch unzählige Hospitalisationen in verschiedenen Krankenhäusern nah und fern
ausgezeichnet. Als Folge der vielen Hospitalisationen sind diese Patienten praktisch inva-
lidisiert. Es fällt bald auf, wie eingeschränkt ihr übriges soziales Netzwerk ist, resp. wie
isoliert sie leben.

In der *Lebensgeschichte* ist auszumachen, daß sie bereits als Kinder oder Jugendliche
(Unfall oder Krankheit) hospitalisiert waren, oder von der Hospitalisation eines Familienmitgliedes beeindruckt waren. Ihre Herkunftsfamilie ist fast immer gestört mit deutlichen Hinweisen darauf, daß die Patienten in ihrer Kindheit vernachlässigt worden waren.
Ein großer Teil dieser Patienten ergreift später einen Medizinalberuf (Schwester/Pfleger;
Laborantin; Ambulanzfahrer; Arzt- oder Zahnarztgehilfin; Arzt etc.), so daß sie auch fak-
tisch über gute medizinische Kenntnisse verfügen. Dies ermöglicht es ihnen scheinbar
glaubwürdig, immer wieder neue Krankheitsbilder anzubieten. Sie nehmen dabei ohne
Widerstreben aufwendige diagnostische (Endoskopien) oder therapeutische (Operationen) Eingriffe hin und sind oft von entsprechenden Narben gekennzeichnet.

Beispiel. Die 35jährige Krankenschwester gab an, auf der Durchreise erkrankt und durch Hämaturie
beunruhigt gewesen zu sein, so daß sie sich via Notfallabklärung hospitalisieren ließ. Die übliche Diagnostik verlief ergebnislos, und trotzdem ergab der Urinstatus immer wieder frische Blutspuren. Einzig
beim Kathetrisieren fehlten diese. Eines Morgens, als die Nachtschwester zufällig nochmals ins Zimmer kam, stellte sie fest, wie die Patientin rasch einen kleinen Gegenstand verstecken wollte, der sich
als abgebrochene Ampulle erwies. Damit hatte sie offensichtlich immer wieder die Urethra geritzt und
so die Hämaturie vorgetäuscht. Sie bestritt aber den Sachverhalt aufs heftigste. Erst als aus der Krankengeschichte einer früheren Hospitalisation ersichtlich wurde, daß die Patientin durch Aderlaß eine
(atypische) Anämie simuliert hatte, schwieg sie trotzig. Der konsiliarisch herbeigerufene Psychiater hatte Mühe, den Zugang zu der abweisenden Frau zu finden. Es wurde aber erkennbar, daß sie von einem
brutalen Trinkervater schon früh immer wieder geschlagen und entwertet worden war. Als 13jährige erlebte sie erstmals im Anschluß an eine Appendektomie im Krankenhaus etwas Geborgenheit, was zugleich für ihre Berufs- und spätere Krankheitswahl ausschlaggebend war. Sie verweigerte irgendwelche
Erklärungen zu ihrem Krankheitsbild resp. Fehlverhalten und drängte am nächsten Tag auf Entlassung
– nicht ohne anzudrohen, sie wisse sich zuständigenorts schon zu beschweren.

Die *Erklärung* des scheinbar widersinnigen Umgangs mit ihrem Körper ist bei der fehlenden Kooperation dieser Patientin im Einzelfall schwierig. Aus der Literatur (vgl. SUSS-
MAN u. HYLER 1977) ist aber ersichtlich, daß die frühe Zurückweisung die Patienten veranlaßt, die verpaßte Zuwendung nun nachzuholen, indem sie sich während den vielen
Hospitalisationen regressiv verwöhnen lassen. Dabei bleibt die Beziehung zu den Ärzten
durchaus ambivalent; einerseits wird der Arzt in der Rolle des idealisierten Vaters gesehen, andererseits ist die Enttäuschung und das Verstoßenwerden schon einprogrammiert.
Fast immer wird früher oder später das Verhalten aufgedeckt, was bei manchen Ärzten
und Schwestern zu Staunen, Verärgerung, ja Beschimpfung des Kranken führt. Nicht selten droht man ihnen, sie zu verzeigen, sie auf eine schwarze Liste zu setzen, der Versicherung zu melden etc. Häufig erscheinen aber Ärzte und Patienten im stillen Einverständnis
der Konfrontation aus dem Wege zu gehen, so daß schwer einzuschätzen ist, wie oft diese
Krankheit tatsächlich auftritt.

Wichtig ist zu vermerken, daß zwar das Handeln der Kranken in gewissem Sinn vorsätzlich ist, aber dennoch nicht mit grober Simulation gleichgesetzt werden darf. Im Unterschied zu den – in der medizinischen Praxis viel seltener als meist angenommen – echten Simulanten, ist hier der erstrebte Vorteil rein psychologisch, nämlich durch die Krankenrolle gewisse Zuwendung zu finden. Die berechnende Zielsetzung des Simulanten dagegen geht meist auf Versicherungsbetrug, auf finanziellen Gewinn, auf Vermeiden unangenehmer Verpflichtungen (Militärdienst, Haft etc.) oder ähnliche äußere Gewinne aus. Der sich selbst schädigende Münchhausen-Patient hat aber sozial eher Verluste als Gewinne zu verbuchen. Auch ist seine Lebenslage an sich schon verzweifelt genug, so daß die Patientenkarriere nicht selten durch Suizid endet oder die verschiedenen selbstschädigenden Handlungen zumindest als Äquivalent eines Suizides aufgefaßt werden müssen.

Die meisten Berichte sind hinsichtlich der *Therapie* pessimistisch. Es gibt aber neuere Ergebnisse, wonach es während der psychiatrischen Hospitalisation gelingen kann, die Patienten schrittweise von ihrer Verhaltensstörung wegzuführen. Therapeutisch bewährt sich dabei eine Kombination von verhaltenstherapeutischen Lernschritten mit psychodynamischer Gesprächstherapie.

Weiterführende Literatur: Adler R (1984). Adler R, Hemmeler W (in Vorbereitung). Boydstun JA (1977). Koehler K, Sass H (1984). Engel GL (1970). Monson R, Smith GR (1983). Sussman N, Hyler SE (1977).

8.3 Klinische Psychophysiologie

8.3.1 Psychophysiologische und psychosomatische Krankheitsbilder

ANDREAS RADVILA

a) Begriffe

In der Psychophysiologie werden Zusammenhänge zwischen psychosozialen Phänomenen und physiologischen oder biochemischen Parametern untersucht. In der Regel handelt es sich um rein statistische Korrelationen, selten gelingt es, eine Kausalität zu belegen.

Lineare monokausale Modelle sind meist unbrauchbar, so daß man mit komplexeren kybernetischen Prinzipien arbeiten muß, wie z.B. hierarchischen Systemen, Rückkoppelungs- und Regelkreismechanismen (s. Kap. 2.3).

Unter *Psychosomatik* verstehen wir die Lehre von den krankhaften Prozessen, bei denen somatische und psychosoziale Faktoren gemeinsam und als sich gegenseitig beeinflussend betrachtet werden.

Psychosoziale Variabeln: Der am besten erforschte und in der Praxis wichtigste Bereich ist der der *Emotionen.* Vor allem die affektiven Zustände Angst, Depression und Aggression wurden sowohl beim Tier wie beim Menschen gründlich studiert. Diese Affekte und Gefühle werden durch äußere Faktoren wie Stressoren, seien dies Lebensveränderungen, wirtschaftliche Einflüsse oder Krankheit selbst (z. B. Schmerz) beeinflußt (s. Kap. 7.1). Weiter werden mehr allgemeine oder spezifische *Verhaltensweisen* und deren Veränderungen untersucht. Dazu gehören sprachliches oder averbales Kommunizieren, soziales Verhalten, Interaktionen in Familie und Beruf und mehr spezialisierte Verhaltensweisen wie z. B. das Essen und die Sexualität. Die kognitive Psychologie hat viel zum besseren Verständnis von Emotionen und Sinneswahrnehmungen, deren inneren Repräsentationen, von intellektuellen Abläufen und ihren Zusammenhängen beigetragen (s. Kap. 3). Obwohl die *Psychometrie* in den letzten Jahrzehnten große Fortschritte gemacht hat, bestehen bei der Messung psychosozialer Parameter nach wie vor große Probleme: Während die Zuverlässigkeit (Reliabilität) der meisten psychologischen Tests recht gut ist, läßt die Gültigkeit (Validität) oft viele Wünsche offen, da das zu messende Merkmal, wie z. B. Depression, sich schwer definieren läßt (s. Kap. 4.3).

Das häufigste Werkzeug zum Erfassen psychosozialer Daten stellt das *Gespräch* (Interview) dar; das offene Gespräch mit krankheitszentrierter Strukturierung, wie es in der Arztpraxis oder im Spital geführt wird, oder ein weitgehend strukturiertes Gespräch in der Forschung, um bestimmte Lebensbereiche gezielt zu erfassen (MORGAN u. ENGEL 1977) (s. Kap. 9.5).

Physiologische Parameter: Die meisten in der Psychophysiologie gemessenen physiologischen Parameter sind vom autonomen oder vegetativen Nervensystem (ANS) gesteuert oder gehören zum endokrinen oder zentralnervösen Apparat. Sie sind in Tabelle 8.1 zusammengestellt.

Tabelle 8.1. Physiologische Parameter

Zentralnervöse und neuromuskuläre Parameter
- Elektroenzephalogramm (EEG mit oder ohne evozierte Potentiale)
- Elektroonkulogramm (EOG)
- Elektromyogramm (EMG)
- Schlafstadien

Kardiovaskuläre Parameter
- Herzfrequenz, EKG
- Blutdruck, Druckkurven
- Durchblutung

Respiratorische Parameter
- Atemfrequenz, -bewegungen und -volumina
- Blutgase (pCO_2, pO_2)

Intestinale Parameter
- Darmmotilität
- Passagezeiten

andere *Vegetative Parameter*
- Hautdurchblutung
- Hautwiderstand und -potential

Endokrine und metabolische Parameter
- Hormonspiegel
- Elektrolyte
- Enzyme

Neurotransmitter: Sie übertragen an den Synapsen durch Nerven geleitete Impulse. Die Unterscheidung zwischen Hormon und Neurotransmitter ist oft artifiziell, Noradrenalin wirkt z. B. als Hormon und als Neurotransmitter und ist wie Adrenalin und das Kortisol als *Streßmediator* von Bedeutung.

Psychophysiologisch gesehen spielen *Neurotransmitter* vor allem bei emotionalen Zuständen wie Angst, Depression und Aggression eine wichtige Rolle. Spezifische Transmitter, die einen bestimmten Affekt übermitteln, z. B. einen Angstneurotransmitter, gibt es nicht.

Das Injizieren von Noradrenalin z. B. kann negativ als Ärger oder positiv als Euphorie empfunden werden, je nach äußerer Beeinflussung der Versuchsperson (SCHACHTER u. SINGER 1962).

Die wichtigsten Neurotransmittersysteme sind:
- das adrenerge System: Noradrenalin und Adrenalin
- das dopaminerge System: Dopamin
- das cholinerge System: Acetylcholin (neuromuskuläre Übertragung)
- das serotonerge System: Serotonin, 5-Hydroxytryptamin
- Gamma-Amino-Buttersäure (GABA): wichtige Rolle bei der Benzodiazepinwirkung
- Substanz P (Schmerzübermittlung)
- die hypothalmischen Hormone (TRH, CRF, GRH, Somatostatin, LHRH etc.)
- intestinale Hormone wie Sekretin, Gastrin, Glukagon, Cholezystokinin (CCK), vaso-aktives intestinales Peptid (VIP) etc.

Viele dieser Neurotransmitter und Hormone sind in verschiedenen Organsystemen und Regelkreisen funktionell aktiv: Vorwiegend im Gastrointestinaltrakt produzierte Peptide wie das CCK, das VIP oder das Gastrin-freisetzende Bombesin (GRP) werden auch im ZNS und in der Lunge gefunden, wo sie wichtige Funktionen wie die der Nahrungsaufnahme (CCK), Vasodilatation (VIP) und der perinatalen Lungenentwicklung (GRP) beeinflussen (POLAK u. BLOOM 1984). Viel Staub aufgewirbelt hat die Entdeckung körpereigener Opiate, der *Endorphine* (als „Enkephaline" werden die kurzkettigen Peptide bezeichnet). Sie haben weitgehend gleiche pharmakologische Eigenschaften wie die Opiate, ihre natürliche Funktion ist aber nicht restlos geklärt. Sicher haben sie eine wichtige Bedeutung bei der Physiologie des Schmerzes und der Emotionen.

Allen Neurotransmittern ist gemeinsam, daß sie sich spezifisch an *Rezeptoren* binden, von denen sie durch Medikamente verdrängt werden können.

Im neuralen Apparat wurden sowohl prä- wie postsynaptische Rezeptoren gefunden, ebenso Subtypen von Rezeptoren für eine Stoffgruppe, so bei den Endorphinen die δ, κ, μ Rezeptoren. Die Tatsache, daß Psychopharmaka, die eine Schizophrenie, eine endogene Depression oder Angstzustände günstig beeinflussen, zu Veränderungen der Überträgersubstanzen an den Synapsen führen, hat zu den sog. *Neurotransmittermodellen* der Ätiologie und Pathogenese dieser psychiatrischen Erkrankungen geführt. Diese Hypothesen konnten durch neuere Erforschungsergebnisse nicht weiter untermauert werden, wenn auch Neuroleptika, Antidepressiva und Benzodiazepine nur wenig von ihrer praktischen therapeutischen Bedeutung eingebüßt haben (SNYDER 1982).

Lern- und Verhaltenstheorie: Die Lehre von den *bedingten und konditionierten Reflexen* (PAWLOW, SKINNER) übte einen großen Einfluß auf die Psychophysiologie aus. (vgl. Kap. 4.1.4)

Unter einem **bedingten Reflex** verstehen wir eine angeborene Reaktion auf einen relativ spezifischen Reiz, z. B. die Speichelsekretion des Hundes bei der Präsentation von Futter. Beim konditionierten Reflex erfolgt die Reflexantwort (z. B. durch einen bedingten Reflex) auf einen neutralen Stimulus allein, der vorher mit dem Stimulus, der normalerweise die Reflexantwort auslöst, mehrmals gepaart wurde.

Ein Beispiel stellt das erste Experiment des sog. klassischen Konditionierens von PAWLOW dar: Nach mehreren Paarungen der Fleischpräsentation (= unkonditionierter Stimulus) mit einem Glockensignal (= konditionierter Stimulus) erfolgt die Speichelsekretion als konditionierte Reaktion auf das Läuten der Glocke, den konditionierten Stimulus allein. Wenn der konditionierte Stimulus mehrmals ohne den unkonditionierten Reiz präsentiert wird, bleibt die konditionierte Reaktion nach einer gewissen Zeit aus, es kommt zu einer *Extinktion.* Der konditionierte Stimulus, z. B. der Glockenton, kann durch einen glockenähnlichen Ton ersetzt (Generalisation) oder auf einen andern Reiz, z. B. ein Lichtsignal übertragen werden (Transfer). Wird ein milder Stimulus, z. B. eine Berührung, immer wieder appliziert, gewöhnt sich der Organismus mit der Zeit an diesen Reiz; es ist eine *Habituation* eingetreten. Wenn derselbe milde Stimulus von Zeit zu Zeit verstärkt oder mit einem starken Reiz wie mit einem Elektroschock gekoppelt wird, führt der milde Stimulus zu einer vermehrten Reizantwort *(Sensitisation).*

Für das **operante Konditionieren** viszeraler Reaktionen, z. B. der Herzfrequenz, des Bluckdruckes oder des bronchialen Widerstandes, die dem Subjekt bewußt gemacht werden, wird häufig der Begriff *„Biofeedback"* verwendet.

Das Ausmaß dieser gelernten Veränderung ist aber meist recht klein und die therapeutische Anwendung nur von geringem Nutzen; am erfolgreichsten war sie bei der Migräne, weniger beim Asthma bronchiale.

Konditionieren findet nicht nur im Labor, sondern auch in der Natur statt und ist eine wichtige Form des *assoziativen Lernens,* das im Alltag vieler Lebewesen eine wichtige Funktion ausübt, wie z. B. die konditionierte Vermeidung von krankmachendem Futter. Konditionierungsmechanismen können auch zu „falschen" Reaktionen führen, wie die Auslösung eines Asthmaanfalles durch eine echt wirkende künstliche Blume bei einem Asthmatiker, der auf Blütenstaub allergisch ist. Mit einer speziellen Form des Konditionierens, der Geschmacksaversion lernten Versuchstiere sowohl die humorale wie die zelluläre Immunantwort zu reduzieren, ein Befund, der sowohl für die Infektionsabwehr wie die Entstehung von Neoplasien von großer Bedeutung sein dürfte (ADER 1981). Den bahnbrechenden Arbeiten von KANDEL (1983) und anderen Forschern ist es zu verdanken, daß wir heute ein Tiermodell zur Verfügung haben, das die Entstehung verschiedener Angstformen erklärt. Sowohl die chronische Angst wie auch die Erwartungsangst werden als erlerntes Verhalten angesehen, die durch sog. Sensitisation bzw. klassisches Konditionieren entstehen. Beide Vorgänge führen bei der Meerschnecke Aplysia zu definierten strukturellen, neuronalen und biochemischen Veränderungen.

Weitere wichtige Modellvorstellungen in der Psychophysiologie sind die verschiedenen Emotionstheorien (JAMES-LLANGE, BARD-CANNON; SCHACHTER u. SINGER 1962), Streßtheorien (CANNON 1975; SELYE 1979, s. Kap.7.1), das Konservierungs-Rückzugs-Muster von ENGEL (1970), das Modell der erlernten Hilflosigkeit von SELIGMAN (1975) und WEISS (1972).

b) Psychophysiologische Krankheitsbilder

In der ärztlichen Allgemeinpraxis gehören sie zu den häufigsten Störungen und auch beim Spezialisten sind sie fast täglich anzutreffen, vor allem der irritable Darm und das Hyperventilationssyndrom.

Psychophysiologische Krankheitsbilder können eingeteilt werden in:

1. mehr psychogene (psychophysiologische Krankheiten im engeren Sinne) und
2. mehr somatogene Störungen (die meisten psychosomatischen Erkrankungen).

Prinzipiell muß hervorgehoben werden, daß bei allen Erkrankungen psychosoziale Faktoren eine mehr oder weniger wichtige Rolle spielen, sowohl in der Krankheitsentstehung wie im -verlauf. Andererseits sind auch normale und pathologische psychische Abläufe und Zustände ohne somatisches Substrat kaum denkbar (z.B. Gedächtnisspeicherung bei Neurosen). Somit drängt sich ein psychosomatisches, man könnte ebenso gut sagen somatopsychisches, Verstehenwollen aller Krankheiten auf, ohne primäre Gewichtung der einen oder anderen Komponente. Andere Ebenen in der Krankheitsentstehung und -manifestation spielen ebenfalls wichtige Rollen, so die soziale, berufliche und wirtschaftliche, private und freizeitbezogene Umwelt, religiöse und politische Systeme, der ethnisch-kulturelle Einfluß und viele mehr.

Die vorwiegend psychogen bedingten psychophysiologischen Störungen werden oft auch **funktionelle Beschwerden** genannt (z.B. funktionelle Herzbeschwerden bei atypischer Angina pectoris). Es sind dies Symptome ohne objektivierbaren pathologischen Befund. Die bei verschiedenen Emotionen obligat auftretenden vegetativen Symptome sind primär als normale physiologische Abläufe einzustufen. Erst wenn sie vom Patienten *subjektiv* als unangenehm oder unerträglich und von der Emotion losgelöst empfunden werden, bekommen sie Krankheitswert.

Die wichtigsten Emotionen, die zu körperlichen Beschwerden führen können, sind Angst, Depression und Trauer, Wut und Aggression. Die körperlichen Angstsymptome, die oft auch bei Depression und Wut auftreten, sind in Tabelle 8.2 aufgestellt.

(1) Angst und Panikzustände. Am häufigsten anzutreffen sind diese körperlichen Beschwerden bei generalisierten *Angst- und Panikzuständen* (mit oder ohne Phobien) und

Tabelle 8.2. Körperliche Symptome der Angst

1. Kardial:	Unregelmäßiges, rasches oder verstärktes Herzklopfen, Brustschmerzen
2. Vaskulär:	Blässe oder Erröten in Gesicht und Extremitäten, kalte Akren
3. Muskulär:	Zittern, Muskelverspannung, weiche Knie, motorische Unruhe
4. Respiratorisch:	beschleunigte Atmung, Gefühl der Enge, Atemnot, Erstickungsangst
5. Gastrointestinal:	Luftschlucken, Aufstoßen, Kloßgefühl im Hals, Magenschmerzen, Erbrechen, Blähungen, Durchfall
6. Vegetatives Nervensystem:	Schwitzen, weite Pupillen, Harndrang
7. Zentrales Nervensystem:	Kopfschmerzen, Augenflattern, Schwindel und Ohnmachtgefühl, Schlafstörungen

angstbetonten Depressionen. Die sog. larvierte oder maskierte Depression, die vorwiegend körperlich empfunden wird, führt den Kranken meist zum Allgemeinpraktiker oder Internisten und nicht zum Psychiater. Warum und wie sich einige dieser Symptome bei vielen dieser Patienten zu einem eigentlichen Syndrom entwickeln, ist noch nicht geklärt. Da Lactatininfusion oder Inhalation von CO_2 die gleichen Symptome auslösen können, wie sie bei Panikattacken spontan auftreten, sprechen viele Autoren von einer „endogenen Angst" (SHEEAN 1982). Sie beziehen sich darauf, daß diese Störung gehäuft familiär vorkommt und gut auf Antidepressiva anspricht (via noradrenerge und serotonerge Neurotransmittersysteme). Weiter wird die Möglichkeit diskutiert, daß bei der Entstehung von pathologischen Angstzuständen Katecholamine per se eine wichtige Rolle spielen. Dies ist dadurch möglich, daß Katecholamine (ähnlich wie bei einem Phäochromozytom) vermehrt szerniert werden, oder daß das Endorgan (in diesem Fall das Herz-Kreislauf-System) vermehrt auf sie anspricht. Dabei treten Angstgefühle (entsprechend der Theorie von JAMES und LANGE) erst sekundär auf (KLEIN u. RABKIN 1981). Phobien im Rahmen von Panikattacken werden durch Konditionierungsmechanismen zu erklären versucht, ähnlich wie beim Auftreten von Asthma-bronchiale-Anfällen, auf das wir später zu sprechen kommen werden. Andere, mehr psychoanalytisch orientierte Autoren sehen das Auftreten von Angstzuständen im Zusammenhang mit Konversions- und Angstneurosen mit pathologischen Abwehrmechanismen, die in der psychobiographischen Entwicklung ihrer Patienten verankert sind (ADLER u. HEMMELER im Druck).

Es zeigt sich hier besonders deutlich, daß bei diesen psychophysiologischen Krankheiten der psychische und somatische Bereich untrennbar miteinander verknüpft sind und sich gegenseitig beeinflussen, meist bereits bei der Krankheitsentstehung. Zu diesen psychovegetativen und -physiologischen Syndromen sind das Hyperventilationssyndrom, der irritable Darm, das Effort-Syndrom, im weiteren Sinne auch die Störungen der Schmerzempfindung (s. Kap. 8.3.2) und des Eßverhaltens (Adipositas und Anorexia nervosa) und die funktionellen Beschwerden des Bewegungsapparates (Weichteilrheumatismus, Fibrositis-Syndrom) zu zählen.

(2) Das Hyperventilationssyndrom. Die Atmung nimmt im vegetativen System eine besondere Stellung ein, in dem sie willkürlich oder unbewußt verlangsamt oder – in größerem Ausmaß – beschleunigt werden kann und die Folgen der daraus resultierenden Blutgasveränderungen normalerweise sofort verspürt werden, im Sinne eines raschen „Biofeedback". Die über das physiologische Bedürfnis hinausgehende beschleunigte und vertiefte Atmung (Hyperventilation), die zu einem Absinken des pCO_2 und einer *respiratorischen*

Alkalose führt, ist eine der häufigsten Krankheiten überhaupt (RADVILA 1984). Nach Angaben verschiedener Autoren leiden 6–10% der Patienten in der ärztlichen Allgemeinpraxis u. a. an Hyperventilation. Während die *akute Hyperventilation* mit den typischen Anfällen und Tetaniezeichen kaum je diagnostische und therapeutische Schwierigkeiten bereitet, ist die chronische Form wegen ihrer mannigfaltigen Symptomatik oft schwer zu erkennen. Die akute Hyperventilation tritt am häufigsten bei jungen Frauen auf, bei der chronischen Form ist die Alters- und Geschlechtsverteilung gleichmäßiger. Die Beschwerden der Hyperventilation lassen sich pathophysiologisch meist mit der vermehrten Atemarbeit und der respiratorischen Alkalose erklären. Sie sind oft identisch mit den in Tabelle 8.2 aufgeführten körperlichen Symptomen der Angst. Besonders häufig sind die Tetaniezeichen, Paraesthesien (akral), Muskelverkrampfungen und -schmerzen und Schwindel sowie Herzklopfen (Thoraxschmerzen und als Leitsymptom *Atemnot* (Dyspnoe) und nicht die beschleunigte Atmung per se. Dyspnoe ist wie Schmerz eine subjektive Empfindung, die sowohl Wahrnehmung wie Reaktion beinhaltet. Patienten mit psychogenen Atemstörungen neigen dazu (sowohl in Ruhe als auch nach Stimulation mit einem Bronchokonstriktor), das Ausmaß ihrer Dyspnoe verglichen mit dem gemessenen Atmungswiderstand und der Atemanhaltezeit zu überschätzen. Gegenüber normal Atmenden zeigen sie eine erhöhte Dyspnoebereitschaft (HEIM et al. 1972). Der akute Hyperventilationsanfall kann im Extremfall bis zum hypokapnischen Koma mit oder ohne Apnoe führen, von dem sich die Patienten spontan erholen.

Andere häufige, mehr *psychische Symptome* sind Angst, Müdigkeit und Antriebslosigkeit, Niedergeschlagenheit und ein gestörter Schlaf. Vor allem chronische Hyperventilation begleitet häufig Angst- und Panikzustände mit oder ohne Agoraphobie (Platzangst) und Depression. Die primäre Ursache des Hyperventilationssyndroms ist meist im psychischen Bereich zu suchen, wobei im weiteren Verlauf durchaus die körperlichen Folgen der respiratorischen Alkalose das klinische Bild beherrschen können. Beim einzelnen Patienten ist oft schwer zu bestimmen, ob die Hyperventilation mehr psychophysiologisch durch Affekte wie Angst oder Wut, mehr durch neurotische Verdrängung (z. B. im Rahmen einer Konversionsneurose) oder als reine Gewohnheit (z. B. durch Konditionierung) entstanden ist. Gesichert ist, daß Hyperventilation mit deutlich erniedrigten pCO_2 Werten eine typische Streßreaktion darstellt, ähnlich wie erhöhte Pulsfrequenz und eine vermehrte Ausscheidung von Katecholaminen, Kortisol und Wachstumshormon Teil der Streßreaktion sind (s. Kap. 7.1). Auch bei neurotisch oder endogen (nicht gehemmt) Depressiven besteht eine Tendenz zur Hyperventilation, was teilweise die häufigen thorakalen Schmerzen oder distalen Mißempfindungen dieser Patienten erklären könnte (DUDLEY et al. 1980). Krankheiten, die schwer behandelbare Schmerzen verursachen, können ebenfalls zu einer Hyperventilation führen (GLYNN et al. 1981). Daß eine Hyperventilation ohne direkte Ursachen oder Stimuli wie Schmerz, Streß, Angst und Depression entsteht, läßt sich in Konditionierungsversuchen gut belegen; d. h. Stimuli, die als solche normalerweise keine Hyperventilation hervorrufen, können stellvertretend für einen mit Hyperventilation assoziierten Reiz diese auslösen (SOLTYSIK et al. 1984). Das Hyperventilationssyndrom ist oft mit anderen psychophysiologischen Störungen wie dem Effort-Syndrom oder dem irritablen Darm vergesellschaftet (s. u.). Hervorzuheben ist, daß nach einigen Beobachtungen eine bis zu 30 min dauernde willkürliche Hyperventilation und die respiratorische Alkalose nicht von allen Menschen als unangenehm empfunden wird, sondern stimulierend und euphorisierend wirken kann, ähnlich wie Sucht erzeugende Drogen und Medikamente.

Die *Diagnose* des Hyperventilationssyndroms läßt sich meist aus der Anamnese stellen. Bei der Beobachtung der Atmung fallen häufige Seufzer und eine vermehrte Thorax-

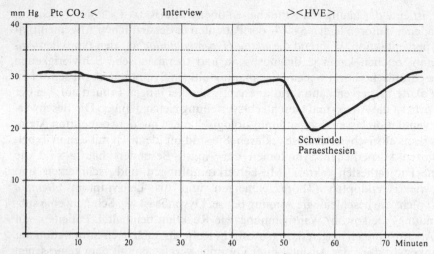

Abb. 8.2 Transkutanes pCO$_2$ während eines Interviews. HvE: Hyperventilation-Expositions-Versuch

atmung auf. Die typischen Symptome vor allem der akuten Hyperventilation lassen sich meist durch eine mindestens drei Minuten dauernde, willkürliche Überatmung im Hyperventilationsversuch provozieren. Die Bestimmung des pCO$_2$, sei es arteriell, venös oder kutan, ist nur in unklaren Fällen nötig, vor allem bei Verdacht auf chronische Hyperventilation; eine spirometrische Untersuchung erübrigt sich meist. Der typische Kurvenverlauf des transkutan gemessenen pCO$_2$ während einer Anamneseerhebung mit anschließender fünfminütiger willkürlicher Hyperventilation ist in Abb. 8.2 dargestellt. Selbstverständlich müssen alle somatischen Ursachen, die zu einer beschleunigten Atmung führen, ausgeschlossen werden: als häufigste Fieber, Anämie, Pneumonie oder rezidivierende Lungenembolie. Die *Behandlung* besteht aus dem aufklärenden therapeutischen Gespräch, Psychopharmaka (trizyklische Antidepressiva, Benzodiazepine, eventuell Beta-Blocker) einer atemphysiotherapeutischen Schulung Förderung der langsamen Zwerchfellatmung) und Entspannungsübungen (Autogenes Training, Yoga).

(3) Das vegetative kardiovaskuläre Syndrom. Oft gebrauchte Synonyme für diesen schlecht definierten Zustand sind Effort- oder DaCosta-Syndrom sowie hyperkinetisches Herzsyndrom, neurozirkulatorische Asthenie und Herzneurose. Vom vorher besprochenen Hyperventilationssyndrom ist es oft kaum abzugrenzen und kommt wie dieses vor allem bei Angstzuständen und Depression vor, wobei ähnliche pathogenetische Mechanismen angenommen werden. Oft wurde ein vermehrtes Ansprechen des kardiovaskulären Systems auf adrenerge Reize oder ganz allgemein ein hyperadrenerger Zustand postuliert. Im Vordergrund des Beschwerdebildes steht einerseits ein schneller und oft stolpernder Puls (Tachykardien und Extrasystolien), der meist und ohne bewußten äußeren Grund anfallsweise auftritt; andererseits gehören thorakale Schmerzen dazu, die zum Ausschluß einer koronaren Herzkrankheit häufig eingehend internistisch oder kardiologisch abgeklärt werden. Viele Patienten klagen über eine unbestimmte Schwäche und erhöhte Ermüdbarkeit, was dazu führt, daß ihre persönlichen und beruflichen Aktivitäten eingeschränkt werden. Im Gegensatz zum Hyperventilationssyndrom steht uns beim Effort-Syndrom diagnostisch kein Provokationstest zur Verfügung, doch meistens genügt die Anamnese mit den typischerweise eher vagen Symptomen, die meist mehrere Körperge-

biete und Funktionen umfassen. Bis auf die wenigen Patienten, die wegen der begleitenden Hyperventilation ST-Veränderungen aufweisen, ergibt das EKG normale Befunde, ebenso die körperliche Untersuchung des kardiovaskulären Systems. Selten findet man eine Neigung zu Tachykardien und Extrasystolen und zu leicht erhöhten, oft situativ bedingten Blutdruckwerten („Sprechstundenhypertonie"). Die Behandlung ist der des Hyperventilationssyndroms ähnlich, bei Neigung zu Tachykardien und zu Blutdruckerhöhung ist sicher ein Versuch mit einem Beta-Blocker angezeigt.

(4) Der irritable Darm. Dieses häufigste gastrointestinale Beschwerdebild wird oft als Colon irritabile bezeichnet, ein irreführender Begriff, da nicht nur das Colon, sondern auch der Dünndarm betroffen sein kann. Andere Synonyme sind spastisches Kolon, muköse Kolitis, nervöse Diarrhoe oder Obstipation. Man versteht darunter eine Störung der Darmmotilität mit einem wechselnden Beschwerdemuster von Obstipation, Durchfällen, Meteorismus, Flatulenz und Abdominalschmerzen. Pathophysiologisch findet man sowohl Hypo- als auch Hypermotilität des Darmes. Vor allem die Hypermotilität des distalen Kolons und Sigmas führen zu Obstipation und Bauchschmerzen. Eine Stuhlentleerung bringt meist Erleichterung. Die verminderte Beweglichkeit derselben distalen Darmabschnitte findet sich bei Patienten mit schmerzloser Diarrhoe, wie sie vor allem bei akuten Angstzuständen (Examensangst) vorkommt. Weiter kann es beim Syndrom des irritablen Darmes zu einem atypischen postprandialen Kontraktionsmuster sowohl des Dünn- als auch des Dickdarmes kommen. Als pschophysiologisch auslösende und unterhaltende Faktoren kommen die erwähnten Angst provozierenden Situationen, neurotische Mechanismen bei Persönlichkeitsstörung und gestörte Stuhlgewohnheiten in Frage. Ein genaues Erheben der Schmerz- und der Stuhlanamnese, die bei der Untersuchung oft feststellbare Hyper- oder Hypomotilität des Darmes, viele oder wenige Darmgeräusche und deutlich palpable Darmschlingen sowie normale Blutbefunde lassen die Diagnose meist leicht stellen. Therapeutisch muß auf eine gute und verständliche Aufklärung des Patienten geachtet werden, eine Instruktion in diätischen Maßnahmen (z. B. Weizenkleie), ein Verbot von Laxanzien und eine vernünftige Langzeitführung des Patienten, ohne ihn durch allzu invasive radiologische und endoskopische Untersuchungen zu verunsichern. Psychopharmaka haben sich in der Regel schlecht bewährt, da viele unter ihnen, z. B. die trizyklischen Antidepressiva, zu Obstipation führen können. Spasmolytika helfen bei ausgeprägteren Schmerzzuständen, sollten aber nicht dauernd verschrieben werden.

Bei den Störungen des *Eßverhaltens* spielen psychophysiologische Mechanismen eine wichtige Rolle: Neben den mehr psychologisch und sozial bedingten Verhaltensstörungen wirken bei der Entstehung der *Adipositas* auch physiologische Faktoren mit, wie Magenfüllung und -leerung, die duodenale Reaktion, endokrine Regulation (Gastrointestinale Hormone wie Insulin, Katecholamine) und zentralnervöse Mechanismen.

Auch bei der *Anorexia nervosa* werden heute vermehrt psychophysiologische Wechselwirkungen diskutiert, nachdem man recht beträchtliche hormonelle Veränderungen der hypothalamischhypophysären Regulation gefunden hat. Es ist allerdings noch ungeklärt, ob diese endokrinen Störungen primärer oder sekundärer Natur sind.

c) Psychosomatische Erkrankungen im engeren Sinn

Engel nannte die in diesem Abschnitt besprochenen Krankheiten *„somatisch-psychosomatische Prozesse"*, d.h. prädisponierende biologische Faktoren sind schon während der frühesten Kindheit wahrscheinlich genetisch determiniert vorhanden und beeinflussen die psychische Entwicklung und damit die psychischen Bedingungen, die zur klinisch manifesten Krankheit führen. Allerdings bleibt dabei die alte dualistische „Huhn-oder-Ei-Frage" unbeantwortet, da es praktisch unmöglich zu bestimmen ist, ob psychosoziale oder biologische Determinanten primär Auslöser eines derartigen Prozesses waren. Der alte einfachere Begriff der „psychosomatischen Erkrankung" ist deshalb vorzuziehen, auch wenn er weniger genau definiert ist und strenggenommen fast alle Erkrankungen umfaßt, da psychosoziale Faktoren bei allen Krankheiten eine mehr oder weniger ausgeprägte Rolle spielen dürften.

Psychoanalytisch orientierte Forscher begannen bereits im zweiten Viertel dieses Jahrhunderts zusammen mit Internisten Krankheitsbilder, bei denen seit langem psychische Faktoren diskutiert wurden, psychosomatisch zu interpretieren. Diese Forschung kulminierte in der großen Untersuchung von ALEXANDER et al. (1968) über psychosomatische Spezifität bei den sog. sieben klassischen psychosomatischen Erkrankungen: arterielle Hypertonie, Morbus Basedow, Magen- und Zwölffingerdarmgeschwür, Asthma bronchiale, Colitis ulcerosa, chronische Polyarthritis und das idiopathische Ekzem (Neurodermatitis) (s. Zusammenstellung Tabelle 8.3).

Wir werden unten (Kap. 8.4) bei der Besprechung der psychosomatischen Modelle eingehender auf diese Zusammenhänge eingehen. Im folgenden soll beispielhaft ein Krankheitsbild herausgegriffen werden: Asthma bronchiale. Die hier stellvertretend dargestellten psychosomatischen Zusammenhänge gelten ebenso für viele andere Krankheiten. Der interessierte Leser sei deshalb auf die speziellen psychosomatischen Lehrbücher (BRÄUTIGAM u. CHRISTIAN 1973; ADLER u. HEMMELER im Druck; v. UEXKÜLL et al. 1985) verwiesen.

Das Asthma bronchiale. Da wir uns bereits bei den psychophysiologischen Krankheitsbildern mit dem Hyperventilationssyndrom näher mit der Atmung befaßt haben, möchten wir auch im Gebiete der psychosomatischen Erkrankungen stellvertretend eine respiratorische Störung, das Asthma bronchiale, eingehender besprechen.

Bei der Entstehung des Asthma bronchiale und bei der Auslösung von Anfällen werden folgende Faktoren diskutiert:

1. Somatische Determinanten (Vererbung, Allergie, Infekt)
2. Soziale Umgebungseinflüsse (Berufsnoxen, Luftverschmutzung, Streß)
3. Psyche (s. auch Tabelle 8.3)

   a) Persönlichkeitsstruktur
   b) Psychosoziale, anfallsauslösende Situationen
   c) Emotionen
   d) Krankheitsbewältigung

In der Folge wollen wir vor allem auf die psychischen Faktoren näher eingehen, ohne außer Acht zu lassen, daß diese meist eng verknüpft sind mit den primären somatischen und sozialen Einflüssen.

Persönlichkeitsstruktur: Nach ALEXANDER et al. (1968) stammt der Hauptkonflikt bei Patienten mit Bronchialasthma von inneren Impulsen, die die *Bindung zur Mutter* oder zum Mutterersatz bedrohen. Einige Mütter reagieren auf erste Zeichen sexueller Regungen ihrer Kinder mit Zurückziehung oder Ablehnung. Sexuelle Regungen werden somit zu einem inneren Gefahrensignal, das die Entfremdung von der mütterlichen Zuneigung anzeigt. Später im Leben können Heiratsabsichten häufig eine Asthmaanfälle auslösende

Tabelle 8.3. Überblick psychosomatische Krankheiten im engeren Sinn

Erkrankung	Läsion	Somatische	Psychodynamische
			Prädisposition
Essentielle Hypertonie	Arterielle BD-Erhöhung, Spätfolgen (Kardio-, Nephro- und Retinopathie)	Renin-Angiotensin-System Katecholamine? andere endokrine Parameter? Elektrolyte?	Angst, Wut, Ärger, Aggressivität, Chron. ungelöste Spannung, leistungsorientiert, überangepaßt, chron. Verdrängung aggressiver Antriebe
Koronare Herzkrankheit (Angina pectoris Herzinfarkt)	Atheromatose, Thrombose und Spasmen der Koronararterien, Myokardnekrose Herzinsuffizienz	Art. Hypertonie Diabetes mellitus Hyperlipidämie Nikotinabusus	Typ-A-Verhalten: Impulsivität, Ungeduld, Zeitdruck, zwangshafte Spannung, gesteigertes Erfolgs- und Konkurrenzstreben mit Aggressivität
Morbus Basedow (Hyperthyreose, *nicht* toxisches Adenom)	Überproduktion von Schilddrüsenhormonen durch stimulierende Immunglobuline, Folgen der erhöhten Schilddrüsenhormonspiegel	Autoimmunprozeß Immundefekt? Genetisch	Chron. Unsicherheit und Angst, kontraphobische Verdrängung, Verleugnun aggressiver Affekte, Erfüllen von Abhängigkeitswünschen durch soziale Aktivitäten und Helfen psychosoz. Trauma als Auslöser
Asthma bronchiale	Bronchospasmus Bronchosekretion Spätfolgen	Allergie, Atopie Infekt, Nikotin Anstrengung	Abhängigkeit, ambivalente Gefühle, Trennungsangst, Weinen als Symbol, gestörte Mutterbeziehung, Regressionstendenzen. Signalwirkung des Anfalls Konditionierungseffekte (visuell, olfaktorisch)
Chronische Polyarthritis (primär chronische Polyarthritis, rheumatoide Arthritis)	Polyarthritis mit meist progredienter Gelenkszerstörung und Systemmanifestationen (hämatolog., pulmonal, neurologisch und kardiovaskulär)	Autoimmunprozeß Infekt? Genetisch (HLA)?	Aggressionshemmung, Neigung zu vermehrter physischer Aktivität (z. B. Sport), Unabhängigkeitsstreben, Inflexibilität, zwanghaftes Kontrollbedürfnis, Abwehr aggressiver Impulse durch helfende Aktivitäten, depressive Reaktionen
Ulkusleiden (Ulcus ventriculi und duodeni, peptisches Ulcus)	Ulzera im oberen Gastrointestinaltrakt Folgen: Blutung, Narben	Säuresekretion, Pepsin, Schutzfaktoren (Durchblutung, Schleimhaut) Gastrin, N. vagus, Histamin (H$_2$) Nikotin, Koffein, Alkohol	Orale Abhängigkeitswünsche, pseudounabhängige Tendenzen, Streßintoleranz, depressive Reaktionen, Zwangshaftigkeit
Colitis ulcerosa ähnlich beim M. Crohn	Entzündung und Ulzera im Rectum, Kolon und distaler Dünndarm, Systembefall (Gelenke, Leber, Haut)	Infekt? Autoimmunprozeß? Genetisch?	Zwangshaftigkeit, Rigidität, Überanpassung. Emotionale Unreife. Symbiotische Elternbeziehung (Kontrolle Darmfunktion). Schubauslösung: Bruch einer wichtigen Objektbeziehung (z. B. Arztwechsel)
Konstitutionelles Ekzem Neurodermatitis, atopische Dermatitis	Entzündung und Infiltration der Kutis	Genetisch Atopie, Allergie, Hautirritation Infekte?	Frühkindliche Probleme in der Mutterbeziehung, Trennungsängste, Selbstbestrafungstendenzen, emotionale Unreife

Situation hervorrufen. Deshalb schieben diese Patienten ihre Heirat immer wieder auf, was zu oft beobachteten langen Verlobungszeiten führt. Der Sohn fühlt die Mißbilligung der Mutter über die geplante Heirat und ist zwischen seiner Liebe zur Verlobten und der Befürchtung, die Liebe der Mutter zu verlieren, gefangen. Mädchen spüren die unbewußte Eifersucht der Mutter und sind zwischen den eigenen sexuellen Wünschen und der Furcht mütterlicher Mißbilligung hin und her gerissen *(Ambivalenz)*.

Ein besonders typischer Zug dieser Patienten ist ihr Konflikt um das Weinen. Weinen ist ja in der Entwicklung die erste Möglichkeit des Kindes, seine Mutter zu rufen. Vom asthmatischen Kind wird es aus Angst vor mütterlicher Zurückweisung unterdrückt. Mütter von Asthmakranken zeigen eine ambivalente Haltung, die gleichzeitig verführerisch und ablehnend ist. Später werden diese Schwierigkeiten, die Mutter durch Weinen anzusprechen, von Vertrauensproblemen in der Beziehung zur Mutter oder Mutterfiguren abgelöst. Die Patienten leiden wiederum an einem ambivalenten Konflikt, diesmal zwischen dem Wunsch sich anzuvertrauen, und der Angst vor Zurückweisung. So zentriert sich die Furcht, von der Mutter wegzugehen, auf die verbale Kommunikation, was die Beteiligung der respiratorischen Funktion erklärt. Asthmaanfälle können symbolisch als Respirationshemmung in der Kommunikationsstörung zur Mutter verstanden werden, wo weder Weinen (Angst vor Verlassenwerden) noch der Wunsch wegzugehen, offen eingestanden werden können. Aus dieser Beschreibung dürfte ersichtlich werden, daß Alexander (ALEXANDER et al. 1968) bei psychosomatischen Krankheiten, hier beispielhaft beim Asthma bronchiale, nicht von einem einheitlichen Persönlichkeitstyp spricht, sondern er vertritt einen mehr oder weniger spezifischen innerpsychischen Konflikt, der die psychosomatische Entwicklung prägt.

Psychosoziale auslösende Faktoren: Daß ein Asthmaanfall durch verschiedene psychosoziale Faktoren ausgelöst werden kann, ist seit vielen Jahren bekannt und von verschiedenen Autoren genauer studiert worden. Eine größere Untersuchung von 487 Patienten hat gezeigt, daß bei ca. 30% der Patienten vorwiegend psychologische Faktoren einen Anfall auslösten. Bei 50% dieser Patienten spielten aber auch allergische Mechanismen eine wichtige Rolle (WILLIAMS 1985). Andere Untersuchungen bestätigen, daß nicht ein einzelner Faktor alleine für eine Anfallsauslösung verantwortlich gemacht werden kann, sondern daß allergische, infektiöse, psychologische und wahrscheinlich noch unbekannte Faktoren, die sich gegenseitig beeinflussen, mitwirken.

Folgende psychosozialen Faktoren werden diskutiert:

1. Eine reale oder befürchtete *Trennung* in einer abhängigen Objektbeziehung, meist von der Mutter oder einer Mutterfigur, wie z. B. die Trennung von der Familie im Hinblick auf Ausbildung oder Militärdienst.

2. Umgekehrt kann eine *zu enge Beziehung,* wie sie in der Folge der Krankheit durch überprotektive Mütter entstehen kann, zu Konflikten und gehäuften Anfällen führen. Die Trennung, sei es durch eine Hospitalisation oder durch einen Ferienaufenthalt, bringt in diesen Situationen eine schlagartige Besserung.

3. Starke *Emotionen* wie Angst, Panik, Wut, Erniedrigung und Schuldgefühle, vor allem Gefühlsschwankungen, können eine Asthmaattacke auslösen; ein Gleiches gilt auch von angenehmen z. B. sexuellen Emotionen, die nur konflikthaft empfunden werden können. Es konnte gezeigt werden, daß Asthmatiker mit wenig Angst und Panik wenige, solche mit hohem Angst-Panik-Pegel viele Medikamente brauchten. Der Medikamentenkonsum war in beiden Gruppen unabhängig vom objektivierbaren Ausmaß der

beeinträchtigten Lungenfunktion. Nur die Patientengruppe mit mittlerem Angst-Panik-Zustand hatte Medikamente entsprechend ihrem objektiven respiratorischen Zustand nötig (GROEN 1976).

4. *Weinen* kann einen Anfall häufig auslösen, manchmal aber auch coupieren.
5. Durch einen sog. *sekundären Krankheitsgewinn* nimmt die Zahl von Asthmaanfällen oft zu, da der Patient mehr Zuwendung bekommt oder eine unangenehme Situation oder Beschäftigung vermeiden kann.
6. Sensorische Reize wie ein Geruch oder visuelle Eindrücke können anfallauslösend wirken.

Beispiel. Bereits im 19. Jahrhundert wurde von einer auf Rosen allergischen Asthmatikerin berichtet, die bei der Präsentation von echt wirkenden künstlichen Rosen einen Anfall erlitt; ebenso kann es auf Roßhaar empfindliche Patienten ergehen, wenn sie sich einen Wildwestfilm anschauen. Man versuchte derartige Vorgänge mit *Konditionierungseffekten* zu erklären. DEKKER u. GROEN (1958) gelang es, bei Patienten Anfälle auszulösen, indem sie ihnen Bilder von Objekten zeigten, die normalerweise einen Anfall auslösten, unbahängig davon, ob es sich um allergische oder mehr psychische, situative Stimuli handelte: Nach mehreren Expositionsversuchen konnte bei vielen Probanden bereits das Betreten des Laborraums oder das Vorzeigen eines Inhalationsmundstückes einen Anfall hervorrufen, einen Effekt, den man in der Konditionierungsforschung Generalisation oder Spezifitätsverlust nennt.

Suggestion kann auch zu einer Bronchokonstriktion führen, wie dies STRUPP et al. (1974) zeigen konnten: Wenn man einer Gruppe von Asthmatikern eine Salzlösung zum Inhalieren gab, zeigten sie keine Reaktion, sofern man ihnen sagte, daß es sich um eine harmlose Substanz handle. Wurde ihnen aber suggeriert, daß sie einen Bronchokonstriktor inhalierten, erhöhte sich ihr bronchorespiratorischer Widerstand deutlich. Andere Autoren fanden, daß vor allem Patienten mit sog. „intrinsic", nicht allergischem Asthma, suggestibel waren.

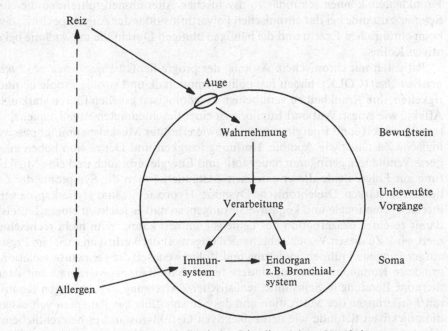

Abb. 8.3. Interaktion sensorischer, psychischer und allergischer Stimuli und deren Verarbeitung

In Abb. 8.3 sind die Interaktionsmöglichkeiten und die Verarbeitungsmechanismen sensorischer (psychischer) und allergischer Reize dargestellt.

Einschränkend ist hervorzuheben, daß psychosoziale Risikofaktoren nur teilweise für die Krankheitsentstehung verantwortlich gemacht werden können und *somatische Faktoren* meist mehr ins Gewicht fallen dürften. Da die Erkrankungen mit bedeutsamen psychosomatischen Mechanismen aber sehr häufig sind und schwerwiegende Folgen haben, müssen diese psychosozialen Faktoren trotzdem besser erklärt und eingehender untersucht werden. Sie müssen auch in der Behandlung besonders berücksichtigt werden, weil das subjektive Erleben der Krankheit und ihre Bewältigung stark vom psychosozialen Bereich abhängen, u.a. von der Persönlichkeit und affektiven Zuständen wie Angst, Wut und Depression des Patienten.

d) Sekundäre psychosoziale Veränderungen: somatopsychische Vorgänge

Ein letzter wichtiger Punkt bei vielen psychosomatischen Krankheiten ist die Tatsache, daß die körperlichen Veränderungen sekundär den psychischen Apparat beeinflussen. Beim Morbus Basedow wird das ZNS direkt durch die erhöhten Schilddrüsenhormonspiegel gestört, was sich durch die typische Nervosität, Sprunghaftigkeit und depressive Verstimmung, aber auch durch verminderte kognitive Leistungen äußern kann. Dieses *endokrine Psychosyndrom* ist auch bei andern schweren Endokrinopathien anzutreffen und kann sich durch andere emotionelle Störungen wie Lethargie, Angst und Panik oder – im Extremfall – durch psychotisches Verhalten äußern (BLEULER 1964). Es ist deshalb nicht erstaunlich, daß manchmal schwer hyperthyreot oder anders endokrin Kranke wegen ihrer seelischen Störungen zuerst psychiatrisch behandelt oder hospitalisiert werden, bevor ihre Grundstörung erkannt wird. Aber auch andere, das ZNS nicht direkt betreffende Krankheiten, können sekundär zu psychischen Alterationen führen: so die chronischen Schmerzzustände bei der chronischen Polyarthritis oder der Angina pectoris, der Juckreiz beim chronischen Exzem und die häufigen blutigen Durchfälle mit Anämie bei der ulzerativen Kolitis.

Patienten mit chronischem Asthma, der progredienten *chronischen obstruktiven Lungenkrankheit* (COLK), haben fast obligat emotionale und soziale Probleme und Schwierigkeiten, ihre Krankheit zu verarbeiten. Psychologisch gesehen führen stark aktivierende Affekte wie Angst, Wut und Euphorie zu einer beschleunigten Atemfrequenz, vergrößertem Sauerstoff- und Energieverbrauch sowie erhöhter Muskelspannung; passive psychologische Zustände wie Apathie, Hoffnungslosigkeit und Depression haben eine verminderte Ventilation, geringeren Sauerstoff- und Energieverbrauch und eine Muskelerschlaffung zur Folge. Beide dieser extremen Zustände können die Symptome der COLK-Patienten verstärken. Die chronische Dyspnoe, Hypoxaemie und Hyperkapnie verursachen ihrerseits emotionale und kognitive Störungen, so daß es leicht zu einem Teufelskreis und damit zu einer Exazerbation des Leidens kommen kann, wenn nicht rechtzeitig interveniert wird. Zu diesen Verschlechterungen tragen oft der Verlust an sozialem Prestige durch aufgezwungene Frühpensionierung und Rollenwechsel, die vermehrte Isolation und verminderte Kommunikation mit andern bei. Rehabilitationsprogramme mit Atemphysiotherapie, Beratung in Selbsthilfe, realistischer Zielsetzung, regelmäßigen Kontrollen und mit Förderungen der Motivation und des Selbstgefühls des Patienten verbessern sowohl die objektiven Befunde wie den subjektiven Gefühlszustand in beträchtlichem Ausmaß (DUDLEY et al. 1980).

Zusätzlich kommt es im Verlaufe vieler dieser psychosomatischen Krankheiten zu einer beträchtlichen *Invalidisierung*, so durch eine respiratorische oder kardiale Insuffizienz, durch Gelenkzerstörung und als Folge von operativen Eingriffen. Viele dieser Kranken bedürfen deshalb einer besonders intensiven und feinfühligen Betreuung durch Pflegende, Arzt und allen andern Betroffenen.

Weiterführende Literatur: Ader R (1981). Adler R, Hemmeler W. (1985). Alexander F, French TM, Pollock GH (1986). Bräutigam W, Christian P (1973) . Engel GL (1970). Kandel ER (1983). Klein DF, Rabkin JG (1981). Radvila A (1984). Schachter S, Singer JE (1962). Seligman MEP (1975). Uexküll T et al. (1985).

8.3.2 Schmerz[1]

ROLF ADLER

a) Begriff

Schmerz wird häufig als eine Empfindung betrachtet, die dadurch zustande kommt, daß ein schädigender Reiz einen peripher gelegenen „Schmerz"-Rezeptor trifft, durch dessen Reizung elektrische Impulse ins Zentrale Nervensystem geleitet werden, wo ihre Analyse zum „Schmerz" führt. Die erlebte Schmerzintensität entspricht dabei der Stimulusintensität. Diese Vorstellungen werden dem Phänomen „Schmerz" nicht gerecht und erklären eine Reihe von klinischen Schmerzerscheinungen nicht: Die Wirkung von Plazebo, das Fehlenkönnen von Schmerz bei ausgedehnten Verletzungen, das Vorkommen von Schmerz ohne Läsion, die hypnotische Linderung von Schmerz bei Angst und den Einfluß von Persönlichkeitszügen, sozialen und ethnischen Faktoren auf Schmerzempfindung und Schmerzverhalten.

Eine *Definition* von „Schmerz" muß diese Phänomene umfassen und vor allem berücksichtigen, daß die Reizung eines peripheren Schmerzrezeptors für die Empfindung Schmerz weder notwendig noch ausreichend ist:

> „**Schmerz**" ist eine grundlegend unangenehme Empfindung, die dem Körper zugeschrieben wird und dem Leiden entspricht, das durch die psychische Wahrnehmung einer realen, drohenden oder fantasierten Verletzung hervorgerufen wird".

Ein *Modell* für das Zustandekommen von Schmerzempfinden und Schmerzverhalten, das mit dieser Definition zu arbeiten erlaubt, ist von MELZACK u. WALL (1965) entwickelt worden. Einzelheiten dieses Modells sind noch nicht vollständig geklärt, aber im ganzen ist es so fruchtbar, daß es in den letzten 15 Jahren zu einer erstaunlichen Zunahme der Schmerzforschung geführt hat. In diesem Modell haben nicht nur Abläufe Platz, die in Form von Elektrolytverschiebungen, Aktionspotentialen, Überträgersubstanzen usw. zwischen Zellen, Geweben, Organen usw. vermitteln, sondern auch die Lebensgeschichte, die zu Erfahrungen mit Schmerz führt, die im Rahmen der Bedürfnisse des Individuums und

---

[1] Gedanken und Konzepte, die diesem Kapitel zugrunde liegen, hat der Autor in einem eigenen Buch umfassend dargestellt (ADLER u. HEMMELER im Druck).

der Anforderungen der Umgebung eine Rolle spielen. Durch die zeitliche Assoziation neurophysiologischer Vorgänge und Erfahrungen mit Schmerz in bestimmten Lebensphasen werden die physiologische und psychologische Ebene miteinander verbunden. Als Folge dieser Koppelung entsteht eine individuelle Physiologie, hier Schmerzphysiologie, die nur durch die Erfassung der Biographie des Subjekts verstanden werden kann. Die neuroanatomischen und neurophysiologischen Grundlagen hat MUMENTHALER (1976) zusammengefaßt.

„Schmerz" schließt qualitativ ganz verschiedenartige Empfindungen ein. Er kann dumpf, bohrend, stechend, ziehend, klopfend, reißend, brennend, vernichtend sein etc. MELZACK u. TORGERSON (1971) haben verschiedene *Sensationen* beschrieben und sie in drei Hauptformen gruppiert:

---

1. Ausdrücke, die vor allem die sensorische Erfahrung umschreiben, wie stechend, brennend, an- und abschwellend etc.
2. Ausdrücke, die mehr die Gefühlsqualität (affektive) meinen, wie Übelkeit erregend, erschreckend, zermürbend etc.
3. Ausdrücke, die mehr die Gesamtintensität (evaluative) umfassen: unerträglich, vernichtend, überwältigend etc.

Schon die Wortwahl des Patienten kann somit diagnostische Hinweise geben. Z. B. spricht der dumpfe, klemmende Vernichtungsschmerz über dem Thorax eher für einen Herzinfarkt, und eine Beschreibung mit mehreren Schmerzworten, vor allem affektiven und evaluativen, für eine Beteiligung psychischer Faktoren. In neurophysiologischen Experimenten konnte aufgezeigt werden, daß je nach Beteiligung von Fasern und schnellerer oder langsamerer Leitgeschwindigkeit *unterschiedliche Schmerzformen* entstehen.

1. Stechender, sog. Erstschmerz: Schmerz wie von Nadelstichen, besonders bei Hautverletzungen (Leitung über A-Delta-Fasern).
2. Brennender, bohrender Zweitschmerz (C-Fasern).

b) Neurophysiologische Erklärungen

Obwohl keinem peripheren Rezeptor eine bestimmte Faserdicke des leitenden Nervs zugeordnet werden kann, geschieht die „Schmerz"-Leitung hauptäschlich über A-Delta-Fasern und über C-Fasern, die nicht myelinisiert sind. Dafür spricht beispielsweise, daß unter Ischämiebedingungen Schmerz auch dann noch wahrgenommen wird, wenn die Empfindung für Berührung und Wärme schon ausgefallen ist, und unter Ischämie fallen zuerst die markreichen Fasern aus.

Die Hinterhornzellen (T-Zellen), von denen die der Schmerzleitung dienenden Neuronen nach zentral führen, werden durch dickere myelinisierte Fasern und durch dünne myelinearme- und lose Fasern erreicht. Ein afferenter Impuls, der die Hinterhornzelle über eine markreiche Faser erreicht, erregt diese, führt aber anschließend zu ihrer längeren Hemmung. Reize über die dünnen Fasern erregen die Hinterhornzelle, lösen eine Nachentladung aus und machen die Zelle für nachfolgende Impulse erregbarer. Kleine Zellen in der Substantia gelatinosa des Hinterhorns sind vermutlich für die präsynaptische Hemmung, beziehungsweise Erregbarkeitssteigerung verantwortlich. Über markreiche Fasern zufließende Impulse stimulieren die Zellen der Substantia gelatinosa, die ihrerseits die Synapsen der dicken Fasern sowie der C-Fasern mit der T-Zelle hemmen. Über C-Fasern zuströmende Erregung blockiert die Substantia gelatinosa Zellen, so daß die Synapse zwischen C-Fasern und Hinterhornzelle deblockiert wird. Die Reizung der C-Fasern öffnet also das Tor (Gate-Theorie) für weitere Impulse, die Stimulation der markreichen A-Alpha-Fasern schließt es für weiteren Zustrom über die C-Fasern. Impulse aus anderen, auch kontralateralen und zentraler gelegenen Zellen bilden mit der Hinterhornzelle Synapsen und modulieren den afferenten Impulsstrom zusätzlich. Einzelheiten der „Gate"-Theorie sind noch umstritten.

Von der Hinterhornzelle führt ein Neuron zu den Thalamuskernen, die die afferenten Impulse nach zeitlichen, räumlichen und Merkmalen der Intensität analysieren („sensorisch-diskriminierendes System"). Ein von der T-Zelle aufsteigendes multineuronales Fasersystem führt zum limbischen System, das den „Weh-Charakter" des Schmerzes vermittelt und zugleich bestimmt, ob der Stimulus beantwortet wird oder nicht („motivierend-affektives System"). Ein drittes Neuron projiziert vom Thalamus in den kortikalen Bereich, wo hochspezifische Neurone bestimmte analytische und integrative Funktionen erfüllen. Sie alle entscheiden über den Charakter der Empfindung „Schmerz". Der Kortex seinerseits nimmt über absteigende Bahnen Einfluß auf die erwähnten tiefen Zentren, bis hinunter zum Rückenmark. So wird es möglich, daß komplexe psychische Abläufe die „Schmerz"-Sensation mitbeeinflussen können, indem sie den afferenten Impulsstrom modulieren.

Endorphine. Die Entdeckung von Opiatrezeptoren im Zentralnervensystem führte zur Suche nach endogenen opiatähnlichen Substanzen (HUGHES et al. 1975). Sie wurden in Form von Pentapeptiden, Methionin- und Leucinenzephalin im Striatum, dem Nucleus amygale und dem Nucleus caudalis entdeckt. Ein größeres Molekül, Beta-Endorphin genannt, wurde (COX et al. 1975) aus der Hypophyse isoliert. Die elektrische Reizung von Rezeptorgebieten (z. B. zentrales Höhlengrau) kann zur Schmerzhemmung führen. Die Wirkung der Endorphine stimmt mit derjenigen des Morphins überein. Sie regen die schmerzhemmenden absteigenden Fasersysteme an. Ratten, deren Füsse durch elektrische Schocks schmerzhaft gereizt wurden, zeigen im Plasma einen Endorphinanstieg und noch längere Zeit nach dem Schmerzreiz eine verminderte Schmerzempfindlichkeit, während die Endorphinaktivität im ZNS abnimmt. Da die schmerzhemmende Wirkung der Akupunktur, der transkutanen Nervenstimulation und von Plazebo (LEVINE et al. 1981) durch den Morphinantagonisten Naloxon teilweise aufgehoben werden kann, müssen bei diesen den Schmerz beeinflussenden Therapieformen Endorphine beteiligt sein.

Die Untersuchung der Bedeutung von Schmerz in der psychischen Entwicklung des Menschen läßt verstehen, wie sich Erfahrung, symbolischer Gehalt des Stimulus, usw. im „zentralen Kontrollsystem" niederschlägt und mit neurophysiologischen Vorgängen eine Bedeutungskoppelung erfahren.

c) Psychische Entwicklung und Schmerz

Die in früher Kindheit erfahrenen Schmerzen werden in die Beziehung zwischen Kind und Pflegeperson integriert. Erleidet es Schmerz und signalisiert es ihn, so erfolgt die Zuwendung der Person, und während der Schmerz abklingt, assoziiert sich die Zuwendung des Erwachsenen mit der Schmerzverminderung. Auf dieser Verknüpfung beruht vermutlich ein Teil der Plazebowirkung.

Schon früh in der Entwicklung verbinden sich auch Aggression und Schmerz. Das Kind fügt anderen durch bestimmte („aggressive") Handlungen Schmerz zu, der Erzieher tut ihm gegenüber dasselbe. Dabei erfolgt die Schmerzzufügung als Reaktion auf bestimmte, vom Erzieher verpönte Verhaltensweisen des Kindes. Dieses stellt dann intrapsychisch Verbindungen her zwischen bestimmten Verhaltensweisen und ihm zugefügten Schmerz, und da seine Verhaltensweisen von Gedanken begleitet sind, zwischen bestimmten Gedanken und Schmerz. Mit der Entwicklung innerer Kontrollinstanzen (dem psychoanalytischen „Über-Ich") erlebt es den zugefügten Schmerz als Strafe für bestimmte Gedanken und Handlungen. Lebt es in einer Umgebung, in der durch brutale Verhaltensweisen der Erwachsenen auf seine Handlungen (und Gedanken) häufig Strafen in Form von Schmerzzufügung folgen, so beginnt es, die Strafe abzuhalten, indem es im voraus Buße leistet und für bestimmte, in ihm vorgehende Gedanken Schmerz erleidet. Moderne Sprachen weisen auf die Beziehung zwischen Sprache, Buße und Schmerz hin: Die englischen Wörter „pain" (Schmerz), „penalty" (Buße) und „punishment" (Bestrafung) besitzen eine gemeinsame Wurzel.

d) Die Neigung „Schmerz erleiden zu müssen". (Der schmerzbereite Patient)

Die Verbindung zwischen „bösen" Gedanken – Vermeiden der Bestrafung und des Liebesentzuges durch vorweggenommene Buße – in Form von Schmerz kann sich dermaßen einschleifen, daß eine „Neigung, aus seelischen Gründen Schmerz erleiden zu müssen", entstehen kann. ENGEL (1959) hat diese Wesenszüge als „pain-proneness" zusammengefaßt:

> „Pain-prone" (oder schmerzbereite) Patienten besitzen Eltern, die zueinander und zum Kind brutal sind, von denen der eine Elternteil oft krank ist, die sich den Kindern nur zuwenden, wenn diese krank sind oder verunfallen. Später erleiden diese Kinder viele Krankheiten und Unfälle, machen oft Leiden durch, die keinem bekannten Krankheitsbild zugeordnet werden können, scheitern in zwischenmenschlichen Beziehungen immer wieder und ertragen gute Zeiten schlecht. Sie sind „unhapiness-prone".

Weibliche Patienten neigen zu masochistischer Haltung. Sie heiraten brutale Männer, lassen sich schlagen, sind unfähig, sich vom sie quälenden Partner zu lösen, und ihr Partner trägt die Züge des brutalen Elternteils. Die männlichen Patienten neigen dazu, gefährliche Tätigkeiten und Sportarten auszuüben, sie verhalten sich betont männlich und pseudounabhängig, um in Zeiten, wo ihre Ziele in Gefahr sind, z.B. wenn eine kleine Verletzung oder eine Krankheit sie aus dem Lebensrhythmus wirft, in eine von schmerzhaften Zuständen gekennzeichnete Entwicklung zu geraten, die nicht selten mit der Invalidisierung endet.

e) Plazebowirkung

Obwohl pharmakologisch inert, ist Plazebo eine äußerst wirksame Substanz – zumindest halb so wirksam wie die Opiate.

> In breiter Forschung hat es sich immer wieder gezeigt, daß zumindest ein Drittel der Bevölkerung auf Plazebo gut anspricht, unabhängig davon, ob Schmerz durch chirurgische Eingriffe, durch Krebs, Kopfweh oder Angina pectoris bedingt ist.

Einiges spricht dafür, daß jene Patienten, die auf Plazebo ansprechen, labile, ängstliche, abhängige, auf sich selbst und ihre Körperfunktionen bezogene *Persönlichkeiten* sind. Eine eindeutige Zuordnung nach psychosozialen Kriterien ist jedoch zur Zeit noch nicht möglich.

Die Plazebowirkung ist als *komplexe Interaktion physiologischer mit psychologischen Mechanismen* zu verstehen. Wie erwähnt, bestehen viele Hinweise dafür, daß physiologisch die schmerzhemmende Wirkung durch Endorphinausschüttung entsteht.

Die Beobachtung, daß die Plazebowirkung durch den Morphinantagonisten Naloxon zumindest zum Teil aufgehoben werden kann, läßt sich aufgrund eines entwicklungspsychologischen Vorganges verstehen: Schmerz führt zur Endorphinausschüttung und damit zur Schmerzlinderung. Schmerzsituation und Beziehung zur Pflegeperson assoziieren sich. Der Schmerzreiz repräsentiert den unkonditionierten Reiz, die Endorphinausschüttung stellt die unkonditionierte Antwort dar. Das Auftreten der Pflegeperson kann als dem Stimulus zugesellter konditionierter Reiz betrachtet werden, der später imstande ist, die ihm zukonditionierte Antwort auszulösen, also die Endorphinausschüttung zu fördern. Hier finden wir ein Beispiel für die Bedeutungskoppelung zwischen der neurophysiologischen und der psychischen und sozialen Ebene.

> Plazeboreaktion ist persönlichkeitsspezifisch und nicht krankheitsspezifisch. Es ist somit medizinisch und ethisch falsch, das Ansprechen auf Plazebo als Mittel der Differentialdiagnose zwischen sog. „funktionellen" und „organischen"Störungen einzusetzen.

Sowohl Patienten mit schweren organischen Läsionen, z. B. Kriegsverletzte, wie auch Patienten mit rein psychogenen Schmerzen, können auf Plazebo ansprechen. Plazebopositive Patienten reagieren besonders günstig auf pflegerische Zuwendung und haben in Vergleichsuntersuchungen von postoperativen Verläufen weniger Schmerzen angegeben und weniger Schmerzmittel erhalten.

Es wurde mehrfach aufgezeigt, daß Plazebo auch „Nebenwirkungen" wie Nausea, Tachykardie, Hitzegefühl etc. verursachen kann. Bedenkenswert ist, daß viele Patienten ein feines Gespür für Mißbrauch von Plazebo (etwa in Form von Kochsalzlösungen) haben. Es scheint, daß in der Anwendung von Plazebo Arzt und Schwester feine nonverbale Zeichen vermitteln, die den skeptischen oder mißtrauischen Patienten sensibilisieren oder gar alarmieren. Solche Kranke fassen dann den Versuch, ihnen mit Plazebo Linderung zu verschaffen, als Mißtrauensvotum oder Fehlinterpretation ihrer Beschwerden auf. Die therapeutische Anwendung von Plazebo muß somit wohl bedacht sein.

f) Verschiedene klinische Schmerzzustände

Bei den „pain"- und „unhappiness prone"-Patienten tritt Schmerz häufig als *Konversions-symptom* auf. Schmerz ist das häufigste unter allen Konversionssymptomen. Die Diagnose des Konversionsschmerzes beruht auf den in Kap. 8.2.1 erwähnten Kriterien. Schmerz kommt auch bei *depressiven* Reaktionen und („funktionellen") Depressionen vor. Schmerzen treten dabei vor allem im Bereiche des Bewegungsapparates auf. Dabei spielt vermutlich der veränderte Muskeltonus eine Rolle, der in der Haltung des depressiven Patienten deutlich zum Ausdruck kommt (SCHWARTZ et al. 1974).

Schmerz entsteht auch als körperliches Begleitzeichen von *Affekten* (s. Kap. 8.3.1). Symptome, die den Schmerz begleiten und auf dem zugrunde liegenden Flucht-Kampf-Muster beruhen, sind Herzklopfen, Zittern, Schwitzen, Schlaflosigkeit, Schwäche etc. (CANNON 1923). Die Schmerzen treten oft im Bereich der Schläfen, des Nackens, des seitlichen Unterkiefers, der Schultern und des Rückens auf. Ärger und Wut verraten sich bei Patienten, die ihre Affekte nicht bemerken, durch zusammengepreßte Lippen, geballte Kaumuskulatur, verkrampfte Fäuste, gezwungenes Lächeln und Verleugnen von Ärgergefühlen, trotz gespannten Beziehungen zu ihren Mitmenschen.

Weiterführende Literatur: Engel GL (1970). Melzack R, Wall DP (1965). Levine JD, Gordon NC, Fields HL (1981)

8.3.3 Schlaf und Schlafstörungen

HANS ULRICH FISCH

a) Einleitung

> *Schlaf* ist ein *menschliches Grundbedürfnis* ebenso wie Essen und Trinken. Schlaflosigkeit verändert innert weniger Tage die menschliche Psyche grundlegend, beginnend mit Konzentrationsunfähigkeit und leichter Reizbarkeit nach einer durchwachten Nacht bis zu extremen Verzerrungen der Wahrnehmung, die nicht von einer Psychose zu unterscheiden sind.

Schlaf und Ruheverhalten sind im gesamten Tierreich zu finden. Alle Säugetiere zeigen ein ähnliches Schlafmuster, unterscheiden sich aber in der Schlafdauer.

> Der erwachsene Mensch verbringt ein Viertel bis ein Drittel seines Lebens im Schlaf, der Säugling vier Fünftel. Die physiologische Bedeutung des Schlafes ist weitgehend unbekannt.

Meist wird Schlaf als Zustand völliger Inaktivität betrachtet, als wie das Sprichwort sagt: „Bruder des Todes". Diese naive Annahme entspricht aber nicht der Wahrheit: Schläfer drehen und wenden sich im Bett, verändern ihren Atemrhythmus, und beim Erwachen erinnern sie sich oft an eine Traumwelt, in der sie orgiastische Lust ebenso wie

Folterqualen erleben und gelegentlich auch geniale Einfälle haben. Ein Beispiel ist der Traum des hervorragenden Chemikers KEKULÉ (1865). KEKULÉ (zit. nach BORBELY 1984) untersuchte damals die Struktur des Benzols, konnte sie aber nicht erklären. Er träumte von einer sich in den Schwanz beißenden Schlange. Beim Erwachen überkam ihn schlagartig die Erkenntnis, daß die Annahme einer Ringstruktur alle seine experimentellen Daten befriedigend erklären würde.

Schlafstörungen gehören zu den häufigsten Klagen in der ärztlichen Praxis. Sie sind Begleiterscheinungen von Streß, Angst, Depression und Überforderung, können aber auch das erste Zeichen einer schweren organischen Krankheit wie z. B. eines Herzversagens sein.

b) Physiologie des Schlafes

Die Untersuchungen des Schlafes stützen sich einerseits auf subjektive Berichte, andererseits auf elektrophysiologische Untersuchungen. Subjektive Berichte geben reiche, aber naturwissenschaftlich schwer interpretierbare Auskünfte. Der müde Mensch sucht einen reizarmen Raum auf, reduziert Licht und Lärm soweit als möglich, kuschelt sich in die meist habituelle Schlafstellung und spürt, wie die äußeren Sinneswahrnehmungen langsam in ihrer Intensität zurückgehen. Mehr oder weniger zusammenhanglose Bilder und Geräusche werden erlebt und verflüchtigen sich langsam, wenn das bewußte Erleben entschwindet. Der Moment des Schlafeintrittes kann subjektiv nicht wahrgenommen werden. Das bewußte Erleben beginnt erst wieder mit dem Erwachen, gelegentlich mit der Erinnerung an Träume. Über das, was im Schlaf wirklich geschehen ist, können subjektive Berichte keine Auskunft geben. Erst in den letzten Jahrzehnten haben elektrophysiologische Untersuchungen mehr Einsichten ermöglicht (Abb. 8.4)

Die elektrische Aktivität des Zentralnervensystems *(Elektroenzephalogramm, EEG)* kann über Elektroden, die an standardisierten Stellen der Kopfhaut aufgeklebt sind, abgeleitet werden.

Das EEG registriert ein Summenpotential, das im Gegensatz zu Einzelzellableitungen nur grobe Rückschlüsse auf die Aktivität einzelner Funktionssysteme des ZNS zuläßt. Die

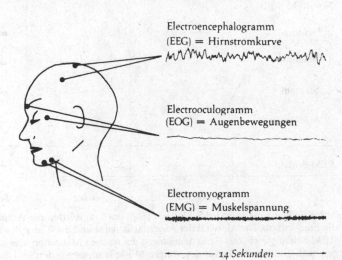

Electroencephalogramm
(EEG) = Hirnstromkurve

Electrooculogramm
(EOG) = Augenbewegungen

Electromyogramm
(EMG) = Muskelspannung

Abb. 8.4. EEG, EOG und EMG. (Aus BORBÉLY 1984)

14 Sekunden

elektrische Aktivität schwankt in ihrer Intensität rhythmisch im Frequenzbereich von 1–60 Hz. Zur detaillierten Darstellung wird auf das Physiologiebuch verwiesen.

Ein weiterer, physiologischer Parameter bei der Untersuchung des Schlafes, ist die Messung des *Muskeltonus* durch Ableitung des bei Muskelaktivität entstehenden Summenpotentials (Elektromyogramm, EMG). Meist wird der Tonus der Kinn- oder Nackenmuskulatur gemessen.

Der dritte Indikator ist die Verfolgung von *Augenbewegungen* mit dem Elektrookulogramm (EOG). Zwischen Cornea und Retina besteht eine Potentialdifferenz von ca. 500 μV. Das Auge stellt damit einen elektrischen Dipol auf. Augenbewegungen führen zu Potentialdifferenzen in der Gegend der Orbita, die mit Oberflächenelektroden gemessen werden können.

Andere physiologisch relevante Parameter zur Untersuchung des Schlafes sind die Pulsfrequenz, die Atemfunktion und Peniserektionen in bestimmten Stadien des Schlafes.

c) Stadien des Schlafes

Elektrophysiologisch werden fünf verschiedene *Schlafstadien* unterschieden (Abb. 8.5)

Vom Stadium 1–4 nimmt die Schlaftiefe zu. Grob vereinfacht finden sich mit zunehmender Tiefe des Schlafes langsamere Frequenzen und größere Amplituden im EEG. Je tiefer der Schlaf desto stärker muß ein Reiz sein, um den Schläfer aufzuwecken.

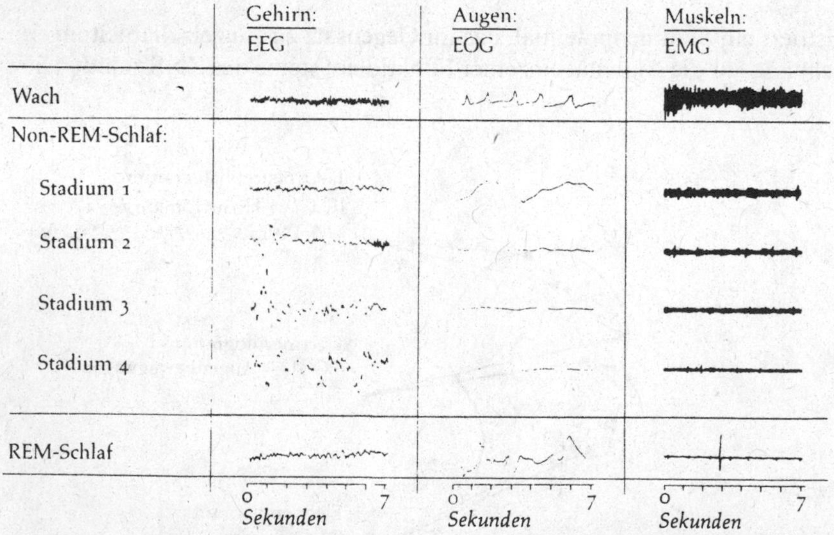

Abb. 8.5. Mit zunehmender Schlaftiefe (Stadium 1–4) werden die Amplituden im EEG größer und sinkt die Frequenz ab. Die Aktivität der Augenmuskulatur und der Tonus der Kinnmuskeln wird vermindert. Im REM-Schlaf gleicht das EEG demjenigen des wachen Menschen, das EMG zeigt rasche Augenbewegungen, währenddem der Tonus der übrigen Muskulatur vermindert ist. (Aus BORBÉLY 1984)

Der Wachzustand ist im EEG gekennzeichnet u. a. durch Alphawellen mit einer Frequenz von 8-12 Hz. Im Elektrookulogramm finden sich die durch Fixationsbewegungen der Augen (Sakkaden) verursachten raschen Potentialänderungen, im Elektromyogramm die Zeichen intensiver Muskelaktivität.

Im Stadium 1, dem Zustand oberflächlichen Schlafes, verschwinden die Alphawellen im EEG. Dafür wird eine elektrische Aktivität vorwiegend im Frequenzbereich von 4-6 Hz beobachtet. Das Auge bewegt sich langsam, der Muskeltonus ist stark vermindert. Einige Minuten nach dem Einschlafen tritt das Schlafstadium 2 auf. Im EEG werden spindelförmige Komplexe mit einer Frequenz von 13-15 Hz beobachtet. Im Stadium 3 treten im EEG Deltawellen mit einer Frequenz von 0,5-2,5 und hoher Amplitude auf, die schließlich im Stadium 4 dominierend werden. Die Augen- und Muskelaktivität vermindert sich mit zunehmender Schlaftiefe, Puls und Atemfrequenz sinken ab.

In regelmäßigen Abständen von 70-100 min tritt eine dramatische Veränderung des Schlafes ein. Die Augen beginnen sich heftig und unregelmäßig zu bewegen, das EEG entspricht weitgehend demjenigen des Einschlafzustandes, der Muskeltonus hingegen bleibt niedrig, gelegentlich sind kurze Muskelzuckungen, besonders im Gesicht, erkennbar. Die Herz- und Atemfrequenz ist gesteigert, bei Männern treten Peniserektionen auf. Die Weckschwelle ist hingegen erhöht wie im Tiefschlaf. Dieser Schlaf wird als REM-Schlaf („rapid eye movement") bezeichnet. In ihm kombinieren sich hohe Aktivität des Zentralnervensystems mit Inaktivität der Muskulatur.

d) Informationsverarbeitung im Schlaf

Schlaf ist, wie wir gesehen haben, nicht mit Inaktivität des ZNS verbunden. Obwohl der Schläfer von außen betrachtet völlig in einer eigenen Welt zurückgezogen lebt, hat er noch *Kontakt mit seiner Umwelt*. Die Weckreize sind aber selektiv: Eltern schlafen während eines Gewitters ruhig weiter, erwachen aber beim leisen Wimmern des Kindes (Sensitivierung). Großstädter gewöhnen sich an Lärm, der Organismus habituiert sich.

Jedermann bekannt sind *hypnagoge Erlebnisse:* Vor dem Einschlafen tritt traumartiges Denken auf, das wirklichkeitsfern ist und gelegentlich bis zu akustischen und visuellen Halluzinationen führt. Besonders häufig ist das Erlebnis, sanft ins Bodenlose zu fallen oder über fremde Landschaften zu schweben.

Die faszinierendste Veränderung der Psyche aber tritt im *Traum* ein: Bei allen Menschen tritt in ihren Träumen der für die Geisteskrankheiten charakteristische Verlust des Bezuges zur Realität auf. Träume beim Wecken aus dem Tiefschlaf sind meist farblos und haben wenig emotionalen Gehalt. Die Qualität der Träume während der REM-Phase ist demgegenüber lebhafter. In vielen Kulturen haben die Träume magische Bedeutung und werden als mystische Erleuchtung erlebt. Seit Aristoteles wird den Träumen als Form eines Denkens Sinn zugesprochen. Dabei muß aber berücksichtigt werden, daß die Entschlüsselung des Sinnes von Träumen sehr schwierig ist, weil das Traummaterial nach anderen Assoziationsprinzipien als den während des Wachzustandes geltenden verknüpft wird. Das Grundprinzip der zeitlichen Abfolge von Ereignissen kann aufgehoben werden. Kindheitserinnerungen können unmittelbar mit Erlebnissen vom Vortag zusammengeführt werden. Auch die physikalischen Beschränkungen des Raumes fallen weg, ebenso wie die Beschränkungen der anderen uns gewohnten lgoischen Verknüpfungen. Das Geschehen im Traum entspricht annäherungweise den Erlebnissen im Primärprozeß (FREUD, Psychoanalyse). Der Wegfall der üblichen Assoziationsprinzipien in der faszinierenden Welt der Träume kann zu kreativen Leistungen führen. *Traumdeutungen* waren immer attraktiv für Psychotherapeuten: im Traum können gelegentlich vergessene Erinnerungen ohne Kontrolle des rationalen Denkens reproduziert werden. Es ist aber naiv anzunehmen, daß z. B. Erlebnisse der Kindheit direkt erinnerbar sind, oder daß einem Traumerlebnis unmittelbare Bedeutung zugeordnet werden dürfte. So finden sich Träume, die zukünftige Erlebnisse vorwegnehmen, im allgemeinen nur in der Belletristik (BERGENGRUEN W. 1982, *Der Schutzengel*). Aus diesem Grund wird z. B. in der Traumdeutung im Rahmen psychoanalytischer Psychotherapie sehr vorsichtig vorgegangen. Grob vereinfacht kann die psychoanalytische Deutung eines Traumes dahin zusammengefaßt werden, daß nicht der Inhalt des Traumes relevant ist, sondern die Ideen, Einfälle und Assoziationen, die der Patient zu seinem Traum hat.

Eine *völlig andere Erklärung für das Träumen* im REM-Schlaf wurde 1983 vom Molekularbiologen CRICK, der für die Entdeckung der Struktur der DNA den Nobelpreis erhalten hat, und dem Mathematiker MITCHISON postuliert (CRICK u. MITCHISON 1983). Sie soll hier kurz vorgestellt werden, weil sie in einem provokativen Kontrast zu den konventionellen Erklärungsversuchen für Träume steht und ein gutes Beispiel für die Bildung von Hypothesen beim gegenwärtigen Kenntnisstand der Neurophysiologie darstellt: Aufgrund von informationstheoretischen Modellen und Simulation der Interaktion von Nervenzellverbänden im Computer muß angenommen werden, daß das Gedächtnis- und Assoziationssystem des Kortex überlastet wird, wenn zuviel Information gespeichert wird. Ein mit Information überlastetes Netzwerk von Zellen kann nicht mehr richtig funktionieren und wird zu pathologischem Verhalten führen: So werden bizarre Assoziationen produziert (Phantasien? Halluzinationen? Geisteskrankheiten?) oder die Assoziationsmöglichkeit ist extrem eingeschränkt und verarmt (Zwangskrankheit?). Zum Funktionieren des Gehirns ist damit ein Mechanismus notwendig, der überflüssige Information und Assoziationen löscht.

Im *REM-Schlaf* ist das Gehirn sehr aktiv, aber es erhält im Gegensatz zum Wachzustand wenig sensorischen Input und gibt kaum Impulse zur Steuerung der Motorik ab. Es ist damit von seinen Verbindungen zur Außenwelt weitgehend isoliert. Nach CRICK u. MITCHISON (1983) könnte der REM-Schlaf dazu dienen, überflüssiges Wissen und falsche Assoziationen zu verlernen. Es stellt sich natürlich sofort die Frage, welches Gedächtnismaterial und welche Assoziationen erhalten und welche verlernt werden sollen. In der einfachsten Form postuliert die Theorie, daß eine unspezifische Stimulation des Kortex aus dem Hirnstamm (wie sie im REM-Schlaf auftritt) ausreicht, um diese Leistung zu vollbringen. Diese Annahme konnte in Computermodellen bestätigt werden.

Um die ganze Spanne der Theoriebildung zu einem Schlagwort zusammenzufassen: Gemäß der Theorie von FREUD träumen wir, um uns zu erinnern, gemäß derjenigen von CRICK u. MITCHISON träumen wir, um zu vergessen.

---

e) Schlafstörungen

Für die meisten Menschen bedeutet das Einschlafen in der Nacht und das Erwachen am nächsten Morgen einen angenehmen Wechsel zwischen Entspannung und Anspannung. Das Gefühl, gut geschlafen zu haben, ist nicht meßbar. Die Qualität des Schlafes kann deshalb nur vom Patienten selbst beurteilt werden. Entsprechend ist der Arzt auf eine gute Kommunikation mit seinem Patienten angewiesen, wenn er eine Schlafstörung diagnostizieren will. Es gibt Patienten, die zu viel und solche, die zu wenig schlafen. Beide Arten von Schlafstörungen sind vom psychosozialen Standpunkt aus wesentlich.

(1) Hypersomnien: Ein Beispiel für ein zwar selten auftretende, aber klinisch wichtige Hypersomnie ist die *Narkolepsie.* Patienten mit Narkolepsie leiden unter plötzlichen Schlafanfällen, die bis zur sozialen Invalidität führen können. Die Patienten haben ein Schlafbedürfnis von 14–18 h pro Tag; sie können morgens trotz größter Bemühungen kaum aufstehen. Sie kämpfen unablässig und oft verzweifelt gegen ihre Schläfrigkeit und fallen bei jeder unpassenden Gelegenheit in Schlaf, speziell dann, wenn ihre Aufmerksamkeit nicht intensiv gefordert ist. Häufig leiden diese Menschen noch unter weiteren quälenden Symptomen: ein solches ist die *Katalepsie,* d. h. ein plötzlicher und vollständiger Verlust des Muskeltonus als Folge einer heftigen Emotion (Lachschlag). Alle Ausprägungen von leichter Hypotonie der Beinmuskulatur bis zu völliger Lähmung während einer Minute sind möglich. Ein weiteres qualvolles Symptom sind die Schlaflähmungen: der Patient erwacht nachts psychisch, aber seine Willkürmotorik (mit Ausnahme der Augen- und Atemmuskulatur) bleibt bei klarem Bewußtsein gelähmt. Psychisches Erwachen kombiniert mit hypnagogen Bildern wird von den Patienten oft als Halluzination erlebt, da die gesehenen Objekte in der Wirklichkeit nicht existieren. Diese Zustände sind sehr beängstigend, und die Symptomatik wird von vielen Patienten erst nach spezifischer Befragung mitgeteilt, da sie sich vor einer Geisteskrankheit fürchten.

(2) Hyposomnien: Störungen des Schlafes gehören zu den häufigsten Beschwerden. Etwa 30% der Bevölkerung klagt zumindest über gelegentliche Schlafstörungen. Bei vielen Patienten läßt sich keine spezifische Ursache eruieren „konstitutionell schlechter Schläfer, primäre Hyposomnie". Bekannte Ursachen sind äußere Einflüsse wir Lärm, Drogen, seelische und körperliche Erkrankungen (Tabelle 8.4).

Tabelle 8.4. Häufige Ursachen von Schlafstörungen

1. *Primäre Hyposomnie*

2. *Sekundäre Hyposomnien*
   Äußere Einflüsse
   - Lärm, Licht
   - Verschiebung in der zirkadianen Rhythmik; Schichtarbeit; Jet lag
   - Drogen: Amphetamine, Koffein, Alkohol

   Körperliche Erkrankungen, z. B. Herzkrankheiten
   Psychische Erkrankungen: Angst und Depression

Schlafstörungen sind subjektiv äußerst qualvoll. Eine schlecht oder gar nicht durchschlafene Nacht kann zu Müdigkeit, Schläfrigkeit, affektiver Verstimmung, Störungen der Konzentration und Aufmerksamkeit und körperlichen Mißempfindungen führen. Gewaltsamer Schlafentzug führt nach zwei bis drei Tagen zu affektiver Enthemmung, Aggressivität und einer Schwächung der Abwehrstrukturen. Längerer Schlafentzug kann als Foltermethode zum Erpressen von Geständnissen verwendet werden („Aufweichen der Persönlichkeit"). Kurz dauernder Schlafentzug über eine einzige Nacht wird nicht immer unangenehm erlebt: Viele, vor allem junge Menschen fühlen sich nach einer durcharbeiteten Nacht frisch. Depressive Patienten erleben eine deutliche Linderung ihres Leidens durch Schlafentzug, die allerdings meist nur während kurzer Zeit anhält.

f) Behandlung der Schlaflosigkeit

An erster Stelle steht eine adäquate Diagnose der Ursache (Tabelle 8.4) mit einer sorgfältigen somatischen und psychiatrischen Untersuchung und gegebenenfalls Therapie. Bei den verschiedenen Möglichkeiten der Behandlung von Schlafstörungen ohne körperliche Ursache steht an erster Stelle die *ärztliche Beratung und Aufklärung* des Patienten über zugrundeliegende physiologische Mechanismen (Tabelle 8.5).

Schlaflosigkeit ist zwar für den Patienten qualvoll, aber sie beeinträchtigt seine körperliche und geistige Gesundheit nicht. Häufig hilft die Versicherung, daß sich der Körper früher oder später den nötigen Schlaf holen wird und daß die Schlafenszeit individuell variabel ist.

Psychotherapien im engeren Sinne sind nur beim Vorliegen definierter neurotischer Störungen indiziert; Autogenes Training, Yoga und Meditation helfen, das Warten auf den Schlaf zu erleichtern. Von großer Bedeutung für die Therapie der Schlaflosigkeit ist die Aufklärung des Patienten über die schlafhygienischen Maßnahmen (Tabelle 8.6).

Die Instruktionen über Schlafhygiene geben dem Patienten die Möglichkeit, selbst etwas für die Verbesserung seines Wohlbefindens zu tun. Einige dieser Regeln sind trivial, andere bedürfen genauerer Erläuterung. Insbesondere Koffein und Nikotin spielen, wie bereits erwähnt, eine nicht zu unterschätzende Rolle bei der Provokation von Angst und Schlaflosigkeit. Reduktion des Konsums von Stimulantien ist eine der wesentlichen Maßnahmen zur Behandlung der Schlaflosigkeit. Das gleiche gilt für Alkohol in größeren

Tabbele. 8.5. Nichtpharmakologische Therapien

---

1. *Ärztliche Beratung:*
   Aufklärung
   - Schlafstörungen sind qualvoll, aber harmlos
   - Schlafzeit individuell variabel

2. *Therapien*
   - Autogenes Training, Yoga, Meditation evtl. Pschotherapie
   - Schlafhygiene

Tabell 8.6. Regeln der Schlafhygiene

---

1. *Körperliche Tätigkeit* fördert Müdigkeit. Keine Spitzenleistungen, dafür Abendspaziergang.
2. *Mahlzeiten:* Abends nur leichte Mahlzeit.
3. *Training des VNS:* Warm und kalt duschen.
4. *Kaffee, Tee* und andere Stimulantien stören
   Alkohol erleichtert das Einschlafen, beeinträchtigt aber den Schlafrhythmus.
5. *Schlafzimmer:* Wohliges Bett, Dunkelheit, Ruhe.
6. *Schlafzeit knapp bemessen:* Schlafdefizit ist zwar unangenehm, aber ungefährlich. Das Mittagsschläfchen programmiert die abendliche Schlafstörung.
7. *Regelmäßigkeit:* Zur gleichen Zeit zu Bett gehen und am Morgen aufstehen; Einschlafritual: Monotonie hilft einschlafen.
8. Lieber *aufstehen* und *lesen* als stundenlang im Bett wälzen.
9. *Paradoxie:* „Ich will gar nicht einschlafen";
   Durchbrechen des Terrors der Erwartungshaltung.

Quantitäten. Während das Glas Wein durchaus zum Einschlafritual gehören darf, stören größere Mengen Alkohol das Durchschlafen. Eine günstigere Wirkung haben hingegen ein Glas warme Milch mit Honig oder Orangenblütentee.

Eine paradoxe Intervention „ich will gar nicht einschlafen" befreit den Patienten vom Terror der Erwartungshaltung. Dieses Problem wurde von DUBOIS (1905) mit dem folgenden Gleichnis ausgedrückt: „Der Schlaf ist wie eine Taube: streckt man die Hand ruhig aus, so setzt sie sich darauf, greift man nach ihr, so fliegt sie weg". Häufig allerdings wirken diese Maßnahmen wenig und es müssen Schlafmittel verordnet werden. Für die allgemeinen Richtlinien und einzelne Präparate wird auf ein Lehrbuch der Pharmakologie verwiesen.

Weiterführende Literatur: Blanck G, Blanck R (1978). Borbély A (1984). Crick F, Mitchison G (1983). Dubois P (1905/1979). Freud S (1948). Morrison AR (1983). Schulz H (1978)

8.4 Psychosomatische Modelle

EDGAR HEIM

Der *Begriff „psychosomatisch"* wurde erstmals 1818 vom deutschen Psychiater HEINROTH angewandt, um die Ursachen von Schlaflosigkeit zu erläutern. Der heutigen Auffassung schon recht nahe kam die Umschreibung, die 1922 der Internist und Psychoanalitiker FELIX DEUTSCH vertrat. „Psychosomatische Medizin" bedeutete für ihn eine Lehre, die den Zusammenhang innerpsychischer Konflikte mit körperlichen Veränderungen darlegt. Bereits 1935 folgte die erste umfassende Übersichtsarbeit über Aspekte der psychosomatischen Medizin (DUNBAR 1935), die sich noch weitgehend an Persönlichkeitsmodellen orientierte. Seither hat die Zahl von Publikationen, die sich mit psychosomatischen Themen befassen, von Jahr zu Jahr derart stark zugenommen, daß selbst anhand der vielen Fachzeitschriften der Überblick kaum mehr gewahrt werden kann. Es erstaunt denn nicht, daß die begriffliche Vorstellung, was eigentlich psychosomatische Medizin meint, immer vager wurde, ja z.T. so verzerrt ist, daß auch gegensätzliche Auffassungen unter diesem Kennwort subsumiert werden. Der Versuch, durch andere, neuere Begriffe Klarheit oder doch zumindest Abgrenzung zu schaffen, blieb auch nur beschränkt tauglich. So ist es denn verständlich, daß der nicht spezialisierte Leser Mühe hat, so ähnliche Begriffe wie Medizinpsychologie, Medizinsoziologie, Psychophysiologie, Behavioral Medicine, Psychology of Medicine, Health Psychology, etc. als sinnvolle Ergänzungen zu verstehen.

Eine brauchbare und übersichtliche Umschreibung hat LIPOWSKI (1977) eingeführt, indem er zwei Aspekte unterscheidet:

1. **Psychosomatische Medizin** ist *eine wissenschaftliche Disziplin,* die sich mit dem Studium der Beziehung von biologischen, psychologischen und sozialen Determinanten zur Erklärung von Gesundheit und Krankheit befaßt.
2. Psychosomatische Medizin ist eine *ganzheitliche* (oder biopsychosoziale) *Form der Patientenbetreuung,* die eine entsprechende theoretische therapeutische Grundhaltung voraussetzt.

Wie in der allgemeinen Einleitung zu diesem Buch begründet, *überlappt* auch die von uns vertretene *psychosoziale Medizin* in weiten Bereichen mit dieser weitgefaßten Vorstellung von psychosomatischer Medizin.

Zumindest im deutschen Sprachraum wurde historisch der Begriff psychosomatische Medizin jedoch vorwiegend zur Postulierung eines *pathogenetischen* Prinzipes, nämlich jenem der Psychogenese bestimmter Krankheiten, eingesetzt. Psychosoziale Medizin, wie sie von uns vertreten wird, geht aber weit über diese Vorstellung hinaus. Sie enthält die Grundlagen der (medizinischen) Psychologie und der (medizinischen) Soziologie und vertritt die Anwendung allgemeiner psychosozialer Erkenntnisse bei allen Krankheiten. Sie ist vorwiegend auf den Patienten und seine jeweilige Krankheitssituation bezogen und versucht somit, einem ganzheitlichen Krankheitsverständnis gerecht zu werden. Die meisten traditionellen psychosomatischen Publikationen orientieren sich jedoch noch an der Klassifikation der Organmedizin. So hat die psychosomatische Forschung vorerst viele Erkenntnisse zu den psychophysiologischen Abläufen oder zu den psychogenetischen Faktoren in der Entstehung bestimmter Krankheiten gebracht. Die in z.T. vorzüglichen Publikationen zusammengefaßten Ergebnisse bringen somit wesentliche ergänzende Informationen zu den in der psychosozialen Medizin mehr allgemein vertretenen Prinzipien (ADLER u. HEMMELER, im Druck; BRÄUTIGAM u. CHRISTIAN 1983; VON UEXKÜLL 1985).

8.4.1 Das Leib-Seele-Problem

Sowohl vom Umfang wie von der Zielsetzung her kann es somit nicht Aufgabe eines psychosozialen Lehrbuches sein, die psychosomatische Krankheitslehre umfassend darzustellen. Im folgenden sollen aber im Sinne eines historischen Abrisses die wichtigsten psychosomatischen Denkmodelle skizziert werden. Sie sind nicht unabhängig von der philosophischen Interpretation des *Leib-Seele-Problems* aus der Sicht der jeweiligen Zeitepoche. Seele und Geist sind seit je, und bis heute, auch in der Medizin primitiver Kulturen von großer Bedeutung gewesen. Man kann aber die dort gegebene übernatürliche Erklärung nicht als wissenschaftliche Theorien im wesentlichen Sinn bezeichnen. Unserer heutigen diesbezüglichen Vorstellung kam aber die griechisch-römische Medizin schon recht nahe (ACKERKNECHT 1982; LIPOWSKI 1984). Gegenüber den eher magischen Vorstellungen primitiver Kulturen, verstand sich die Medizin der griechischen Klassik als ausdrücklich somatische, d.h. körperbezogene Medizin. Sie blieb dennoch offen für viele psychologische Aspekte, die man heute wohl als „psychosomatisch" beschreiben würde. Neben den großen Ärzten der Antike wie HIPPOKRATES und ÄSCULAP, waren es vor allem die Philosophen, die mit ihren grundsätzlichen Betrachtungen zum Leib-Seele-Problem die damalige Medizin beeinflußten.

Bis heute bleibt die Auseinandersetzung um das Leib-Seele-Verständnis vorwiegend philosophisch begründet. Die Schwerpunkte der theoretischen wie empirischen Ausrichtung der Medizin sind davon nicht unabhängig, wie etwa die Folgen der cartesianischen Spaltung bis in unsere Zeit erkennen lassen. Auch die psychosomatischen Erklärungsmodelle spiegeln das jeweilige Leib-Seele-Verständnis wider. Im wesentlichen sind es zwei theoretische Grundannahmen, die zur Erklärung der Leib-Seele-Zusammenhänge immer wieder herangezogen wurden: Jene monistische Vorstellung, die Leib und Seele als etwas Untrennbares betrachtet, gegenüber der dualistischen Vorstellung, die Leib und Seele als getrennte Systeme versteht.

Philosophisch geht die sog. **„dualistische Auffassung"** vor allem auf DESCARTES (1596-1650) zurück, der eine gegenseitige kausale Beziehung zwischen Körper und Seele vertrat. Dabei sah er Körper und Seele als je unabhängige Entitäten, die sich aber gegenseitig beeinflussen („Wechselwirkungslehre").

Ebenfalls dualistisch ist die „Parallelismus-Theorie" von LEIBNIZ (1649-1716), der zwar keinen ursächlichen Zusammenhang zwischen den beiden Systemen vertritt, sondern annimmt, daß eine Art „Gleichklang" oder „Harmonie" ohne nähere Beziehung zwischen den beiden Systemen besteht.

Die entsprechende *dualistische Krankheitserklärung* der Medizin geht davon aus, daß Störungen im einen oder andern der beiden Systeme zu Krankheit führen können. Gewisse Interaktionen sind denkbar, jedoch nicht Voraussetzung, da die Krankheitsentstehung primär monokausal, d.h. von einer bestimmten Determinante ausgehend, verstanden wird.

Je nach Standpunkt können sich dabei mit der identischen philosophischen Auffassung „Somatiker" und „Psychiker" gegenüberstehen, die im einen Fall postulieren, daß Krankheiten stets eine somatische, im andern Fall eine psychische Ursache haben. Der entsprechende Erklärungsansatz innerhalb der psychosomatischen Medizin ist somit der einer reinen Psychogenese bestimmter Krankheiten.

Die **„monistische Auffassung"** sagt aus, daß körperliche und seelische Abläufe zwar an verschiedenen Phänomenen erkennbar sind, aber im Grunde auf das gleiche unbekannte Geschehen zurückgeführt werden müssen. Philosophisch wurde diese Auffassung nebst ersten Hinweisen bei PLATO und ARISTOTELES, später vor allem von SPINOZA (1632-1676) als Identitätslehre vertreten.

Seelisches und Körperliches sind für den Beobachter zwar verschiedene Erscheinungsformen ein und derselben Wirklichkeit. Im Grunde sind sie ebenso identisch wie für die moderne Physik ein Lichtquant als Masse identisch ist mit dem Wellenbegriff. Eine andere philosophische Form der monistischen Theorie ist der „Materialismus", wie er von PRISTLEY (1733-1804) und BÜCHNER (1824-1899) vertreten wird. Nach deren Auffassung ist das Seelische nicht mehr als ein Epiphänomen des Körperlichen, das zwar durch den Körper bewirkt wird, selbst jedoch nicht auf das Materielle (oder den Organismus) zurückwirken kann. Der „Spiritualismus" von FICHTE (1762-1814) und SCHOPENHAUER (1788-1860) sieht umgekehrt den Geist als Grundlage aller Wirklichkeit und versteht das Materielle (oder den Organismus) lediglich als Produkt oder Erscheinungsform des Geistigen.

> Der *monistischen* Auffassung entspricht innerhalb der psychosomatischen Medizin das *ganzheitliche Krankheitsverständnis,* das die Person (mit Psyche und Soma) als untrennbare Einheit versteht.

Die philosophische Diskussion um das *Leib-Seele-Problem* hat natürlich nicht im 19. Jahrhundert Halt gemacht. Sie wird auch *in neuester Zeit* intensiv weitergeführt (FODOR 1981). Nachfolger der erwähnten „Materialisten" sind die *„Behavioristen",* die postulieren, daß letztlich alle geistigen (oder seelischen) Prozesse auf physikalische und/oder chemische Zustände und Prozesse reduzierbar sind. Auch die *„Identitätstheorie"* hat neue Bestätigung gefunden, indem mentale Vorgänge mit neurophysiologischen Prozessen im Gehirn gleichgesetzt werden. Zunehmend an Bedeutung gewonnen hat aber eine ganz andere Auffassung, der sog. **„Funktionalismus",** der sich aus philosophischen Reflektionen über die sog. kognitiven Wissenschaften (Psychologie, Linguistik, Computertheorie, Kybernetik, künstliche Intelligenz) entwickelt hat. Ihnen allen ist gemeinsam, daß sie auf einem bestimmten Abstraktionsniveau Systeme beschreiben, die Informationen verarbeiten. Der Funktionalismus versucht dem philosophisch gerecht zu werden, indem er die Möglichkeit zuläßt, daß entsprechend auch Systemen wie Rechenmaschinen oder körperlose Wesen gewisse mentale Zustände zugesprochen werden können, obwohl diese Systeme mit dem Menschen sonst wenig Ähnlichkeit haben. Der Funktionalismus setzt somit weder eine Trennung von Mentalem und Körperlichem, noch die Gleichsetzung von mentalen und neurophysiologischen Zuständen voraus. Er greift vielmehr auf die Kybernetik zurück und unterscheidet, wie in der Computersprache üblich, zwischen der physikalischen Zusammensetzung (hardware) und dem Programm (software). Die psychische Beschaffenheit eines Systems hängt somit nicht davon ab, ob das System ein Mensch, eine Maschine oder ein körperloses Wesen ist. Entscheidend bleibt, wie diese Systeme zusammengesetzt und organisiert sind, d. h. wie sie Information verarbeiten. Somit bleibt die scheinbar absurde Möglichkeit offen, daß letztlich auch Maschinen denken und fühlen können. Primär wird aber der Computer als Metapher verstanden. Er ermöglicht es, die Form von mentaler Repräsentation, wie sie von den kognitiven Wissenschaften entwickelt wurde, durch funktionale Abläufe darzustellen.

8.4.2 Der psychogenetische Ansatz in der psychosomatischen Medizin

Er führt die Entstehung (bestimmter) Krankheiten auf seelische Einflüsse zurück. Seit Hippokrates haben unzählige Autoren die Bedeutung der Emotionen für Körperfunktionen und für die Entstehung von Krankheiten hervorgehoben (LIPOWSKI 1984). GALEN war mit seiner „Lehre von den Leidenschaften (Passiones)" bis hinein ins 17. und 18. Jahrhundert besonders einflußreich. Seine Auffassung war insofern erstaunlich „modern", als er den emotionalen Aspekten (heute wohl als Beziehungsaspekte bezeichnet) nicht nur in der Entstehung, sondern auch in der Behandlung von Krankheiten viel Gewicht beimaß. Die Psychogenese von Krankheiten war im 17./18. Jahrhundert nicht nur für die „Psychiker", sondern für die meisten somatomedizinischen Autoritäten eine Selbstverständlichkeit. Allerdings blieb die Begründung oft spekulativ und mutet uns heute fremd an, wenn so unterschiedliche Krankheitsprozesse wie Lungentuberkulose, Wundheilung, Kropf, Herzkrankheiten etc. als psychogen erklärt werden. Immerhin war es der gleiche psychologische Zugang, der zur Humanisierung der damaligen Medizin allgemein wesentlich beitrug. PHILIPPE PINEL hat ausgangs des 18.Jahrhunderts nicht nur einzelne Herzkrankheiten etc. als neurotische ausgemacht; er hat vor allem als Pionier der Psychiatrie die Versorgung psychisch Kranker revolutionär umgestaltet, indem er die Kranken von den Ketten befreite und sie einer geregelten Beschäftigung zuführte.

Wir haben schon erwähnt, daß DESCARTES 1637 die Trennung des Geistes (res cogitans) als denkende Einheit von dem nichtdenkenden, maschinenähnlichen Körper vollzogen hat. Dieser *cartesianische Dualismus* hat bis in unsere Zeit das Medizinverständnis stark beeinflußt. Die Erfolge des 19.Jahrhunderts, als die Virchowsche Zellularpathologie oder die bakteriologischen Entdeckungen von KOCH und PASTEUR erstmals spezifische, monokausale Krankheitszusammenhänge aufdeckten, prägten fortan auch die psychische Krankheitserklärung. Die von FREUD geschaffene *Psychoanalyse* strebte an, die kausalen Zusammenhänge gewissermaßen auf der psychischen Achse zu präzisieren. Mit seiner Vorstellung, daß die sog. Konversionsstörungen symbolisch unbewußte, d.h. verdrängte seelische Konflikte im Körperbereich ausdrücken, hat er einen wichtigen Grundstein der modernen psychosomatischen Medizin gelegt: jenem der Psychogenese durch unbewußte Konflikte. Diesen Gedanken hat später FRANZ ALEXANDER (ein nach den USA emigrierter deutscher Internist) in den 40er und 50er Jahren zu der sog. *„Spezifitätstheorie"* weiter entwickelt (ALEXANDER et al. 1968). Sie geht davon aus, daß bestimmte somatische Krankheiten jeweils auf einen spezifischen unbewußten Konflikt zurückgeführt werden können. Von diesem nimmt man an, daß er z.B. als unbewußte Aggression (essentielle Hypertonie) oder unbewußte Abhängigkeitsbedürfnisse (Ulcus duodeni) eine konstante Stimulierung des vegetativen Nervensystems auslöst, bis schließlich das organische Substrat davon pathologisch verändert wird. Entsprechend sprach ALEXANDER auch von „Organneurosen", die er den rein funktionellen, symbolischen Konversionsneurosen gegenüberstellt.

Das einerseits in der Psychoanalyse, andererseits in der Pathophysiologie verwurzelte Konzept von FRANZ ALEXANDER hat lange Zeit die psychosomatische Medizin beherrscht. Es brachte viele Anregungen zum besseren psychodynamischen Verständnis von Krankheiten. Zunehmend wurde aber auch erkannt, daß die somatische Disposition eine ebenso notwendige Voraussetzung ist, wie die psychische Disposition, die in den erwähnten unbewußten Konflikten gesehen wurde. GEORGE L.ENGEL hat deshalb angeregt, besser von *„somatopsychischen-psychosomatischen Krankheiten"* zu sprechen, um so die Sukzession der verschieden einwirkenden Prozesse bei der Entstehung dieser Krankheiten aufzuzeigen. Man nimmt bis heute an, daß bei der *Krankheitsentstehung bestimmter psychosomatischer Störungen* die folgenden Faktoren wesentlich sind:

1. Ein *konstitutioneller* psychischer und somatischer Faktor mit besonderer Anfälligkeit eines bestimmten Organsystems.
2. Eine Krankheitsspezifische *psychodynamische Konstellation* und Reaktionsweise (also kein statisches Persönlichkeitsprofil).
3. Eine krankheits- und persönlichkeitsspezifische *auslösende Lebenssituation* und deren ungenügende Verarbeitung.

Naturgemäß sind derartige Hypothesen schwer zu überprüfen (lange zeitliche Einwirkung, zusätzliche interferierende Variabeln, individuell geprägte Entwicklungsgeschichte mit entsprechender Persönlichkeitsstruktur etc.).

Trotzdem haben es FRANZ ALEXANDER und eine größere Gruppe von Forschern unternommen, in einer außerordentlich aufwendigen Untersuchung das *Modell der Spezifität zu überprüfen*. In einem ausführlichen psychosomatisch orientierten Interview wurden 83 Patienten mit essentieller Hypertonie, Morbus Basedow, Magen- und Zwölffingerdarm-Geschwüren, Asthma bronchiale, Colitis ulcerosa, chronischer Polyarthritis und ideopathischem Ekzem (Neurodermitis) auf allfällige spezifische unbewußte Konfliktkonstellationen hin untersucht. Das Verbatim-Manuskript dieses Interviews wurde anschließend von unabhängigen Internisten von allen Hinweisen auf die somatische Grundkrankheit befreit. Neun weitere Ärzte des psychoanalytischen Institutes of Chicago versuchten anschließend, aufgrund der vordefinierten psychodynamischen und psychogentischen Merkmale die Patienten diagnostisch den sieben Krankheiten korrekt zuzuordnen. Dies gelang ihnen bei allen Krankheitsgruppen, mit Ausnahme der weiblichen Patienten mit Ulcus duodeni, hochsignifikant überzufällig ($p < 0.1$-0.001) (ALEXANDER et al. 1968).

Trotz ermutigender Ergebnisse dieser und anderer Studien wurde das Konzept der Konfliktspezifität seit den 70er Jahren nur noch beschränkt weiterverfolgt, da es zu sehr auf die erwähnten „klassischen psychosomatischen Krankheiten" eingeengt bleibt. Es zeigte sich ein starkes wissenschaftliches Bedürfnis, Modelle zu entwickeln, die für alle Krankheiten gültig sind, unabhängig von der bisherigen monokausalen genetischen Erklärung. Am meisten Beachtung fand in den letzten Jahren das von ENGEL vertretene Konzept der *biopsychosozialen Medizin* (1977), das sowohl in der Ätiologie, der Pathogenese, der Diagnostik und der Therapie den drei Determinanten vergleichbare Bedeutung zumißt (s. Kap. 11.4). Dieses Konzept geht letztlich über das dualistische Erklärungsmodell von Krankheiten hinaus und ist als ganzheitlich zu verstehen.

Im jetzigen Zusammenhang ist ein anderer Grundstein der modernen dualistischen psychosomatischen Medizin zu erwähnen, der auf die Physiologie zurückgeht. Immer mehr konnten nämlich im Bereich der *Psychophysiologie* enge Zusammenhänge von seelischem Erleben und bestimmten physiologischen Prozessen mit zunehmend verfeinerten Methoden nachgewiesen werden. Grundlegend dazu waren die Arbeiten des Russen PAWLOW über die bedingten Reflexe und des Amerikaners CANNON (1923) über die Notfallfunktionen („fight and flight pattern") (s. Kap. 4.1.3 und 4.1.4). Der Psychophysiologie sind auch bestimmte ätiologische psychosomatische Modelle zu verdanken, wie etwa das neurohumorale Streßmodell, das ebenfalls besonders dargestellt wird (s. Kap. 7.1).

8.4.3 Der ganzheitliche Ansatz in der psychosomatischen Medizin

Die ganzheitliche oder holistische Erklärung von Krankheiten (griechisch „holos" = das Ganze) geht auf PLATO und ARISTOTELES zurück. Zentral für ihre Auffassung war, daß Seele und Leib untrennbare und gegenseitig abhängige Teile des Menschen sind. Für die Medizin als Lehre von Gesundheit und Krankheit bedeutet dies, daß in der Erklärung und Behandlung von Krankheiten geistige und psychische Anteile einerseits und physikalisch-chemische und physiologische Anteile andererseits gleichwertig berücksichtigt werden müssen.

Den Schriften PLATOS ist zu entnehmen, daß seine Auffassung für seine Zeitgenossen nicht selbstverständlich war. Vielmehr hat die westliche Medizin – etwa im Unterschied zu der östlichen – seit HIPPOKRATES den physiologischen oder somatischen Prozessen immer schon das Primat zugeordnet. Aber in der ganzen Medizingeschichte gab es immer wieder auch Vertreter, die eine ganzheitliche Erklärung vorgezogen haben. So ist aus dem

18. Jahrhundert der einflußreiche amerikanische Arzt BENJAMIN RUSH zu erwähnen, der mit seiner ganzheitlichen Auffassung ausdrücklich psychosomatische Zusammenhänge hervorgehoben hat: „Man is said to be a compound of soul and body. However proper this language may be in religion, it is not so in medicine. He is, in the eye of a physician, a single and indivisible being, for so intimate untied are his soul and body, that one can not be moved without the other" (zit. nach LIPOWSKI 1984).

Sir WILLIAM OSLER, ein führender Internist des 19. Jahrhunderts, hat ebenfalls die Interdependenz von Leib und Seele hervorgehoben: „The so-called ‚humanists‘ have not enough science, and science sadly lacks the humanitites … twinberries on one stem, grievous damage has been done to both in regarding them in any other light then complimental" (zit. nach LEWIS 1980).

Im deutschen Sprachgebrauch hat in unserem Jahrhundert der Internist VIKTOR VON WEIZSÄCKER mit der *„Medizinischen Anthropologie"* ein ganzheitliches Konzept eingeführt, das auf die deutsche Nachkriegsmedizin nachhaltig eingewirkt hat. Von der Psychoanalyse ausgehend genügte ihm jedoch ein psychischer und physischer Parallelismus nicht. Er versuchte im sog. *„Gestaltkreis"* die Wechselwirkung von Leiblichem und Seelischem zu erklären. Er ging von der objektivierenden Grundlagenforschung der Sinnesphysiologie aus, ergänzte diese aber wesentlich, indem er die Subjektivität an den Anfang einer jeden Wahrnehmung und Bewegung stellte. Analog war für ihn in jeder Krankheit das Subjekt, d. h. der Patient als Individuum von zentraler Bedeutung. Er nahm an, daß Subjektives sich immer im Körpergeschehen ausdrückt, wie umgekehrt Körperliches im seelischen Verhalten zu erkennen ist und die beiden zirkulär im Gestaltkreis verbunden bleiben. Somit hat er ein Modell der psychosomatischen Zusammenhänge in einem weiteren Sinn geschaffen.

Gewisse Parallelen ergeben sich hier zu dem in neuerer Zeit VON THURE VON UEXKÜLL (1985) ausgearbeiteten Konzept des *„Situationskreises"*, das vom allgemeineren ökologischen Modell JAKOB VON UEXKÜLL’s, dem „Funktionskreis", ausgeht. Die physiologischen, psychologischen und sozialen Determinanten sind nach diesem Modell funktionell miteinander verbunden, indem Einwirkungen der Umwelt (die momentane „Situation") von den Sinnesorganen aufgenommen und der Beurteilung zugewiesen werden. Die den Umwelteinflüssen (oder der „Situation") zugeordnete Bedeutung („Bedeutungsunterstellung") wird im Sinne des Probehandelns einer „Bedeutungserprobung" unterzogen, bevor die eigentliche „Bedeutungserteilung" mit dem entsprechenden Problemlöseverfahren er-

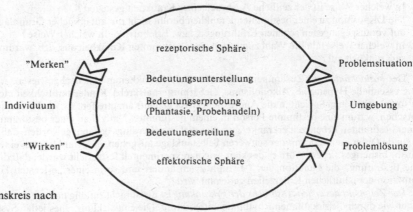

Abb. 8.6. Situationskreis nach TH. v. UEXKÜLL

folgt. Dieser Ablauf wird je nach „Situation" mit unterschiedlichen Programmen geregelt, die als angeborene oder erworbene Disposition zur Verfügung stehen (Abb. 8.6).

Das Modell VON THURE VON UEXKÜLL ist im Einklang mit Vorstellungen der modernen Systemtheorie, die den Organismus als offenes System versteht, das durch Regelkreise inner- und außerhalb gesteuert wird (s. Kap. 2.3). In diesem Sinne ist es auch ein ganzheitliches Modell, das mit der in diesem Buch vertretenen Auffassung übereinstimmt (s. Kap. 11.4).

8.4.4 Heutiger Stand der psychosomatischen Medizin

Die Tendenz, Körperfunktionen primär psychologisch zu erklären, hat in den letzten beiden Dezennien deutlich nachgelassen. Psychoanalytische Konzepte und Methoden der Beobachtung bleiben zwar nach wie vor wichtig. Sie sind geeignet, die symbolische Bedeutung bestimmter Körperteile aufzuzeigen und unbewußte Motivation und Konflikte zu erklären. Nicht selten wird die Auslösung, der Verlauf und das therapeutische Ergebnis durch psychologische Einwirkungen bestimmt. Sie werden aber zunehmend als eine von mehreren möglichen Determinanten verstanden. Die heutigen Vorstellungen der psychosomatischen Medizin sind stark von der Systemtheorie, von kybernetischen Modellen, von *multikausalen Vorstellungen* und von der Spezifität psychophysiologischer Zusammenhänge mit der Umwelt geprägt. Überhaupt sind gegenüber den früheren, mehr individuellen Erklärungsmodellen immer mehr die *ökologischen und sozialen* Dimensionen in den Vordergrund gerückt. Für die Forschung ist es besonders attraktiv geworden, der *Umweltbelastung als Stressor* einerseits und der Verarbeitung von Stressoren andererseits nachzugehen. Modelle der *Krankheitsbewältigung* und der Adaptation sind immer zentraler geworden. Es braucht wohl nicht ausdrücklich betont zu werden, daß zwischen den theoretischen Trends und der empirischen psychosomatischen Forschung eine Wechselwirkung besteht, so wie umgekehrt die gewonnenen Erkenntnisse laufend auch die klinische Anwendung stimulieren.

Beispielhaft seien einige Fragen, die die *gegenwärtige psychosomatische Forschung* beschäftigen, herausgehoben (WEINER 1984):

„1. Spezielle sozioökonimische Verhältnisse und Zusammenhänge sind mit einer Reihe von Krankheiten verbunden. Warum?
2. In welcher Weise ist der zeitliche Ausbruch einer Krankheit gesteuert?
3. Die Disposition zu einer bestimmten Krankheit beruht nicht nur auf erblicher Grundlage, sondern auch auf vorausgegangenen sozialen Erfahrungen, bzw. Erlebnissen. In welcher Weise?
4. In welcher Weise fällt die Wahl zugunsten einer bestimmten Krankheit aus, d. h. warum tritt gerade diese Krankheit auf?"

Der *sozioökonimische* Zusammenhang ist für viele Krankheiten klar nachgewiesen. Armut begünstigt u. a. essentielle Hypertonie, Alkoholismus, Gebärmutterhalskrebs, Kindersterblichkeit etc. Umgekehrt ist in sozial gehobenen Schichten die Anorexia nervosa gehäuft anzutreffen. Es wird also wichtig sein zu erforschen, warum eine bestimmte Person in einem bestimmten Umfeld an einer bestimmten Krankheit zu einer bestimmten Lebenszeit erkrankt. Zum Beispiel ist neuerdings bekannt geworden, daß einzelne homosexuelle Opfer an AIDS von der schweren Selbstanklage ausgehen, die Krankheit sei eine gerechte Strafe für ihr bisheriges Leben. Wäre es denkbar, wie tierexperimentell festgestellt wurde, daß die „unvermeidliche Bestrafung" die Funktion der T-Lymphozyten ändert und so in einer „erlernten Hilflosigkeit" die Funktion der natürlichen Killerzellen gehemmt wird?

Der Zeitpunkt des ersten Ausbruchs der Erkrankung ist meist nicht zufällig und oft durch das biologische Alter wie durch die zirkadianen Rhythmen mitbestimmt. Die Entwicklung eines jeden Systems hängt aber auch von Einflußgrößen ab, die außerhalb des Organismus liegen. Zum Beispiel beginnt jenseits des 40. Lebensjahres, nach anfänglich regelmäßigem Wachstum der apikalen und periphren Dendriten das Hirnvolumen stetig zu schrumpfen. Gleichzeitig nehmen so wichtige mentale Funktionen wie das Erkennen und Wahrnehmen laufend ab. Wie empirisch bestätigt wird, kann sich diese Abnahme aber erst nach Trennungs- und Verlusterlebnissen manifestieren, ohne daß bekannt ist, in welcher Weise diese psychischen Ereignisse sich auf die Hirnstruktur auswirken.

Wie sich *frühe soziale Erfahrungen auf Verhaltens- und Körperfunktionen* auswirken, ist aus Tierexperimenten gut bekannt: Z. B. werden vestibuläre Stimulierung von Affenkindern, der Schlaf, Herz- und Atemfrequenz, Körpertemperatur etc. von Rattenbabies wesentlich durch das Verhalten der Tiermutter beeinflußt. Wie alle diese Parameter beim Menschenbaby von der Mutter gesteuert werden, ist weit weniger bekannt.

Alle die hier gegebenen Hinweise beziehen sich auf *Verlust- und Trennungserlebnisse,* die in mannigfachem Zusammenhang Körperfunktionen beeinflussen können. Entsprechende Studien weisen darauf hin, daß also Formen der persönlichen Beziehung das Verhalten und Körperfunktionen mitregulieren. Auf welchen Wegen oder neuralen Bahnen der Organismus erreicht wird, ist nur beschränkt bekannt. Noch weniger wissen wir, wie die einmal gestörte Selbstregulation wieder eingependelt werden kann. Anhand der wenigen gegebenen Beispiele ist also zu erkennen, daß in vielen Bereichen die psychosomatische Forschung erst am Anfang steht.

Dieses Buch ist, wie erwähnt, nicht ein psychosomatisches Buch im engeren Sinne. Es berücksichtigt aber viele Ergebnisse der neueren theoretischen und experimentellen psychosomatischen Forschung. Darauf wird in den entsprechenden Kapiteln immer wieder verwiesen. So wird erkennbar, daß das heutige, erweiterte psychosomatische Krankheitsverständnis sowohl in der theoretischen Begründung wie auch in der praktischen Anwendung in manchem mit dem Modell einer biopsychosozialen Medizin übereinstimmt. Für die tägliche Praxis ist letztlich entscheidend, wieviel sich von den wissenschaftlichen Erkenntnissen zugunsten des Patienten umsetzen läßt. Das verbesserte Verständnis der Arzt-Patienten-Beziehung (s. Kap. 9) und des Krankenhaus- und Praxis-Alltags (s. Kap. 10 und 11) wäre ohne eingehende Forschung in den erwähnten Bereichen kaum möglich geworden.

Weiterführende Literatur: Adler R, Hemmeler W (im Druck). Ackerknecht EH (1982). Bräutigam W, Christian P (1973). Engel GL (1977). Lipowski ZJ (1977). Uexküll von T (1985).

9 Die Arzt-Patient-Beziehung

EDGAR HEIM

In der Regel wird die berufliche Begegnung von Arzt und Patient als *Zweierbeziehung (Dyade)* beschrieben. Die Einschränkung auf zwei Partner ist jedoch nur bedingt richtig, da jeder auch mit dem *Umfeld* des andern (direkt oder indirekt) in Kontakt steht: Der Arzt mit der Familie des Patienten (s. Kap. 10.2 und 11.1), der Patient mit dem Mitarbeiterteam des Arztes, mit der Praxishelferin des Hausarztes (s. Kap. 11.1) oder mit der Schwester und den andern nichtärztlichen Mitarbeitern der Spitalabteilung (s. Kap. 11.2). Das Arzt-Patient-Verhältnis kann somit nur in einem weiteren, systemischen Zusammenhang wirklich verstanden werden. In den erwähnten andern Kapiteln werden wir darauf näher eingehen. Schon hier wollen wir aber festhalten, daß das meiste von dem, was die Arzt-Patient-Beziehung charakterisiert, auch für die übrigen *beruflichen Bezugspersonen* und ihre Relationen zum Patienten gilt. In den nun nachfolgenden Unterkapiteln soll aufgrund der reichen Ergebnisse der Verhaltens- und Sozialwissenschaften aufgezeigt werden, von welch unterschiedlichen Voraussetzungen Arzt und Patient herkommen, wenn sie sich erstmals im Untersuchungszimmer begegnen. Wir wissen heute, daß dort, wo diese wichtige Beziehung gestört ist oder gar (einseitig) abgebrochen wird, dies in der Regel nicht an der fehlenden fachlich-medizinischen Kompetenz des Arztes liegt. Vielmehr sind es – oft unreflektierte – Schwierigkeiten im gegenseitigen Umgang, die den einen Partner (meist den Patienten) dazu veranlassen, die Beziehung abzubrechen.

Die Arzt-Patient-Beziehung ist nicht nur durch praktisches ärztliches Handeln bestimmt. Ebensosehr tragen die *gegenseitigen Erwartungen* und die Persönlichkeiten der beiden Partner dazu bei. Das Verhältnis von Arzt und Patient unterscheidet sich da nicht von andern Partnerbeziehungen, z. B. unter Ehegatten, Berufspartnern etc. Wie wir aus der Interaktionsforschung recht genau wissen, ist es dabei nicht nur wichtig, wie zwei Partner miteinander umgehen, also wie sie handeln; mindestens so sehr kommt es darauf an, wie das Handeln des einen vom Partner wahrgenommen und interpretiert wird. Dabei stützt sich jeder Partner auf Erfahrungen, die er in früheren Beziehungen gemacht hat. Leicht neigt er dazu, aktuelle Eindrücke mit der früheren Erfahrung zu vermengen. Dieses Phänomen macht sich unvermeidlich auch in der Arzt-Patient-Beziehung geltend. In der analytischen Psychotherapie, wo es einen wichtigen therapeutischen Stellenwert gewonnen hat, wird es *Übertragung* genannt. Wir können uns z. B. vorstellen, daß ein adoleszenter Patient aus den in der Beziehung zum Vater erworbenen Autoritäts- (und Kastrations-) ängsten heraus es nicht wagt, seinem Arzt über die an sich harmlosen Beschwerden eines Urininfektes zu berichten. Aus der Befürchtung, er könnte sonst für die vor kurzem mit der Freundin aufgenommenen sexuellen Beziehungen gerügt werden, will er entsprechende anamnestische Fragen vermeiden. Falls der Arzt ein solches Verhalten nicht als Übertragung erkennt läuft er Gefahr, seinerseits eine Gegenübertragung zu entwickeln und dann z. B. wirklich so autoritär zu reagieren, wie der Adoleszente es befürchtet hatte. Dieses komplizierte Wechselspiel verläuft um so wirksamer (und um so störender), je weniger seine Elemente den Beteiligten bewußt sind.

Um Mißverständnisse in der Arzt-Patient-Beziehung zu vermeiden, ist es deshalb notwendig, vorerst die gegenseitigen Erwartungen und Haltungen genauer kennenzulernen. Besonders wichtig ist es, übertriebene Vorstellungen vom andern oder von sich selbst (Idealbild) von dem zu unterscheiden, was dieser - bzw. man selbst - wirklich tut und meint (Realbild).

Da es hier vor allem darum geht, unsere eigene ärztliche Haltung besser zu reflektieren, wollen wir dabei vom Verhalten der Ärzte ausgehen, gemäß dem folgenden Epitaph eines Athener Arztes der Antike:

„Dies sind die wahren Pflichten des Arztes: Vorerst seinen Geist heilen und sich selber Hilfe leisten, bevor er jemand anderem hilft."

9.1 Ärztliches Verhalten

9.1.1 Arztsein ist seit je durch hohe ethische Anforderungen ausgezeichnet

Das berufliche Verhalten des Arztes wird einerseits durch seine eigene Persönlichkeit und deren Entwicklung, andererseits durch das Normen- und Rollenverständnis seines Berufsstandes bestimmt. Individuelle biographische und kollektive soziokulturelle Gegebenheiten tragen also zu dem bei, was als berufliche Sozialisation bezeichnet wird (s. Kap. 1.1 und 1.2).

Für das Selbstverständnis des Arztes ist daran das bedeutsam, was zu seinen ethischen Grundannahmen beiträgt. Ärztliche Normen standen seit je in einer Wechselbeziehung mit der vorherrschenden *gesellschaftlichen Ordnung*. Die Ärzte selber waren in der Geschichte nicht ohne Einfluß auf diese Ordnung. In den alten Theokratien waren die Funktionen des Herrschers und Heilers in einer Person vereint. Der Einfluß der Leibärzte der Mächtigen wird seit der Antike bis heute immer wieder als bedeutsam erkannt. In der neuern Geschichte haben sich einzelne Ärzte durch eigene politische Aktivität ausgezeichnet, so etwa BENJAMIN RUSH als Mitunterzeichner der amerikanischen Unabhängigkeitserklärung, JEAN-PAUL MARAT als maßgebender Kopf der französischen Revolution oder RUDOLF VIRCHOW, der Begründer der Zellularpathologie, als Sozialrevolutionär des deutschen Reichstags. Dem traditionellen Bemühen, ethische Normen in einem starren Kodex festzuhalten, wie im bis heute maßgeblichen hippokratischen Eid, steht eine andere Tendenz entgegen. Zu oft hat es sich nämlich erwiesen, daß eine „richtige" ärztliche Ethik nicht in Verordnungen oder Gesetzgebungen gefaßt werden kann. Wie immer sie beschaffen ist, kann sie die Widersprüchlichkeit der ärztlichen Verpflichtung, einerseits dem Individuum, andererseits der Gesellschaft gegenüber, nicht aufheben. Bis heute bleibt die Ärzteschaft z. B. in der Frage des Schwangerschaftsabbruchs ebenso gespalten wie die Öffentlichkeit. Die *„Normethik"* wird somit immer mehr von einer *„Situationsethik"* abgelöst. Damit ist das Bemühen gemeint, u. B. auf bestimmte medizinische Situationen einen ethischen Konsens herzustellen. In der Schweiz beispielsweise hat die Akademie der Medizinischen Wissenschaften, eine unabhängige Körperschaft, es übernommen, in aktuellen Problemsituationen, wie etwa in der Frage der Euthanasie, differenzierte ethische Grundregeln zu entwickeln (FISCHER-HOMBERGER 1975).

Das Bemühen um *ethische Wertmaßstäbe* soll uns im jetzigen Zusammenhang eines aufzeigen: Seit dem Altertum ist den Ärzten eine besondere Verantwortung auferlegt, die einerseits mit hohem Ansehen, andererseits mit großen Verpflichtungen verbunden ist. Dies wirkt sich bis heute auf das Selbstverständnis der großen Mehrheit der Ärzte aus, indem sie die an sie herangetragenen Ideale zur eigenen, praktisch jedoch unerreichbaren Idealforderung machen.

Die persönlichen Konflikte, die daraus entstehen, werden wir unten genauer untersuchen.

Auch der Medizinstudent kann sich diesen Wertproblemen nicht entziehen. Wie wir einleitend (s. Kap. 1.2) erfahren haben, sind im Gegenteil die große Verantwortung gegenüber kranken Menschen und das damit verbundene gesellschaftliche Ansehen für viele Studienbeginner entscheidende Motive der Berufswahl. Im Lauf des Studiums erfolgt dann bekanntlich oft eine Wertverschiebung vom Patienten weg zu einem mehr krankheitsorientierten Denken. An die Stelle von menschlicher Anteilnahme tritt vordergründig nicht selten *ironische Distanzierung* („Medizinzynismus"), die wohl eher als Abwehrhaltung in der noch ungewohnten ärztlichen Verantwortung zu verstehen ist denn als echte Wertumkehr. Durch mehr oder weniger kritische Identifikation mit klinischen Lehrern übernimmt der junge Mediziner anschließend in seiner Assistentenzeit weiter berufliche Wertvorstellungen, die ihn auf die selbstverantwortliche Tätigkeit vorbereiten (s. Kap. 1.3 und 1.4).

9.1.2 Die Arztrolle schließt bestimmte gesellschaftliche Normen ein

Die Stellung der Medizin und ihrer Akteure in der Gesellschaft wird bekanntlich vor allem von der Medizinsoziologie untersucht. Eine bis heute gültige Umschreibung der Arztrolle geht auf den amerikanischen Soziologen PARSONS (1951) zurück, der in den 50er Jahren die folgenden Punkte hervorgehoben hat.

1. Vom Arzt wird erwartet, daß er sein Bestes zur Heilung oder Linderung der Beschwerden des Patienten beiträgt. Um dieser Verantwortung gerecht zu werden, soll er große *fachliche Kompetenz* erwerben und ausüben.

Er wird zugleich von bestimmten sozialen Einschränkungen befreit, die ihn in seiner Berufsausübung behindern könnten. Es ist ihm z. B. erlaubt, in einmaliger Weise in die Privatsphäre seines Patienten einzudringen. Einerseits hat er direkten Zugang zu dessen Körper mit all seinen Funktionen, was eine Intimität des Kontaktes ergibt, die z. T. selbst dem Lebenspartner vorenthalten bleibt: Es ist ihm gestattet, durch Interventionen die Schmerzen (z. B. Blutentnahme) oder die Körperintegrität verletzen (wie chirurgische Eingriffe), auf den Patienten physisch einzuwirken. Andererseits erhält der Arzt persönliche und vertrauliche Informationen, die der Patient sonst niemandem mitteilt.

> 2. Der Arzt nimmt eine *allparteiliche, universalistische Haltung* ein, unabhängig von Geschlecht, Alter, Religion, Rasse oder sozialer Herkunft des Patienten.

Er ist somit offen für jedermann, der seiner Hilfe wirklich bedarf. Umgekehrt schützt er sich gegen allzu persönliche Erwartungen des Patienten, wie z. B. gegen dessen Wunsch, mit dem Arzt eine bevorzugte freundschaftliche Beziehung anzuknüpfen.

> 3. Der Arzt respektiert den *gezielt funktionalen Auftrag:* Er beschränkt sich (z. B. als Spezialarzt einer bestimmten Richtung) auf fachliche Belange, in denen er kompetent ist; Patienten, für die er sich nicht zuständig fühlt, kann er somit weiterweisen.

Zugleich verpflichtet er sich, von den genannten Privilegien nur dort Gebrauch zu machen, wo dies der ärztliche Auftrag erfordert. Dadurch soll der Patient vor Mißbrauch der Intimität in der Beziehung zum Arzt geschützt werden. Eine Patientin soll sich z. B. vor dem Arzt ausziehen dürfen, ohne befürchten zu müssen, sexuell mißbraucht zu werden; ein Patient soll die Gewißheit haben, daß die ärztliche Verfügung über seinen Körper von sadistischen Elementen frei ist.

> 4. Der Arzt bewahrt *affektive Neutralität*. Damit ist gemeint, daß er den Patienten auch nicht emotional zur Befriedigung eigener Bedürfnisse mißbraucht, sondern objektiv, professionell auf dessen Anliegen eingeht.

PARSONS sieht in jeder Arzt-Patient-Beziehung eine gewisse Parallele zu den Verhältnissen in einer Psychotherapie. Unter „Neutralität" versteht er nicht kühle, sachliche Distanz, sondern vorwiegend einfühlende Anteilnahme (Empathie) (s. Kap. 9.3).

> 5. Der Arzt nimmt eine auf das *Wohl der Gemeinschaft* ausgerichtete Haltung ein, das bedeutet zunächst: Das Interesse des Patienten soll für den Arzt vor den eigenen Vorteilen (z. B. Bereicherung) stehen.

Damit will PARSONS die Voraussetzung für eine echte Vertrauensbasis in der Arzt-Patient-Beziehung schaffen.

Wiederum stehen hier den Privilegien des Berufsstandes besondere Verpflichtungen gegenüber, die das ärztliche „Gewerbe" von andern unterscheidet: Der Arzt soll einen Patienten nicht wegen finanzieller Notlage abweisen, nicht um Honorare feilschen, keine Eigenwerbung betreiben u. a. m.

Sodann will PARSONS aber auch die Verpflichtung des Arztes der Gesellschaft, Dritten, wie z. B. Kostenträgern gegenüber deutlich machen. Deren Beachtung wird übrigens in unseren Tagen von einer kritischen Öffentlichkeit, die v. a. durch übersetzte ärztliche Honorarforderungen aufgeschreckt wurde, auch immer mehr gefordert und kontrolliert.

Wie wir schon oben gesehen haben, gehen auch die *ethischen Normen der Gegenwart* von hohen, ja idealisierten Erwartungen aus. Obschon der Arzt ihnen in seinem Verhalten nicht dauernd zu genügen vermag, beeinflussen sie seine verinnerlichten Wertvorstellungen doch erheblich.

Wie schon in bezug auf die soziale Krankenrolle sind die *Forderungen* PARSONS *an die Arztrolle idealtypisch* zu verstehen. FREIDSON (1979) meint denn auch, daß sie sich grundsätzlich nicht von Erwartungen unterscheiden, die an einen beliebigen Beruf zu stellen sind, wo für Laien eine Dienstleistung erbracht wird „auch Installateure sollen ja aufgrund ihrer Leistung ausgewählt werden, universalistische Normen anwenden und funktionell spezifisch sowie affektiv neutral sein" (Zit. nach FREIDSON 1979, S. 135). FREIDSON *charakterisiert das ärztliche Handeln viel pragmatischer als* PARSONS. Die in der Ausübung des Berufes festzustellende Unsicherheit lasse sich nicht mit fehlenden objektiven Regeln begründen. Im Gegenteil, diese seien ausreichend, um auch eine standespolitische Selbstkontrolle zu garantieren.

Die ärztliche Haltung ist aber primär auf *Handeln* ausgerichtet. Die persönliche Verantwortung (und nicht eine allgemeine oder gemeinschaftliche) gilt als vorrangig.

Das Ziel des praktischen Arztes ist somit nicht, akademisches Wissen ansammeln um der Wissenschaft willen; wichtiger ist ihm handeln um des Handelns willen. Dies setzt voraus, daß er an das, was er tut auch glauben können muß. Er stützt sich bevorzugt auf Erfahrungen aus erster Hand, die er dem abstrakten Bücherwissen vorzieht.

Daraus schließt FREIDSON, daß der praktizierende Arzt einen gewissen Subjektivismus in seiner Methode akzeptiert und lernt, mit Unbestimmtheit und Ungewißheit in seinem Praxisalltag zu leben und zu handeln.

Im Gegensatz zu PARSONS bezeichnet FREIDSON einen solchen Arzt als partikularistisch und nicht als universalistisch. Seine tägliche Konfrontation mit Schattenseiten des menschlichen Daseins trage ferner dazu bei, daß sich der Arzt mit der Zeit auch in Bereichen als Fachmann fühle, für die er eigentlich keine besondere Kompetenz aufbringe (allgemeine Lebensprobleme, Schulfragen etc.).

Dieses kritische Rollenverständnis des Arztes ergänzt der Medizinsoziologe FREIDSON durch eine uns ungewohnte *Praxisdefinition:* Er unterscheidet zwischen der *„patientenabhängigen"* und der *„kollegenabhängigen"* Praxis. Die erste, dem Primärarzt oder *Allgemeinmediziner* entsprechend, ist, wie der Name sagt, auf die Laienüberweisung angewiesen. Nur jener Arzt kann überleben, der den Erwartungen seiner Kundschaft entspricht und gelegentlich auch medizinische Maßnahmen durchführt, die durch direkte oder indirekte Erwartungen des Patienten bestimmt sind (wie z. B. die beliebten Vitaminspritzen, Verschreiben von Medikamenten an sich, speziell von Beruhigungs- und Schlafmitteln etc.). Die „kollegenabhängige" Praxis des *Spezialisten* ist primär auf ärztliche Überweisung angewiesen. Entsprechend bestimmt der Spezialist und weniger der Patient oder Laie die geeigneten Verfahren. Ihm bringt der Patient meist auch mehr Respekt entgegen, da er momentan auf seine spezialistische Kompetenz angewiesen ist, nachdem das Versorgungskonzept des Laien nicht mehr ausreichend war. Aber auch der Spezialist muß seine Beziehung zum Patienten als Klienten so pflegen, daß der überweisende (Primär-) Arzt von der Art seiner Dienstleistung überzeugt ist. Dieser solidarisiert sich mit dem von ihm überwiesenen Patienten und macht künftige Überweisungen vom Erfolg der Betreuung des Spezialisten abhängig.

Diese skizzierten medizinsoziologischen Rahmenbedingungen werden von den Beteiligten meist nicht bewußt wahrgenommen. Sie drücken ein Rollenverständnis aus, das sich von den idealtypischen Forderungen PARSONS unterscheidet und mehr auf den medizinisch-soziologischen Alltag der Praxis ausgerichtet ist. Dennoch mag es dem Mediziner Mühe bereiten, seine Tätigkeit in dieser soziologischen Umschreibung wieder zu erkennen. Es handelt sich um eine Darstellung, die sich primär auf den Stellenwert der ärztlichen Praxis im allgemeinen medizinischen Versorgungssystem bezieht. Dem muß beigefügt werden, daß die erwähnten beiden Grundmuster der Praxisführung immer mehr durch neue Formen (Gruppenpraxen, Gemeinschaftspraxen, Job-sharing, etc.) ergänzt werden. Auch die Ärzteplethora, wie sie in einzelnen westlichen Industrienationen schon Tatsache geworden ist, wird immer mehr das soziale Rollenverständnis des Arztes verändern.

9.1.3 Die Selbsteinschätzung des Arztes

Wir müssen annehmen, daß der geschilderte soziokulturelle Hintergrund die Selbsteinschätzung des Arztes erheblich mitbeeinflußt. Dabei gibt es „den Arzt" nur als statistische Fiktion, nicht jedoch als reales Individuum. Dort, wo von einer Mehrheit (Bevölkerung) eine Erwartungshaltung an eine Minderheit (Ärzte) herangetragen wird, entsteht ein *Stereotyp,* also gewissermaßen eine Schablone, die die Wahrnehmung individueller Unterschiede beeinträchtigt.

In den Erhebungen zur Frage, wie Ärzte von ihren Patienten gesehen zu werden glauben, wurde das gesellschaftliche Stereotyp bestätigt: Der Arzt ist eine wohlwollende Autoritätsperson oder Vaterfigur, deren Rat und Führung gefragt ist und die nicht nur in medizinischen, sondern auch in allgemeinen Lebensfragen immer kompetente Antworten kennt.

Aus der Sicht der Ärzte selbst deckt sich die Vorstellung des *„idealen Arztes"* weitgehend mit der Idealisierung, die ihnen ihre Patienten auch heute noch entgegenbringen. Eine westdeutsche Befragung von 800 niedergelassenen Ärzten (KOCH 1975) ergab im sog. Polaritätsprofil (Gegenüberstellen konträrer Eigenschaften) folgende Charakterisierung: Der „ideale Arzt" ist „gesund, klar, aktiv, beweglich, sympathisch, tatkräftig, konzentriert, hilfsbereit, geduldig". Er verfügt zudem über fachliche Autorität und hohe ethische Verantwortung.

Wie Ärzte ihr tatsächliches Verhalten *(Realbild)* einschätzen, darüber besteht bedeutend weniger Einigkeit. Es ist naheliegend, daß sich hier soziokulturelle und individuelle Unterschiede niederschlagen. Die soeben zitierte Befragung in der BRD ergab eine hohe Übereinstimmung zwischen Ideal- und Realbild des Arztes. In einer schweizerischen Untersuchung dagegen (SAGER et al. 1979) war ein wesentlich kritischeres Selbstverständnis der befragten Ärzte festzustellen. Diese durchschnittlich jüngeren, auf verschiedenen

Krankenhausabteilungen (Chirurgie, Gynäkologie und innere Medizin) tätigen Kollegen fanden zwar auch, daß ihnen ihre Patienten, unabhängig von Person und Tätigkeit, eine stereotype Idealisierung entgegenbringen. Sie selbst glaubten jedoch aus ihrer Tätigkeit weder ein besonders gestärktes Selbstwertgefühl noch außerordentliche soziale Anerkennung zu gewinnen.

Neuere amerikanische Analysen decken in einem fast erschreckenden Ausmaß ein Persönlichkeits-Autostereotyp von ärztlichem Verhalten auf, das ebenfalls kaum mit dem Idealbild übereinstimmt. Die Befragung von 100 repräsentativ ausgewählten *Ärzten* der USA ergab, daß sich ausnahmslos alle als *„zwanghaft"* bezeichneten (SEARLE 1981). 80% der Befragten erfüllten alle fünf, 20% vier der im offiziellen Diagnosestatistikbuch (DSM III) angeführten Kriterien. Allerdings sagen diese Zahlen ebenso viel wie über ärztliches Verhalten darüber aus, wie schwierig es ist, zwischen Norm und Devianz oder zwischen Gesundheit und Krankheit zu unterscheiden. Zwanghaftes Verhalten, worunter man meist die Trias „Zweifel, Schuldgefühle und übertriebenes Verantwortungsbewußtsein" versteht, kann je nach Kontext adäquat oder inadäquat, also gestört sein. In der klinischen Medizin ist Zweifeln in Anbetracht der vielen Ungewißheiten ein berechtigtes oder gar notwendiges Element der Grundhaltung. Wer von uns möchte im Falle einer ernsthaften Erkrankung nicht von einem möglichst gewissenhaften Arzt abgeklärt werden! Was hier sozial und beruflich erwünscht sein mag, fordert aber vom Betroffenen oft einen hohen Preis. Die Grenzen zwischen adäquatem Zweifeln, selbstkritischem Grübeln und quälenden Selbstvorwürfen sind fließend. Grüblerisches Sinnieren kann auch in die Frage münden, ob nicht noch diese oder jene diagnostische Abklärung hätte vorgenommen werden müssen. Gewissenhaftigkeit führt leicht zu skrupulösem und damit übertrieben aufwendigem diagnostischem Arbeiten. Der Verdacht, daß die Anwendung der teuren diagnostischen Verfahren, wie z.B. CAT, PET und neuerdings NMR, nicht immer sachlich begründet ist, besteht auch außerhalb von Ärztekreisen. Nur wird in der Öffentlichkeit meist einzig die wirtschaftliche Konsequenz hinterfragt, ohne die tieferen (psychologischen) Motive des ärztlichen Verhaltens zu erkennen.

Eine direkte Folge des überstarken Verantwortungsbewußtseins vieler Ärzte ist ihre *Arbeitswut*. Sprachlich klingt beim englischen Ausdruck „workaholic" nicht zufällig die Analogie zur Alkoholsucht an. Wie dort, ist auch im süchtigen Arbeitsverhalten von Ärzten nicht selten ein unkontrollierbares Steigern der Arbeitsintensität und der Arbeitsstunden (60-70 Wochenstunden sind immer wieder nachgewiesen worden) bis zum Zusammenbruch festzustellen. So kann das Bedürfnis, sich durch scheinbar unerschöpfliche Arbeitsleistung gegen Ungewißheit, Gewissensbisse und allfällige Vorwürfe von außen abzusichern, selbst zu einer wesentlichen psychischen Belastung werden.

Allerdings sei hier schon erwähnt, daß mit dem Generationenwechsel hier auch ein Gesinnungswandel zu erkennen ist: Junge Kollegen nehmen sich bewußt mehr Zeit für ihre Familie. Sie sind dafür um so freier, als die berufliche Auslastung zurückgeht.

9.1.4 Die starke Belastung des Arztes führt zu besonderen Gesundheitsrisiken

Ärztliches Verhalten ist erst in den letzten Jahren zu einem eigentlichen Forschungsgebiet geworden, seit man nämlich erkannt hat, daß *Ärzte sowohl hinsichtlich Morbidität wie Mortalität eine besondere Risikogruppe darstellen* (OKEN 1978; McCUE 1982; ROESKE 1981). Es ist zu vermuten, daß ein Teil des Risikos aus ungeeigneter Anpassung an die berufliche Beanspruchung entsteht. Als spezifische Berufsstressoren wurden inzwischen folgende Phänomene herausgearbeitet.

a) Besondere berufliche Anforderungen

Die Erwartungen, die von einer weiten Öffentlichkeit an den Arzt gerichtet werden, haben wir bereits kennengelernt. Sie gehen dahin, daß von Medizinalberufen im allgemeinen und von Ärzten im besonderen auch in emotional sehr anspruchsvollen Situationen ein *kulturell streng kodifiziertes Verhalten* zu leisten ist. Dies gilt, wie wir z.T. bei den Rollen-aspekten schon gesehen haben, besonders für den Umgang mit Unsicherheit, Sexualität, Leiden, Schmerz, Ängsten und Sterben. Vertraute zwischenmenschliche Umgangsformen und Haltungen, wie z.B. jugendliche Fröhlichkeit, konventionelle Freundlichkeit, menschliche Gelassenheit und Würde des Alters, können im Zustand des Schmerzes, der Verunsicherung, aber auch angesichts der Gewißheit des Todes plötzlich wie weggeblasen sein. Vom Arzt wird erwartet, daß er seine Haltung in jeder Situation bewahre. In der Praxis heißt dies, daß er das schmerzerfüllte Schreien der sonst so fröhlichen jungen Frau in der Austreibungsphase ihrer ersten Geburt ebenso gelassen hinnehmen kann wie die plötzlich sehr bohrenden Fragen nach der Zukunft von seiten eines ihm bekannten Kollegen im Anschluß an den überstandenen Infarkt oder wie die verzweifelte Auflehnung einer noch rüstigen Mutter gegen das unabwendbare Sterben an ihrem Mammakarzinom.

Wie nahe an der Grenze zur Überforderung der Arzt häufig handeln muß, zeigt gerade der *Umgang mit dem Sterben*. Obwohl der Tod kulturell als gesetzmäßiges Phänomen respektiert wird, erwarten in der konkreten Situation Patienten und Angehörige oft unmögliches oder magisches ärztliches Wirken, um den tödlichen Ausgang einer Krankheit abzuwenden. Tritt das Ereignis schließlich doch ein, wird der Arzt nicht selten zur Zielscheibe der stillen Wut und Auflehnung der Angehörigen gegenüber dem schweren Verlust. Aber auch der Arzt, vor allem wenn er als Familienarzt über Jahre mit einem Patienten vertraut war, muß den menschlichen Verlust verarbeiten. Gerade hier kann er sich den grüblerischen Zweifeln nicht immer entziehen, ob seine Vorkehrungen richtig waren. Eine für alle Fälle geeignete Routine im Umgang mit dem Sterben ist wohl kaum zu erwerben (und vielleicht auch nicht wünschbar). Die Enttäuschung des Kardiologen, dem die Reanimation des Herzstillstandes nicht gelungen ist, des Chirurgen, dem der Patient unter der Operation weggestorben ist, oder des Psychiaters, der nach jahrelanger stützender Psychotherapie seinen depressiven Patienten doch noch durch Suizid verliert, hat ihre guten Gründe und muß hingenommen und verarbeitet werden.

Aus verschiedenen tiefenpsychologischen Untersuchungen geht zudem hervor, daß ein mitbestimmendes Motiv bei der Berufswahl des Arztes das Bestreben ist, die eigenen Todesängste zu überwinden. Unreflektiert kann dies dazu führen, daß nun der Tod eines jeden behandelten Patienten zur Vorstellung führt, nicht nur den beruflichen Ansprüchen nicht zu genügen, sondern zugleich die eigenen Ängste nicht zu beherrschen. Wir finden diese Annahme indirekt bestätigt, wenn wir hören, daß Ärzte in der eigenen Krankheit besonders ängstlich oder gar hypochondrisch sind. Ihre tägliche Einsicht in komplexe Zusammenhänge vieler Krankheiten gibt diesen Gefühlen natürlich auch eine rationale Erklärung.

b) Umgang mit schwierigen Patienten

Neben anderen Erschwernissen trägt die tägliche Konfrontation mit schwierigen und oft auch psychisch gestörten Kranken zur ärztlichen Belastung bei. Den Umgang mit übertrieben anhänglichen, widerstrebenden, fordernden, verleugnenden Patienten werden wir unter 9.4 noch genauer analysieren. Diese Patienten lösen im Arzt nicht selten Ärger, Ungeduld, Unsicherheit, Verzweifeln oder Fluchtwünsche aus. Der Arzt empfindet sie auch deshalb so anstrengend, weil ihre Betreuung in der Regel viel von seiner knappen Zeit erfordert.

c) Das Berufsumfeld

Natürlich ist es ungenau, die psychische Belastung des Arztes nur auf das direkte Arzt-Patient-Verhältnis zurückzuführen. Ärztliche Tätigkeit findet immer in einem beruflichen Umfeld statt, das in andern Kapiteln präziser beschrieben wird (s. Kap. 10 und 11). Viele berufliche Belastungen stammen ja auch aus dem Umgang mit ärztlichen und nichtärztlichen Mitarbeitern, aus der Praxis- oder Krankenhausorganisation, aus wirtschaftlichen Problemen und Sorgen oder aus standespolitischen Konflikten.

d) Beeinträchtigung des Familienlebens

Eigentlich eher indirekt, als eine Konsequenz der zitierten Belastungen, kann das beeinträchtigte Familienleben selbst zum wichtigsten ärztlichen Stressor werden. Gerade der einfühlsame und damit patientenbezogene Arzt leidet daran, daß sein beruflicher Einsatz ihn der Familie so weitgehend entzieht. Er wäre an sich auch für die Bedürfnisse seiner Angehörigen offen. Der Konflikt entsteht nun gerade daraus, daß er selbst Prioritäten zwischen Familie und Beruf setzen muß. Die jetzt in der Praxis stehende Ärztegeneration ist in der beruflichen Auffassung herangebildet worden, daß das Wohl der Patienten (fast) immer vorgehe. Die Auswirkungen dieser Einstellung auf das Familienleben können den Arzt unter Umständen besonders stark belasten.

> **Beispiel.** Ein Gynäkologe hatte seinem jüngsten Sohn teuer und fest versprochen, am Abschlußkonzert des Schülerorchesters, in dem dieser zum letzten Mal mitwirkte, bestimmt dabei zu sein. Als er an jenem Abend gerade im Begriff war, die Praxis zu verlassen, erhielt er von der Klinik aus die Meldung, daß seine Patientin unerwartet starke Eröffnungswehen zeige. Im Zwiespalt zwischen einer leichten Beunruhigung und der Neigung, die Sache seinem Kollegen zu überlassen, den er für die Nacht um Stellvertretung gebeten hatte, wollte er zumindest kurz nachsehen gehen. Einmal in der Klinik angekommen, konnte er sich der Verpflichtung nicht entziehen, die Geburt selbst zu einem guten Ende zu führen. Erst danach realisierte er plötzlich, daß er eine andere wichtige Abmachung einmal mehr nicht hatte einhalten können. Voll Wut und Erschöpfung konnte er seine Verzweiflung nicht beherrschen und blieb weinend im Dienstzimmer neben dem Gebärsaal sitzen.

Von der beruflichen Überforderung ihrer Männer sind häufig auch die *Arztfrauen* betroffen (s. Kap. 1.3). Es ist bekannt, daß sie ihre Krisen nicht selten in Form von depressiven Zuständen, Medikamenten- oder Alkoholsucht oder multiplen psychosomatischen Beschwerden austragen. Sie begeben sich damit (meist unbewußt) in die Patientenrolle, was den Arztgatten doppelt belastet, kann er sich doch in der Regel der Einsicht nicht verschließen, daß sein beruflicher Einsatz zum Wohle von Kranken nun zur Krankheit der eigenen Frau beigetragen hat.

Die geschilderten Stressoren wirken sich naturgemäß vor allem bei denjenigen Ärzten aus, die von ihrer *Persönlichkeit* oder *Entwicklung* her vulnerabel sind. Die erwähnte Zwangsstruktur kann dort, wo sie krankhafte Züge annimmt, in besonders starkem Maß Unsicherheit, Abhängigkeitsbedürfnisse und depressive Verstimmungen entstehen lassen. Psychische Störungen in der Berufsausübung haben ihre Wurzeln oft in Anpassungsschwierigkeiten, die schon vor Beginn des Studiums bestanden, wie neuerdings aus prospektiven Langzeitstudien hervorgeht.

Zwei amerikanische Studien verdienen ihrer langen Beobachtungsdauer wegen besonders hervorgehoben zu werden:

VAILLANT et al. (1972) haben in den frühen 50er Jahren eine Gruppe von *Harvard-College-Studenten*, darunter auch 47 künftige Ärzte ausgewählt und diese während über 30 Jahren in bezug auf allgemeine Lebensanpassung, Suchtverhalten, zwischenmenschliche Konflikte und psychiatrische Behandlungsbedürfnisse periodisch nachuntersucht. Im Vergleich zu einer ausgewählten Kontrollgruppe wurden bei den Ärzten mehr Eheschwierigkeiten, Suchtverhalten und psychiatrische Behandlungsbedürftigkeit festgestellt. Die Störungen waren bei jenen Ärzten besonders ausgeprägt, die unter besonders belastenden Kindheitsverhältnissen aufgewachsen waren und schon in der Adoleszenz Anpassungsschwierigkeiten aufgewiesen hatten.

In einer analogen Studie (THOMAS 1976) der *Johns Hopkins Medical School* wurden ungefähr im gleichen Zeitraum Medizinstudenten nachuntersucht, von denen zu Studienbeginn ein ausführliches Psychogramm erhoben worden war. Es zeigte sich, daß jene, die sich später suizidierten, an Schizophrenie oder auch an Karzinom erkrankten, in den psychologischen Tests besonders auffällig gewesen waren.

9.1.5 Die Gesundheitsrisiken und ihre Bewältigung

Die Vulnerabilität von Ärzten ist sowohl in körperlicher wie in seelischer Hinsicht erforscht worden. Je nach Untersuchung schwankt der Grad der *Morbidität- und Mortalitätseinschätzung.* (OKEN 1978; FALCK et al. 1979; vgl. Kap. 1.3.2). Ärzte scheinen gegenüber der Durchschnittsbevölkerung weniger häufig an Infektionskrankheiten, Karzinom und Unfällen, dagegen häufiger an Koronarerkrankungen, Diabetes, Apoplexie und Suizid zu sterben. Die Bereitschaft zum Herzinfarkt wächst offenbar direkt proportional mit der beruflichen Belastung. Sie wird mit dem sog. Typ-A-Verhalten (Persönlichkeitszüge von Ungeduld, Wettbewerbshaltung und starkem Ehrgeiz) (s. Kap. 7.1) in Zusammenhang gebracht. Der früher hohe Anteil an Infektionskrankheiten und Strahlenschäden scheint als Folge der Verbesserung von Prophylaxe und Hygiene zurückgegangen zu sein.

Eindrücklich ist die Verbreitung von *psychischen Störungen:* Depressionen sind sehr häufig, die Suizidrate ist zwei- bis dreimal höher als in der Durchschnittsbevölkerung. Medikamentensucht – wohl mitbedingt durch den leichten Zugang – soll einen von 100 Ärzten betreffen, gegenüber einer auf 3000 Personen in der Gesamtpopulation. Alkoholabhängigkeit ist in der Ärzteschaft zumindest gleich, wenn nicht doppelt so häufig wie in der Durchschnittsbevölkerung.

Entsprechend den schon erwähnten Auswirkungen auf das Ehe- und Familienleben treten berufsbedingte Konflikte in Arztehen vermehrt auf; trotzdem gibt es keine Hinweise für eine höhere Scheidungsrate. Aufgrund der beruflichen Belastung scheint nicht nur innerhalb der Familie, sondern auch im Freundeskreis die Möglichkeit und das Bedürfnis nach Kontakten mit zunehmender Belastung nachzulassen. Eine gewisse soziale Isolierung ist nicht selten die Folge. Häufig geht den definierten medizinischen Veränderungen in der ärztlichen Gesundheit eine Veränderung voraus, die neuerdings als *„burn out"*, „ausgebrannt" umschrieben wird (s. Kap. 11.2). Körperliche und emotionale Erschöpfung führen zu allgemeinem Desinteresse sowohl an fachlichen Belangen wie am Schicksal der Patienten. Ihnen begegnet der überforderte Arzt dann kühl-distanziert, wenn nicht gar mit Zynismus.

Schätzungen der psychischen Störungen bei Ärzten sind wegen der hier besonders hohen Dunkelziffer schwierig. Dies entspricht der besonderen Notlage der psychisch kranken Ärzte, die, um nicht in Mißkredit zu geraten, nicht oder viel zu spät fachärztliche Hilfe beanspruchen. In Amerika ist man deshalb dazu übergegangen, durch die Standesorgani-

beanspruchen. In Amerika ist man deshalb dazu übergegangen, durch die Standesorganisationen eine Art anonyme Telefonhilfe für Kollegen in Not zu organisieren, ein Konzept,
das sich offenbar gut bewährt hat.

Die entsprechenden Risiken sind unter den *verschiedenen Ärztegruppen* ungleich verteilt. Erhöhte Gefährdung besteht aber nicht erst für den niedergelassenen Arzt. Auch Studenten und Assistenten sind von den erwähnten Störungen, im Vergleich zu ihren Alters-
genossen, vermehrt betroffen. Dies weist darauf hin, daß sich die erwähnten Berufsstressoren bereits in dieser Altersgruppe bemerkbar machen. *Studenten* werden durch die
Konfrontation mit außerordentlichen fachlichen und menschlichen Situationen belastet,
durch das permanente Examens- und Arbeitspensum gefordert, aber auch dadurch verunsichert, daß sie oft von ihren Lehrern und älteren Kollegen ebenso wie von den Patienten in ihrer „Arztrolle" noch nicht ernst genommen werden (s. Kap. 2.1). *Assistenzärzte*
hingegen sehen sich schlagartig der vollen beruflichen Verantwortung des handelnden
Arztes, meist mit großer Arbeitsbelastung verbunden, ausgesetzt. In beiden Gruppen erfolgt nachweislich durch die intensive berufliche Sozialisation bereits eine gewisse Isolierung gegenüber den nichtärztlichen Alterskameraden.

Ärztinnen (vgl. Kap. 1.4) sind gegenüber ihren männlichen Kollegen deutlich weniger
suchtgefährdet und weisen kaum sexuelles „acting out" auf. Ihre Suizidrate ist aber noch
leicht höher als jene ihrer Kollegen und viermal so hoch wie in der vergleichbaren Altersgruppe der Durchschnittsbevölkerung. Ärztinnen gelten im Vergleich zu ihren Kollegen
als einfühlsamer und offener für die psychosozialen Bedürfnisse ihrer Patienten. Entsprechend nehmen sie an deren Schicksal besonders intensiv Anteil, was – verbunden mit der
nicht seltenen Doppelbelastung als Hausfrau und Familienmutter – die verstärkte Neigung zur depressiven Verarbeitung erklären mag. Ihr Rollenverständnis ist aber auch dadurch belastet, daß sie in einigen Disziplinen (z. B. Chirurgie) von den männlichen Kollegen vielfach nicht für voll genommen werden, was zu besonderer Anstrengung Anlaß gibt,
sich durchzusetzen.

Die einzelnen Fachdisziplinen unterscheiden sich logischerweise hinsichtlich der
Stressoren und deren Auswirkungen. Eine vergleichende Einschätzung der Streßintensität
ergab z. B. eine hierarchische Abstufung mit Maximalbelastung der Allgemeinpraktiker,
gefolgt von Anästhesisten, Pathologen und Dermatologen. Die Prävalenz für Herzinfarkt
war dabei bei Allgemeinpraktikern dreimal so hoch wie bei Dermatologen. Insgesamt liegen noch wenig Vergleichsuntersuchungen vor (Roeske 1981).

Es ist unwahrscheinlich, daß der unglückliche oder psychisch fehlangepaßte Arzt seine
Tätigkeit noch optimal ausüben kann. Den beruflichen Ausgleich zu pflegen, ist somit
nicht nur eine Frage der Psychohygiene, sondern auch ein Gebot der ärztlichen Verantwortung. Noch haben wir wenig Forschungsergebnisse darüber, welches die geeigneten,
resp. ungeeigneten *Bewältigungsstrategien* im Umgang mit beruflichen Stressoren sind.

Heim et al. (1983) haben bei über 1700 schweizerischen Zahnärzten eine Umfrage nach den wichtigsten
Berufsstressoren und den eingesetzten Bewältigungsstrategien vorgenommen. ⅔ der Befragten erklärten
sich mit ihrer Berufssituation, trotz der angegebenen Belastung mit Stressoren, zufrieden. Die unzufriedenen Zahnärzte, ⅓ der Gesamtstichprobe, gab als besonders belastende Stressoren folgendes an: die Müh-
sal, ein ausreichendes Einkommen zu erreichen; von den Patienten als „Schmerzverursacher" gesehen zu
werden; viel Routinearbeit und wenig herausfordernde Abwechslung; Enttäuschung darüber, daß die eigentlichen beruflichen Aspirationen nicht erfüllt worden sind; Schwierigkeit, berufliche von privaten Problemen zu trennen. Als ihre bevorzugten Bewältigungsstrategien nannten die unzufriedenen Zahnärzte
Resignation; Bagatellisieren; Bedürfnis nach Zuwendung; Flucht aus allen Anforderungen; Selbstbemit-
leidung; Vermeidungstendenzen etc.

Im Gegensatz zu der passiv-resignativen Grundhaltung der unzufriedenen Zahnärzte sehen die beruflich und privat zufriedenen ihre beruflichen Erwartungen (fachlich und finanziell) erfüllt. Sie arbeiten bevorzugt in einer abwechslungsreichen Gemeinschaftspraxis, in der die Teamzusammenarbeit ein Teil der Herausforderung ausmacht. Ihre Bewältigungsstrategien sind darauf ausgerichtet, den „Stier bei den Hörnern zu packen", sich wann immer nötig an Menschen ihres Vertrauens zu wenden und die eigenen Schwierigkeiten nicht zu überwerten. Ihre Problembewältigung ist somit aktiv und mehrheitlich nach außen gerichtet (alloplastisch) – im Unterschied zu den unzufriedenen Zahnärzten, die autoplastische, d. h. auf sich selbst bezogene Bewältigungsformen vorziehen.

Ein Haupthindernis bei der Erforschung der Streßbewältigungsformen des Arztes liegt gerade an dessen Neigung, die berufliche Überbelastung vor sich selbst zu verleugnen. Nebst der Verleugnung werden die folgenden Reaktionsweisen als typisch beschrieben: Perfektionismus; emotionaler Rückzug hinter apparativ-technische Medizin; soziale Isolation; Distanzierung von administrativen und organisatorischen Praxisaufgaben; Ironie als Abwehr. Geeignetere Formen dürften, wie die erwähnte Zahnärztestudie zeigt, aktives Anpacken der Schwierigkeiten, gedankliche Analyse der eigenen Lage, humorvolles Abstandnehmen, kreatives Ablenken und gemeinsame kollegiale Aussprachen über Belastungen sein.

In der ärztlichen Ausbildung werden die Studenten in der Regel angewiesen, ihre Gefühle zu unterdrücken in der Meinung, mit einer solchen Haltung („kühles Blut, klarer Kopf") schwierige Situationen besser und ökonomischer behandeln zu können. Aufgrund der heutigen Kenntnisse der psychischen Anpassungsprozesse ist dies kein optimales Verhalten. Eine offene Diskussion der Schwierigkeiten der ärztlichen Praxis und der erlebten Gefühle im Umgang mit schwierigen Situationen und Patienten kann Ärzten helfen, ungeeignetes Verhalten zu erkennen. Zugleich tut zielstrebiges Erforschen der geeigneten Streßbewältigung in den Medizinalberufen not. Genauere Kenntnisse der geeigneten Bewältigungsformen könnten zu verbesserter und (menschlich) ökonomischerer medizinischer Versorgung beitragen.

Weiterführende Literatur: Fischer-Homberger E (1975). Freidson E (1977). Oken D (1978). Siegrist J (1977)

9.2 Der Patient aus der Sicht des Arztes

Das Verhalten des Patienten vor und während dem Krankheitsprozeß haben wir in den Kapiteln 6.1–7.3 hinlänglich kennengelernt. Was uns für das Verständnis der gegenseitigen Beziehung noch fehlt, ist die Einschätzung des Patienten durch den Arzt.

Das Bild, das sich der Arzt von seinem Patienten macht, ist im Guten wie im Schlechten deutlich von seinen Erwartungen geprägt.

Der *„ideale Patient"* ist: klar, geordnet, bereit sich helfen zu lassen, gelöst, konzentriert, friedlich, vergnügt, frisch.

Dieses Positivstereotyp, wie es aus der oben zitierten norddeutschen Untersuchung hervorging, erinnert an ähnliche Ergebnisse der Psychotherapieforschung. Psychotherapeuten neigen dazu, jene Patienten vorzuziehen, die schon zu Beginn der Behandlung unter anderen jene Charakteristika aufweisen, die eigentlich das Ziel der Therapie sein müßten. Das Stereotyp dieser Patienten wird etwa mit YAVIS (Young, attractive, verbal, intelligent, successful oder sexy) umschrieben. Dieser Patiententyp ist in jeder Psychotherapieuntersuchung erfolgreich – sehr im Unterschied zu einem andern Typus von Patienten, der mit dem Kürzel HOUND (homely, old, unattractive, non-verbal, dumb) umschrieben wird. Er ist therapeutisch weniger dankbar und bei den Psychotherapeuten leider entsprechend weniger beliebt.

Der Allgemeinmediziner zeichnet sich – im Unterschied zum Psychotherapeuten – dadurch aus, daß er ein unausgewähltes Patientengut zu betreuen hat, das besonders hilfebedürftige Menschen umfaßt. Entsprechend fällt die Einschätzung dieser Patienten, wiederum laut den norddeutschen Kollegen (KOCH 1975) weniger vorteilhaft aus.

Der „*heutige Patient*" gilt als: „schwach, ernst, nachgiebig, müde, krank, braucht Anregung, redselig, nüchtern, ordentlich, weitschweifig, asympathisch".

Dieses von Ärzten entworfene Patientenbild wirkt wesentlich realistischer. Es schließt den leidenden Menschen ein, der seine besonderen emotionalen Bedürfnisse hat. Es ist aber auch ein Bild, das laut BALINT mit der „apostolischen Funktion" des Arztes in Verbindung steht. Damit meint BALINT (1957), daß Ärzte ein festes Bild davon haben, wer ihre Patienten sind und was für diese gut ist.

Nachteilig daran sind vor allem zwei Elemente. Zum einen hat jeder Arzt seine eigenen Vorstellungen und Stereotypen von Patienten, denen zufolge er seine Kranken relativ wenig differenziert betreut. Dies führt zum Vorwurf, „alles über den gleichen Leisten zu schlagen", „alle in den gleichen Topf zu werfen" – also zum Vorwurf von Patienten, die sich in ihrer Individualität nicht ernstgenommen fühlen. Zum andern ist „Krankheit lernbar". Jene Kranken, die in der Arzt-Patient-Beziehung vor allem Zuwendung suchen, sind paradoxerweise bereit, vordergründig ihre emotionalen Bedürfnisse zu verleugnen und sich unbewußt dem Arzt als körperlich Kranke anzubieten. Sie wollen damit sicher gehen, vom Arzt nicht ihrer eigentlichen, nämlich psychischen Probleme wegen fallengelassen zu werden. Diese gegenseitige Verstärkung entspricht einem lerntheoretischen Prinzip, das in vielen anderen zwischenmenschlichen Beziehungen, z. B. in der ehelichen Partnerschaft, eine ebenso wichtige Rolle spielt.

Negative Reaktionen des Arztes

Problematisch wird die stereotype ärztliche Einschätzung der Patienten dann, wenn sie die Behandlung ungünstig beeinflußt. Dies gilt vor allem für die nicht so kleine Patientengruppe, die beim Arzt negative Reaktionen auslöst. Wir dürfen annehmen, daß die Ergebnisse der diesbezüglichen Forschung, die vorwiegend aus dem angelsächsischen Kulturbereich stammen, auch bei uns gültig sind. Danach sind es vier Kategorien von Patienten, die immer wieder mit Ablehnung bedacht werden:

(1) Demographische Kriterien: Junge Patienten werden alten deutlich vorgezogen. Frauen, die in der ärztlichen Kundschaft fast doppelt so stark vertreten sind wie Männer, erhalten nicht die gleiche sorgfältige Abklärung. In einer longitudinal angelegten Studie von

52 Ehepaaren wurde der diagnostische Aufwand bei vorbestimmten Beschwerden (Rükkenschmerzen, Kopfweh, Schwindel, Brustschmerzen und Müdigkeit) innerhalb der Ehepaare verglichen. Das Ergebnis war, daß die Männer von der gleichen Ärztegruppe signifikant gründlicher abgeklärt wurden als die Frauen.

(2) Soziales Verhalten: Die Benachteiligung der sozial Auffälligen ist nicht so überraschend, gilt ein gleiches ja auch für den allgemeinen Umgang mit sozial Devianten: Straffällige, Prostituierte, Süchtige, geistig Behinderte oder -Kranke erhalten weniger ärztliche Aufmerksamkeit oder lösen zumindest beim Arzt negative Gefühle aus.

(3) Patientenverhalten: Auch hier ist die ärztliche Reaktion ebenso „menschlich", wie die der Angehörigen anderer sozialer Gruppierungen.

Patienten, die die fachliche Kompetenz oder menschliche Haltung der Ärzte in Frage stellen, die ungepflegt, unkooperativ oder stur sind, wenig Dankbarkeit zeigen oder auf die ärztliche Routine behindernd einwirken, lösen bei den meisten behandelnden Ärzten Ablehnung aus.

Mit diesen und anderen Problempatienten werden wir uns noch eingehender beschäftigen (vgl. 9.3).

(4) Krankheitsgruppen: Erstaunlich und in den nachteiligen Konsequenzen für die Behandlung bedenklich ist, daß es auch in bezug auf verschiedene Krankheitsgruppen deutliche negative Reaktionen gibt. Dies gilt insbesondere – und zwar quer durch alle Fachdisziplinen – für Alkoholiker, die als faul, unzuverlässig und vergeßlich gelten. Ähnliche Vorurteile begegnen den Drogenpatienten und den Geisteskranken. Überhaupt wird von den meisten Ärzten die Betreuung von somatisch Kranken der von psychisch Leidenden vorgezogen. Unter den somatischen Beschwerden sind, mit Ausnahme des ungeliebten rheumatischen Formenkreises, unter den Organsystemen kaum Unterschiede auszumachen.

Beispiel. Diese und andere Differenzierungen gehen aus einer groß angelegten Befragung hervor, die bei über 2000 australischen und nordamerikanischen Ärzten vorgenommen wurde (NAJMAN et al. 1982). Dabei war in den beiden Ländern eine erstaunliche Übereinstimmung in der Liste der 10 am stärksten negativ betonten Patientenstereotypen festzustellen. Im ersten Rang wurden jeweils genannt: Alkoholiker 48%, ungepflegte Patienten 41%, zornige, feindselige oder sonst den Arzt mißbrauchende Patienten 35%, Drogenpatienten 33%, adipöse Patienten 30%, psychische Störungen 29%, passive, unmotivierte Patienten 28%, Patienten mit Rückenproblemen 24%, hypochondrische Patienten 24%, Simulanten 21%.

Von allen befragten Fachgruppen (Allgemeinmediziner, Internisten, Chirurgen, Gynäkologen, Psychiater und Pädiater) wurden Alkoholiker, psychisch gestörte Patienten, zornige und ungepflegte Patienten als besonders belastend angegeben. Die wenigen Unterschiede unter den Fachgruppen sind disziplinbezogen (z. B. Gynäkologen lehnen ungepflegte, unhygienische Patientinnen besonders deutlich ab, Psychiater Patienten, die zornig, feindselig oder manipulierend sind). Insgesamt geben jüngere Ärzte mehr negative Gefühle an als ältere Kollegen. Konservative scheinen sich von liberal denkenden Ärzten in den Negativstereotypen kaum zu unterscheiden.

Die *nachteiligen diagnostischen und therapeutischen Konsequenzen einer ablehnenden ärztlichen Haltung* wurden bereits erwähnt. Sie sind schon bei jungen Ärzten nachweisbar und betreffen vor allem den psychosozialen Bereich. Dies geht aus einer Beobachtung an amerikanischen Assistenten hervor (BRODY 1980). Obwohl die Assistenten das Forschungsziel kannten, zeigte die durch sie vorgenommene Abklärung in einem 30- bis 60minütigen Aufnahmegespräch deutliche Defizite, wie von den Untersuchern in einem anschließenden 15-Minuten-Interview mit den internistischen Patienten festgestellt wurden. Bei 79% der über 200 Patienten war den 58 Assistenten entgangen, daß ihre Patienten die Medikamente unzureichend einnahmen. Bei 34% der Patienten wurden psychische Störungen übersehen und bei 76% kürzlich durchgemachte belastende Lebenskrisen nicht erkannt. Es gab keine Anhaltspunkte dafür, daß Zeitdruck oder fehlende diagnostische Kenntnisse für das Verhalten der Assistenten verantwortlich waren. Vielmehr war die nachlässige Abklärung durch bestimmte Negativstereotypen bedingt.

Die individuellen Motive der ablehnenden Haltung bestimmten Patienten gegenüber sind durch Befragungen schwer zu eruieren. Gewisse gemeinsame Nenner sind aber doch auszumachen:

Zum einen sind Ärzte ihrer Herkunft und Zugehörigkeit nach überwiegend der sozialen Mittelschicht zuzuzählen. Ihre Vorurteile bestimmten sozial auffälligen Patienten gegenüber decken sich somit mit jenen der Mittelklasse. Weiter wissen wir, daß die Krankenrolle dem Patienten zugesteht, nicht primär (moralisch) für seine Krankheit verantwortlich zu sein und von gewissen sozialen Verpflichtungen entbunden zu werden. Dort, wo der Arzt nun anhand des Patientenverhaltens (z. B. fehlende Motivation und Kooperation oder zorniges, forderndes oder manipulierendes Gebaren) feststellt, daß der Patient seine Krankenrolle mißbraucht, wird bei ihm verständlicherweise eine negative Reaktion ausgelöst. Die letzte Erklärung hat gewissermaßen eine reationale Basis: Krankheiten, die diagnostisch unklar sind oder ungünstige Prognosen haben, sind ärztlich schwieriger zu erfassen und zu behandeln. Somit wirken sie auf den Arzt verunsichernd und veranlassen ihn, den Patienten auf Distanz zu halten.

Damit ist der Teufelskreis geschlossen: Schwieriges Patientenverhalten führt zu ungeeigneten Reaktionen der Ärzte, was wiederum das schwierige Verhalten des Patienten verstärkt.

Weiterführende Literatur: Koch U (1975). Najman JM, Klein D, Munro C (1982). Brody DS (1980)

9.3 Die Arzt-Patient-Beziehung

Nachdem wir mit den gegenseitigen Erwartungshaltungen von Arzt und Patient vertraut sind, gilt es nun, die eigentliche Begegnung zu analysieren. Was für eine Beziehung daraus wird, hängt von verschiedenen Kriterien ab. In systemischer Sicht sind das Verhalten von Arzt und Patient, resp. ihr Umfeld mit dem soziokulturellen Hintergrund, gewissermaßen die „input"-Variabeln. Sie entscheiden darüber, wie der „output" also die Abklärung und Behandlung der Krankheit verlaufen, aber auch wie die zwischenmenschliche Beziehung sich gestalten wird. Es lassen sich vier Dimensionen oder Denkebenen auseinanderhalten.

---

1. Sachebene: Die Krankheit wird als Sachproblem vom Arzt als medizinischem Experten aufgrund der Krankheitssymptome und Krankheitszeichen analysiert und unter eine Diagnose subsumiert.

Symptome sind bekanntlich rein subjektive Erscheinungen, auf die nur aus den Klagen des Patienten geschlossen werden kann (z. B. Schmerz, Schwindel, Angst, Halluzinationen); oder sie sind objektiv, wenn sie auch vom Arzt beobachtet werden können (z. B. Exanthem, Schwellungen, Zittern, angespannte Körperhaltung). *Krankheitszeichen* dagegen sind vom Arzt allein objektivierbare Veränderungen, die er meist mittels besonderer Untersuchungstechniken feststellt (z. B. ein Rasselgeräusch bei der Lungenauskultation, Pulsarrhythmien, Röntgenverschattungen, Blutbildveränderungen etc.).

Beispiel. Ein 38jähriger Patient suchte den Hausarzt wegen Schwindelgefühlen auf, die während der letzten paar Wochen zugenommen hatten. Der neurologische Status war ebenso unauffällig wie die spezialärztliche Abklärung. Dagegen konnte der Hausarzt schließlich vom Patienten erfahren, daß die Schwindelzustände erstmals im Anschluß an eine Auseinandersetzung mit dem Geschäftsführer aufgetreten waren, in deren Verlauf dem Patienten die Kündigung angedroht worden war.

Schwindel als subjektives Symptom hat bei diesem Patienten in der somatischen Abklärung keine Entsprechung in objektivierbaren Krankheitszeichen gefunden. Verständnis und Erklärung des Leidens ergaben sich alleine aus psychosozialen Daten.

Beispiel. Eine 62jährige Hausfrau meldet sich bei ihrem Familienarzt, da sie zunehmend Schwierigkeiten habe, die Schuhe auszuziehen, wenn sie nachmittags von Einkäufen heimkomme. Der Hausarzt auskultiert Stauungsrasseln und stellt auf der Thoraxaufnahme eine Linkshypertrophie des Herzens fest.

Die Klagen der Patientin über das objektivierbare Symptom der Schwellung der Füße haben den Arzt veranlaßt, nach anderen Krankheitszeichen zu suchen. Solche ergaben sich mit Stauungsbefund über der Lunge und Herzerweiterung im Röntgenbild.

> *2. Kommunikation:* Damit der Arzt zu den unter 1. erwähnten relevanten Informationen kommen kann, muß zwischen ihm und seinem Patienten eine Verständigung möglich sein und ein Informationsaustausch stattfinden, der gegenseitig einen ausreichenden Wissenstand sichert.

Beispiel. Der Neurologe fühlte sich von der schwatzhaften Schilderung einer 42jährigen Frau irritiert, die ihn wegen „ihrer Diskushernie" aufsuchte. Seiner Symptombefragung begegnete die Patientin immer wieder mit „Geschichten"; so auch bei der Frage nach Schmerzen bei Drehbewegungen, als sie erklärte, solche kürzlich unter der Dusche empfunden zu haben, da habe sie beim Abseifen in der linken Achselhöhle noch „etwas Komisches" gespürt. Der Arzt forderte sie auf, „zur Sache zurückzukommen". Erst einige Monate später wurde röntgenologisch festgestellt, daß die auf antirheumatische Medikamente nicht ansprechenden Rückenbeschwerden auf ein metastasierendes Mammakarzinom zurückzuführen waren.

Eine umständliche Patientin kann in ihrer Schilderung den Arzt veranlassen, seine Wahrnehmung selektiv einzuschränken, z. B. auf die Hauptklagen des Patienten. Ein scheinbarer Nebenbefund, wie hier Rückenbeschwerden als Folge einer Metastase bei Mammakarzinom kann so als die zugrunde liegende Krankheit übersehen werden.

> *3. Kooperation:* Was aus der Sachanalyse und dem Informationsaustausch an Verständnis gewonnen wird, muß schließlich in eine Aktion, in unmittelbares Handeln umgesetzt werden, z. B. in weitere diagnostische Schritte, in einen kurz- oder längerfristigen Therapieplan.

Beispiel. Nach Aufnahme von gezielter Anamnese und sorgfältigem Status teilte der Hausarzt dem 58jährigen Maurerpolier in knappen Worten mit, er müsse künftig blutverdünnende Medikamente einnehmen und vorerst dreimal wöchentlich zum „Quick" kommen. Er war erstaunt, daß der Patient, bei dem er doch eine Thrombophlebitis mit ausgedehnter Varikosis diagnostiziert hatte, nach der zweiten „Quick"-Bestimmung fernblieb. Der Patient jedoch, der weder wußte, was seine Beinschmerzen wirklich verursachte, noch was der „Quick" bedeute, half sich inzwischen mit Wadenwickeln. Nach drei Wochen mußte er wegen einer Lungenembolie hospitalisiert werden.

Um die Kooperation des Patienten sicherzustellen, muß der Arzt seine Erläuterungen in einer Sprache vorbringen, die vom Patienten tatsächlich verstanden werden kann. Mit einer adäquaten Erklärung von der Wichtigkeit der Antikoagulation hätte in diesem Beispiel vermutlich die Komplikation der Lungenembolie vermieden werden können.

---

4. Emotionale Beziehung: Die Vorgänge 1.–3. nehmen nur dann ihren „logischen" Verlauf, wenn zwischen Arzt und Patient ein ausreichendes emotionales Einvernehmen besteht. Ist dieser Anteil der Beziehung gestört, dann hat dies unmittelbare Konsequenzen für jeden einzelnen der erwähnten Schritte und für das Gesamtergebnis der Begegnung (z. B. unklare Diagnose; Therapieabbruch etc.).

Beispiel. Dem Arzt fiel auf, daß der Patient schleppend ging, vornübergebeugt dasaß und in knappen Worten über seine „Brustschmerzen" klagte. Die Diagnose einer Depression lag nahe, die antidepressiven Medikamente wurden in richtiger Dosierung verschrieben. Trotzdem erschien der Patient nach einer Woche nicht zu der vereinbarten Nachkontrolle. Die Rückfrage bei der Ehefrau ergab, der Patient sei enttäuscht darüber, daß seine Brustschmerzen nicht ernster genommen worden seien und er nur die Aufforderung erhalten habe, sich nun halt etwas „zusammenzureißen".

Es reicht nicht aus, sachbezogen eine Krankheit richtig zu diagnostizieren und die geeigneten Medikamente zu verschreiben, damit der Patient sich verstanden und angenommen fühlt.

Ohne Zweifel ist das zentrale Anliegen der psychosozialen Medizin die Optimierung der Arzt-Patient-Beziehung. Was sie anzubieten hat, ist gewissermaßen „alter Wein in neuen Schläuchen". Es ist eine Binsenwahrheit, daß erfahrene und kompetente Ärzte schon immer den Patienten ganzheitlich erfaßt haben. Der englische Arzt Sir WILLIAM OSLER hat dies schon vor über 100 Jahren in schlichten, klaren Worten ausgedrückt:

„The motto of each of you as you undertake the examination and treatment of a case should be: Put yourself in his place, enter into his feelings, scan gently his faults. The kindly word, the gentle greeting, the sympathetic look – these the patient understands" (LEWIS 1980).

Ein wichtiger Teil dieser alten Einsichten scheint jedoch verloren gegangen zu sein, wie wir aus vielen Klagen von Patienten schließen müssen. Angesichts der heutigen Kenntnisse, die durch die Verhaltens- und Sozialwissenschaften vermittelt werden, genügt es auch nicht mehr, die „ärztliche Kunst" der mehr oder weniger geeigneten intuitiven Alltagspsychologie zu überlassen. Wir haben gesehen, daß Arzt und Patient ja mit ganz bestimmten Vor-Urteilen aufeinander zugehen. Je nach Situation gibt es nicht nur im somatisch-fachlichen Bereich, sondern auch im Umgang mit dem Patienten geeignete und ungeeignete Verhaltensweisen des Arztes. Die Beispiele haben darauf hingedeutet. Wir müssen uns im Folgenden noch näher damit befassen. Dabei setzen wir immer klar voraus, daß die ärztliche Sorgfaltspflicht in der Sachanalyse der Krankheit gewahrt bleibt; es geht uns darum, daß die Beobachtungen und Schlußfolgerungen aus dem Patientenverhalten zu der Optimierung des somatomedizinischen Verständnisses beitragen.

9.3.1 Kommunikation heißt Verständigung

> Unter **Kommunikation** versteht man die verbale oder nichtverbale Vermittlung von Informationen und Beziehungsinhalten. Sie dient der gegenseitigen Verständigung. In der Arzt-Patient-Beziehung geht es einerseits darum, den Patienten sich ausreichend mitteilen zu lassen, um ein ganzheitliches Verständnis seiner Krankheit zu gewinnen. Andererseits muß der Arzt seine Information dergestalt an den Patienten weitergeben, daß die weitere Kooperation gesichert bleibt.

Die Elemente der Kommunikation, die uns hier interessieren, sind Besonderheiten der Sprache, Kontaktzeit zwischen Arzt und Patient, Information des Patienten und ethische Grundlagen.

So, wie sich Ärzte und Patienten in ihrem Krankheitsmodell und in ihrer Erwartungshaltung unterscheiden, sprechen sie auch unterschiedliche *Sprachen*. Der medizinische Jargon ist eine technische Sprache, die knapp und präzis eine Verständigung unter Experten zuläßt. Sie verwirrt jedoch im allgemeinen den Laien und läßt sich nicht direkt und sinnvoll übersetzen. Eine chronisch-myeloische Leukämie z. B. definiert für den Arzt einen umschriebenen pathologischen Zustand des blutbildenden Systems (Proliferation granulozytärer Elemente) mit bestimmter Ätiologie, Symptomatik, Diagnostik, Prognose und Therapie. Was bedeutet aber die Übersetzung für den Patienten? Daß er an einem sich langsam entwickelnden „Blutkrebs" leide. Er benötigt ausführliche Erläuterungen in seiner Sprache, um diesen Sachverhalt wirklich zu verstehen.

Eine andere sprachliche Barriere hängt mit dem *Bildungsniveau* zusammen. Ärzte als Teil der Mittelschicht haben eine bestimmte anerzogene oder anerlernte Sprachkultur, die sie auch im Alltag relativ abstrakt reden läßt. Für Unterschichtpatienten entsteht daraus nicht nur die Schwierigkeit, überhaupt zu verstehen, was der Arzt fragt oder meint; sie fühlen sich vielmehr durch seine Sprache gelegentlich blockiert, weil unfähig, sich selber angemessen, d. h. ebenso gebildet auszudrücken. In verhängnisvoller Weise kann dann der Arzt die vordergründige Passivität des Patienten dahin fehlinterpretieren, daß dieser tatsächlich kein Interesse an den Erklärungen zur Krankheit habe oder intelligenzmäßig nicht in der Lage sei, bestimmte Zusammenhänge zu verstehen. Dies im Gegensatz zu Forschungsergebnissen, die keine Hinweise dafür bringen, daß das Interesse an Information schichtabhängig ist, ebenso wie Schichtzugehörigkeit und Intelligenz nur in begrenztem Maß miteinander korrelieren. Die allgemeine ärztliche Tendenz, Mittel- und Oberschichtpatienten genauer als Unterschichtpatienten zu orientieren, ist somit sachlich nicht gerechtfertigt, hingegen muß eine Sprachform gewählt werden, die dem Patienten gemäß ist.

Eine der stereotypen Klagen über Ärzte lautet, sie hörten ihren Patienten nicht zu. Damit ein Patient sich mitteilen kann, ist ihm eine minimale *Kontaktzeit* einzuräumen.

> Die verschiedenen im deutsch- und englischsprachigen Raum durchgeführten Untersuchungen ergeben übereinstimmend eine durchschnittliche *Kontaktzeit* zwischen Arzt und Patient von 6–8 min. Davon entfällt etwa die Hälfte, in der Regel 4 min, auf das Gespräch.

In der sorgfältigen Studie von AHRENS (1979) ist nachgewiesen worden, daß zwischen dem Zeitaufwand beim Erstkontakt und jenem bei Langzeitpatienten ein deutlicher Unterschied besteht (vgl. Tabelle 9.1).

Tabelle 9.1. Gesprächsdauer in der Allgemeinpraxis bei Erst- und Wiederholungskontakt (AHRENS 1979)

	Erstkontakt (N = 84)	Langzeit-Betreuung (N = 92)	Alle (N = 176)
Durchschnittliche Gesamtdauer des Arzt-Patient-Gesprächs	5,76 min	2,34 min	3,97 min
Davon diagnosebezogen	3,20 min 56%	0,49 min 20%	1,78 min 45%
Therapiebezogen	2,56 min 44%	1,85 min 80%	2,19 min 55%

Der an sich schon knappe Gesprächsanteil von durchschnittlich 4 min reduziert sich für den Patienten noch mehr, da ihm nur ein Drittel, dem Arzt dagegen zwei Drittel der Gesprächszeit zur Verfügung stehen. Die Klagen der Patienten über die sog. „Minutenmedizin" hat somit ihre statistische Berechtigung. Es ist zu hoffen, daß die zu erwartende starke Zunahme an praktizierenden Ärzten diesen Mangel korrigieren hilft. Daß mit der Kontaktzeit offensichtlich am falschen Ort gespart wird, kann aus einer englischen Studie geschlossen werden: Unter einem anderen Vorwand wurden Allgemeinpraktiker aufgefordert, ihren Patienten vorerst strikte 5 min lang nur zuzuhören. Eine der indirekten Folgen war die, daß während der Versuchsphase der Aufwand für diagnostische Abklärungen kostenmäßig um ein Drittel zurückging.

Kontaktzeiten bei stationären Patienten liegen, auf die einzelne Visite bezogen, erstaunlicherweise nicht höher, als jene in der ambulanten Medizin. Sie betragen ebenfalls ca. 4 min, werden aber von den Patienten als länger (bis 10 min) eingeschätzt. Dies bekräftigt, welche große Bedeutung der Patient dem Arztkontakt zuschreibt (SIEGRIST 1972).

Aus den erwähnten Studien geht ferner hervor, daß der Arzt durchschnittlich zwei Drittel der Kontaktzeit für die *Information des Patienten* einsetzt. Obwohl für eine qualitativ ausreichende Information eine minimale Dauer vorausgesetzt werden muß, ist sie durch den Zeitaufwand allein noch nicht garantiert. Laut LEY (1982) ist die Güte der Orientierung des Patienten mit folgenden Kriterien zu messen:

> *Information* muß ausreichend, verständlich und selektiv sein.
> Laut umfangreichen medizinsoziologischen Erhebungen klagen im angelsächsischen Bereich durchschnittlich 40%, im deutschsprachigen Raum sogar 75–90% der Patienten über mangelnde ärztliche Orientierung und Aufklärung. Bei konservativer Einschätzung müssen wir somit annehmen, daß zumindest jeder zweite Patient durch seinen Arzt nicht ausreichend informiert wird.

Dieser Tatbestand ist umso gravierender, als auch aus der Sicht der Ärzte ihre Patienten über die Krankheit und ihre Behandlung ungenügend orientiert sind. Wiederum belegt die medizinischsoziologische Forschung, daß nur etwa 40–60% der Mitteilungen an den Patienten von diesem verstanden und (schon unmittelbar nach der Sprechstunde!) erinnert werden. Wir haben anhand der eingangs angeführten Patientenbeispiele schon erkennen können, daß ausreichende Orientierung und nachfolgende Kooperation des Patienten eng gekoppelt sind. Die von den Ärzten beklagte sog. Noncompliance ihrer Patienten (vgl. unten) steht somit auch in direktem Zusammenhang mit der Gesprächsführung der Ärzte selbst.

Einig sind sich Patienten und Ärzte darüber, daß die *therapeutischen Anordnungen,* speziell die Verordnung von Medikamenten vom Patienten gut verstanden werden sollten. Während Ärzte es als ausreichend erachten, daß Patienten die Namen der Medikamente, deren wichtigste Nebenwirkungen und die Gefahren der Überdosierung kennen, haben Patienten laut Umfragen oft zusätzliche Wünsche. Sie möchten auch darüber orientiert sein was passiert, wenn Medikamente nicht in ausreichender Dosis oder gar nicht eingenommen werden. Dadurch würde aber wohl die Gefahr der zu großen Informationsmenge entstehen. Es zeigt sich auch im Bereich der Medikamentenverordnung, daß selektive und genaue Information wichtiger ist als diffuse und allzu umfassende. Jeder Arzt kann aus seiner Sprechstundenroutine über groteske Mißverständnisse berichten, wie etwa über jene Patienten, die von einem verordneten Antibiotikum vier Dosen stündlich und nicht vierstündlich eine Dosis einnehmen. Die Mißverständnisse sind laut Untersuchungen dann geringer, wenn Arzt und Patient miteinander gut vertraut sind, wie dies bei Langzeitpatienten die Regel ist.

Patienten wünschen aber auch über die Diagnose, die Ätiologie und vor allem über die Prognose der Krankheit genau aufgeklärt zu werden. Ihr Informationsdefizit ist paradoxerweise bei *schweren Krankheiten* noch größer als bei Bagatellstörungen.

Dies mag teilweise mit einem bestimmten Krankheitsverhalten zusammenhängen, wenn nämlich Verleugnen von unangenehmer Wahrheit als Bewältigungsform gewählt wird. Häufiger ist es aber auf eine (überholte) Auffassung von Ärzten zurückzuführen, die noch immer finden, daß gerade Patienten mit schweren Krankheiten ihre Prognose besser nicht kennen sollten. Gegenüber der Situation vor ca. 20 Jahren, als noch 90% der Ärzte es ablehnten, die Diagnose Krebs mitzuteilen, hat nun doch ein erstaunlicher Umschwung stattgefunden. In einer Studie am Medical Center der University of Rochester (NOVACK et al. 1979) sprechen sich 97% der Ärzte dafür aus, den Patienten über die Diagnose eines Karzinoms offen zu orientieren. Es mögen verschiedene Gründe zu diesem Meinungsumschwung beigetragen haben. Zu nennen sind die Kritik der Öffentlichkeit, die vermehrten Gerichtsklagen wegen Kunstfehlern („malpractice"), die allgemein günstigere Prognose vieler schwerer Krankheiten, die mehr berechtigte Hoffnung zuläßt, vor allem aber die Tatsache, daß in der oft forschungsbegleiteten Behandlung der Arzt, speziell der Onkologe, auf die vorbehaltlose Kooperation des Karzinompatienten angewiesen ist.

Aus der Sicht des Patienten sind es aber noch andere, subjektive Gründe, die ihm die Orientierung über eine schwere Krankheit so bedeutsam machen (s. Kap. 10.6). Kein Patient kann nämlich umhin, sich von seiner Krankheit im allgemeinen und vom momentanen Zustand im besonderen eine gewisse Vorstellung zu machen.

> Je schlechter der Patient objektiv orientiert ist, desto eher wird er, seinem eigenen Krankheitsmodell entsprechend, die Situation fantasievoll ausdeuten – selten genug zu seiner Beruhigung, wie die Erfahrung zeigt.

Immerhin ist eindrücklich, daß einem Großteil der *Malignompatienten* die Art ihrer Erkrankung bekannt ist, unabhängig davon, ob sie von einem Arzt aufgeklärt wurden oder nicht (MCINTOSH 1974). SCHWARZ (1984) berichtet über eine Untersuchung an Patientinnen, die wegen Verdacht auf Mammakarzinom in Abklärung standen. Mehr als 73% der Patientinnen machte eine zutreffende Vorhersage über die Art ihrer Erkrankung. Patientinnen, denen gegenüber der Arzt von einer gutartigen Krankheit sprach oder die Beurteilung vage offen ließ, schienen dem ärztlichen Urteil mehr zu mißtrauen als jene Patientinnen, denen der Arzt in klaren Begriffen die wahrscheinliche Bösartigkeit des Befundes auseinandersetzte. Offenbar sind Patienten mehr darauf ausgerichtet, falschen Beschwichtigungen zu mißtrauen, als daß sie sich scheuen würden, unangenehme Wahrheiten anzunehmen. Die mißtrauische Haltung dieser Patienten ist indirekt dadurch begründet, daß laut Untersuchungen Ärzte in schwierigen Gesprächssituationen bevorzugt unklare Formulierungen wählen oder sich sonstwie ausweichend verhalten (NORDMEYER et al. 1982).

Schließlich ist es den meisten Patienten ein Anliegen, bei klarem Bewußtsein sowohl ihre persönliche Situation wie ihre Beziehungen zu Nächsten und Freunden zu klären und zu ordnen, auch wohl gewisse Pläne und Entscheidungen noch überlegt anzugehen. Vor allem möchten sie vor sich und anderen offen und echt bleiben können und dem verlogenen Versteckspiel entgehen, das medizinisches und familiäres Umfeld gelegentlich um sie herum aufziehen.

Beispiel. Ein Kollege schilderte seine Erfahrung mit einer 57jährigen Patientin mit fortgeschrittenem Brustkrebs. Sie klagte ihm erstaunlicherweise vor allem über ihre Nervosität. Auf seine Frage antwortete sie: „Ich bin nervös, weil ich in einem Jahr vier Kilo verloren habe, der Priester mich zweimal wöchentlich besucht, was er zuvor nie tat, meine Schwiegermutter so nett zu mir ist, obwohl ich ihr gegenüber meistens gereizt bin. Würde dies alles Sie nicht auch nervös machen?" Der Arzt antwortete „Sie meinen, daß Sie sterben werden?" – „Genau das meine ich" erwiderte sie. Er machte eine Pause und sagte denn ruhig: „Sie vermuten richtig, Sie werden bald sterben!" Darauf lächelte die Patientin und meinte: „Nun ist die Schallmauer endlich durchbrochen, jemand hat mir die Wahrheit gesagt!"

Vermutlich muß heute im Interesse des Patienten schon wieder eher vor einer *allzu aggressiven, allzu konfrontativen Orientierung* gewarnt werden. Immer ist auf den momentanen Stand der Krankheitsbewältigung des Patienten Rücksicht zu nehmen. Wir haben beschrieben (s. Kap. 7.2), daß die Modalitäten des Verarbeitens und Bewältigens der Krankheit nicht statisch sind, sondern mit dem Krankheitsverlauf sich prozeßhaft ändern. Wie kaum in einem anderen Bereich der ärztlichen Kommunikation, gibt es im Umgang mit Schwerkranken wenig allgemeinverbindliche Regeln. Wenn „ärztliche Kunst" heißt, in voller Kenntnis der verhaltenswissenschaftlichen Grundlagen eine aus langer Erfahrung gewonnene Intuition dem Einzelfall anzupassen, dann hat sie hier ihre ganz besondere Bedeutung.

Der *Konflikt zwischen Wahrheits- und Schonungspflicht* ist so alt wie die Geschichte der Medizin. Sie ist und bleibt im Umgang mit jedem Schwerkranken eine existentielle und persönliche Frage. Wahrhaftigkeit ist eine ethische Haltung und als solche mit den Worten des theologischen Ethikers (RINGELING 1981) zu umschreiben:

„Wahrhaftigkeit unterscheidet sich sprachlich darin von Wahrheit, daß es bei ihr nicht nur um die Richtigkeit einer Mitteilung, also einen mehr oder weniger genau zu beschreibenden Sachverhalt geht. Wahrhaftigkeit ist vielmehr eine Haltung der Aufrichtigkeit und insofern sie das ist, ist sie wirklich nicht lehrbar. Trotzdem kann man auch sie genau beschreiben. In unserem Beispiel für ethisches Verhalten heißt Aufrichtigkeit: Menschliche Zuwendung zum Patienten, Aufgeschlossenheit für seine Fragen und deren in der Not oft verschleierten Sinn, Bereitschaft, ihm nichts vorzuenthalten, was er in seiner Situation ‚lebensnotwendig' braucht. Sei es medizinische Hilfe oder ein menschliches Wort".

„Schonungspflicht" kann demgegenüber nur noch heißen, für eine fällige Mitteilung den angemessenen Zeitpunkt und die passenden Worte zu finden, um dem Anrecht des Patienten auf Wahrhaftigkeit zu entsprechen.

„Schonungspflicht" darf aber nicht zum Alibi dafür werden, daß der Arzt einem ihn persönlich belastenden Auftrag ausweicht, indem er dem Patienten ungünstige Ergebnisse und Aussichten vorenthält.

Weiterführende Literatur: Ley Ph (1982). McIntosh J (1974). Nordmeyer J et al (1982). Ringeling H (1981)

9.3.2 Die emotionale Beziehung zwischen Arzt und Patient

Die Typisierung des Rollenverhaltens hat uns schon aufgezeigt, daß der Arzt „affektive Neutralität" braucht, um seinen funktionalen Auftrag zu erfüllen. Die richtige emotionale Distanz läßt erst jenen Grad an Intimität zu, der für die körperliche Untersuchung einerseits, für die vertrauensvolle Mitteilung andererseits erforderlich ist. Dasselbe meint der Ausdruck „distanzierte Anteilnahme" („detached concern"), nämlich das geeignete Gleichgewicht von ruhiger Sachlichkeit und einfühlender Anteilnahme. Nur eben, die Tendenz der ärztlichen Verhaltensweise geht meist in eine andere Richtung, jene der „distanzierten Sachlichkeit". Leider, wie wir meinen:

Die Haltung des Patienten schließt praktisch immer die Erwartung ein, im Arzt gefühlsmäßig einen besonders verständigen Partner zu finden. Der Patient ist nicht nur dankbar für jegliches emotionale Verständnis, er ist häufig darauf angewiesen.

Die *gelungene emotionale Beziehung* hat für ihn unmittelbare *therapeutische Konsequenzen* (LEIGH u. REISER 1980):

1. Die verständige und stützende Haltung des Arztes kann die oft enorme Angst und Verunsicherung des Patienten, die durch die Krankheit entsteht, überwinden helfen. Nicht selten erleben wir, daß Angst und Krankheit praktisch identisch sind. Schon die Voranmeldung beim vertrauten Hausarzt oder eine telefonische Nachfrage können dann die Beschwerden zum Abklingen bringen.

2. Allein durch die Tatsache, daß der Arzt als medizinischer Experte aufmerksam die Anamnese aufnimmt und mit Kompetenz die körperliche Untersuchung durchführt, trägt entscheidend zu einer stützenden und vertrauensvollen Beziehung bei.

3. Wenn der Patient ferner Gelegenheit erhält, belastende und überfordernde Lebensprobleme mitzuteilen, können Gefühle von Hilf- und Hoffnungslosigkeit weitgehend abklingen.

4. Dadurch, daß der Arzt als kompetenter Experte und objektiver Beobachter erlebt wird, sind seine Mitteilungen und sein Rat wichtige Hilfen im Bewältigen der durch die Krankheit ausgelösten Verunsicherung. Wir haben schon gesehen, daß ausreichende Sachinformation bereits Wesentliches dazu beiträgt.

5. Ein Teil der Gefühle, die der Patient dem Arzt entgegenbringt, gelten nicht seiner realen Person. Sie werden auf ihn wie auf eine blanke Wand projiziert und stammen aus angenehmen oder unangenehmen kindlichen Erfahrungen. Dieser wichtige psychische Vorgang wurde von der Psychoanalyse entdeckt und als „Übertragung" bezeichnet; er hat inzwischen allgemeine Anerkennung gefunden (s. Kap. 4.1.3).

Die emotionale Beziehung vom Patienten zum Arzt ist also vielgestaltig und auch dann wirksam, wenn dies vom Arzt nicht näher bedacht wird. Sie ist für alle Patienten bedeutsam, wenn schon bei bestimmten Persönlichkeiten *(„Problempatienten")* (vgl. Kap. 9.4) mehr als bei andern. Das Verständnis des Arztes dafür, was zwischen ihm und seinem Patienten emotional geschieht, ist vor allem bei jenen Kranken für den weiteren Verlauf von Abklärung und Behandlung entscheidend, die in ihrer Kindheit traumatisierende und damit neurotisierende Schädigungen erfahren haben. Es sind dies Patienten, die unzuverlässige oder vernachlässigende Eltern hatten und daher nie lernten, sich in eine vertrauensvolle Beziehung einzulassen. Was immer der Arzt unternimmt, diese Kranken werden dazu neigen, auf Distanz zu bleiben, mißtrauisch oder bestenfalls indifferent zu reagieren. Andere Patienten wiederum, deren Streben ganz darauf ausgerichtet ist, elterliche Anerkennung zu gewinnen, werden alles darauf anlegen, auch den Arzt zufriedenzustellen. Sie werden ihm deshalb eher das erzählen, das sie glauben, er wünsche es zu hören als das, was sie tatsächlich im Zusammenhang mit der Krankheit plagt.

„Übertragung" als psychisches Phänomen ist dadurch charakterisiert, daß der Patient seinem starken inneren emotionalen Druck folgt und in einer gegebenen Situation inadäquat reagiert. Zudem zeichnen sich Übertragungshandlungen durch eine gewisse Hartnäckigkeit aus, die rationalen Überlegungen und realen Erfahrungen weitgehend trotzen kann, mit andern Worten: Auch wenn der Arzt sich vernünftig und überlegt verhält, verhindert dies Übertragungsreaktionen des Patienten nicht.

Diese können sich als sog. *„positive Übertragung"* bemerkbar machen, wenn der Patient dem Arzt Gefühle starker Zuneigung und Idealisierung entgegenbringt, wenn er ihn kindlich-eifrig zufriedenstellen möchte oder wenn er/sie versucht, den Arzt sexuell zu verführen. Nur ausnahmsweise ist sich der Patient klar darüber, daß sein Verhalten der Untersuchungssituation wenig angepaßt ist, und kaum je kann er selbst dieses mit Kindheitserfahrungen in Zusammenhang bringen.

Für den Arzt ist meist die sog. *„negative Übertragung"* belastender, die gelegentlich durch Umkippen aus einer „positiven Übertragung" entsteht. Der Patient entwickelt dann für den Arzt unerwartet eine manchmal sehr beträchtliche Wut, wenn er realisiert, daß seine (kindlich fantasiehaften) Hoffnungen und Erwartungen nicht erfüllt werden. Die Folge mag dann sein, daß der Patient die Therapie durch kleinliche Forderungen, durch Nichteinhalten der Medikation, durch nörgelnde Kritik oder durch offensichtlich kindliches Trotzen zu sabotieren versucht. Ob subtil oder konfrontativ, das Verhalten des Patienten behindert nun den Arzt bei der Erfüllung seiner Aufgabe erheblich. Besonders der junge, noch unerfahrene Arzt steht diesem Agieren, d. h. dem Umsetzen der unbewußten kindlichen Fantasien in reales Verhalten häufig hilflos gegenüber.

Beispiel. Ein 35jähriger Patient, Chemielaborant, war zur Abklärung einer unklaren Leberkrankheit hospitalisiert worden. Er machte dem zuständigen Assistenzarzt durch sein nörglerisches und forderndes Gebaren sehr zu schaffen. Er wollte immer sofort über die Ergebnisse der Labortests orientiert sein und einmal ermahnte er den Assistenten sogar, der Chefarzt habe doch auf der Visite angeordnet, daß sein Blut einem Speziallabor zur immunologischen Analyse zugeschickt werden müsse. Gegenüber der ruhigen, mütterlichen Abteilungsschwester gab sich der Patient jedoch verträglich bis leicht kokettierend.

Der beigezogene psychiatrische Konsiliarius konnte erfahren, daß der Patient als mittleres von drei Kindern in einem strengen, fordernden Lehrerhaushalt aufgewachsen war. Schulschwierigkeiten waren der Grund, daß er nicht wie seine Geschwister studieren konnte. Während er sich mit der älteren, ruhigen Schwester, später Mittelschullehrerin, immer gut verstanden hatte, war er auf den jüngeren, von der Mutter verwöhnten und vom Vater wegen guter Schulleistungen gelobten Bruder schon immer eifersüchtig gewesen. Als er physisch dem Jüngeren nicht mehr überlegen war, fing dieser während seines Medizinstudiums an, den Patienten über seine „Laborchemie" zu hänseln.

In der Teamsitzung gelang es dem Konsiliarius, die komplizierte psychodynamische Rollenzuteilung, die der Patient mit seinen Betreuern vornahm, aufzuhellen. Während er bei der Chefvisite meist etwas mürrisch-abwartend den „Vater" zu respektieren schien, wiederholte er die Rivalität mit dem jüngeren Bruder in seiner Beziehung zum Assistenzarzt. So konnte er, wie in seiner Herkunftsfamilie, nun auch in der Übertragung seine Bezugspersonen in „gute" und „schlechte" aufteilen: Hier der „unfähige" Assistent, dort der „böse", „bevorzugte" jüngere Bruder; hier die „gütige" Abteilungsschwester, dort die verehrte leibliche Schwester. Hier der distanziert-respektierte Chefarzt, dort der fordernde, strenge, unnahbare Lehrer-Vater. Um das „splitting", d.h. das unbewußte Zuteilen von „guten" und „bösen" Rollen an die Bezugspersonen zu überwinden, wurde vereinbart, daß der Assistent künftig vor und nach Laborabklärungen besonders sorgfältig sich mit dem Patienten besprechen und dessen Meinung möglichst anerkennen solle. Alle unangenehmen Aufforderungen, etwa sich für Tests bereitzuhalten, seien von der Abteilungsschwester zu übernehmen. Der komplementäre therapeutische Einstieg führte innert weniger Tage zu einer deutlichen Entspannung im Umgang mit dem Patienten.

Das Beispiel zeigt auch, wie leicht *agierende* Patienten den Arzt zum Mitagieren verleiten können. Der Arzt hat ja ebenfalls seine Lebensgeschichte, die ihn veranlaßt, mit bestimmten, ihm unbewußten Antwortmustern auf Bezugspersonen zu reagieren. Dort, wo sich dies auf die Patientenbetreuung direkt auswirkt, spricht man von *„Gegenübertragung"*. Diese kann, muß aber nicht, durch aktive Verhaltensweisen der Patienten oder deren unbewußter Übertragungshaltung stimuliert werden. So verhalten sich dann Arzt und Patient wie Schlüssel und Schlüsselloch – ohne daß dabei immer die Türe zur erhellenden Einsicht aufgeht.

Für bestimmte, unbewußte Beziehungsarrangements hat sich der Begriff der Kollusion eingebürgert:

> Als **Kollusion** wird eine gemeinsame Illusion, ein uneingestandenes gegenseitig verschleierndes Zusammenspiel zweier (oder mehrerer) Partner bezeichnet (WILLI 1975, s. Kap. 5.8).

Eine in helfenden Berufen oft vorgefundene Kollusion ist die zwischen einem Helfer und einem Hilfebedürftigen. Wie jeder Kollusion liegt auch ihr ein gleichartiger unbewältigter Konflikt zugrunde. Im *„Helfersyndrom"* (SCHMIDBAUER 1977) bezieht sich der gemeinsame unbewußte Konflikt auf die Angst vor der Trennung, auf die Angst, auf sich

selbst angewiesen zu sein. Sie wird jedoch gegenseitig verleugnet, wobei die Aufgaben unbewußt in einen regressiven und einen progressiven Part aufgeteilt werden. Der *regressive*
Anteil erlaubt einem Hilfesuchenden, seine Bedürfnisse nach Schutz und Rückhalt nachzuholen, die er in der Kindheit entbehren mußte. Im *progressiven* Part werden eigene Abhängigkeitsbedürfnisse überspielt, indem man als Helfer einem Schwächeren beistehen
kann. Die Kollusion vermag also unbewußte gegenseitige Bedürfnisse auszugleichen und
so eine Beziehung zu stabilisieren. Sie wird aber dann gefährlich, wenn der Progressive als
omnipotenter Helfer mit andern Menschen regelmäßig so umgeht, als ob sie tatsächlich
hilflos, passiv und abhängig wären – auch wenn sie gar keine ausgeprägten regressiven
Ansprüche stellen. Die berufliche Aufgabe des Arztes oder der Pflegenden kommt dem
Verhalten eines eigennützigen Helfers entgegen, da ja Patienten stets in einer gewissen
Abhängigkeit zu ihnen stehen.

> **Beispiel.** In der Balint-Gruppenarbeit berichtet ein Kollege von einer herben Enttäuschung, wie er sich
> ausdrückte. Nach einer ehelichen Auseinandersetzung hat eine 50jährige Geschäftsfrau ihm erstmals
> von ihren familiären Schwierigkeiten erzählt. Er war darauf eingegangen und glaubte, in einem guten
> Gespräch viel zur Klärung der Beziehung beigetragen zu haben. Umso mehr war er enttäuscht, daß die
> Patientin anläßlich der nächsten Konsultation sich nicht mehr zum Thema äußern wollte. Offensicht-
> lich war sie bemüht, selbst mit der ehelichen Situation fertig zu werden. Der Kollege empfand ihr Ver-
> halten aber vor allem als eine unberechtigte Zurückweisung seiner Hilfe. In der Balint-Gruppe war
> aber von früheren Fallbesprechungen her schon bekannt, daß dieser Kollege dazu neigt, sich seinen
> Patienten gegenüber überzuengagieren. Er wurde vorsichtig darauf aufmerksam gemacht, ob nicht
> auch diesmal seine Helferbereitschaft größer war als das Hilfebedürfnis der Patientin. Erst jetzt er-
> kannte der Kollege seinen eigenen kollusiven Anteil, der der entspannten Beziehung zu seiner Patientin
> im Wege stand.

Wenn auch die Helferkollusion die bekannteste ist, ist sie keineswegs die einzige mögliche kollusive Beziehung zwischen Arzt und Patient. Je nachdem welcher Entwicklungs-

Tabelle 9.2. Häufige Kollusionsmuster in der Arzt-Patient-Beziehung. (Nach WILLI 1975 und SCHMIDBAU-
ER 1977)

Orale Kollusion: Liebevoller, besorgter und umsorgender Arzt	Aus progressiver Position: Ich muß so fürsorglich und hilf-reich sein, weil Du so abhängig und pflegebedürftig bist.
	Aus regressiver Position: Ich muß mich so hilflos geben, damit Du Dich stark und überlegen fühlen kannst.
Anal-sadistische Kollusion: Herrischer, autoritärer, dominierender Arzt	Progressiv: Ich muß so aktiv, überlegen, beherrschend sein, weil Du so passiv, gefügig, unselbständig bist.
	Regressiv: Ich muß mich so schwach, fügsam, unterwürfig ge-ben, damit Du Dich stark, autonom, mächtig fühlst.
Phallische Kollusion: Charmanter, verführerischer oder schüchterner, verlegener, aber anspre-chender Arzt	Progressiv: Ich muß mich so männlich, verehrend, kavalier-haft geben, damit Du Dich fraulich, verführerisch, selbstsicher fühlen kannst.
	Regressiv: Ich muß mich so kokettierend, animierend, attrak-tiv geben, damit Du Dich männlich, überlegen und verehrens-wert fühlen kannst.
Narzißtische Kollusion: Selbstgefälliger, anmaßender Arzt	Progressiv: Ich muß mich so ideal, überlegen, verehrenswür-dig geben, damit Du Dich auch selbst etwas besser und aner-kannter fühlen kannst.
	Regressiv: Ich muß mich so bewundernd, verehrend geben, damit Du Dich in Deiner Überheblichkeit bestätigt finden kannst.

stufe man den gemeinsamen Grundkonflikt zuordnet, spricht man von einer oralen, anal-sadistischen, phallischen oder narzisstischen Kollusion (s. Kap. 4.1.3). In der Regel pflegt der Arzt dabei den progressiven Part zu übernehmen, währenddem er dem Patienten den unbewußten „regressiven Anteil zuordnet". Noch wahrscheinlicher ist aber, daß Problempatienten die Beziehung zu ihrem Arzt so konstellieren, daß dieser den Gegenpart zu den unbewußten konfliktuösen Bedürfnissen der Patienten einnimmt. Es ist deshalb wichtig, das Patientenverhalten auch von diesem Gesichtspunkt her zu erkennen, will man mit bestimmten Beziehungsstörungen fertig werden. Tabelle 9.2 gibt - in Analogie zu WILLI und SCHMIDBAUER - einen Überblick über häufige kollusive Beziehungen.

Der aus Ungarn stammende, später in England tätige Psychoanalytiker MICHAEL BALINT hat aus genauer Beobachtung ärztlichen Verhaltens kluge Schlüsse gezogen. Er hat in Gruppenarbeit mit Allgemeinmedizinern (sog. „Balint-Gruppen") diese veranlaßt, bei Problempatienten vorerst ihr eigenes Verhalten kritisch zu reflektieren. So hat er durch Selbsterfahrung und -beobachtung den Ärzten ein therapeutisches Instrument vermittelt, das ihnen erlaubt, ihre Gegen-Übertragungs-Haltung bei Patienten (besonders bei „Problempatienten") zu verstehen und ihr in der Behandlung Rechnung zu tragen. Dieses Konzept steht übrigens in Übereinstimmung mit der Ausbildung zum Psychotherapeuten, wo Selbsterfahrung und Selbstreflexion als Voraussetzung für die spätere berufliche Tätigkeit verlangt wird (s. Kap. 11.1.-11.3.).

Auf BALINT (1970) geht auch der Ausdruck „Droge Arzt" zurück. In seinem lesenswerten Buch „Der Arzt, sein Patient und die Krankheit" spricht er davon, daß der Arzt das am häufigsten verordnete Medikament sei. Er will damit zum Ausdruck bringen, daß eine tragfähige emotionale Beziehung zum Patienten an sich schon ausgesprochen therapeutisch sein kann.

Wenn es dafür noch eines weiteren Beweises bedarf, hat ihn die *Plazebo*forschung schon längst erbracht.

Sie hat bekanntlich aufgezeigt, daß in kontrollierten Doppelblindstudien zumindest ein Drittel der Wirksamkeit eines jeden Medikamentes oder sonstigen therapeutischen Verfahrens auf Erwartungshaltung und Hoffnung des Patienten *und* des Arztes zurückzuführen ist.

Seit wenigen Jahren gibt es experimentelle Belege dafür, daß die Schmerzerleichterung beim Plazeboeffekt durch verstärkte Ausschüttung von Endorphinen erfolgt. Dies ist zugleich ein Hinweis darauf, daß komplizierte Verhaltensmuster ihre Entsprechung in ebenso komplizierten neurophysiologischen Mustern haben (s. Kap. 8.3). Der emotional-therapeutische Anteil der Arzt-Patient-Beziehung stellt überdies ein Indikationsmuster dar, das auch systemisch erklärt werden kann. Dies geht aus verschiedenen experimentellen Untersuchungen zum Arzt-Patient-Verhalten hervor. Sie sind dort überzeugend, wo sie als Feldstudien aus der Beobachtung einer klinischen Situation entstanden sind.

Beispiel. Studenten, die auf einer Krankenhausstation die Nachtwache versahen, war aufgefallen, wie oft Patienten aus scheinbar unbedeutendem Anlaß sie herbeiläuteten. Sie zogen den richtigen Schluß, daß manche der nichtigen Klagen vorgeschoben waren, um nachts jene Aufmerksamkeit zu gewinnen, die ihnen tagsüber entging. Sie prüften ihre Hypothese, indem sie bei einem Teil der Patienten bei Antritt der Nachtwache besonders lange verweilten und sie nach ihrem Befinden befragten, bei den übrigen Patienten jedoch das bisherige Betreuungskonzept weiterführten. Es zeigte sich, daß das nächtliche Läuten bei jenen Patienten, die sich vor der Nachtruhe noch aussprechen konnten signifikant zurückging, bei den übrigen jedoch unverändert anhielt (GEIST et al. 1976).

Die Beobachtung der Studenten, daß Patienten, die beim Arzt ausreichend Gehör finden, eine bessere Nachtruhe haben, deckt sich mit jener von erfahrenen Hausärzten. Darauf hat übrigens auch BALINT hingewiesen, und ein früher gehetzter Allgemeinmediziner hat einmal festgehalten, daß, seit er gelernt habe, mit seinen Patienten zu sprechen, diese viel rücksichtsvoller seien und ihn nachts nur noch in echten Notlagen bemühen würden. Beide Beispiele zeigen also die Wechselwirkung auf, die hier zwischen Betreuern und Betreuten besteht: Das verbesserte Verständnis des Arztes kommt speziellen Bedürfnissen des Patienten entgegen – worauf dieser seinen Arzt gezielter und maßvoller beansprucht. Das gegenseitige Verständnis trägt offenbar entscheidend bei zur Entwicklung einer echten Partnerschaft.

Wie ist nun aber die anfänglich erwähnte „affektive Neutralität" oder die „distanzierte Anteilnahme" praktisch zu verwirklichen? Gehen wir davon aus, wir hätten einem Patienten zu eröffnen, daß er an einem fortgeschrittenen Kolonkarzinom leide, das bis dahin klinisch stumm verlaufen sei. Wir können nun unserem Patienten *Mitleid* zeigen, der erschüttert und hilflos dasitzt und mit einem Mal viele seiner Berufs- und Zukunftspläne zerstört sieht. Mitleid ist aber die Haltung des relativ unbeteiligten, distanzierten Beobachters, der in diesem Fall zu verstehen gibt: Du bist der Betroffene, ich der Verschonte; Du bist der Leidende, ich der Helfer – was ja alles auch stimmt, aber dem Patienten psychologisch nicht nur keine Hilfe bringt, sondern ihn eher noch isoliert.

Es ist aber auch denkbar, daß wir uns einer eigenen mit Ängsten und Zweifeln durchgemachten Krankheit erinnern, oder daß wir einen Bruder oder einen uns nahestehenden Patienten auf diese Weise verloren haben. So haben wir volle **Sympathie,** volles *Mitgefühl* mit dem Patienten. Wir identifizieren uns mit ihm, sind also selbst von dieser Nachricht betroffen. Es spricht zwar für unsere menschliche Wärme, wenn wir so unserem Patienten Verständnis bezeugen. In dieser oder jener Situation mag es auch passend und therapeutisch hilfreich sein, einem Patienten in dieser Weise zu begegnen. Wollten wir aber allen unseren Patienten in diesem Maße Mitgefühl zukommen lassen, wären wir psychisch hoffnungslos überfordert. Wir wären dann vermutlich oft auch dem Patienten zu nahe, so daß wir die Krankheit als die gemeinsam zu bewältigende Krise nicht mehr scharf genug erfassen könnten. Ein Stück weit geschieht dies dann, wenn ein Arzt ein Familienmitglied oder einen besonders nahestehenden Freund zu behandeln hat. Aus lauter Mitgefühl läuft er Gefahr, die Proportionen der Krise, das Ausmaß der Krankheit nicht mehr sachlich genug wahrzunehmen, so daß er entweder auf eigene Abwehrmechanismen zurückgreift oder in der Behandlung lauter Komplikationen auf sich zukommen sieht. So ist es denn eine bewährte Regel, daß Ärzte ihre Angehörigen bei ernsthaften Krankheiten lieber einem Kollegen, den sie fachlich schätzen, anvertrauen.

Die der Situation am meisten gemäße und auch therapeutisch wirksamste ärztliche Haltung im Gefühlsbereich ist jene der **Empathie** oder des *Einfühlens*. Empathie meint zwar ebenfalls, daß der Arzt sich vorübergehend mit der Angst, der Verzweiflung, der Krise des Patienten identifiziert, als ob es um das eigene Leben ging. Dieser psychologische Vorgang läuft aber nur teilweise bewußt und nur in bestimmten Gesprächsphasen ab, in denen der Arzt sich selbst als eine Art Meßinstrument, eine Art seelische Sonde einsetzt um zu erfahren, wie es in seinem Patienten aussieht. Sobald dies geschehen ist, zieht er sich gewissermaßen wieder zurück. Er bemüht sich nun als Partner, dem Patienten das zukommenzulassen, was diesem am meisten zu helfen vermag – als Mensch dem Menschen, als Partner dem Partner, als Arzt dem Patienten zu begegnen. Das, was er nun dem Patienten emotional zu geben hat, mag im einen Fall ein Augenblick gemeinsamer Stille sein, im andern Fall ein geduldiges Zuhören, im dritten eine geschickte Erklärung (WILMER 1968).

Weiterführende Literatur: Balint M (1977). Finzen A (1969). Leigh H, Reiser MF (1980). Schmidbauer W (1977). Willi J (1975)

9.3.3 Die Kooperation von Arzt und Patient – Aspekte der Compliance

Erst seit der letzten Jahrhundertwende hat ein Patient, der den Arzt wegen einer Krankheit konsultiert, eine mehr als zufällige Chance, daß die Behandlung erfolgreich verlaufen werde. Besserungen konnten vorerst in bezug auf Akutkrankheiten, allen voran Infektionskrankheiten, erzielt werden. Solange die Therapie aus einfachen Maßnahmen wie Einnahme von Kräutertee oder Einzelmedikamenten bestand, reichte eine passive Haltung des Patienten für die Durchführung des Behandlungsplans noch aus. Im letzten Drittel unseres Jahrhunderts steht aber die Behandlung von chronischen Krankheiten, die meistens eine aktive Partizipation des Patienten verlangt, im Vordergrund. So ist es folgerichtig, daß die klinische Medizin – und mit ihr die klinische Forschung – immer mehr auf die Bedeutung der Kooperation von Arzt und Patient aufmerksam geworden ist.

Das gemeinsame Handeln von Arzt und Patient bedeutet *Kooperation* in sehr verschiedenen Gebieten der Krankheitsversorgung:

Gesundheitserziehung (z. B. Prophylaxe gegen Übergewicht oder Raucherschäden, Alkohol am Steuer); präventive Maßnahmen (Abklären von Risikopopulationen, z. B. mit erhöhtem Cholesterinspiegel oder erhöhten Blutdruckwerten, Impfaktionen, neonatale Abklärung von genetischen Schäden etc.); Vorabklärungsprogramme (z. B. Blutgruppenbestimmung, Portio- oder Mammakontrolle bei der Frau, Prostata- und Kolonabklärungen beim Mann); Mitwirken bei diagnostischen Verfahren; Durchhalten von therapeutischen Maßnahmen; Erscheinen zu Nachkontrollen etc.

Beispiel. Herr Peter, 52jährig, Techniker und Inhaber einer kleinen Produktionswerkstätte, ein großer stämmiger Mann, der trotz seiner 120 kg nicht übergewichtig aussah, hatte vor einem halben Jahr einen relativ günstig verlaufenen zerebralen Insult durchgemacht. Die erhebliche Hypertonie und Hypercholesterinämie waren schon länger bekannt, wurden aber vom Patienten weitgehend ignoriert. Während der Hospitalisation hatte er 25 kg Gewicht verloren, und der Blutdruck konnte bei Meßwerten um 160/100 herum stabilisiert werden. Nach adäquater Rekonvaleszenz und Rehabilitation kehrte der Patient in sein mechanisches Kleinunternehmen zurück. Trotz guter Erholung war die Krankheit mit einer deutlichen Zäsur in seinem Leben verbunden. Nicht zufällig war der Insult zu einem Zeitpunkt aufgetreten, als die Frau des Patienten daran war, die Scheidung durchzusetzen. Vorausgegangen war eine lange Ehekrise, da die Frau sich wegen der Arbeitswut ihres Mannes schon über Jahre vernachlässigt gefühlt hatte. Während dessen Hospitalisation konnte sie schließlich die richterliche Trennung erreichen. Der Hausarzt bemühte sich, nach Spitalentlassung dem Patienten beizustehen, verschrieb ihm ein differenziertes Therapieprogramm mit drei Antihypertensiva und einem Diuretikum und hielt ihn an, salz- und cholesterinarm zu essen.

Früher war es der Patient gewohnt, daß seine Ehefrau nach den Mahlzeiten auf der Medikamenteneinnahme bestand und ihm alles herrichtete. Nun aß er unregelmäßig in Gaststätten, wo jegliche Diät bald illusorisch wurde. Zwei der Antihypertensiva setzte er schon bald wieder ab, da ihn Schwindelgefühle bei der Arbeit behinderten; nur das ihm von früher her vertraute Präparat behielt er bei. Die Dosierung bereitete ihm bei der Vielzahl von Verschreibungen Mühe, so daß er schließlich das Diuretikum zweimal täglich, statt, wie verordnet, zweimal wöchentlich einnahm. Der Hausarzt war bei den nächsten Kontrollen erstaunt, wie rasch der Zustand nach der Hospitalisation wieder dekompensiert war. Da er den Patienten als kooperativ einschätzte, dachte er zunächst nicht daran, daß die Labilisierung von Blutdruck und Elektrolyte mit dessen Verhalten etwas zu tun haben könnte.

Was in der Verdichtung dieser Darstellung als außergewöhnlicher Fall imponieren mag, ist in der ärztlichen Praxis keine seltene Erscheinung. Ein scheinbar zuverlässiger, ordentlicher, keineswegs psychisch gestörter Patient wird mehr oder weniger zum „therapieresistenten" Fall. Wir erkennen aber, daß in unserem Beispiel die Kooperationsfähigkeit des Patienten schon seit längerer Zeit eingeschränkt war: Untaugliches Gesundheitsverhalten mit Übergewicht, nervösem Rauchen, extremer Arbeitsbelastung und Ehekrise. Nach Stabilisierung und guter Kooperation in der überschaubaren Krankenhaussituation erfolgte eine erneute Verschlechterung, mitbedingt durch Unterlassungen des Hausarztes: ungenügende Abklärung des psychosozialfamiliären Hintergrundes, mangelhafte Information des Patienten über den Therapieplan, (speziell hinsichtlich Art, Zahl, Dosierung und Nebenwirkungen der Medikamente) keine Nachkontrolle von Medikamenteneinnahme und Einhaltung des Diätplanes.

Unter dem Begriff der **„Noncompliance"** wurde in den letzten Jahren das Patientenverhalten in der Zusammenarbeit mit dem Arzt gründlich erforscht. Das Ergebnis ist eindeutig und erschütternd.

> Zumindest ein Drittel aller Patienten hält sich nicht an die ärztlichen Verordnungen. In Fragen der Prävention, bei symptomarmen Krankheiten oder Langzeitbehandlungen befolgt knapp die Hälfte die Verschreibungen und Empfehlungen.

Der Ausdruck „compliance" hat sich auch im deutschen Sprachgebrauch eingebürgert und ist laut CASSEL's Wörterbuch mit „Willfährigkeit, Unterwürfigkeit, Einwilligung" zu übersetzen. Er geht somit von einem obsoleten Modell der Arzt-Patient-Beziehung aus, das dem Patienten ein völlig passives Verhalten zuordnet. Die ihm zugrundeliegende ärztliche Einstellung ist zugleich ein Teil des Problems, wie wir gleich sehen werden. Da jede Gesundheitsmaßnahme ein Zusammenwirken von Arzt und Patient voraussetzt, werden wir „Compliance" durch den Begriff **„Kooperation"** ersetzen.

> Fehlende Kooperation oder Noncompliance ist zu einem der zentralen Probleme der Gesundheits- und Krankheitsversorgung geworden.

Fehlende Kooperation führt zu einer stark reduzierten Nutzung der primären Prävention. Sie *belastet die Arzt-Patient-Beziehung* in verschiedener Hinsicht: Sie behindert den Arzt bei den diagnostischen Abklärungen und in der genauen Einschätzung der therapeutischen Ergebnisse. Mittelbar löst somit die fehlende Kooperation unnötige diagnostische und therapeutische Maßnahmen und damit iatrogene Risiken aus. Sie wirkt sich sowohl für den Arzt (lt. Umfragen „die größte berufliche Frustration" der Hausärzte) wie für den Patienten (allgemeines Mißtrauen gegen die Krankenversorgung mit entsprechender öffentlicher Kritik) als wesentliche Belastung aus. Fehlende Kooperation ist letztlich auch volkswirtschaftlich ein ganz erheblicher Unkostenfaktor, der direkt und indirekt zur Kostenexplosion in der medizinischen Versorgung beiträgt.

Man könnte somit eine allgemeine „Medizinverdrossenheit" vermuten. Dem widerspricht einerseits die Konsumfreudigkeit der Patients allgemein, andererseits ihre Neigung zur Selbstmedikation (bis 80% der Population nehmen nach englischen Untersuchungen pro 24 h mindestens ein Medikament ein).

Fehlende Kooperation ist ein ebenso wichtiges wie komplexes Verhalten im Rahmen der *Arzt-Patient-Beziehung*.

Entgegen ihrer eigenen Einschätzung können Ärzte in der Regel nicht aussagen, wer von ihren Patienten gut kooperiert und wer nicht. Es gibt keine einfachen Kriterien, um dieses Patientenverhalten vorauszusagen. Es liegen aber viele Untersuchungsergebnisse vor, die aufzeigen, welche Einflüsse von Bedeutung sind.

a) Persönlichkeit des Patienten

Entgegen einer weitverbreiteten Meinung konnten bis jetzt in der Forschung keine genauen Zusammenhänge zwischen Kooperation und Persönlichkeitsstruktur nachgewiesen werden. Indirekt wirkt sich aber die Persönlichkeit über das „Gesundheits-Krankheits-Modell" des Patienten – und damit dessen Motivation zur Krankheitsbewältigung – aus. Auch haben wir in einzelnen kasuistischen Vignetten immer wieder darauf verwiesen, daß bestimmte „Problempatienten" besonders schlecht kooperieren. Daraus aber Persönlichkeitszüge eines „unkooperativen Patienten" zu konstruieren, ginge an der Wirklichkeit vorbei.

b) Demographische Daten

Hinsichtlich Alter, Geschlecht, Bildung, Beruf, Einkommen, Zivilstand, Intelligenz und Religion gibt es hunderte von Untersuchungen, die alle in ihren Ergebnissen nicht schlüssig sind. Einzig Kinder (Widerstreben gegen Medikamente?) und Alterspatienten (psychoorganischer Abbau?) schneiden in Kooperation und Medikamenteneinnahme konsistent schlechter ab.

c) Soziokultureller Hintergrund

Wir haben bereits erfahren (s. Kap. 6) wie stark das Krankheitsverhalten und damit auch das vom Patienten verwendete Gesundheits-Krankheits-Modell von seinem Umfeld geprägt ist. Die teilweise fehlende Kooperation von *Unterschichtpatienten* ist z. T. eine Folge davon, z. T. aber auch Ausdruck der ärmlichen Lebensverhältnisse (sie haben z. B. keinen Babysitter oder kein Geld für Transporte, wagen Arbeitsausfall nicht zu riskieren etc.). In einzelnen Armutsregionen ist das Nichtkooperieren daher besonders stark verbreitet – bis zu 60% von Poliklinikpopulationen.

Ethnische, kulturelle und religiöse Faktoren sind besonders bei Randgruppen (z. B. Gastarbeiter) wirksam, da deren Krankheitsmodell schlecht auf jenes der westlichen Industrienationen abgestimmt ist.

Bedeutsam ist in diesem Zusammenhang die *Familie des Patienten*. Wird ein Patient von seinen Nächsten in einem Therapieprogramm unterstützt, so sind die Erfolgsaussichten viel besser. Es hat sich z. B. nachweisen lassen, daß übergewichtige Patienten viel besser kooperieren, wenn ein anderes Familienmitglied die Abmagerungskur mitmacht. Der Einfluß der Familie kann besonders bei chronischen Krankheiten, wo Patienten z. T. unangenehme Prozeduren (z. B. tägliche Insulininjektionen bei Diabetikern, Rückengymnastik bei Morbus Bechterew etc.) langfristig durchhalten müssen, im Guten wie im Schlechten nicht hoch genug eingeschätzt werden.

d) Einfluß der Arzt-Patient-Beziehung

Kommunikation und Information: Von Patienten, die die ihnen vermittelte Information vergessen, ist kooperatives Handeln nicht zu erwarten. Für eine gute Kooperation sind aber weder verständliche und umfassende Information von Seiten des Arztes noch gute Intelligenz von Seiten des Patienten ausreichend. Entscheidend ist vielmehr, daß die Orientierung den Patienten überzeugt, d.h. daß sie auf sein Gesundheits-Krankheits-Modell abgestimmt ist. Auch für die Kooperation von Müttern in der Behandlung ihrer Kinder trifft dies zu, was z. B. eine Studie bei Patienten mit Streptokokkeninfekten zeigte. Die Mütter waren über Krankheit, Medikamente und Applikation gut informiert, wie eine Nachkontrolle bestätigt. Trotzdem erhielten am 3. Tag nur noch 45%, am 6. noch 30% und am geplanten Therapieende nach 9 Tagen noch 18% der Kinder das verschriebene Penizillin.

Die Analyse der einschlägigen Forschungsergebnisse führt zum Schluß, daß *gute Information* des Patienten eine zwar *notwendige,* aber *nicht* immer *ausreichende Voraussetzung* für die Kooperation ist. Sie muß auf das individuelle Krankheitsverhalten des Patienten ausgerichtet sein.

Emotionale Beziehung: Nicht nur die Informationsvermittlung, sondern auch der Kontext der Verständigung scheint wesentlich. Je kürzer und unpersönlicher die Begegnung, desto schlechter die Kooperation.

Dort, wo *emotionale Spannungen* (z. B. wegen zurückweisenden, widersprüchlichen oder kontrollierenden Verhaltens des Arztes) der zwischenmenschlichen Verständigung im Wege stehen, ist die Kooperation des Patienten nachweislich schlechter.

Umgekehrt ist es naheliegend, daß Patienten, die sich menschlich akzeptiert fühlen, den Rat ihres Arztes vertrauensvoll annehmen werden, weil sie das gute Verhältnis zu einer wichtigen Bezugsperson nicht gefährden wollen. Dies erklärt auch, warum die Kooperationsbereitschaft in der Hausarztmedizin am besten, bei den Spezialisten weniger gut und in den anonymen Ambulatorien mit häufigem Arztwechsel am schlechtesten ist. Die letzteren Einrichtungen weisen auch die höchste Quote von sog. „Drop out"-Patienten auf, d.h. Patienten, die unbegründet wegbleiben.

Behandlungsplan: Dort, wo dem Patienten eine Änderung von Gewohnheiten oder bestimmten Verhaltensweisen abverlangt wird, ist der Widerstand erfahrungsgemäß am größten (z. B. hinsichtlich Umstellung von Eß-, Trink-, Rauchergewohnheiten; Bewegung,

Sport, Ruhe und Erholung). Der ärztliche Einfluß bleibt entsprechend bescheiden. Viel hängt bei der Gestaltung eines sinnvollen Therapieplanes davon ab, wie gut er der Kooperationsbereitschaft des Patienten Rechnung trägt.

> Übereinstimmend zeigen viele Studien, daß ein *komplexer Therapieplan* schlechter befolgt wird als ein einfacher, der dem Patienten einsichtig ist.

Die Fehlerhäufigkeit bei Einnahme von einem Medikament allein liegt bei 15%, bei gleichzeitig zwei Medikamenten bei 25%; sie steigt auf über 35% an, wenn drei oder mehrere Medikamente verschrieben werden (HULKA et al. 1976). Die Verschreibung muß die besonderen Lebensverhältnisse des jeweiligen Patienten (Mahlzeiten zuhause oder auswärts; Tageszeiten; Bettruhe etc.) berücksichtigen. Eine exakte Vororientierung über die zu erwartenden Nebenwirkungen ist ein wichtiger Faktor.

Nicht nur die Komplexität der Verordnung, sondern auch der *Grad der Beeinträchtigung* durch die Behandlung beeinflußt das Patientenverhalten. Je schwerwiegender die Nebenwirkungen eines Medikamentes (z. B. Nausea, Präkollaps) desto schlechter wird die Verordnung eingehalten. Schmerzhafte und wiederholte Abklärungen (z. B. arthrotische Beschwerden von Blutern) erwecken besonderen Widerstand. Am meisten tangiert wird die Kooperationsbereitschaft durch die Dauer einer Krankheit. Langzeitpatienten werden der ständigen Kontrollen, Ermahnungen und Verschreibungen in einfühlbarer Weise überdrüssig. Bei Diabetikern hat man festgestellt, daß etwa einem Drittel der Patienten mit 1- bis 5jähriger Routine Dosierungsfehler mit Insulin unterlaufen. Erstaunlicherweise nehmen diese Fehler mit wachsender Krankheitsdauer nicht ab, sondern eher noch zu und sind nach 20 Jahren Krankheit bei 80% der Patienten üblich. Patienten mit symptomarmer chronischer Krankheit, wie vielen Hypertonikern, fehlt der Anreiz, Therapieverordnungen einzuhalten, erst recht. Sie unterscheiden sich damit kaum von Risikoträgern in Vorsorgeuntersuchungen.

Viele *psychische Krankheiten* haben einen Langzeitverlauf (Schizophrenie, funktionelle Psychosen, Alkoholismus etc.). Hier ist die Kooperationsbereitschaft nicht nur durch die Dauer, sondern auch durch den Charakter der Krankheit in Frage gestellt (Schwankungen im Verlauf, fehlende Krankheitseinsicht, Abhängigkeit von Suchtmitteln etc.). Es überrascht deshalb kaum, daß psychisch Kranke die höchsten Fehlerquoten im Befolgen der ärztlichen Verordnungen aufweisen.

Krankheitsverhalten: Die bisher skizzierten Einwirkungen müssen einzeln nicht unbedingt die Kooperationsbereitschaft beeinträchtigen. Sie sind wie Risikofaktoren zu verstehen, die häufig auch erst bei Kumulation zu manifester Krankheit führen. Sie sind aber Teil des jeweiligen Krankheitsverhaltens, das bekanntlich weitgehend durch das Gesundheits-Krankheits-Modell des Patienten bestimmt wird.

Abbildung 9.1 gibt das bereits bekannte Schema des Krankheitssystems wieder, diesmal ergänzt durch jene Einflußgrößen, die auf die Patientenkooperation einwirken. Wir können erkennen, daß bejahte Kooperation immer auch Teil der Krankheitsbewältigung ist. Sie wird somit durch die gleichen Bewältigungsformen mitbestimmt, die wir in der Erläuterung des Krankheitsverhaltens bereits kennengelernt haben (s. Kap. 7.2). Im jetzigen Zusammenhang ist die Kognition besonders zu erwähnen, weil sie jene mentalen Prozesse umfaßt, die für die Einschätzung der Krankheit erforderlich sind. Die Kooperationsbe-

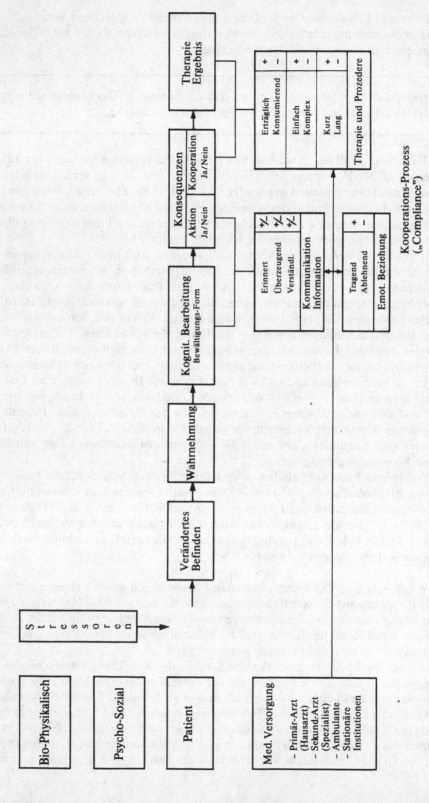

Abb. 9.1. Einfluß der Arzt-Patient-Beziehung auf die Kooperation des Patienten. Dargestellt anhand der verschiedenen Einflußgrößen innerhalb des Krankheitssystems.

reitschaft nimmt zu, wenn sich der Patient eines persönlichen Risikos bewußt ist. Dasselbe gilt für Vorsorgeuntersuchungen, wo z. B. Frauen, die in ihrer Verwandtschaft schon Fälle von Mammakarzinom erlebt haben, eher zu einer regelmäßigen senologischen Kontrolle bereit sind. Ein soeben überstandenes Gesundheitsrisiko wirkt sich ebenfalls günstig auf die Kooperation aus. Eine Frau, die nach kompliziert und schmerzhaft verlaufener Zangengeburt mit Steißlage und Dammriß vorläufig kein weiteres Kind haben möchte, wird Ovulationshemmer vermutlich zuverlässiger einnehmen als eine andere Frau mit gleicher Einstellung zur Familienplanung nach unkomplizierter Geburt. Gute Kooperation steht weiter in direkter Beziehung zur Einschätzung des Schweregrades einer Krankheit. Ein Patient, der den überlebten Herzinfarkt als ernsthafte Bedrohung erkennt, wird eher bereit sein, seine Lebensgewohnheiten zu ändern als einer, der das Ereignis in der Rückschau verleugnet oder bagatellisiert. Alle diese Hinweise zeigen auf, daß ein enger Zusammenhang zwischen Kooperationsbereitschaft und Krankheitsmodell eines Patienten besteht. Der Betroffene führt auf seine Weise eine Art Kosten-Nutzen-Analyse der vom Arzt vorgeschlagenen Maßnahmen durch.

Eine Verbesserung der Patientenkooperation ist über die Arzt-Patient-Beziehung zu erreichen: Von der Vielzahl der angeführten Einflußgrößen sind für die ärztliche Betreuung vor allem jene wichtig, auf die mittels der Verständigung mit dem Patienten eingewirkt werden kann. Ein erster Schritt zur Besserung ist die Einsicht des Arztes, daß diese Verständigung überhaupt ein Problem sein kann. Daß Ärzte die effektive Kooperation ihrer Patienten überschätzen (HAYNES et al. 1979), ist ja, wie erwähnt, ein konsistentes Forschungsergebnis. Überdies haben wir auch festgestellt, daß es sehr schwierig ist, die Kooperationsbereitschaft eines Patienten aufgrund allgemeiner Kriterien einzuschätzen.

e) Schlußfolgerungen

Es wurde schon gesagt, daß die fehlende Kooperation (Noncompliance) das in der Medizin am besten dokumentierte, aber am wenigsten verstandene psychosoziale Phänomen sei. In der Tat hat sich die Erforschung von bestimmten Persönlichkeitstypen als ebenso fruchtlos erwiesen wie die Suche nach Korrelationen mit verschiedensten demographischen, sozioökonomischen und kulturellen Parametern. Es wird aber angenommen, daß Noncompliance ein wesentlicher *Kostenfaktor der medizinischen Versorgung* ist. Viele unnötige Abklärungen und erfolglose Therapien sind das Ergebnis der fehlenden Patientenkooperation. Ja, es gibt sogar Hinweise darauf, daß bestimmte Forschungsergebnisse von Noncompliance verfälscht werden, wenn es nicht gelingt, diese adäquat zu kontrollieren.

Es muß somit ein zentrales Anliegen jeder ärztlichen Tätigkeit sein, Mittel und Wege zu finden, um die Patientenkooperation zu verbessern. Im wesentlichen sind aus der Sicht der psychosozialen Medizin drei Interventionsmöglichkeiten gegeben (MASUR 1981).

(1) Informieren und Überzeugen des Patienten. Die Forschungsergebnisse bestätigen, daß Sachinformation allein nicht genügt, selbst wenn sie aus der Sicht des ärztlichen Experten noch so überzeugend sein mag. Ausreichende Information des Patienten über Krankheitsbild und Prozedere bleibt zwar eine absolute Voraussetzung für die Kooperation. Sie muß aber in eine tragende Arzt-Patient-Beziehung eingebettet sein, die Raum für gegenseitigen Respekt und gegenseitiges Argumentieren läßt. Die Überlegungen des Arztes müssen auf das Krankheitsmodell des Patienten Rücksicht nehmen, sollen sie von diesem nicht nur oberflächlich akzeptiert, sondern zu seinen eigenen gemacht werden (Internalisation).

Aus einer zielstrebigen und aufschlußreichen Untersuchung von Jnui et al. (1976) geht hervor: In einem einstündigen Seminar wurden Assistenzärzte über die Kooperationsschwierigkeiten von Hypertoniepatienten und gewisse alternative Strategien im Umgang mit diesen Kranken orientiert. Dabei wurde die Bedeutung des jeweiligen Krankheitsmodells der Patienten besonders betont. Nach dieser einstündigen Instruktion konnte im Vergleich zu einer Kontrollgruppe festgestellt werden, daß die Ärzte ihre Patienten ernsthafter und gründlicher informierten und daß als Folge davon nicht nur die Patienten einsichtiger in ihre Krankheit waren und besser kooperierten, sondern daß auch ihre Blutdruckwerte gegenüber denen der Kontrollpatienten signifikant besser auf die Therapie ansprachen. Letztlich wird es der Kosten-Nutzen-Analyse des einzelnen Arztes überlassen bleiben, wie er seinen Aufwand zum therapeutischen Ertrag in Beziehung bringt.

(2) Adäquater Therapieplan. Komplizierte Verordnungen überfordern rein kognitiv - oft wegen mangelnder Einsicht in die Zusammenhänge - auch den intelligenten Patienten. Je klarer, je einfacher die Verordnung, desto größer die Wahrscheinlichkeit, daß sie befolgt wird. Dabei muß auf die Alltagsgewohnheiten des Patienten (Mahlzeiten, Schlafzeiten etc.) Rücksicht genommen werden. Die Applikationsform soll möglichst „konsumentenfreundlich" sein (Medikamente in Tropfenform, wo Tabletten schlecht eingenommen werden können etc.).

Fortschritte sind vor allem in der Verpackung der Medikamente denkbar. Klare, übersichtliche Gliederung, wie sie etwa für die Ovulationshemmer selbstverständlich geworden ist, müßte auch für andere Medikamente möglich gemacht werden. Sogar bei Kurztherapien (wie Antibiotikabehandlungen) könnten durch genaue Angaben der Zeiteinheiten Verbesserungen erzielt werden.

(3) Psychosoziale Interventionen zugunsten von adäquatem Verhalten. Erinnerungshinweise: So wie sich in der Zahnheilkunde und anderswo Aufgebotskarten und Terminvereinbarungen seit langer Zeit bewährt haben, sind in vielen Bereichen der Medizin ähnliche „aides-mémoire" denkbar. Kalenderförmige Zeitraster haben sich ebenfalls als nützlich erwiesen (z.B. in der Epilepsietherapie, bei neuroleptischen Depotpräparaten, als Menstruationskalender etc.). Neuerdings werden experimentell Mikrocomputer eingesetzt, die zu programmierten Zeiten genau angeben, welche Medikamente oder Maßnahmen fällig sind. Die enorm rasche Entwicklung der Elektronik erlaubt die Erwartung, daß bei Langzeittherapien oder komplizierten Versorgungsrégimes auf Mikrocomputerhilfe abgestellt wird (Insulinabgabe bei Diabetes).

Ferner kann bei großer Ärzterotation dem Patienten durch andere *konstante Bezugspersonen* (z.B. Schwestern, Sozialarbeiter oder auch Sekretärinnen) der Eindruck vermittelt werden „hier bekannt zu sein". Das Wissen um gute Supervision der Ärzte an der Front durch erfahrene Ärzte im Hintergrund wirkt weiter versichernd. Diese Empfehlungen beruhen auf erfolgreichen Erfahrungen in Großinstitutionen. Im Süden von Los Angeles z.B. sind in einem riesigen Community Mental Health Center über 500 verschiedene Mitarbeiter tätig. An diesem CMHC ist man in den letzten Jahren dazu übergegangen, durch spezialisierte Schwestern regelmäßig telefonisch die psychiatrischen Langzeitkranken zu kontaktieren. Damit konnte sichergestellt werden, daß die Patienten jeweils die ihrem Zustand entsprechende Betreuung erhielten, was die Rehospitalisationsquote drastisch senken half.

Selbstkontrolle: Besonders bei Diätfehlern (Diabetes, Adipositas) ist das regelmäßige Registrieren der Nahrungseinnahme zu einer bewährten Einrichtung geworden. Es ist denkbar, daß auch hier die Arzt-Patient-Beziehung zur verbesserten Kooperation indirekt beiträgt, indem das Anfertigen der Notizen ja zugleich die gemeinsame Vereinbarung erinnern hilft. Das Bemühen des Patienten muß aber durch regelmäßige Besprechungen im anerkennenden Sinne quittiert werden.

Kontrakte: Letzteres gilt noch mehr für eigentliche Abmachungen, Vereinbarungen oder Kontrakte, wie sie besonders bei Suchtpatienten seit einiger Zeit erfolgreich eingesetzt werden. Arzt und Patient einigen sich in genauer Absprache, was der Patient in der bevorstehenden Behandlungsphase leisten kann und was die Möglichkeiten seiner Selbstkontrolle noch übersteigt. Ähnliche Lösungen werden im Bereich der Hämodialyse, bei der Rehabilitation von Herzinfarktpatienten, in der Diabetikerbehandlung etc. angestrebt.

Das Spektrum dieser z.T. sehr einfachen und naheliegenden Interventionen wird in den nächsten Jahren, nun wo die psychosoziale Medizin immer mehr Verhaltensstrategien auf ihre Tauglichkeit prüft, bestimmt noch wesentlich erweitert werden. Die Medizin darf sich nicht darauf beschränken, mit mehr oder weniger Erfolg „Risikogruppen" zu definieren. Sie muß sich vielmehr um die Entwicklung aktiver Interventionen bemühen, die bei jedem potentiellen Risikopatienten erfolgversprechend eingesetzt werden können.

Das Problem der Kooperation ist nicht neu, bloß sind die Lösungen etwas nüchterner geworden, wie ein Vergleich mit der amüsanten *Geschichte des „Geheilten Patienten" von* JOHANN PETER HEBEL (1981) zeigt. Einem reichen, überfressenen Amsterdamer Bürger hatte ein kluger Doktor in einem offenbar überzeugenden Brief folgenden Rat erteilt:

„Guter Freund, Ihr habt einen schlimmen Umstand, doch wird Euch zu helfen sein, wenn Ihr folgen wollt. Ihr habt ein böses Tier im Bauch, einen Lindwurm mit sieben Mäulern. Mit dem Lindwurm muß ich selber reden und Ihr müßt zu mir kommen. Aber fürs erste dürft Ihr nicht fahren oder auf dem Rößlein reiten, sondern auf des Schuhmachers Rappen, sonst schüttelt Ihr den Lindwurm und er beißt Euch die Eingeweide ab, sieben Därme auf einmal ganz entzwei. Fürs andere dürft Ihr nicht mehr essen als zweimal des Tages einen Teller voll Gemüs, mittags ein Bratwürstlein dazu und nachts ein Ei und morgens ein Fleischsüpplein mit Schnittlauch drauf. Was Ihr mehr esset, davon wird nur der Lindwurm größer, also daß er Euch die Leber zerdrückt und der Schneider hat Euch nimmer viel anzumessen, aber der Schreiner. Dies ist mein Rat, und wenn Ihr mir nicht folgt, so hört Ihr am andern Frühjahr den Kuckuck nimmer schreien. Tut was Ihr wollt".

Wie erfolgreich diese ärztliche Empfehlung war, ergibt sich aus einer beachtlichen Katamnese, denn HEBEL erwähnt am Ende seiner Geschichte, der reiche Fremdling habe „87 Jahre, 4 Monate, 10 Tage gelebt, wie ein Fisch im Wasser so gesund und hat alle Neujahr dem Arzt 20 Dublonen zum Gruß geschickt!"

Weiterführende Literatur: Becker MH (1979). Haynes RB, Taylor DB, Sackett DL (1979). Masur FT (1981)

9.3.4 Die Rechte des Patienten

Dasselbe Mißtrauen im partnerschaftlichen Verhältnis zum Arzt, das teilweise für die fehlende Kooperation verantwortlich ist, steckt auch in der in den letzten Jahren aufgekommenen Diskussion um die „Patientenrechte". Es ist hier nicht der Ort, die komplizierten Grundlagen der rechtlichen Ordnung des Arzt-Patient-Verhältnisses eingehend zu erörtern. Sie variiert ohnehin mit der jeweiligen nationalen Gesetzgebung.

Der Forderung nach genau umschriebenen Patientenrechten entsprechen bestimmte

Klagen. Laut einer Umfrage einer Patientenberatungsstelle (COCO, Zürich) waren die *häufigsten Klagen:*

Dem Arzt gegenüber:	
Patient fühlt sich nicht ernst genommen	61%
Verweigerung der Information	29%
Unterlassen von Untersuchungen	28%
Patient wehrt sich erfolglos und mit negativen Konsequenzen	28%
Krankheit, Symptome nicht erkannt	18%
Dem Spital gegenüber:	
Patient wird nicht ernst genommen	54%
Unpersönliche Behandlung	51%
Patient wehrt sich erfolglos mit negativen Konsequenzen	41%
Verweigerung der Information	34%
Unterlassen von Untersuchungen	34%
(Je Mehrfachnennungen)	
Die allgemeine Situation des Patienten betreffend:	
Patient fühlt sich rechtlos	36%
Patient fühlt sich ausgeliefert	35%
Patient fühlt sich schutzlos	13%

Es sind somit fast ausschließlich kritische Bemerkungen über ein gestörtes Arzt-Patient-Verhältnis, die hier erhoben wurden. Sie decken sich mit dem, was schon eingehend besprochen worden ist.

Von seiten der ärztlichen Standesorganisationen wird der Anspruch des Patienten auf klare rechtliche Verhältnisse kaum bestritten. Im Gegenteil, eine genaue juristische Umschreibung dieser Rechte wird als im gegenseitigen Interesse beurteilt. Im besondern sind dies die folgenden Rechte:

Das Recht auf Selbstbestimmung
Das Recht auf Information
Der Schutz der Privatsphäre
Das Recht auf Behandlung
Das Recht auf Kontakte zur Außenwelt
Der Schutz der menschlichen Würde
Das Recht auf Beschwerde

Wir wollen einige wenige der für die Praxis relevanten Punkte aufgreifen, um die komplizierten psychosozialen Sachverhalte zu illustrieren.

Juristisch wird das *„Informationsrecht"* des Patienten vor allem als Pflicht des Arztes zur Auskunftserteilung interpretiert. Dieser Verpflichtung des Arztes steht das Anrecht des Patienten auf Selbstbestimmung gegenüber. Das Verweigern der Aufklärung kann - als Haftfall - vor allem für den Chirurgen bedeutsam werden, da er bei seinen Operationen unvermeidlich eine „Körperverletzung" vornehmen muß, für die er des Einverständnisses des Patienten bedarf. Es hat sich nun gezeigt, daß es vor allem dann zu Haftklagen kommt, wenn die Information falsch oder sehr oberflächlich war oder in einem gespannten Verhältnis zum Patienten gegeben wurde - vor allem dort, wo sich der Patient „nicht ernst genommen" fühlte. Es ist daher nicht erstaunlich, daß es trotz großem Bemühen von Gerichten und Anwälten bis heute nicht gelungen ist, das komplizierte Auftragsverhältnis von Patient und Arzt genau zu kodieren. In Notfällen, bei Bewußtlosigkeit des Patienten oder bei Erweiterung des Operationsplanes unter der Narkose ist die Aufklärung über Behandlungsrisiken und das Einholen der Einwilligung ohnehin nicht möglich.

Umstritten ist auch das Recht des Patienten auf *Einsichtnahme in die Krankengeschichte* des Arztes oder des Krankenhauses. Nach jetzigen Rechtsnormen ist es auf die „objektiven" Daten (z. B. EKG, Röntgenbefund, Operationsbericht etc.) beschränkt und erstreckt sich nicht auf persönliche Notizen des Arztes und auf kollegialen Briefwechsel. Ob das von Patientengemeinschaften zunehmend geforderte absolute Einblicksrecht eine psychologisch sinnvolle Hilfe darstellt, ist fragwürdig. Bei jenen Versuchen, wo allen Patienten eines Krankenhauses die Krankengeschichte zur Einsicht vorgelegt wurde, war unklar, ob daraus mehr Nutzen oder Schaden entstand. In einer Studie hat sich zudem gezeigt, daß es vorwiegend psychisch gestörte Patienten sind, die aus Mißtrauen den Einblick in die Krankengeschichte verlangen, z. B. selbstmutilierende Patienten, Patienten, die glaubten, man würde ihre Symptome nicht ernst nehmen und Patienten, die ohne sachlichen Grund fürchteten, an einer terminalen Krankheit zu leiden.

Konflikte entstehen sodann aus der *Schweigepflicht des Arztes,* die vor allem durch das Versicherungswesen immer mehr in Frage gestellt wird. Sie ist besonders heikel und für den Arzt mit eigentlichem Gewissensnotstand verbunden, wenn die Interessen Dritter betroffen sind: z. B. bei zu vermutenden genetischen Schäden, bei Geschlechtskrankheiten, bei Schwangerschaft von Minderjährigen etc., wo ein Einbezug der Angehörigen eigentlich naheliegend wäre, vom Patienten aber verweigert wird.

Trotz offensichtlicher Grenzen dessen, was in bezug auf die Arzt-Patient-Beziehung gesetzlich geregelt werden kann, ist eine möglichst klare rechtliche Normierung erwünscht. Diese kann, muß aber nicht das partnerschaftliche Verhältnis von Arzt und Patient erleichtern. Zur Zeit herrscht noch der gegenseitige „Stellungskrieg" vor, indem auf der einen Seite Patienten sich in Selbsthilfeorganisationen sammeln, die darauf ausgehen, ihre rechtliche Stellung zu verbessern. Auf der andern Seite gibt es Bemühungen von Ärzten oder Trägerschaften der Krankenhäuser, mit perfektionistischen Risikolisten sich gegen nachträgliche Klagen des Patienten wegen fehlender Aufklärung zu schützen. Diese von einsichtigen Kollegen auch als „Horrorkataloge" bezeichneten Aufklärungsbroschüren sind wenig dazu angetan, das Verhältnis zwischen Arzt und Patient zu entkrampfen. Was die Amerikaner als „informed consent" umschreiben, läßt sich schwer auf deutsch übersetzen. Gemeint ist damit aber nicht brutale, schonungslose oder gar Angst auslösende Information, sondern ein Konsensus zwischen gleichberechtigten, wenn auch nicht gleichartigen Partnern über das zu planende Vorgehen.

Es gibt nicht nur auf rechtlichem, sondern auch auf ethischem Gebiet Grenzen, wie weit im einzelnen die Beziehung zwischen Arzt und Patient geregelt werden kann. Trotzdem sind Richtlinien, wie sie etwa die Schweizerische Akademie der Medizinischen Wissenschaften erlassen hat, hilfreich. Sie beziehen sich auf so komplexe Fragen wie Diagnose des Todes, Sterbehilfe, Transplantation, künstliche Insemination, Sterilisation und Forschungsuntersuchungen. Sie wollen nicht das Recht, sondern die Würde des Patienten schützen.

Weiterführende Literatur: Binswanger R (1984). Glaus B (1979)

9.4 Umgang mit schwierigen Patienten

Obwohl jeder Kontakt zwischen Arzt und Patient persönlich gestaltet ist, gibt es bestimmte Menschentypen, die von der Mehrheit der Ärzte als schwierig eingestuft werden.

Es sind dies Patienten, die als besonders anhänglich, fordernd, kritisch, unkooperativ, feindselig, aufbauschend, undankbar etc. erlebt werden. Sie werden oft als *„Problempatienten"* abgetan in der Meinung, das Problematische liege allein beim Patienten. Im Grunde ist es aber immer die Beziehung, die gestört ist, indem das Verhalten des Patienten es dem Arzt erschwert, seinen medizinischen Auftrag zu erfüllen.

Dabei „inszeniert" der schwierige Patient etwas, was ihm aus seiner Sicht wichtig ist – und das, wenn wir es richtig verstehen, der Schlüssel zum Verständnis seines Verhaltens sein kann.

Jeder Mensch hat eine bestimmte Persönlichkeitsstruktur, die das Gesamte seines Denkens, Fühlens, Empfindens, seines Temperamentes, seiner Abwehr etc. umfaßt. Wie er auf Konflikte reagiert, wie er mit seiner Krankheit fertig wird, was die Hospitalisation für ihn bedeutet, das alles wird von seiner Persönlichkeit mitbestimmt. Um individuelles Verhalten besser zu verstehen wurden von der Psychiatrie bestimmte Persönlichkeitskategorien postuliert, die alle gewissermaßen „Extremvarianten" menschlichen Verhaltens darstellen. Selten paßt jemand genau ins Schema „zwanghaft" oder „hysterisch". Meist hat der einzelne Anteile mehrerer Persönlichkeitstypen in sich vereint und kann je nach Situation überordentlich oder stimmungslabil reagieren. Trotzdem erweist es sich als nützlich, bestimmte Verhaltenstypen aufgrund der Persönlichkeitsstruktur zu unterscheiden. *Jene, die dem Arzt im täglichen Umgang am meisten Mühe bereiten, sind:*

- Dramatisierende oder hysterische Patienten
- Selbstquälerische oder schmerzbereite Patienten
- Konfliktvermeidende oder somatisierende Patienten
- Hypochondrisch-klagsame Patienten
- Selbstdestruktive Patienten
- Betont unabhängige Patienten
- Ängstlich-abhängige Patienten
- Überheblich-anspruchsvolle (narzißtische) Patienten
- Überangepaßt-ordentliche (zwanghafte) Patienten
- Mißtrauisch-abweisende (paranoide) Patienten

Einige dieser Patiententypen haben wir bei den psychogenen Körperkrankheiten schon näher kennengelernt, da ihre Persönlichkeitsstörung zu ganz bestimmten Krankheitsbildern führen kann: Den dramatisierenden Patienten, der besonders zu Konversionsstörungen neigt (s. Kap. 5.6.2), den selbstquälerischen Patienten mit seiner großen Schmerzbereitschaft (s. Kap. 5.6.3), den somatisierenden Patienten (s. Kap. 5.6.4) und den selbstdestruktiven Patienten (Münchhausen-Syndrom) (5.6.4).

9.4.1 Der betont unabhängige Patient

Dies ist ein Patient, der außerhalb seiner Krankheit als lebenstüchtig, erfolgreich und zielstrebig imponiert. Er erträgt es sehr schlecht, durch die Krankheit, speziell durch die Hospitalisation, immobilisiert zu werden. Entsprechend bagatellisiert und verleugnet er Beschwerden und bereitet dem Arzt durch seine fehlende Kooperation Probleme.

> **Beispiel.** Ein wegen eines Herzinfarktes frisch hospitalisierter klassischer Typ-A-Patient konnte von der Schwester noch eben im Krankenhauskorridor angehalten werden, als er im Begriff war, samt Gepäck zu verschwinden. Dem ihm ruhig aber besorgt zusprechenden Arzt wollte er aufgeregt durch Hochstemmen des schweren Krankenhausbettes seine „völlige Gesundheit" demonstrieren.

Die *Kooperation* dieser Kranken kann am ehesten dadurch gewonnen werden, daß man ihnen soviel Autonomie wie möglich zugesteht: Also nur Bettruhe wenn unumgänglich; selbst dann besser Schreibarbeiten und Telefonanrufe zulassen, als den „stillgelegten" Patienten in explosive Spannung zu versetzen. Hinter der Hyperaktivität steckt die in der Krankheit gegenüber dem sonstigen Leben noch gesteigerte Angst, abhängig und damit schwach zu werden. Je mehr sich dieser Patient vom Arzt ernst genommen fühlt, etwa durch gründliches Besprechen der Befunde und ihrer Konsequenzen, desto weniger ist er auf sein kompensatorisches Verhalten angewiesen.

9.4.2 Der ängstlich-abhängige Patient

Im Gegensatz zum vorgenannten, hat sich dieser Patient schon immer starke Partner ausgewählt, denen er sich unterziehen kann. Seine z. T. fast hypochondrische Klagsamkeit ist darauf ausgerichtet, sich auch in der Krankheit einen „mütterlich-unerschöpflichen" Betreuer zu sichern. Er ist somit auch sofort bereit, den Arzt und dessen Entscheide voll zu respektieren, allerdings nicht umsonst: Der Arzt sollte im quasi uneingeschränkt zur Verfügung stehen, sei es auch nur um sich durch unnötige Telefonanrufe mitteilen zu lassen, wie dankbar der Patient für die „gute Betreuung" sei.

> **Beispiel.** Eine 45jährige Hausfrau, die sich durch den barschen, ungeduldigen, durch seine berufliche Tätigkeit oft abwesenden Ehemann vernachlässigt fühlte, war beglückt, als der junge Hausarzt nicht nur ihre Varikosis sorgfältig untersuchte, sondern sich auch als geduldiger Zuhörer erwies. Als die Patientin immer häufiger Konsultationen verlangte und unter Vorwänden anrief, ließ seine Geduld allmählich nach. Schließlich vermochte er, wie der Ehemann, die Patientin nur noch durch barsches Abweisen auf Distanz zu halten.

Hätte der Hausarzt dieser Patientin von Anfang an ruhig und bestimmt die Grenzen seiner Verfügbarkeit signalisiert, dann hätte er die Brüskierung vermutlich vermeiden können. Es wäre dann auch nicht ein neuer Betreuungszyklus bei einem andern Arzt der Region ausgelöst worden. Für abhängige Menschen hat nämlich Krankheit oft schon in der Kindheit einen hohen Stellenwert gehabt, besonders für solche, die in ihrer ängstlichen Hilflosigkeit nur im Kranksein die von ihnen erwartete Zuwendung fanden. Wird dieses Muster erkannt, so kann ihre *Kooperation* auch später leicht gewonnen werden. Sie sind mit einem kleinen Lob oder mit der nötigen Aufmerksamkeit, auch von der Schwester leicht zu willigen und dankbaren Patienten zu machen. Man muß jedoch stets die Gefahr des passiv-kindlichen Sichergebens in die Krankheit, also die Gefahr der Regression, vor Augen haben und somit zwischen angemessener Zuwendung und Verwöhnungshaltung klar unterscheiden.

9.4.3 Der überheblich-anspruchsvolle (narzißtische) Patient

Er wird sich auch sonst im Leben vor Verletzungen dadurch schützen, daß er sich überlegen fühlt und gibt. Er nimmt dabei in Kauf, daß er als arrogant gilt, solange er sich „respektiert" oder „gefürchtet" glaubt. Solche Menschen können sich in der Krankheit durch ihre Arroganz zu wahren „Spital- oder Praxis-Schrecks" entwickeln. Nicht nur wollen sie bevorzugt behandelt sein, nicht nur sind sie in der Pflege fordernd, sie ertragen es auch sehr schlecht, daß ihr Körper nicht mehr integer ist. So ignorieren sie solange wie möglich ihre Beschwerden, gelegentlich bis zu deren Verleugnung.

> **Beispiel.** Ein 38jähriger ehrgeiziger Oboist hatte schon seit einiger Zeit festgestellt, daß die Gelenkigkeit seiner rechten Hand nachließ. Er tat dies als rheumatisch ab und wollte sich nicht „den Ärzten ausliefern". Als ihm schließlich der dritte Arzt bestätigte, daß er an einer Dupuytrenschen Palmarkontraktur leide, war er endlich zur Operation bereit. Im Spital trieb er die Schwestern zur Verzweiflung, wenn er sie Tag und Nacht mit nichtigen Vorwänden herbeizitierte und ihnen ständig mit Klagen bei dem – ihm entfernt bekannten – Chefarzt drohte. Sie zogen sich konsequenterweise so gut wie möglich von ihm zurück, was ihn in seiner Vorstellung von der „schlechten Pflege" bestätigte.

Wenn einmal erkannt ist, daß hinter solchem Verhalten eine große Unsicherheit steckt, die den Patienten fast existentiell bedroht, fällt es Ärzten und Schwestern leichter, der absolut unproduktiven Konfrontation mit diesen Kranken aus dem Wege zu gehen. Um sie für die *Kooperation* zu gewinnen, sollte man ihnen, wo immer sich Gelegenheit bietet, im Gegenteil Anerkennung bis „Bewunderung" bekunden. Mit Einhaltung höflicher Distanz kann man den Kranken am besten signalisieren, daß man ihre Verletzlichkeit respektiert, ohne sich unnötig von ihnen provozieren zu lassen.

Gewissermaßen eine Sonderform der narzißtisch-gestörten Patienten sind die sog. *„Koryphäenkiller"*, d.h. Patienten, die ständig auf der Suche nach dem „besten Arzt der Welt", nach den „wahren ärztlichen Kapazitäten" sind. Bekannt als ständige Arztwechsler, bringen sie anfänglich jedem Arzt viel Verehrung und Idealisierung entgegen. Der Arzt muß sich hüten, der Versuchung von soviel Bewunderung nicht zu erliegen (vgl. oben „narzißtische Kollusion"). In der Regel vermag er an diesen Kranken ebenso wenig Wunder zu vollbringen wie alle seine Vorgänger. Auf die Bewunderung folgt normalerweise auch prompt die Enttäuschung des Patienten, wobei die anfängliche Idealisierung nun in Entwertung umschlägt „ich habe mich doch an alle ihre Ratschläge gehalten, aber es hilft trotz allem nichts!"

Wenn man sich bemüht, in der Anamnese das Verhalten der „Arztwechsel" zu erkennen, so kann die eigene Beziehungskrise im voraus erkannt und gemildert werden. Vorbeugend ist es am besten, die mögliche Enttäuschung gleich anzusprechen: „Sie haben schon soviele kompetente Ärzte konsultiert, bestimmt haben Sie schon große Erfahrungen gesammelt, wie Ihnen am besten weitergeholfen werden kann". Durch den Versuch, den Patienten selbst (narzißtisch) aufzuwerten, fühlt sich dieser ernstgenommen. Zugleich schützt sich der Arzt gegen die unerwünschte Idealisierung, die ja zwangsläufig zu Enttäuschung und Kritik führen würde.

9.4.4 Der uberangepaßt-ordentliche (zwanghafte) Patient

Mit seiner Ordnungsliebe und Verläßlichkeit ist er meistens ein kooperativer, dankbarer Patient. Wenn er fürchtet, die Kontrolle über seine Situation zu verlieren, kann er aber auch mühsam, nörglerisch, fordernd werden.

> **Beispiel.** Der Mitte 50 stehende Buchhalter machte seinem Hausarzt bei der Überwachung der essentiellen Hypertonie während Jahren das Leben schwer. Er erschien immer vorzeitig und konnte sich dann kleine Seitenhiebe hinsichtlich des „Wartenlassens" nicht verkneifen. Dies hinderte ihn aber nicht daran, seinerseits den Arzt mit vielen Fragen über Gebühr zu beanspruchen. Er ließ sich immer genau über die gemessenen Blutdruckwerte informieren, die er dann umständlich und sorgfältig in seinen Taschenkalender eintrug und kommentierte. Er drängte immer wieder auf Laborkontrollen von Cholesterin, Elektrolyten etc. und hatte aus der Laienpresse stets neue „Therapievorschläge" zur Hand. Nachdem der Hausarzt ihn schließlich zum Kauf eines eigenen Blutdruckapparates ermutigt und für die Laborkontrollen fixe Daten zugesichert hatte, wurde die Beziehung erträglicher.

Die Angstabwehr des zwanghaften Patienten geschieht vorwiegend über die Kontrolle aller Unsicherheiten. *Je genauer er über Befund und Therapieplan orientiert ist, desto kooperativer ist er.* Wo immer die Möglichkeit besteht, sollte er am Prozedere beteiligt werden. Seine Selbständigkeit ist zu unterstützen und nicht etwa in Frage zu stellen.

9.4.5 Der mißtrauisch-abweisende (paranoide) Patient

Auch der von Natur aus mißtrauische Mensch beansprucht seine Autonomie solange wie möglich, um nicht in ein Abhängigkeitsverhältnis zu geraten. Es bereitet ihm beim Auftreten von irgendwelchen Beschwerden Mühe, sich einem Dritten anzuvertrauen. Er zieht die Selbstbehandlung mit allerlei einschlägigen Hausmittelchen oder auch mit weniger geeigneten Medikamenten und Kräutern vor. Wenn schon fachliche Hilfe sein muß, sucht er sie lieber in der Offizin des Apothekers, als im ärztlichen Sprechzimmer. Auch Naturheilärzte sind ihm, da unverbindlicher, z. T. lieber als ein Hausarzt.

> **Beispiel.** Der 48jährige Werkmeister galt in der Fabrik als unnahbarer, aber tüchtiger Fachmann. Während einigen Monaten hatte er vergeblich versucht, seine Stuhlbeschwerden mit einem „bewährten Tee" zu lindern. Die Rektoskopie ergab schließlich ein Kolonkarzinom, das der Patient nur widerstrebend operieren ließ. Den Anus praeter pflegte er zwar korrekt, zeigte sich aber nur selten beim Hausarzt, von dem er die Anordnung neuer Eingriffe befürchtete.

Die Interpretation seiner Beschwerden nimmt der mißtrauische Patient oft ganz selektiv vor, so daß wichtige Frühzeichen wie bei malignen Tumoren oft verkannt werden. Nur ungern läßt er körperliche Untersuchungen zu. Es führt auch zu nichts, mit ihm um sein gesundheitliches Wohlergehen zu streiten, weil er von seinem eigenen Krankheitsmodell ausgeht. Eher mag es gelingen, mit neutraler Sachlichkeit und in Worten, die seinem Denken entsprechen, die *Kooperation* zu gewinnen. Vorwürfe wegen der möglicherweise obskuren Selbstbehandlung werden den Patienten eher auf Distanz gehen lassen.

Es gäbe noch weitere Typen aufzuzählen, die in der psychiatrischen Krankheitslehre unter Persönlichkeitsstörungen aufgeführt werden: *Depressive, schizoid-unnahbare, asoziale, manipulative Persönlichkeiten* etc. Auch sie weisen dem Arzt mit ihrer spezifischen Dramaturgie, mit der besonderen Inszenierung jeweils eine bestimmte Rolle zu, die es zu erkennen gilt. Letzlich ist aber jeder Kranke, wie jeder andere Mensch auch, ein eigenständiges Wesen mit bestimmten Persönlichkeitszügen und damit, wie erwähnt, stets eine Mischung von bestimmten „Typen".

9.4.6 Ärztlicher Umgang mit schwierigen Patienten

Wesentlich ist hier nicht die Aufzählung aller denkbaren Verhaltensmuster. Vielmehr muß der Arzt erkennen, daß er nicht mit einem bestimmten, *seinem*, Schema an alle Patienten herantreten kann. Es gibt nämlich auch Versuche, das Arztverhalten zu typisieren und dann umgekehrt dem Patienten komplementäre Rollen zuzuteilen. Daß Ärzte gegen schematisierendes und schablonenhaftes Verhalten nicht gefeit sind, haben wir bereits diskutiert (s. Kap. 9.2). Je nach Ernsthaftigkeit des Autors wird die Arztrolle als jene eines „Diktators, Verkäufers, Managers, Planers, Freundes, Abschiebers etc." oder differenzierter (BECKMANN u. SCHEER 1976) als „Überidentifizierter, Organmediziner, Sachlicher, Helfender und Ambivalenter" umschrieben.

Im Verhalten von schwierigen Patienten gibt es trotzdem gewisse *Gemeinsamkeiten*. Wird dies vom Arzt erkannt und berücksichtigt, so kann dieser oder jener „Problempatient" leichter ertragen werden. Ihnen allen ist ja eigen, daß sie die Therapie erschweren oder gar verunmöglichen. Dies kann im Arzt Gefühle von Ohnmacht und/oder Kränkung auslösen. Ein erster Schritt, die Beziehung zu verbessern, liegt somit darin, daß man die *Erwartung aufgibt, allen schwierigen Patienten tatsächlich und immer helfen zu können*. Die hochgeschraubte klinische Schulung weckt im jungen Arzt oft die Vorstellung therapeutischer Omnipotenz. Die Wirklichkeit der Praxis, wo bei einem Drittel bis zur Hälfte der Patienten „hinhaltendes Gefecht" überwiegt, sieht dann wesentlich anders aus. Da die Therapie scheinbar nicht hilft, ist die Versuchung groß, durch immer neue Abklärungen allfällige diagnostische Lücken zu schließen – oder zumindest dem Patienten zu beweisen, daß man „etwas tut". Damit wird diesem bestätigt, daß doch eine noch nicht erkannte Störung vorliegen müsse. Deshalb regen BECK u. FRANK (1977) an, vor einer erneuten Abklärung die folgenden *Fragen zu prüfen:*

- Wieviele Abklärungen wurden im vergangenen Jahr schon gemacht?
- Wie hat der Patient darauf reagiert?
- Dient die erneute Abklärung primär dem Arzt oder dem Patienten?
- Erwartet der Arzt wirklich eine neue Information?

Eine zweite Hilfe mag sein, zu erkennen, daß der schwierige Patient nicht gegen seinen Arzt, sondern aus innerer Not handelt. *Er braucht die Beziehung zum Arzt* nämlich, um ein innerpsychisches Defizit zu überwinden: Der ängstlich-abhängige Patient, um ein Stück Geborgenheit zu finden, der narzißtisch-unsichere Patient, um ausgleichende Bewunderung zu mobilisieren, der schmerzbereite Patient, um von Schuldgefühlen freigesprochen zu werden etc. Das Ertragen der entsprechenden Verhaltensweisen ist oft die einzige Therapie, die schwierigen Patienten zugänglich ist.

Entgegen der Meinung mancher Ärzte, die verständlicherweise von ihren schwierigen Patienten manchmal genug haben, sind diese Kranken auf ihre Art recht anhänglich. Sie reagieren deshalb auf den Versuch der *Überweisung an einen Psychiater* meist mit Enttäuschung, Entrüstung, Trotz oder Kränkung. Nur wenn eine gefestigte, vertrauensvolle Beziehung zum Hausarzt schon besteht, kann der Psychiater komplementär eine sinnvolle Psychotherapie durchführen. Beim abgeschobenen Patienten hat auch er meist keine Chance. Nur wenn ein umschriebener psychischer Konflikt besteht, der dem Patienten einsichtig ist oder an dem er offenkundig leidet, kann ihm die Psychotherapie zusätzlich helfen. Dann aber sollte die Überweisung so früh wie möglich erfolgen, bevor die somatischen Beschwerden durch die Inszenierung des Patienten zu einem festen Verhaltensmuster geformt sind. Für die meisten Problempatienten hat es sich aber, wie erwähnt, als am günstigsten erwiesen, wenn der erstverantwortliche Arzt sie mit ihrer Persönlichkeitsstörung zu tolerieren und ihre Krankheit selbst zu behandeln versucht.

Weiterführende Literatur: Beck D, Frank Y (1977). Beckmann D, Scheer JW (1976). Kahana RJ, Bibring GL (1964)

9.5 Die ärztliche Untersuchung

9.5.1 Die Untersuchungssituation

Die *atmosphärische Wirkung der Raumgestaltung* ist mitunter eindrücklich. Ob spontan von Ärzten gewählt oder durch geschickte Innenarchitekten eingerichtet: Die zugleich funktional wie ästhetisch ansprechende Praxis, oft mit Holz und Farben ausgestattet, übt auf den Patienten unmittelbar einen beruhigenden Einfluß aus. Dieser Trend unterscheidet sich vorteilhaft von dem traditionellen Stil mit strengem Mobiliar in weißem oder glänzendem Metall, das mehr psychische als physische Sterilität ausstrahlt. Schrittmacher auf dem Weg zur „wohnlichen Praxis" waren erstaunlicherweise Zahnärzte, die bald erkannten, daß räumliche Geborgenheit Angst und Spannung und damit auch Schmerzbereitschaft abbaut.

Wir haben bereits dargelegt, daß für den Patienten, der den Arzt neu konsultiert, die Erwartung im Vordergrund steht, Erleichterung von seinen Beschwerden zu finden. Die Bedeutung der Beziehung zwischen Arzt und Patient, wie sie durch das Gespräch entsteht, haben wir beschrieben. Es ist uns klar geworden, daß schon durch das offene Zuhören viele initiale Ängste des Patienten abgebaut werden können.

Aber auch die *körperliche Untersuchung* ist nicht nur als wichtiges diagnostisches Verfahren, sondern ebenso psychologisch von großer Bedeutung. Es ist ja entsprechend der Beschreibung der Arztrolle durch PARSONS (1951), ein Privileg des Arztes, auch über den Körper mit dem Patienten zu kommunizieren. Körperliche Berührung schließt je nach Kontext eine gewisse *Intimität* ein, die von der Kindheitserfahrung her vor allem als Zuwendung erlebt wird, seltener aber auch als strafende Bedrohung. Es mag für den Arzt technische Routine sein, den Patienten zu auskultieren, zu palpieren, abzuklopfen, Reflexe auszulösen – ja auch intimere Untersuchungen wie Abtasten der weiblichen Brust, Einführen eines Spekulums in die Vagina, Palpation der Prostata, Anheben des Skrotums beim Hustenstoßreflex etc. etc. vorzunehmen. Für den Patienten sind dies intime Berührungen, die ihn emotional, z. T. auch sexuell erregen können. So ist es wichtig, gerade in der Untersuchungssituation dem Patienten mit respektvoller Distanz zu begegnen, damit er die Situation nicht naiv oder regressiv verkennt. Psychotherapeuten und Krankenschwestern beobachten immer wieder, wie Patienten unter Verrichtungen, die mit regelmäßiger Körperberührung verbunden sind, wie Massage, Abseifen, Verbandwechsel, sehr zugänglich bis anlehnungsbedürftig werden. Für sie wird durch den intimen Kontakt die Beziehung zur Pflegeperson von einer rein medizinisch fachlichen zu einer bedeutungsvollen persönlichen Begegnung. Entsprechend wird die Situation gelegentlich mißverstanden, und regressive Wünsche machen sich relativ ungebremst bemerkbar.

Die *richtige emotionale Distanz* muß der Arzt auch aus einem weiteren Grund einhalten. Einseitige Berührung, und um diese handelt es sich ja in der ärztlichen Untersuchung, ist auch ein Ausdruck von sozialer Dominanz, also von einer überlegenen Rolle. Obwohl Ärzte die körperliche Untersuchung kaum aus Machtstreben vornehmen, können im Patienten Erinnerungen an einseitige Berührungen in unangenehmen Lebenssituationen anklingen, etwa an solche durch einen autoritären Lehrer in der Schulstube oder durch einen Schlauchmeister im militärischen Drill etc. Einseitige körperliche Berührung war geschichtlich lange Zeit ein Privileg der Mächtigen. Gezieltes Berühren, meist durch Handauflegen, wurde von ihnen aber auch im guten Sinne eingesetzt, um dadurch zu heilen: Der englische Ausdruck „The Royal Touch" oder „King's Touch" weist auf die im Mittelalter von englischen und französischen Königen praktizierten Wunderheilungen hin. Die Erwartung, der Heiler zeige seine Überlegenheit just durch umschriebenen Körperkontakt wie Anfassen eines kranken Gliedes, Handauflegen auf eine wunde Stelle u. a. m., hat letztlich religiöse Wurzeln. So wird uns von Christus (als „Heiland!") wiederholt berichtet, daß er durch Berühren Kranke heilte. Derartige Praktiken werden bei Naturvölkern einerseits, bei Naturärzten unserer Kultur andererseits bis heute angewandt.

Wahrscheinlich sind Ärzte im Körperkontakt zu den Patienten im allgemeinen gerade deshalb recht zurückhaltend, weil sie diese Zusammenhänge spüren und respektieren. Zumindest müssen wir dies einer Umfrage von KARDENER et al. (1973) entnehmen, die von 1000 Ärzten aus fünf Fachdisziplinen dahingehende Auskünfte erhielten. Psychiater und Gynäkologen sind aus ihrer besonderern Untersuchungssituation heraus zurückhaltender als Allgemeinmediziner und Internisten. Etwa ein Zehntel der befragten Ärzte bestätigen, daß ihrer Meinung nach „nicht erotisches Umarmen, Küssen und liebevolles Berühren" der Patienten für die Therapie hilfreich sein könne. Nur 3% der Psychiater stimmten dem zu, wobei zu berücksichtigen ist, daß die Befragung um 1970 erfolgte. Seither hat die körperbezogene Psychotherapie, die unter strengen Kautelen Körperberührungen zuläßt einen großen Aufschwung genommen.

Körperliche Berührung kann aber auch die Arzt-Patient-Beziehung als solche in Frage stellen, wenn die nonverbalen Signale gegenseitig mißverstanden werden. In der gleichen Befragung gaben 13% der Ärzte an, schon mit Patienten *erotische Beziehungen* eingegangen zu sein (Gynäkologen 18%, Allgemeinmediziner 13%, Internisten 12%, Chirurgen und Psychiater je 10%). Praktisch immer handelt es sich dabei um Beziehungen von Ärzten mit weiblichen Patienten, fast nie umgekehrt von Ärztinnen mit männlichen Patienten. Was im Augenblick „therapeutisch intendiert" erscheinen mag, hat mittelfristig für die Patientenbetreuung sehr nachteilige Konsequenzen; jedenfalls ist dies für die psychotherapeutische Beziehung klar erwiesen (APFEL et al. 1985).

Ein weiterer psychosozial bedeutsamer Aspekt der Untersuchungssituation ist deren *räumliche Distanz*. Das Studium der nonverbalen Kommunikation (s. Kap. 2.3) hat verschiedene, auch für die medizinische Praxis wertvolle Beobachtungen gebracht. Es mag praktische Gründe dafür geben, daß ein Arzt zu seinen Patienten physischen Abstand nimmt (Körpergeruch bei ungepflegten Patienten, Ansteckungsgefahr etc.). Die Anordnung der räumlichen Distanz ist aber immer auch eine nonverbale Mitteilung darüber, wie der Untersucher die Beziehung einschätzt. Es gibt genaue Erhebungen, wonach nur Menschen, die miteinander sehr vertraut sind, d. h. „sich näher stehen", einen Körperabstand von weniger als 50 cm wählen. Der adäquate räumliche Abstand ist im freundschaftlichen Gespräch etwa 0,5-1,5 m, im sozial-formellen Kontakt 1,5-3 m und im öffentlichen rituellen Auftreten über 3 m. Wenn also ein Chefarzt gewissermaßen von der Türe aus seine Visitengespräche abhält, dann drückt er unbewußt aus, wie überlegen er sich seinen Patienten gegenüber fühlt oder wie wenig Respekt er deren emotionalen Bedürfnissen entgegenbringt. Umgekehrt verwirrt es einen Teil der Patienten, wenn ein Assistenzarzt sich allzu nahe auf dem Bettrand an sie heransetzt.

Im Sprechzimmer fühlen sich die meisten Patienten wohl, wenn sie über die Ecke des Pultes, nicht aber hinter das Pult plaziert werden. Die Diagonale läßt es dem Patienten frei, mit dem Arzt in Augenkontakt zu bleiben oder nicht. Wenn er einen vergleichbar bequemen Stuhl benützen darf wie der Arzt, so erkennt der Patient, daß er hier nicht auf unangebrachte formelle Distanz gehalten wird. Bequemes Sitzen oder Liegen bedeutet ihm nicht nur, körperlich angenehm oder beschwerdefrei plaziert zu sein. Es signalisiert ihm vielmehr von Beginn an, er sei hier als gleichwertiger (wenn auch nicht gleichartiger) Partner akzeptiert. Offenbar hat die ärztliche Routine einzelnenorts diese Grundhaltung verkümmern oder gar nicht aufkommen lassen, wenn wir an bestimmte Patientenklagen denken. So sind Patientenberichte wie die folgenden recht häufig: Man habe sie unbekleidet auf dem Röntgentisch, vor der Elektrotherapie oder auf dem gynäkologischen Untersuchungsstuhl lange warten lassen; man habe sie dann in dieser unbequemen Position erst noch ausführlich nach der Symptomatik ausgefragt. Ein Gynäkologe soll auf einem Fachkongreß dazu treffend bemerkt haben: „Jeder so handelnde Gynäkologe sollte einmal auf jenem bewußten Stuhl 10 Minuten lang hüllenlos warten müssen, bis eine Kollegin ihn visitiert"!

Die verschiedenen speziellen Untersuchungssituationen mit ihren je eigenen Besonderheiten werden an anderer Stelle noch eingehend besprochen (s. Kap. 10 und 11).

9.5.2 Bedeutung des Untersuchungsgespräches

Das ärztliche Gespräch (oder Interview, wie es heute fachtechnisch oft genannt wird) hat in der *traditionellen Hausarztmedizin stets im Zentrum der Diagnostik und der persönlichen Betreuung des Kranken gestanden.* Aus vielfachen bekannten Gründen hat in den letzten Jahrzehnten immer mehr eine Verschiebung zugunsten biochemischer und physikalischer Untersuchungsmethoden stattgefunden, allzu oft unter Vernachlässigung des Gesprächsanteils im Kontakt zum Patienten. Der oft erhobene Vorwurf der ärztlichen „Minutenmedizin" ist inzwischen durch viele Erhebungen auch belegt worden, so wie umgekehrt die enorme Zunahme an Laboruntersuchungen inzwischen auch Teil des öffentlichen medizinischen Bewußtseins geworden ist. Am Yale-New-Haven-Hospital konnte aufgezeigt werden, daß sich seit 1954 die Zahl der Laboruntersuchungen ca. alle fünf Jahre verdoppelt hat – ein Trend der seither für die USA insgesamt nachgewiesen wurde (REISER 1978).

Die *Bedeutung eines guten Untersuchungsgesprächs für die Diagnose und für das weitere Vorgehen* geht demgegenüber aus einer kontrollierten englischen Untersuchung hervor (HAMPTON et al. 1975), die von Internisten und Neurologen der Nottingham University durchgeführt wurde. Die Autoren analysierten 80 durch Allgemeinpraktiker zur weitern Abklärung an eine medizinische Poliklinik überwiesene Patienten. Sie stellten fest, daß ¾ der Diagnosen resp. des weitern Vorgehens nach dem Untersuchungsgespräch bereits definitiv feststanden und durch die nachfolgenden Körper- und Laboruntersuchungen nicht verändert wurden. Nur bei 7 von 80 Patienten, also in weniger als 10% der Fälle haben Labor- und Röntgenuntersuchungen etwas zur Diagnostik resp. zum Behandlungsplan beigetragen, obwohl durchschnittlich pro Patient sechs verschiedene Analysen vorgenommen worden sind. Sowohl diagnostisch wie ökonomisch zeigen die Laboranalysen in dieser Studie einen sehr niedrigen Wirkungsgrad. Die Autoren weisen darauf hin, daß es sich hier zwar um erste Untersuchungen von überwiesenen Patienten, aber um keine Notfallabklärungen gehandelt hat. Sie kommen zu wichtigen Schlußfolgerungen:

1. *Die vom Arzt für ein sorgfältiges und umfassendes Untersuchungsgespräch eingesetzte Zeit ist wohl begründet* und selbst gegenüber der klinischen Untersuchung zu priorisieren.
2. Entsprechend sollte *im Unterricht das Hauptgewicht auf gute Anamneseerhebung* und entsprechend weniger auf die Untersuchung bestimmter Symptome und Krankheitszeichen gelegt werden.
3. Es besteht ein größeres Bedürfnis, die Verbesserung der *Kommunikation in der Arzt-Patient-Beziehung zu erforschen,* als weitere Labormethoden zu entwickeln.

Eine Fülle von andern Untersuchungen im Bereich der psychosozialen Medizin erlaubt analoge Schlußfolgerungen. Es besteht somit aus medizinisch-diagnostischer, aus psychologischer, aus ethischer und nicht zuletzt aus ökonomischer Sicht Anlaß, die Schulung des Untersuchungsgesprächs ernst zu nehmen. Dabei gilt es aber auch festzuhalten, daß in keinem Bereich in den letzten Jahren so viele Anstrengungen zur Verbesserung der Arzt-Patient-Beziehung unternommen worden sind, wie in der Schulung des Untersuchungsgesprächs. Dies erfolgt nicht ohne Grund; denn viele Schwierigkeiten, die zwischen Arzt und Patienten aufkommen, sind auf ungeschicktes Gesprächsverhalten des Arztes und somit auf ungenügende Ausbildung zurückzuführen. Dabei ist die gelegentlich geäußerte *Annahme, der Umgang mit dem Patienten und vor allem die Gesprächsform sei nicht lernbar, nicht zutreffend.* Anhand einer repräsentativen Untersuchung können die *häufigsten Fehler,* wie sie in verschiedenen empirischen Kontrollen nachgewiesen wurden, zusammengefaßt werden.

In den „Annuals of Internal Medicine" (angeregt durch die Bestimmung des American Board of Internal Medicine, die klinische Geschicklichkeit der Assistenten sei regelmäßig zu überprüfen), (PLATT u. MCMATH) ist 1979 eine umfassende Untersuchung publiziert worden. *300 klinische Interviews von Ärzten,* die hierarchisch in unterschiedlicher Stellung tätig waren, wurden *einer eingehenden Analyse unterzogen.* Das Ergebnis war derart schockierend, daß die Untersucher ihm vorerst mißtrauten, bis sie sich versichert hatten, daß praktisch alle festgestellten Störungen der ärztlichen Gesprächsführung zuzuschreiben sind. Sie haben fünf Syndrome von fehlerhafter Gesprächsführung herausgearbeitet, die nach Auffassung der Autoren durch geeignetes Training alle hätten vermieden werden können:

1. *Bescheidener therapeutischer Gehalt* des Gesprächs („low therapeutic content"). Die Interviewer erkannten die Notwendigkeit nicht oder verfehlten es, den Gesprächen einen therapeutischen Sinn zu geben; vor allem unternahmen sie keine Anstrengung, den Patienten auch emotional zu entlasten. Zwischenmenschlicher Anstand (an die Türe klopfen, sich vorstellen, Gebrauch des Namens) wurde ebenso mißachtet wie es an Erläuterungen über den Sinn des Gesprächs oder an sorgfältigem Zuhören und ermutigenden, stützenden Bemerkungen fehlte.
2. *Ungenügende Datenerhebung* („flaved data base"). Hier stellten die Forscher fest, daß die untersuchenden Ärzte (trotz zum Teil überlangen Gesprächen von mehr als 40 min) zwar viele Symptome eingesammelt hatten, aber vom Patienten und seiner Lebenssituation nicht mehr als seinen Namen und sein Alter kannten. Die Möglichkeit, die somatischen Befunde in einen weiteren, für die Therapie wichtigen psychosozialen Kontext zu bringen, war somit nicht gegeben.
3. *Fehlen jeglicher Hypothesen* („failure to generate hypothesis"). Die Befragung hatte den

Patienten gar nicht erreicht, entweder weil sein Zustand verkannt wurde (schläfrig, verwirrt, sehr schwach, von Schmerzen gequält, von Besuchern abgelenkt etc.); oder weil die Gesprächsführung schlicht untauglich war. Dabei hatten es die untersuchenden Ärzte in ihrem Gespräch mit dem Patienten versäumt, die vier stets zu bedenkenden Hypothesen überhaupt zu erwägen:

1. Über Schwierigkeiten, die sich dem Gespräch entgegenstellen können.
2. Über die Anamnese resp. Krankheitsgeschichte als solche.
3. Über die mögliche Diagnose.
4. Über die Persönlichkeit des Patienten.

4. Nichterfragen von Grunddaten, sondern Abstellen auf sekundäre, zitierte Angaben („failure to blend, failure to demand primary data"). Grunddaten im Gespräch sind Symptome und Beschwerden des Patienten, Sekundärdaten Angaben, die er von andern Medizinalpersonen erhalten hat (Laborbefunde, EKG; Diagnosen). Tertiärdaten betreffen das, was der Patient selbst aus der Information macht. Nach Ansicht der Autoren ist es nicht zulässig, daß der Patient eine vermeintliche oder tatsächliche Krankengeschichte zitiert, ohne ihn dabei auf seine aktuellen Beschwerden anzusprechen.

5. Strenge Gesprächskontrolle durch Arzt („the high control style", „my doctor doesn't listen to me"). Diese Gespräche verliefen rein symptomorientiert, wobei der Arzt immer mehr, der Patient immer weniger sprach – der Patient offensichtlich die Gelegenheit vermißte, seine Geschichte und seine Beschwerden mitteilen zu können.

Diese umfangreiche Untersuchung nimmt viele der möglichen *Interviewfehler,* aber auch die zu setzenden Akzente der ärztlichen Gesprächsführung vorweg. Sie zeigt auch die Bedeutung einer gründlichen Gesprächsschulung auf. Forschungsbegleitete Ausbildungsprogramme haben mehrfach ihre Überlegenheit bewiesen (FEIDEL u. BOLM 1981; KAGAN 1973; MAGUIRE u. RUTTER 1976; RUTTER u. MAGUIRE 1976; WERNER u. SCHNEIDER 1974).

Ihnen allen ist gemeinsam, daß sie den Studenten über Selbsterfahrung zu *Gesprächsübungen* mit Mitstudenten hinführen, bevor dann eigentliche Patientengespräche stattfinden. Gearbeitet wird vorwiegend in Kleingruppen, wobei Ton- und Videobandkontrollen der selbstkritischen Beobachtung dienen. Es ist hier nicht der Ort, Aufbau und Ablauf dieser Trainings darzustellen. Es muß aber nachdrücklich darauf verwiesen werden, daß das wichtigste Gestaltungsmittel der Arzt-Patient-Beziehung, nämlich das Gespräch, nicht über ein Lehrbuch erlernt werden kann. Gesprächstraining in Seminaren und Kursen einerseits und klinische Praxis andererseits sind dazu geeigneter. Es muß aber auch festgehalten werden, daß die gelegentlich von Klinikern geäußerte Bemerkung, die Fähigkeit zur Gesprächsführung und zum Umgang mit dem Patienten sei nicht lernbar, sondern müsse dem Studenten einfach gegeben sein, objektiv nicht stimmt. Forschungsergebnisse sprechen klar gegen eine solche Behauptung. Sie weisen darauf hin, daß jener Student, dem es natürlicherweise leicht fällt, zwischenmenschliche Kontakte anzuknüpfen, von solchen Kursen weniger profitiert als der Student, dem die Gesprächsführung eher Mühe bereitet. Für die Verbesserung der Arzt-Patient-Beziehung ist gerade die Schulung der letzteren Gruppe bedeutsam.

Im folgenden werden ein paar theoretische Grundlagen zusammengestellt, die in jedem ärztlichen Gespräch ihre Gültigkeit haben. Wir stützen uns da auf zwei Pioniergruppen, die Wesentliches zur Gesprächsschulung beigetragen haben: NORMAN KAGAN in Michigan zu den Trainingsgrundlagen, GEORGE L. ENGEL und seine psychosomatische Liaison-Gruppe in Rochester zu der integrierten klinischen Gesprächsführung.

Das von KAGAN entwickelte *IPR (Interpersonal Recall)-Programm* (eine Methode zur Vergegenwärtigung des Gesprächsablaufs) geht auf die Pionierzeit der Videotechnik anfangs der 60er Jahre zurück. KAGAN hatte beobachtet, wie Gastdozenten beim Betrachten des Videobandes ihres eigenen Vortrages bestimmte Situationen mit besonders starken Gefühlen erinnerten („da war ich schön in Panik geraten!"). Er hat daraus eine Methode entwickelt, die es dem Gesprächsleiter ermöglichen soll, gefühlsstarke Situationen zu erkennen und zu meistern. Seine Methode gibt Studenten Gelegenheit, im Video vorerst andere Menschen, dann sich selbst alleine und gemeinsam mit Kommilitonen in der Kleingruppe zu beobachten. Diese Methode, die weltweit in verschiedenen Wissenschaftsgebieten angewandt wird, will u.a. aktives Zuhören, Explorieren der Gefühle des andern, auf Gefühle eingehen und direktes Ansprechen von wichtigen Inhalten fördern (SCHAUBLE et al. 1969; KAGAN 1977).

ENGEL, Internist und Psychoanalytiker, hat schon in den 50er Jahren in Rochester, New York, den ersten psychosomatischen Liaisondienst aufgezogen, der in enger Zusammenarbeit mit den somatischen Disziplinen u.a. eine differenzierte klinische Interviewschulung pflegt. Sein *Modell des integrierten und offenen Interviews* hat vorerst in den USA, dann aber auch in Australien und Europa weite Verbreitung gefunden (MORGAN u. ENGEL 1977).

Ein jedes diagnostisches und/oder therapeutisches Gespräch hat eine bestimmte Zielsetzung. Um diese zu erreichen, muß der Aufbau des Gesprächs eine gewisse Folgerichtigkeit aufweisen. Die Kommunikationsmittel sind teils verbaler, teils nichtverbaler Art: Mit Worten werden Inhalte und Sachinformationen vermittelt, durch Stimme, Mimik und Gestik Gefühle und Einschätzung der Beziehung mitgeteilt. Das gekonnte ärztliche Gespräch folgt gewissen technischen Regeln, deren Nichtbeachten zu bestimmten Interviewfehlern führt. In der soeben skizzierten Reihenfolge wird im folgenden der Gesprächsablauf analysiert.

9.5.3 Zielsetzung des Untersuchungsgespräches

Obwohl es offensichtliche Unterschiede gibt, haben doch ärztliche Gespräche in verschiedenartigen Situationen (wie z.B. Allgemeinpraxis, somatische Notfallstation, psychiatrische Langzeitabteilung etc.) hinsichtlich der Zielsetzung viel Gemeinsames. Die klassischen Ziele sind:

---

1. Aufbau der Beziehung zum Patienten
2. Erheben der Anamnese
3. Feststellen und Beurteilen der somatischen und psychosozialen Merkmale oder Besonderheiten des Patienten.
4. Formulieren einer (vorläufigen) Diagnose.
5. Festlegen des weiteren Vorgehens, inkl. vorläufiger Therapieplan.
6. Motivieren des Patienten für die weitere Kooperation

Die Punkte 1. und 6. sind auf die zwischenmenschliche Beziehung, die Punkte 2. und 3. auf das Gewinnen der notwendigen Information ausgerichtet, und beides wird dann einem Urteilsprozess (4. und 5.) unterzogen.

Diese gemeinsamen Ziele, die die psychosoziale Dimension im Umgang mit dem Patienten einschließen, werden durch jene fachlichen medizinischen Zielsetzungen ergänzt, die die jeweilige Untersuchungssituation erfordert. Auf die Punkte 1., 3., 5. und 6. kann aber in keinem Gespräch verzichtet werden, will man nicht die bekannten Grundregeln der Arzt-Patient-Beziehung verletzen.

Beispiel. GEORGE L. ENGEL (1977) verdanken wir viele Beiträge zur Gesprächsführung. Er ist bekannt für seine Gabe, aus kleinsten Beobachtungen wesentliche Überlegungen abzuleiten. Auf einer Stationsvisite, an der er als Gastprofessor teilnahm, hatte der zuständige Arzt soeben strahlend einer Frau mittleren Alters das relativ günstige Ergebnis der Leberbiopsie mitgeteilt. Auf seine Frage, wie es ihr heute ginge, sagte sie: „Ziemlich gut, meine ich". „Das freut mich", sagte der Arzt und verließ das Krankenzimmer. Prof. ENGEL war aber aufgefallen, daß die kurze Äußerung der Patientin von einer bestimmten Geste begleitet war, die in der Regel Hilflosigkeit ausdrückt (kurzes Anheben der Unterarme mit Handfläche nach oben und Fallenlassen der Hände). Auf seine Bemerkung, sie scheine über den Befund nicht sonderlich beglückt, brach die ihm ja unbekannte Frau in Tränen aus und berichtete, wie sehr sie sich fürchte, nachhause zurückzukehren, da ihr Mann sie vor kurzem nach 25jähriger Ehe verlassen habe. In der nachfolgenden Besprechung zeigten sich die zuständigen Ärzte überrascht, wie bereitwillig die Patientin Prof. ENGEL Auskunft erteilt hat. Die nun nachgeholte gründliche psychosoziale Anamnese bestätigte einen erheblichen Alkoholabusus bei Partnerschwierigkeiten. Gerade noch rechtzeitig konnten vorbeugende Maßnahmen eingeleitet werden, von denen man eine verminderte Rückfallgefahr (und damit nicht eine erneute Schädigung der Leberfunktion) erwarten konnte.

Somit wurde in diesem Beispiel gewissermaßen in einem „Minutengespräch" ein zwar ernsthafter, aber stabilisierender Leberbefund erst in den richtigen erweiterten psychosozialen Kontext gebracht, der nun eine ganzheitliche Behandlung ermöglichte.

Das Gesprächsziel, eine angemessene menschliche Beziehung zum Patienten aufzubauen, muß alle jene Erkenntnisse berücksichtigen, die hinsichtlich des Arzt-Patient-Verhältnisses gelten. Nur wenn diese Beziehung tragfähig ist, werden auch die Punkte 5. (weiteres Vorgehen) und 6. (Kooperation des Patienten) realisierbar sein. Die oben zitierten Interviewfehler und auch das Beispiel von ENGEL zeigen auf, wie sehr eine gute zwischenmenschliche Beziehung vorausgesetzt werden muß, will man in der Anamnese die relevanten Daten überhaupt erheben können.

9.5.4 Aufbau des Untersuchungsgespräches

Das Untersuchungsgespräch folgt einem Aufbau, der natürlicherweise in ganz unterschiedlichen Beratungs- und Informationsgesprächen befolgt wird. Vergleichende Untersuchungen haben gezeigt, daß Interviews erfahrener Medienfachleute, Eheberater, Sozialarbeiter, Betriebspsychologen und Personalberater etc. alle ähnlichen Grundsätzen der Gesprächsführung folgen. Es muß somit dem Aufbau, der auch im ärztlichen Gespräch ausgewiesen ist, eine natürliche Logik zugehören. Den Aufbau zu kennen und in den einzelnen Schritten zu beachten, trägt zur guten Verständigung mit dem Patienten wesentlich bei. Die Abb. 9.2 ermöglicht einen Überblick.

Unabhängig von der Untersuchungssituation gibt es feste Sukzessionen: Gesprächseröffnung – Querschnitt durch die aktuelle Situation – Anamnese im Längsschnitt – Gesprächsschluß. Die Schritte 1, 2, 3 und 9 sind in der Notfallsituation ebenso unerläßlich wie beim Erheben einer differenzierten psychosozialen Anamnese. Das Erstgespräch wird meist umfassender sein und den Großteil der hier erwähnten Punkte berühren, handle es sich um einen Erstkontakt mit einem niedergelassenen Arzt oder um einen Klinikeintritt.

Die Reihenfolge der Aufbauschritte ist aber vom Untersucher nicht stur zu erzwingen. Vielmehr wird er es zulassen, speziell beim Erheben der Anamnese, daß der Patient spontan das ihm Wesentliche schildert. Die Fragen des Arztes steuern das Gespräch indirekt so, daß es im großen und ganzen den gezeigten logischen Verlauf nimmt. Das Gespräch wächst wie ein Baum, dessen Hauptäste die einzelnen angeführten Schritte sind. Innerhalb der einzelnen Schritte gibt es viele mögliche Verzweigungen oder Nebenäste. Durch

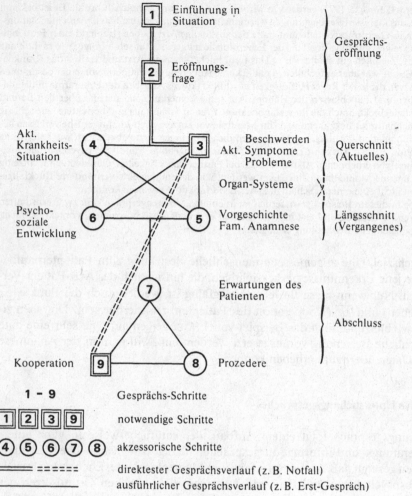

Abb. 9.2 Aufbau des Untersuchungsgesprächs

seine indirekte Gesprächssteuerung ermöglicht der Arzt ein gleichmäßiges Wachstum des „Gesprächsbaumes".

Hier nun die Schritte im einzelnen:

---

1. *Einführung in die Gesprächssituation:*
Sie soll klarstellen, daß der Patient über den Ort, (z. B. psychiatrische Hospitalisation) und über den Gesprächspartner (Aufnahmearzt) sowie über die Zielsetzung (Eintrittsgespräch) orientiert ist.

Was in der hausärztlichen Praxis, wo die meisten Kranken den Arzt spontan aufsuchen, selbstverständlich ist, geht in der Spitalroutine oft unter. Gerade der neu eintretende Patient begegnet einer Unzahl von Betreuern, von denen er zunächst weder Funktion noch Namen oder Auftrag genauer erfaßt. Studenten sollten deshalb besonders darauf achten, sich in ihrer momentanen Funktion vorzustellen und den Sinn des Gespräches zu bestätigen. Dies wird auch für sie den Kontakt zum Patienten erleichtern. Zur Einführung gehört auch die bequeme Lagerung oder Sitzstellung des Patienten, wie es der jeweiligen Untersuchungssituation gemäß ist.

> **Beispiel.** Ein 45jähriger Patient war während eines Ferienaufenthaltes wegen Verdachts auf Magenperforation im spätern Nachmittag in ein ausländisches Großspital eingewiesen worden. Er wurde vom Tagesarzt aufgenommen aber gleich an den Nachtarzt übergeben; es folgten Röntgen- und Laborkontrolle, Oberarztvorstellung, neuer Tagesarzt, Oberarzt, Chefarzt, Spezialistengespräche etc. Innerhalb von 24 h hatte es der Patient bis zum Austritt mit neun verschiedenen Ärzten und 17 Pflegepersonen zu tun. Aus Bettenmangel wurde er nahe dem Hauptdurchgang im Korridor hinter einem Paravent plaziert. Dankbar war der Patient schließlich nur für den Umstand, daß sich später weder die Eintrittsdiagnose (Magenperforation) noch die Austrittsbeurteilung (akute Pankreatitis, mit dringender Empfehlung zur Rückkehr in seine Heimat) bestätigten.

---

2. *Eröffnungsfrage:*
Sie soll „offen" gestellt werden, um dem Patienten vorerst zu ermöglichen, in seinen Worten den Grund des Herkommens zu erläutern.

Die erste Formulierung drückt oft die Stimmung des Patienten und die weitern psychosozialen Zusammenhänge seiner Beschwerden am treffendsten aus. Bewährt haben sich Fragen wie „was führt Sie her?", „wie fühlen Sie sich?", „welches sind die Umstände, die Sie heute bei uns eintreten....zu mir in die Sprechstunde kommen lassen?".

---

3. *Aktuelle Beschwerden (-Symptomatik, -Problematik) und*
4. *Aktuelle Krankheitssituation („Jetziges Leiden"):*
Nach der Eröffungsfrage soll es dem Patienten ermöglicht werden, während mindestens 2–3 min das zu erzählen, was ihm wesentlich scheint. Er wird dabei in der Regel die aktuellen Beschwerden in seiner Sprache recht umfassend darstellen.

(Eine englische Untersuchung hat ergeben, daß anfänglich 5minütiges Zuhören des Arztes bis zu einem Drittel der diagnostischen Kosten einsparen hilft). An dieser Stelle muß der (unmitteilsame) Patient ermutigt werden, frei zu sprechen. Zu frühes exaktes Befragen schränkt den Patienten ein und artet meist in ein Frage-Antwort-Spiel („Ping-Pong") aus.

MORGAN u. ENGEL (1977) empfehlen, an dieser Stelle wie ein Kartograph die wichtigsten Punkte einer *„Landkarte der Symptomatik"* abzustecken. Dem folgt das Präzisieren der Symptome, indem man deren „sieben Dimensionen" erhellt:

---

1. Wo: Lokalisation; Ausstrahlung etc.
2. Wie: Art (stechend; ziehend; brennend etc.).
3. Wie stark: Intensität (erträglich; unerträglich etc.).
4. Wann: Zeitliche Folge (dauernd, periodisch etc.).
5. Bei welchen Umständen manifest (bei Anstrengung; Aufregung etc.).
6. Wodurch erleichtert/verstärkt? (wie bei 5.).
7. Begleitmanifestation (Schwindel, Nausea etc.).

Die geschickte Befragung der Beschwerden und Symptome bringt diese automatisch mit der aktuellen Lebenssituation des Patienten in Zusammenhang. Da der Zeitpunkt einer Erstkonsultation (resp. Neuerkrankung) unabhängig vom somatischen Anlaß, meist nicht zufällig ist, können somit die psychosozialen Stressoren erkannt und für das Verständnis der Krankheitsauslösung berücksichtigt werden.

---

⑤ *Vorgeschichte (Präanamnese):*
Soweit dies momentan für die Klärung der Krankheit wesentlich ist, folgen nun Fragen, die die Vorgeschichte erhellen. Es können so Analogien und Unterschiede (z. B. Saisonabhängigkeit) zu früheren Krankheitsepisoden erkannt werden.

Die Familienanamnese über den Gesundheitszustand lebender und verstorbener Angehöriger bringt ergänzende Informationen, die vor allem genetische und Umwelteinflüsse der aktuellen Krankheit klären helfen. Nie sollte aber, nur weil es der „historischen Logik" ärztlichen Denkens entspricht, mit der Familienanamnese begonnen werden. Ein junger Mann, der seiner Freundin ein Kompliment für das schöne Frühjahrskleid machen will, wird dieses auch nicht mit der Frage nach dem Sonntagsgewand ihrer Großmutter einleiten. Erst wenn das, was für den Patienten aktuell ist, geklärt werden konnte, sind für ihn Fragen nach der Vergangenheit überhaupt sinnvoll.

Ähnliches gilt für die Systemübersicht der einzelnen Organe und Organsysteme, die als ärztliche Checkliste zwar wichtig ist, aber durch das Hickhack des Abfragens den Dialog schon zu Beginn der Untersuchung abwürgen könnte.

---

⑥ *Psychosoziale Entwicklung:*
Von der aktuellen Krankheitssituation läßt sich das Gespräch auf die jetzigen Lebensumstände des Patienten überleiten. Dazu gehören die momentanen (und frühern) Partnerschaftsbeziehungen (Ehe, Lebenspartner, engste Freunde) wie auch die Beziehung zur Herkunftsfamilie.

Für alle berufstätigen oder in Ausbildung stehenden Patienten ist der Arbeitsplatz resp. die Ausbildungsstätte eine häufige Quelle psychischer Belastungen. Hausfrauen sind doppelt vom Familienbezugsnetz abhängig. Die finanziellen Verhältnisse sind für manche Patienten Anlaß zur Sorge. An den weitern sozialen Kontakten (Freundeskreis, Gemeinschaften, Vereine etc.) und an der Freizeittätigkeit sind u. a. die gesunden Möglichkeiten und starken Seiten des Patienten gut abzuschätzen.

Die lebensgeschichtliche Entwicklung kann bei psychisch labilen Patienten zum Verständnis der momentanen Krankheit weiterhelfen. Die Kindheit mit der zentralen Elternbeziehung, schulische Probleme, Adoleszenz, erste berufliche und partnerschaftliche Traumata, Gründen einer eigenen Familie, Sorge um Kinder und Angehörige sind in diesem Zusammenhang besonders aufmerksam zu erfassen.

Neben dem aktuellen Verhalten des Patienten in der Gesprächssituation trägt die Kenntnis seiner psychosozialen Entwicklung dazu bei, das Persönlichkeitsbild des Patienten abzurunden. Indirekt sind die Daten der psychosozialen Anamnese auch wichtig, um das Gesundheits-Krankheits-Modell des Patienten zu verstehen, sein aktuelles Krankheitsverhalten zu interpretieren und die psychosozialen Konsequenzen der Krankheit abzusehen.

Wie das Schema (Abb. 9.2) andeutet, ist der Längsschnitt der Krankheitsentstehung nicht schematisch zu erfragen. Vielmehr zeigt sich hier das Geschick des Interviewers, daß er mehr oder weniger dem Duktus des Patienten folgen kann und dennoch alle für ihn wichtigen Informationen einholt. Ferner erkennt er an der assoziativen Verknüpfung des Patienten, welche Bedeutung dieser selbst den einzelnen Aussagen gibt.

(7.) *Erwartungen des Patienten:*
Hier versichert sich der Untersucher einerseits, ob er das Krankheitsmodell des Patienten („Was glauben Sie, wie es zu Ihrer Krankheit kam?") verstanden hat, und andererseits informiert er sich über dessen Erwartungen hinsichtlich des weiteren Prozederes („Wie haben Sie sich vorgestellt, wie wir von hier weitergehen?").

Die erste Frage hilft, Irrtümer des Patienten zu korrigieren, aber auch die diagnostischen Schlüsse des Arztes zu präzisieren. Als Faustregel gilt, daß aggravierende, d.h. ihre Beschwerden übertreibende Patienten, deren vermeintliche körperliche Ursache hervorheben (z.B. bei Konversionsstörungen). Dagegen neigen dissimulierende, also die Bedeutung ihrer Beschwerden abschwächende oder negierende Patienten eher dazu, die Krankheit mit unspezifischen psychosozialen Umständen abzutun („Ich war halt etwas abgekämpft, hatte Ärger im Büro").

Dies ist auch der Zeitpunkt wo dem Patienten Gelegenheit zu bieten ist, all das zu erfragen, was ihn an seiner Krankheit interessiert und ihm noch nicht klar ist („Gibt es noch etwas, was Sie gerne wissen möchten?").

Die zweite Frage, jene nach dem Vorgehen, zeigt häufig auf, mit welchen Argumenten der Patient für die weitere Zusammenarbeit zu gewinnen ist. Der in der Psychotherapie übliche Ausdruck des „Arbeitsbündnisses" zwischen Patient und Therapeut hat auch in der hausärztlichen Medizin oder stationären Abklärung seine Gültigkeit. Die Widersprüche der weit verbreiteten Noncompliance vieler Patienten hat die Ärzteschaft dafür hellhörig gemacht.

(8.) *Prozedere und* [9.] *Gewinnen der Kooperation des Patienten:*
Schritt 8 und 9 gehen konsequent aus der Klärung der Erwartung des Patienten hervor. Hier liegt es nun am Arzt mit seiner Orientierung, dem Patienten in einer Formulierung, die ihm verständlich ist, eine vorläufige Erklärung der Krankheit zu geben.

Oft empfiehlt es sich, besonders bei umständlichen und weitschweifigen Kranken, in einer Art Zusammenfassung des Gesprächs ihm zu signalisieren, was man aus ärztlicher Sicht verstanden oder eben noch nicht ganz verstanden hat („Wie war das nun schon mit dem Beginn der Kopfschmerzen, die Sie anfänglich kurz erwähnt hatten?").

Eindeutige Information über die nächsten Abklärungs- oder Behandlungsschritte tragen wesentlich zur Beruhigung des Patienten bei. Entsprechend gut ist er dann auch motiviert, den Behandlungsplan des Arztes zu befolgen.

Was in der schematischen Darstellung kaum aufgezeigt werden kann, sind all die scheinbaren Kleinigkeiten, die verbal (Nachfragen, Bestätigen) oder nichtverbal (zustimmendes Nicken etc.) den Patienten überzeugen, auch zwischenmenschlich voll verstanden worden zu sein.

9.5.5 Kommunikationsformen im Untersuchungsgespräch

Jede zwischenmenschliche Verständigung hat einen inhaltlichen und einen Beziehungsaspekt. Der Sendekanal des ersten sind Worte, jener des zweiten nichtverbaler Ausdruck wie körperliche Haltung, Gestik und Mimik.

a) Inhalt: Verbale Kommunikation

Beim Erheben der Anamnese (Erfragen von Inhalt) ist der Arzt scheinbar der passive, abwartende Teil. Seine Aktivität ist weniger verbal als mental, da er die Aussagen und Verhaltensweisen des Patienten ständig nach Ablauf und Sinn analysiert und interpretiert. Sein verbal-aktiver Beitrag sind vorerst Fragen. Er bemüht sich mit möglichst „offenen Fragen" („Was haben Sie für Beschwerden?") den Patienten zum Sprechen zu bringen. Wenn dies nicht ausreicht, kann er verschiedene zusätzliche Mittel der Gesprächstechnik einsetzen:

- *Nichtverbal:* mimisch (z.B. Augenbrauen anheben, Kopfnicken), Gestik (z.B. Zeichen mit der Hand) etc.
- *Gesprächsverstärker:* Räuspern; kurze Bemerkungen („Tatsächlich?"); „Interessant!"; „Und?"; „Ach so!"; „Ja, und?")
- *Wiederholungen:* letztes Wort, letzten Satz wiederholen, Schlüsselworte des Patienten aufgreifen
- *Direkte Aufforderung, auf ein bestimmtes Thema zu fokussieren:* „Und dann?"; „Fahren Sie ruhig fort"; „Es scheint für Sie wichtig zu sein"; „Sie müssen mir noch Genaueres dazu sagen" etc.

Immer muß bedacht werden, daß Hast und Ungeduld des Arztes meist gerade die von ihm nicht erwünschte Konsequenz haben: Der Patient spricht immer weniger, hält wesentliche Informationen zurück, wird zunehmend unsicher, gespannt, abweisend.

Schon das Zuwarten und Schweigen des Arztes hat einen starken Aufforderungscharakter. Wenig Menschen halten im Erstkontakt eine Sprechpause von mehr als 15 s aus.

Ist ein Patient weitschweifig oder unpräzis, muß die Fragetechnik des Arztes sich entsprechend anpassen. Dies kann durch *Alternativketten* geschehen: „Ist ihr Schmerz dumpf, brennend, stechend oder reißend?", oder er kann eine Alternativfrage stellen: „Haben Sie Schmerzen oder nicht?". Beides trägt zur Präzisierung der „Landkarte" der Symptomatik bei.

Zu vermeiden sind die von nicht wenigen Interviewern unverhältnismäßig oft gebrauchten *Suggestivfragen:* „Sie haben bestimmt starke Schmerzen?", „Haben Sie nicht noch auch rechts unten Schmerzen?". Sie verleiten gerade den in Abhängigkeit stehenden unsicheren Menschen, was für die meisten Patienten im Erstgespräch gilt, zu falschen Auskünften oder zumindest falschen Akzenten.

Ebenso sind die häufig verwendeten *„Ja-oder-Nein-Fragen"* wenig ergiebig („Haben Sie zum erstenmal solche Schmerzen?"). Sie erzeugen anstelle eines wirklichen Dialogs eher eine Art Verhörsituation, die wiederum dem zwischenmenschlichen Teil abträglich ist. Als allgemeine Taktik bewährt es sich, Fragen so lange wie möglich „offen " zu halten und nur dort, wo Präzisierungen notwendig sind, in der Art eines Trichters durch zunehmendes Strukturieren die Aussagen des Patienten zu kanalisieren oder einzuengen. BALINT hat zum Interviewstil einmal kurz und bündig festgehalten: „Wer nur frägt, erhält Antworten, sonst nichts!"

Eine andere Art, die Gesprächssteuerung durch den Arzt zu gliedern, nimmt auf die Bedeutung der psychosozialen Erlebnisse Rücksicht. Je mehr es unser Ziel ist, gewisse Probleme, Konflikte und die sie begleitenden Emotionen des Patienten aufzuspüren, desto eher sind die Fragen des Arztes *„aufdeckend"*. Zum Beispiel wie „zwischen den Zeilen lesen"; auf bestimmte Gegebenheiten fokussieren, den Patienten konfrontieren; ihm unbewußte Zusammenhänge deuten. Je mehr der Arzt aber darauf ausgeht, Gefühle des Patienten einzudämmen, ihn von Problemen und Konflikten abzulenken, desto eher verhält er sich *„zudeckend"*. Zum Beispiel durch Zusprechen, Ermuntern, Bestärken, Ratschläge geben, Entscheidungen abnehmen, Gefühlsabfuhr ermöglichen etc. Zwischen diesen beiden Polen liegen „neutrale" Formen der Gesprächstechnik, die primär den Patienten stimulieren wollen sich zu äußern, also z. B. Kopfnicken, Zuwarten, Räuspern, letztes Wort wiederholen, ihn zum Sprechen ermutigen etc.

b) Beziehungs- und Gefühlsaspekt: Nichtverbale Kommunikation

Die nichtverbale Kommunikation ist für die ärztliche Untersuchung viel bedeutsamer, als dies von den meisten Ärzten erkannt wird. Ja ihre Bedeutsamkeit liegt gerade darin, daß sie im allgemeinen nicht bewußt reflektiert wird oder reflektiert werden kann. Aus bestimmten Gründen achten Patienten genau auf das nichtverbale Verhalten ihres Arztes und seiner Mitarbeiter (große Verunsicherung durch Krankheit; Informationshunger; Abhängigkeit etc.) (s. Kap. 2.2).

Nicht nur der Patient, sondern vor allem der Arzt, kann aus der nichtverbalen Kommunikation großen Gewinn ziehen. Es sind drei Arten von Mitteilungen, die es zu beachten gilt:

(1) Die Körpersprache des Patienten: Er wird mit bestimmten Gesten verraten, wo es ihm wirklich weh tut, oder „auch noch" schmerzt. Er wird demonstrieren, daß ihm der Körper sehr wichtig ist (durch ausgiebige Gesten und vorsichtiges Berühren) oder daß er der körperlichen Behinderung wenig Gewicht beimißt (durch Vertuschen, Ignorieren etc.).

(2) Ausdruck der Gefühle: Die wahren Gefühle teilt der Patient über seinen Körper mit und zwar die Grundstimmung über die Körperhaltung (der Depressive sitzt in sich zusammengesunken, der ängstlich Gespannte auf der Stuhlkante). Die Feinmodulationen der Gefühle sind in der Mimik abzulesen, die uns mitteilt, ob der Patient zufrieden, ängstlich, bedrückt, verärgert, überrascht oder angeekelt ist. Wenigen Patienten gelingt es, die Mimik, kaum einem jedoch die Gestik oder Körperhaltung so zu kontrollieren, daß das wahre Befinden nicht erkennbar wäre.

Auch dem Schmerz kann eine Art Gefühlscharakter zugesprochen werden und dabei ist wichtig, seinen nichtverbalen Ausdruck zu beachten: Nicht nur die eigentliche Schmerzintensität (verzerrtes Gesicht), sondern auch das Bemühen, Schmerz zu kontrollieren (verkrampfte Haltung), äußert der Patient mit Mimik und Gestik. Wie wir aus dem

Umgang mit unseren Nächsten wissen, ist ebenfalls die *Stimme* (Tonlage, Intensität, Rhythmus etc.) ein untrüglicher „emotionaler Barometer". Gerade in der Langzeitbetreuung von Patienten ist beim telefonischen Anruf oft schon an der Stimme zu erkennen, wie es dem Patienten tatsächlich geht.

(3) Einschätzung der Beziehung: Nur professionell geschulte Menschen (Schauspieler, gerissene Verkäufer etc.) vermögen in der Regel ihre Gesprächspartner über ihre wahre Einstellung hinwegzutäuschen. Ob der Patient hoffnungslos oder hilflos ist (vgl. oben, Beispiel ENGEL), ob er mißtrauisch (Blickkontakt oft abgebrochen, schräg abgewandter Oberkörper), ob er vertrauensselig (Körperhaltung stark zugewandt, treu-anhänglicher Blickkontakt) oder sonstwie eingestellt ist, kann der erfahrene Beobachter aus dem nichtverbalen Verhalten schließen. Umgekehrt erkennt aber auch der Patient mit intuitiver Sicherheit, ob der Arzt desinteressiert und gelangweilt ist (kein Blickkontakt, ungeduldiges Trommeln mit den Fingern etc.), oder ob er am Gespräch echt Anteil nimmt (Blickkontakt, offene, zugewandte Körperhaltung, Oberkörper leicht nach vorn geneigt). Er wird auch ausmachen können, welche Ärzte ihn ernst nehmen (kongruente Gesten zu jenen

Tabelle 9.3. Häufige Fehler der ärztlichen Gesprächsführung

---

1. Fehler der Gesprächssteuerung
  Gespräch zu eng (nur Aktuelles) oder zu weit (von „Adam bis Eva") gesteckt.

  Gespräch zu einseitig auf Symptombefragung ausgerichtet. Wesentliche Inhalte nicht erfragt.

  Arzt läßt Abschweifen des Patienten zu, d. h. strukturiert zu wenig.

  Arzt manipuliert Gespräch einseitig. Durch Unterbrechen, abrupte Themenwechsel, überraschendes Beenden.

  Arzt geht mit seinen Fragen oder Bemerkungen an den Verständnismöglichkeiten des Patienten vorbei.

  Arzt fokussiert zu wenig auf primäre Beschwerden des Patienten, orientiert sich mehr an Sekundärinformation.

  Arzt arbeitet ohne Arbeitshypothesen hinsichtlich Gesprächsverhalten, Symptomatik, Diagnose oder Persönlichkeitsstruktur.

2. Falsches Rollenverständnis des Arztes
  Ist autoritär oder dogmatisch,

  Kritisiert den Patienten unnötig, macht ihn lächerlich.

  Streitet sich mit dem Patienten.

  Macht deplazierte persönliche Kommentare und Meinungsäußerungen (z. B. über andere Kollegen, über Angehörige).

  Gibt in Bereichen, für die er nicht zuständig ist, unpassende Informationen und Ratschläge.

  Läßt sich vom Patienten (ungebührlich) einnehmen oder schmeichelt ihm.

3. Ungeeignete Kommunikation
  Erhebt nur Fakten (Ja-Nein-Fragen).

  Stellt viele Suggestivfragen.

  Unterbricht oft, oder kann Pausen nicht aushalten.

  Verwirrt den Patienten durch lange Pausen, abrupte Themenwechsel, lange Aussagen, einseitige Strukturierung.

  Verkennt oder mißachtet nichtverbale Mitteilungen des Patienten.

---

des Patienten), oder welche sich überheblich fühlen (laxes Zurücklehnen, desinteressiert herumschweifender Blick, erhöhter Sitz, Beine hoch gelagert etc.).

Arzt und Patient sind in ihrer Kommunikation besonders hellhörig für Diskrepanzen zwischen dem was gesagt wird und dem was nichtverbal über das Gesagte ausgedrückt wird. Worte der Anteilnahme werden den Patienten nicht erreichen oder ihn gar brüskieren, wenn die begleitende Mimik und Gestik nicht dazu passen. Umgekehrt werden jene Ärzte von Patienten als besonders verständnisvoll eingeschätzt, die sich in bestimmten psychischen Tests als sehr geschickt im Erkennen von nichtverbalen Signalen auswiesen. Wenn gelegentlich „ärztliche Intuition" oder „ärztliche Kunst" gefordert werden, ist damit immer auch die Fähigkeit zur nichtverbalen Verständigung mit einem Patienten gemeint. Neben der Aufmerksamkeit für das, was der Patient mitteilt, weist ein solcher Arzt aber auch ein besonderes Geschick auf, sich in den Patienten einzuführen. Dabei gilt noch einmal: Es handelt sich nicht einfach um „angeborene" Verhaltensmuster, sondern um Fertigkeiten, die auch erworben und in Übungen weiterentwickelt werden können, bis sie jenen Reifegrad erreichen, der es dem Arzt intuitiv ermöglicht, sich treffsicher mit dem Patienten zu verständigen. In diesem Sinne ist gute Gesprächsführung wirklich „ärztliche Kunst". Wie der Künstler, muß auch er seine vorauszusetzende Begabung zum zwischenmenschlichen Umgang ständig durch Üben weiterentwickeln.

c) Kommunikationsfehler

In der eingangs zitierten amerikanischen Untersuchung zur ärztlichen Gesprächsführung wurden bereits die häufigsten Interviewfehler, wie sie sich aus dieser Studie ergaben, aufgeführt.

Andere sind erst aus der gründlichen Analyse der Arzt-Patient-Beziehung zu erkennen.

Wir wollen nochmals zusammenfassend die häufigsten Fehler der ärztlichen Gesprächsführung in Tabelle 9.3 zusammenstellen. Der Interviewer kann diese als eine Art Checkliste gebrauchen, um sich selber übend zu kontrollieren.

Ruesch, dem wir viele Erkenntnisse zur Arzt-Patient-Kommunikation verdanken, hat in knappen Versen zusammengefaßt, wie leicht es ist, Kommunikationsfehler zu begehen:

Too much, too little
Too early, too late
At the wrong place
Is the disturbed message's fate.

Weiterführende Literatur: Morgen WL, Engel GL (1977). Adler R, Hemmeler W (in Vorbereitung)

10 Sondersituationen des Krankseins

Die bislang mehr allgemeinen psychosozialen Zusammenhänge wurden von uns immer wieder an besonderen Beispielen illustriert. So konnte die Bedeutung des Grundsätzlichen am Einzelfall aufgezeigt werden. Umgekehrt ließ sich aber auch erkennen, daß jede Krankheitssituation besondere psychosoziale Verhältnisse schafft, die sich nur beschränkt generalisieren lassen. Dabei gibt es sowohl bestimmte Krankheitsformen wie besondere Krankheitsphasen, aber auch spezielle Rahmenbedingungen der Behandlung, die sich psychosozial auszeichnen.

Im Kapitel zur *Sexualmedizin* (10.1) klingt z. B. an, daß es in der Medizin einen störungsanfälligen Bereich gibt, der immer noch merkwürdig tabuisiert ist. Auch läßt sich aus diesem Kapitel herauslesen, daß die Frau bis heute in der Medizin als Patientin eine Sonderstellung einnimmt. In der *Familienmedizin* (10.2) wird sowohl ein alt-neuer Verständnishorizont, wie auch ein Behandlungsrahmen abgesteckt. Dieses Kapitel illustriert besonders deutlich, daß Krankheit nicht mehr einfach als individuelles Geschehen aufgefaßt werden darf, sondern als ein Interaktionsprozeß, an dem mehrere Personen beteiligt sind. Dies aufzuzeigen ist auch Anliegen von Kapitel 10.3 zur *Hospitalisation*. Es wird hier dargestellt, wie schlagartig die psychosozialen Bedingungen des einzelnen sich verändern, wenn er als Patient ins Kollektiv des Krankenhauses eintritt.

Chronisches Kranksein (10.4) wurde schon als Stufe der Patientenkarriere kurz charakterisiert (s. Kap. 6.3.6). Da der Großteil der heutigen Krankheiten chronisch verlaufen, ist aber eine eingehendere Diskussion erwünscht - umso mehr, als es viele Sonderformen von chronischen Krankheitsverläufen gibt. Die letzten 3 Unterkapitel dieses Buchteils betreffen gewissermaßen „Extremsituationen" des Krankseins. Es ist für Patientenbetreuer selbstredend, daß *Notfallsituationen* (10.5), Maligne Krankheiten (10.6) und Terminale Verläufe (10.7) die psychische Anpassungsfähigkeit des Kranken - oft auch der Betreuer - bis aufs äußerste fordern. Eine besondere Besprechung drängt sich somit auf.

Es gäbe noch viele „Sondersituationen", die eingehend besprochen werden müßten: Nebst der erwähnten Sonderstellung der Frau in der Medizin, müßten auch die psychosozialen Verhältnisse des kranken Kindes illustriert werden. Am andern Ende des Spektrums wäre der alte Mensch zu erwähnen, der zunehmend den größten Teil der Patientenpopulation ausmacht. Wir gehen auf diese Bereiche an manchen Stellen des Buches mehr oder weniger ausführlich ein. Daß wir diesen „Sondersituationen" nicht auch noch eigene Kapitel widmen liegt weder an der Geringschätzung noch am Desinteresse dieser Bereiche, sondern einzig am Respekt vor dem Umfang eines Lehrbuches.

10.1 Sexualmedizin

Claus Buddeberg

10.1.1 Die Tabuisierung sexueller Fragen in der Arzt-Patient-Beziehung

Ärzte und Patienten haben immer noch große Hemmungen, über sexuelle Fragen zu sprechen. Obwohl die grundlegenden Untersuchungen von Masters u. Johnson (1970) über die menschliche Sexualität in zahlreichen Veröffentlichungen mitgeteilt und ergänzt wurden, sind das sexualmedizinische Wissen vieler Ärzte und ihre Kenntnisse in der Beratung und Behandlung sexueller Störungen gegenwärtig noch recht bescheiden. Wie Befragungen von Ärzten verschiedener Fachrichtungen ergaben, sind die Ärzte von der Wichtigkeit sexualmedizinischer Kenntnisse überzeugt. Sie sprechen aber wegen eigener Hemmungen und ungenügender sexualmedizinischer Kenntnisse ihre Patienten nur selten auf sexuelle Fragen an. Sie vermeiden das Thema Sexualität, indem sie z. B. bei der Anamneseerhebung Fragen nach dem Sexualleben ausklammern, Schwierigkeiten ihrer Patienten bagatellisieren, zu fragwürdigen somatischen Behandlungsmaßnahmen oder Plazeboverordnungen Zuflucht nehmen oder hartnäckige Patienten mit disziplinierenden Maßnahmen wie Strafüberweisungen zum Psychiater loswerden wollen.

Die Patienten sind in ihrer Einstellung zur Sexualität zwar etwas offener und freizügiger geworden. Sie nehmen rational auch sexuelle Störungen und Probleme als mögliche Ursachen von eigener Unzufriedenheit, von Beziehungsproblemen oder funktionellen Körperbeschwerden wie Kopfschmerzen, Magen-Darm-Beschwerden oder Schlafstörungen wahr. Schamgefühle, sprachliche Schwierigkeiten und Ängste hindern sie jedoch häufig, ihren Arzt bei sexuellen Störungen um Rat zu fragen. Männer haben im allgemeinen größere Hemmungen als Frauen, über sexuelle Fragen zu sprechen. Sie erleben sexuelle Störungen in hohem Maße als kränkend und als Bedrohung ihrer Männlichkeit. Frauen haben zwar auch Hemmungen, sie stellen aber ihrem Hausarzt wesentlich häufiger Fragen zum Thema Sexualität als Männer. Ärzte und Patienten ergänzen sich oft in ihrem wechselseitigen Vermeidungsverhalten, sexuelle Fragen aus dem Gespräch auszuklammern. Sie tragen dadurch jedoch beide zur Chronifizierung sexueller Störungen bei. Ein wesentlicher Grund für die Tabuisierung des Themas Sexualität ist darin zu sehen, daß in unserer Alltagssprache Worte und Bezeichnungen fehlen, mit denen wir über Sexualität sprechen können. *Medizinische Fachausdrücke* wie Penis, Vagina und Koitus sind zwar sachlich genau, vernachlässigen jedoch die emotionale Seite der Sexualität. *Kindersprachliche Worte* wie Pfifli, Pimmel, Weggli und Muschi oder *vulgärsprachliche Ausdrücke* wie Schwanz, Möse, Fotze und Bumsen sind hingegen übermäßig emotional gefärbt, in ihrem inhaltlichen Informationsgehalt jedoch unklar und mehrdeutig. Am ehesten eignen sich die deutschen Worte Glied, Scheide, Eichel, Kitzler, Samenerguß, Geschlechtsverkehr u. a. für ein Gespräch über sexuelle Fragen, da sie klar verständlich und weder verniedlichend noch entwertend sind.

10.1.2 Was ist Sexualität?

> Sexualität ist eine im Biologischen verankerte, aber nicht notwendig manifest werdende Möglichkeit des Erlebens.

Diese von SCHORSCH (1978) stammende Definition der Sexualität macht deutlich, daß Sexualität weder einseitig als biologische Körperreaktion noch einseitig als psychische Funktion zu verstehen ist. Für die sexuelle Funktions- und Erlebnisfähigkeit des Menschen spielen anatomische, vaskuläre, endokrine und neurale Faktoren ebenso eine Rolle wie momentane Phantasien, Empfindungen, Gefühle oder frühere Erinnerungen, Wünsche und Sehnsüchte. Das Ineinandergreifen von biologischen und psychischen Vorgängen zeigt sich sowohl im Bereich der störungsfreien, befriedigenden Sexualität wie auch bei sexuellen Störungen. Aus der eigenen Erfahrung ist uns allen bekannt, daß sexuelle Bedürfnisse in Zeiten psychischer Labilität und Krisen abnehmen oder auch ansteigen können. Libido und sexuelle Erregbarkeit können je nach Lebenssituation, Gesundheitszustand und Partner schwanken. Eine Frau z. B., die gegenüber ihrem alkoholsüchtigen Ehemann eine sexuelle Aversion hat und ihm den Geschlechtsverkehr verweigert, kann gegenüber einem verständnisvollen außerehelichen Freund, der eine organisch bedingte Erektionsschwäche hat, sexuelle Bedürfnisse empfinden und am Geschlechtsverkehr Freude haben.

Sowohl bei Patienten wie Ärzten ist die Vorstellung noch weit verbreitet, Sexualität sei eine biologische Triebkraft, die von selbst immer wieder stärker werde, auf Abfuhr und Entladung dränge und so den Menschen zu sexueller Aktivität treibe. Vor allem in den Vorstellungen von Männern spielen Phantasien über sexuelle Kraft und Leistungsfähigkeit nach wie vor eine wichtige Rolle. So äußerte z. B. ein Patient, der wegen einer Erektionsstörung seinen Hausarzt aufsuchte, auf die Frage, was er selbst über die Ursache seiner sexuellen Schwierigkeiten denke, wahrscheinlich sei die Produktion der Samenflüssigkeit in seinen Hoden nicht mehr in Ordnung. Früher habe er beim Samenerguß viel größere Mengen produzieren können. Heute reiche die Samenproduktion nur noch für einen Geschlechtsverkehr alle 14 Tage.

Eine überwiegend mechanisch-biologische Vorstellung von Sexualität findet sich in vulgären Sexjournalen und -filmen ebenso wie in den Sexualtheorien der klassischen Psychoanalyse. Dabei wird übersehen, daß *die Sexualität des Menschen im Gegensatz zur Sexualität der Tiere durch psychosoziale Einflüsse geprägt und beeinflußt wird*. Ein biologistisches Konzept von Sexualität kann allenfalls manche Erscheinungsformen der männlichen Sexualität erklären. Auf die Sexualität der Frau ist es nicht übertragbar, da der Drang nach sexueller Aktivität im sexuellen Erleben der Frau eine eher untergeordnete Rolle spielt. Für die Abklärung und Behandlung sexueller Störungen benötigt der Arzt sowohl physiologische als auch psychologische Kenntnisse, sowie gewisse Fähigkeiten der Gesprächsführung. Die folgenden Ausführungen geben einen Überblick über einige wichtige Punkte zur Beurteilung und Behandlung sexueller Funktionsstörungen. Ausführlichere Darstellungen zu den Themen Sexualität, sexualmedizinische Grundlagen und Sexualberatung finden sich bei BANCROFT (1985), BUDDEBERG (1983) und SIGUSCH (1980).

10.1.3 Psychophysiologie der Sexualität

Auf die morphologischen, neuralen und endokrinen Faktoren der Sexualität kann hier nicht näher eingegangen werden (vgl. Lehrbücher der Anatomie und Physiologie). Die Bedeutung des *zentralen und peripheren Nervensystems* für die Sexualität läßt sich in folgenden Feststellungen zusammenfassen:

Die *zerebralen Sexualzentren* liegen im Hypothalamus und im limbischen System. Sexuell stimulierende Reize erhalten diese Zentren von den für das Sehen, Hören, Riechen und Schmecken zuständigen Hirnregionen, über taktile sensible Reize, über das Erinnerungsvermögen, sowie über den Weg eingebildeter Stimuli. Beim Mann wirken vor allem visuelle Stimuli sexuell erregend, bei der Frau besonders taktile Stimuli. Die zerebralen Sexualzentren stehen mit den beiden *spinalen Sexualzentren* in Höhe von Th 12-L_3 (lumbales Sexualzentrum) und von S_2-S_4 (sakrales Sexualzentrum) in Verbindung. Das lumbale Sexualzentrum liefert über die *sympathischen Fasern* des Grenzstranges Impulse für die Emission des Ejakulates (Mann) bzw. die Kontraktionen der orgastischen Manschette (Frau). Das sakrale Sexualzentrum reguliert den somatischen Reflexbogen (von geringer Bedeutung) und die Schaltung auf die *parasympathischen Fasern,* welche Impulse für die Vasokongestion (Erektion beim Mann bzw. orgastische Manschette und Lubrikation bei der Frau) liefern. Die Expulsion des Ejakulates wird ebenfalls durch parasympathische Impulse gesteuert, welche zu rhythmischen Kontraktionen des M. bulbocavernosus und der Mm. ischiocavernosi führen. Da diese Muskeln auch willkürlich innerviert werden können, ist die Ejakulation das Ergebnis eines gemischten unwillkürlichen und willkürlichen Reflexes. Der weibliche Orgasmus entspricht der Emissionsphase des männlichen Orgasmus. Für die Expulsion gibt es bei der Frau kein entsprechendes sexualphysiologisches Äquivalent.

Die klinische Bedeutung dieser neurogenen Regulationsmechanismen besteht darin, daß die Ejakulationskontrolle, die bei der Ejaculatio praecox unzureichend ist, erlernt werden kann, da sich der Ejakulationsreflex aus willkürlichen und unwillkürlichen Anteilen zusammensetzt.

Die *Sexualhormone* wirken in folgender Weise auf die Sexualität:

Sexualphysiologisch die größte Bedeutung haben bei Mann und Frau die *Androgene* (Androstendion und Testosteron). Beim Mann ist ein ausreichender Androgenspiegel Voraussetzung für eine normale Libido und für die Erektionsfähigkeit. Der genaue Wirkungsmechanismus der Androgene ist noch unbekannt. Es wird vermutet, daß sie auf die neurale Steuerung der zerebralen Zentren einwirken. Auch bei der Frau ist ein gewisser Androgenspiegel – gebildet in der Nebennierenrinde und als Derivat ovarieller Gestagene – für eine normale Libido und sexuelle Reaktionsfähigkeit erforderlich. Der Androgenspiegel ist unmittelbar vor der Ovulation bis vier Tage danach am höchsten. *Östrogene* sollen eher libidosteigernd, *Gestagene* eher libidosenkend wirken. Wahrscheinlich haben beide Hormone weniger direkt als vielmehr indirekt über eine Beeinflussung der Stimmung für die sexuelle Appetenz eine Bedeutung.

Zusammenfassend läßt sich sagen, daß die weiblichen Sexualhormone im Vergleich zu neurogenen und psychosozialen Faktoren sexualphysiologisch eine eher untergeordnete Rolle spielen. Dies läßt darauf schließen, daß Veränderungen des sexuellen Interesses und das Auftreten sexueller Schwierigkeiten unter hormoneller Antikonzeption eher psychisch als biologisch bedingt sind.

Sexualität und Lebensalter

KINSEY et al. (1964) kamen auf Grund ihrer Untersuchungen zu der Ansicht, daß es zwischen Mann und Frau eine Dissoziation der sexuellen Appetenz gebe. Danach soll der Mann den Höhepunkt seines sexuellen Interesses um das 21. Lebensjahr haben. Bei der Frau soll hingegen bis zum 35. Lebensjahr die Libido zunehmen und erst danach allmählich abfallen. Die von KINSEY gewonnenen Daten sind nach heutiger Auffassung weniger auf biologische als auf psychosoziale Faktoren zurückzuführen. Als gesichert kann hingegen gelten, daß die sexualphysiologischen Veränderungen beim älterwerdenden Mann in der Regel ausgeprägter sind als bei der älterwerdenden Frau.

Beim *Mann* tritt mit zunehmendem Alter eine Verzögerung und Verminderung der sexuellen Erregbarkeit ein. Die Erektionsstärke und die Expulsionsstärke des Ejakulates nehmen ab. Nach der Ejakulation erschlafft der Penis schneller und die Refraktärzeit nimmt zu. Die Potenz bleibt jedoch bis ungefähr zum 80. Lebensjahr erhalten. Bei der älterwerdenden *Frau* ändert sich die sexuelle Reaktionsfähigkeit kaum. Ältere Frauen sind jedoch von sich aus sexuell wenig aktiv. Sie passen sich in ihrem Sexualverhalten häufig den sexuellen Bedürfnissen und Möglichkeiten ihrer männlichen Partner an.

Geschlechtstypische Unterschiede

Zwischen männlicher und weiblicher Sexualität bestehen einige grundlegende Unterschiede, welche für die Beurteilung sexueller Probleme von Bedeutung sind (s. Kap. 5.7):

> Der Ablauf der sexuellen Erregung ist bei der Frau variabler als beim Mann. Männer gelangen im allgemeinen beim Koitus schneller zum Orgasmus als Frauen. Der Orgasmus dauert bei der Frau in der Regel länger und die subjektiven Orgasmusempfindungen sind bei der Frau vielfältiger als beim Mann.

Berücksichtigt man die altersabhängigen Veränderungen der sexuellen Reaktionsfähigkeit und die geschlechtstypischen Besonderheiten, dann läßt sich sagen, daß die Unterschiede im sexuellen Erregungsablauf zwischen Mann und Frau in jüngeren Jahren größer sind als im mittleren und höheren Alter. Jugendliche und jüngere Ehepaare kommen gelegentlich in die Sprechstunde, da sie Unterschiede im Ablauf der sexuellen Erregung als Zeichen einer sexuellen Störung erleben. So klagen z. B. Frauen gelegentlich darüber, nicht ebenso schnell zum Orgasmus zu kommen wie ihre männlichen Partner. Oder Männer stören sich daran, daß es ihnen nicht gelingt, ihre weiblichen Partnerinnen bei jedem Geschlechtsverkehr „zum Orgasmus zu bringen". In solchen Fällen ist es wichtig, daß der Arzt in einem gemeinsamen Gespräch klärt, welche sexuellen Vorstellungen beide Partner haben, und ihnen gegebenenfalls Informationen über geschlechtstypische und individuelle Besonderheiten der weiblichen und männlichen Sexualität gibt.

10.1.4 Diagnostische Einteilung und Häufigkeit sexueller Funktionsstörungen

Sexuelle Funktionsstörungen sind in ihrer Symptomatik, in ihrer formalen Ausprägung und in ihren Ursachen sehr heterogen. Sie lassen sich am besten nach den drei sexuellen Reaktionssequenzen: Lust-Appetenz-Phase, Erregungsphase und Orgasmusphase einteilen (Tabelle 10.1).

Hemmungen der *Lust-Appetenz-Phase* äußern sich bei beiden Geschlechtern in Libidomangel oder sexueller Aversion. Eine Beeinträchtigung der *Erregungsphase* führt beim Mann zu Erektionsstörungen. Bei der Frau äußern sich Erregungsstörungen in einer Hemmung der Schwellreaktion und der Lubrikation. Die genitale Stimulation wird dann

Tabelle 10.1. Diagnostische Einteilung der sexuellen Funktionsstörungen

Phase	Störungen beim Mann	Störungen bei der Frau
1. Lust-Appetenz-Phase	Libidomangel	Libidomangel
	Sexuelle Aversion	Sexuelle Aversion
2. Erregungsphase	Erektionsstörungen	Erregungsstörungen
	(Impotenz)	(Frigidität)
		Vaginismus
	Dyspareunie	Dyspareunie
3. Orgasmusphase	Vorzeitige Ejakulation	Orgasmusschwierigkeiten
	Verzögerte Ejakulation	

oft nur als Berührung empfunden. Störungen, die beim Einführen des Gliedes oder beim Koitus selbst in Erscheinung treten, sind der Vaginismus der Frau und die Dyspareunie. Der Vaginismus wird durch die spastische, reflektorische Verkrampfung der Muskeln des Scheideneingangs verursacht und verunmöglicht das Einführen des Gliedes. In geringerer Ausprägung können diese Genitalspasmen – bei der Frau häufig kombiniert mit einer Hemmung der Lubrikation und Schwellreaktion – eine Dyspareunie verursachen, die subjektiv als Schmerzen beim Koitus wahrgenommen wird. Vaginismus und Dyspareunie sind in der Tabelle der Erregungsphase zugeordnet. Beeinträchtigungen der Orgasmusphase führen beim Mann zum vorzeitigen (Ejaculatio praecox) oder verzögerten Samenerguß (Ejaculatio retardata), bei der Frau zu Orgasmusschwierigkeiten, wobei der Orgasmus nie oder nur selten eintritt.

Die Begriffe *Frigidität* und *Impotenz* sollten heute nicht mehr zur Bezeichnung von sexuellen Funktionsstörungen verwendet werden, da sie nicht einheitlich definiert sind und in der Umgangssprache als diskriminierende und abwertende Schimpfworte benutzt werden. Von den Funktionsstörungen zu unterscheiden sind die *sexuellen Deviationen,* auf die hier nicht näher eingegangen wird (vergl. Lehrbücher der Psychiatrie).

Was die *Häufigkeit* der einzelnen sexuellen Funktionsstörungen betrifft, so liegen unterschiedliche Zahlen vor. Von den Patienten, die wegen verschiedener gesundheitlicher Probleme einen Allgemeinarzt aufsuchen, leidet ungefähr ein Viertel unter längerdauernden sexuellen Funktionsstörungen. Diese Zahl liegt deutlich über den Vorstellungen von Allgemeinärzten, welche diese bezüglich der Häufigkeit sexueller Störungen ihrer Patienten haben (BUDDEBERG 1983).

Allgemein läßt sich sagen, daß bei den Männern Ejakulationsstörungen deutlich häufiger vorkommen als Erektionsstörungen, letztere subjektiv jedoch als sehr viel schwerwiegender empfunden und deshalb beim Hausarzt öfter geklagt werden. Bei den Frauen sind Orgasmusschwierigkeiten, Erregungsstörungen und Dyspareunie die am häufigsten vorkommenden sexuellen Funktionsstörungen.

Situationen, in welchen sexuelle Schwierigkeiten relativ häufig auftreten, sind Schwangerschaft und die Zeit nach der Geburt eines Kindes sowie die Wechseljahre. In diesen Lebensphasen finden Veränderungen im biologischen, psychischen und sozialen Bereich statt, welche an Mann und Frau die Anforderung stellen, ihre Paarbeziehung in verschiedenen Bereichen neu zu gestalten und sich veränderten Bedingungen anzupassen (s. Kap. 5.9 und 5.13).

Auch nach Operationen, welche das äußere Körperbild stark verändern wie z. B. eine Brustamputation, treten nicht selten sexuelle Störungen auf.

10.1.5 Ursachen sexueller Funktionsstörungen

Rund 90% aller sexuellen Störungen sind psychisch bedingt. Dennoch ist es wichtig, auch mögliche organische Ursachen sexueller Störungen zu kennen. Sie spielen vor allem bei sexuellen Schwierigkeiten älterer Patienten eine gewisse Rolle. Unabhängig von der jeweiligen Ursache läßt sich für die somatisch bedingten Störungen allgemein sagen:

- Das Maß der Beeinträchtigung der sexuellen Funktionsfähigkeit durch bestimmte somatische Faktoren ist individuell sehr verschieden.
- Körperliche Faktoren wirken sich oft nur dann auf die sexuelle Funktion aus, wenn sie auf besondere psychische Bedingungen treffen.
- Körperliche Faktoren erhöhen die Disposition zu sexuellen Störungen.
- In der Praxis kommen als Ursachen am häufigsten schwerere Allgemeinerkrankungen, Entzündungen und Durchblutungsstörungen vor.

Tabelle 10.2 gibt einen Überblick über die häufigsten körperlichen Ursachen sexueller Funktionsstörungen.

Tabelle 10.2 Körperliche Ursachen sexueller Funktionsstörungen

Allgemeinerkrankungen
- z.B. Malignome, chronische Krankheiten

Mißbildungen im Genitalbereich

Entzündungen

Neurale Erkrankungen und Läsionen
- z.B. nach Traumen, Rektumamputation, multiple Sklerose

Gefäßerkrankungen
- v.a. Durchblutungsstörungen in den Becken- und Genitalgefäßen

Endokrine Erkrankungen
- Hypophysen- und NNR-Erkrankungen, Diabetes mellitus

Medikamente
- Antihypertensiva, Neuroleptika, Antidepressiva, Tranquilizer, Antihistaminika

Drogen
- stimulierend in kleinen Dosen:
  Kokain, Haschisch, LSD, Amphetamine
- hemmend: Barbiturate, Amphetamin in größeren Drosen
- je nach Dosis stimulierend oder hemmend: Alkohol und Heroin

Chemikalien
- Blei, Arsen, Benzol u.a.

Für die *psychisch bedingten sexuellen Funktionsstörungen* gilt wie für andere psychosomatische und neurotische Symptombildungen, daß es *keine Konfliktspezifität* gibt, d.h., daß die einzelnen Störungen nicht umschriebenen typischen Konflikten zugeordnet werden können. Oder anders formuliert, ähnliche Konfliktkonstellationen können zu unterschiedlichen sexuellen Funktionsstörungen führen. Die ursächlichen Faktoren bilden ein Kontinuum, das von Fehlvorstellungen und oberflächlichen Erwartungs- und Versagensängsten bis zu tiefgehender psychopathologischer Dynamik reicht. Unter praktisch therapeutischen Gesichtspunkten lassen sich bei den psychosozialen Ursachen *drei Bereiche* unterscheiden:

- *Unmittelbare, relativ oberflächliche Gründe,* welche mit einem Defizit an Lernerfahrung, Fertigkeiten und irrationalen Vorstellungen in Zusammenhang stehen. Hierher gehören z. B. Leistungsvorstellungen in bezug auf einen gleichzeitigen Orgasmus beider Partner bzw. die Erwartung an die Orgasmusfähigkeit der Frau bei ausschließlich koitaler Stimulation. Fehlvorstellungen und oberflächliche Ängste sind einer *Sexualberatung* meist gut zugänglich.
- *Intrapsychische Ursachen.* Hier liegt der Hauptgrund für die sexuellen Störungen in tieferliegenden unbekannten Ängsten und Konflikten *eines* Partners. Häufig finden sich dann neben den sexuellen Störungen auch andere neurotische oder psychosomatische Symptome, die am ehesten in einer *Einzelpsychotherapie* angegangen werden können.
- *Partnerschaftsbezogene Gründe.* Die sexuellen Störungen eines Partners sind hier Ausdruck eines gemeinsamen Beziehungskonfliktes eines Paares. Vordergründig erscheint nur einer der beiden Partner sexuell gestört. Das Symptom hat hier jedoch die Funktion, gemeinsame Ängste und Konflikte zu neutralisieren. Zahlenmäßig spielen die dyadischen Gründe in der Praxis die größte Rolle und sollten durch *Paarberatung* oder *Paartherapie* angegangen werden.

Nicht selten sind Fälle, in welchen z. B. im Zusammenhang mit einer vorübergehenden körperlichen Krankheit oder nach übermäßigem Alkoholkonsum erstmals eine Sexualstörung auftritt, diese dann aber sekundär aus psychischen Gründen weiterbesteht. So hatte ein 65jähriger Mann im Anschluß an eine feucht-fröhliche Geburtstagsfeier mit seiner Freundin erstmals Erektionsschwierigkeiten. Durch diese Erfahrung fühlte er sich so verunsichert, daß er in der Folgezeit beim Geschlechtsverkehr unter Erwartungs- und Versagensangst litt und nicht mehr erektionsfähig war.

10.1.6 Die Sexualanamnese

Voraussetzung für eine erfolgreiche Behandlung sexueller Störungen ist die Erhebung einer Sexualanamnese. Da sich der Arzt in der Praxis rein aus zeitlichen Gründen nicht bei allen Patienten ausführlich nach ihrem Sexualleben erkundigen kann, stellt sich die Frage, welche Patienten er auf sexuelle Schwierigkeiten ansprechen soll. *Eine Orientierungsfrage zum Thema Sexualität gehört in jedes Anamnesegespräch bei einem neuen Patienten.* Bei Frauen kann man diese Frage im Zusammenhang mit der gynäkologischen, bei Männern im Rahmen der urologischen Anamnese stellen. Als *Orientierungsfrage* eignet sich z. B. folgende Formulierung recht gut: „Wie zufrieden sind Sie mit Ihrem Sexualleben?" Die Frage nach der sexuellen Zufriedenheit ist als Einstieg in ein Gespräch über sexuelle Probleme wesentlich günstiger als eine Frage nach der sexuellen Funktionsfähigkeit, wie z. B.: „Haben Sie sexuelle Schwierigkeiten?" oder: „Wie geht es im Sexuellen?" Sexuelle Störungen werden, wenn sie so direkt angesprochen werden, von vielen Patienten verneint, selbst und gerade dann, wenn sie unter solchen Störungen leiden. Hingegen fällt es ihnen leichter, dem Arzt mitzuteilen, daß sie mit ihrem Sexualleben vielleicht nicht ganz zufrieden sind. Die Frage nach der sexuellen Zufriedenheit ist aus einem zweiten Grund wichtiger als die Frage nach der sexuellen Funktionsfähigkeit. Das Kriterium für die Behandlungsbedürftigkeit eines sexuellen Problems ist nicht die sexuelle Funktionsstörung, sondern die sexuelle Unzufriedenheit. Es gibt eine größere Zahl von Patienten mit eingeschränkter sexueller Funktionsfähigkeit, die mit ihrer Sexualität weitgehend zufrieden sind. Andererseits gibt es Patienten, die sexuell voll funktionsfähig sind, mit ihrer Sexualität aber deshalb unzufrieden sind, weil sie in ihrer sexuellen Erlebnisfähigkeit gestört sind. Müßte der Arzt alle Patienten, die sexuelle Funktionsstörungen haben, behandeln, so wäre er dazu rein aus zeitlichen Gründen nicht in der Lage. Behandlungsbedürftig sind aber diejenigen Patienten, die unter ihren sexuellen Schwierigkeiten leiden.

Solche Schwierigkeiten treten vor allem in *den Lebensphasen auf, in denen biologische Entwicklungsvorgänge oder Veränderungen und Änderungen in den familiären oder partnerschaftlichen Beziehungen* den Menschen vor die Notwendigkeit stellen, sein Sexualverhalten oder seine Einstellung zur Sexualität zu ändern. Solche *Lebensphasen* sind die Adoleszenz, die Zeit während der Bindung an einen neuen Partner, während der Schwangerschaft und nach der Geburt von Kindern, in den mittleren Lebensjahren, bei Ehe- oder Familienkonflikten und nach Trennung, Scheidung oder Tod eines Partners.

Krankheitsbedingte Änderungen in der Einstellung zur Sexualität, der sexuellen Funktionsfähigkeit und dem Sexualverhalten sind gegeben oder möglich bei chronischen Erkrankungen, bei Verletzungen oder Krankheiten der Geschlechtsorgane, vor und nach urologischen und gynäkologischen Operationen, bei längerdauernder Behandlung mit Medikamenten, welche die sexuelle Funktionsfähigkeit beeinflussen können, bei funktionellen Beschwerden und bei psychischen Erkrankungen.

Liegen behandlungsbedürftige sexuelle Probleme vor, so sollte der Arzt wenn irgend möglich im Anschluß an das Einzelgespräch mit dem Patienten ein Paargespräch unter Einbeziehung seines Partners führen, um die Bedeutung der sexuellen Störung für die Paarbeziehung abschätzen zu können.

Eine *ausführliche Sexualanamnese* läßt sich etwa wie folgt gliedern:

Anfangsphase:

- Orientierung über die Lebenssituation (Beruf, Ehe- oder Partnerschaftsdauer, Kinder, soziale Belastungen)
- Klärung möglicher anderer oder zusätzlicher Beschwerden
- Eröffnungsfrage: Wie sind Sie mit Ihrem Sexualleben zufrieden?

Mittelphase:

- augenblicklicher Zustand der sexuellen Schwierigkeiten
- Exploration der sexuellen Interaktion anhand des letzten Geschlechtsverkehrs
- Einstellung zur Masturbation und außerehelichen Beziehungen
- Auswirkungen der sexuellen Störung auf die Paarbeziehung
- sexuelle Beziehung vor Auftreten der Störung
- mögliche auslösende Faktoren und Reaktionen beider Partner auf die Störung
- bisherige Versuche des Paares, das sexuelle Problem zu lösen
- sexuelle Entwicklung beider Partner (sexuelle Kindheitserlebnisse, Sexualaufklärung, erste hetero- und homosexuelle Erfahrungen, Erfahrungen und Schwierigkeiten mit anderen Partnern)

Abschlußphase:

- Zusammenfassung der wichtigsten Aussagen durch den Arzt
- erste Beurteilung der augenblicklichen Störung und Erläuterung von Behandlungsmöglichkeiten.

10.1.7 Gesprächsführung bei sexuellen Fragen

Für die Gesprächsführung bei der Sexualanamnese und Sexualberatung gelten im wesentlichen die in Kapitel 9.5 dargestellten methodischen Aspekte des ärztlichen Gesprächs. Da viele Patienten jedoch sprachliche Schwierigkeiten und Hemmungen bei der Schilderung ihrer sexuellen Probleme haben, sollte der Arzt dem Patienten *Verbalisierungshilfen* zur Bezeichnung seiner Schwierigkeiten anbieten. Widerstände von Seiten der Patienten lassen sich auch dadurch abbauen oder umgehen, daß man *Hemmungen und sprachliche Schwierigkeiten als etwas Normales und weit Verbreitetes bezeichnet*. Das Eingehen auf Selbst- oder Fremdbeschuldigungen erhöht meist die Widerstände und erschwert bei einem Paargespräch das Einhalten einer ausgewogenen Parteilichkeit gegenüber beiden Partnern (s. Kap. 10.2). Die Verordnung von Medikamenten – sofern dafür keine klare Indikation besteht – schadet eher als daß sie hilft. Schließlich bewährt es sich, zunächst die Einstellung zu haben, daß beide Partner in gleicher Weise am Zustandekommen und der Aufrechterhaltung des sexuellen Symptoms beteiligt sind und eine Besserung nur über eine Einstellungs- oder Verhaltensänderung beider Partner zu erreichen ist.

Weshalb zögern viele Ärzte vor einem Gespräch über sexuelle Fragen mit ihren Patienten? Außer den erwähnten Schwierigkeiten und Hemmungen auf beiden Seiten spielen häufig unrealistische Idealvorstellungen der Ärzte über ihren beruflichen Auftrag eine Rolle. Der Arzt, dem im Studium das Berufsbild vermittelt wurde, alles zu wissen und weitgehend alles behandeln zu können, steht unter einem ähnlichen Leistungs- und Erfolgsdruck wie sein Patient, dessen Störungen nicht selten Folge eines sexuellen Leistungsdenkens und eines sexualtechnischen Perfektionismus sind. Beim Gespräch über sexuelle Fragen kann der Arzt seinem Patienten Äußerungen über seine Probleme gelegentlich dadurch erleichtern, daß er ihm seine eigene Scheu und Unsicherheit gegenüber dem heißen Eisen Sexualität zu erkennen gibt. Das Eingeständnis eigener Unsicherheiten und Hemmungen macht es dem Arzt nicht selten leichter, mit seinem Patienten über sexuelle Fragen zu sprechen.

Weiterführende Literatur: Bancroft J (1985). Buddeberg C (1983). Kinsey AC, Pomeroy WB, Martin CE (1966). Masters WH, Johnson VE (1970). Schorsch E (1978). Sigusch V (1980). Stauber M (1979).

10.2 Familienmedizin

JAKOB BÖSCH

Familienmedizin ist eine neue Wortschöpfung für die angloamerikanischen Begriffe „Family Practice" und „Family Medicine". „Family Practice" meint die Funktion des Familienarztes und kommt unseren Begriffen Hausarzt/Allgemeinmedizin nahe, wird aber umfassender verstanden: Betreuung von Familien als adäquate Einheit der primären Gesundheitsversorgung mit der Perspektive von Familien als kleinen biosozialen Systemen, für den einzelnen Patienten wichtigste Unterstützungsgruppe einerseits und mögliche Mitursache von Krankheit andererseits. „Family Medicine" wird als wissenschaftliche Disziplin im Aufbau verstanden, die daran ist, sich selbständig zu machen; ein wissenschaftliches Fach, das den zukünftigen Familienärzten Kenntnisse und Fertigkeiten vermittelt und eigenständige Forschung betreibt. Mit den Begriffen Familienmedizin und Hausarztmedi-

zin verbindet sich das Bestreben nach Reform unserer in Spezialitäten und Subspezialitäten zersplitterten Medizin – verbindet sich die Hoffnung auf die Wiedergewinnung einer
umfassenden sogenannten „ganzheitlichen" primären Gesundheitsversorgung.

10.2.1 Familienmedizin ist die Funktion, die der familienorientierte Hausarzt ausübt

Der Ausgang des 19. Jahrhunderts und die erste Hälfte des 20. Jahrhunderts standen im
Banne der erstaunlichen Fortschritte in der Medizin, die in der Organ- und Zellularpathologie hauptsächlich ihre wissenschaftliche Grundlage fanden. Analysieren, Aufteilen und
Spezialisieren war das Rezept, das die Erfolge brachte. Die Aufteilung der Wissensgebiete
brachte eine Aufteilung der ärztlichen Tätigkeit mit sich. Noch Anfang des 20. Jahrhunderts waren die meisten Ärzte Allgemeinpraktiker. Mit der Schaffung der Spezialfächer
und der starken Zunahme der Spezialisten wurde – parallel dazu und lange Zeit unbe-
merkt – die Patientenversorgung immer stärker fragmentiert, technisiert und bürokrati-
siert. Außerdem bevorzugen Spezialärzte die größeren Agglomerationen, wo eher Ge-
währ besteht, daß ihr Spezialwissen und ihre Technologie ausgelastet sind und wo die
Unterstützung anderer Spezialisten nahe ist. Die zunehmende Spezialisierung ging deshalb einher mit einer zunehmenden Unterversorgung der ländlichen Gebiete. Nachdem
diese Entwicklung erkannt worden war, setzten Reformbestrebungen ein. Der Ruf nach
mehr Hausärzten resp. Familienärzten wurde laut. Bemühungen um Statusverbesserung
des Allgemeinpraktikers und die wachsenden Erkenntnisse über die Bedeutung der Familie in Gesundheit und Krankheit führten in den USA 1969 zur Anerkennung der Spezialität „Family Practice". Der „American Board of Family Practice" ist seither autorisiert,
Prüfungen abzunehmen und Zertifikate auszustellen. Damit setzte in diesem Fach eine
recht stürmische Entwicklung ein. 1970 gab es in den USA fünf Ausbildungsstätten (reci-
dency programs) mit normalerweise dreijähriger Weiterbildung in Familienmedizin, 1978
waren es 348. In der Schweiz bedeutete die Schaffung des Titels „FMH für Allgemeine
Medizin" 1966 einen Fixpunkt der Trendumkehr. Mit der Schaffung von Weiterbildungs-
stellen, die ausschließlich für Bewerber mit dem Ausbildungsziel Allgemeinmedizin reser-
viert sind, wurde ein weiterer Schritt getan. Der Zugang zu den Fakultäten erweist sich für
die Hausärzte allerdings als langwieriger mit Hindernissen reichlich versehener Prozeß.
Ein Grund für die diesbezüglich anscheinend schnellere Entwicklung in den USA dürfte
sein, daß dort das bereits erwähnte wissenschaftliche Fach „Familienmedizin" sich als eigene Disziplin stärker profilieren und akademische Anerkennung gewinnen konnte.

Mancherlei Wünsche und Hoffnungen auf Reformen knüpfen sich an die *Renaissance
des Familienarztes.* COGSWELL (1981) – Professor für Familienmedizin in den USA – hat
die Vorstellungen der Familienärzte über ihre eigene Rolle und Aufgabe in den letzten
Jahren verfolgt und untersucht. Familienärzte glauben, daß sie stärker auf die Bedürfnisse
ihrer Patienten und der Gesellschaft eingehen als andere Spezialisten. In ihrem Versuch
neue Modelle der Patientenbetreuung zu entwickeln, schöpfen sie aus verschiedenen
Quellen. So überprüfen manche die Aussagen der Psychologie und Soziologie auf ihre
praktische Relevanz hin für das ärztliche Handeln. COGSWELL formuliert schließlich drei
Hauptkomponenten dieser Rollenvorstellungen der Familienärzte:

1. Gewährung von kontinuierlicher und umfassender medizinischer *Primärversorgung,* welche Veränderungen in der Organisationsstruktur des gegenwärtigen Gesundheitssystems erfordert;
2. Betonung der *menschlichen Dimensionen* der Medizin, welche das Resultat einer Neuordnung der Werte und Prioritäten der etablierten Medizin sind;
3. stärker *auf die Familie fokussiert* als auf das Individuum als die adäquate Einheit der medizinischen Versorgung.

Die Primärversorgung umfaßt dabei im wesentlichen: Aufrechterhaltung der Gesundheit und Gesundheitsberatung (Prävention), frühe Diagnosestellung, Behandlung akuter und chronischer Krankheiten, Rehabilitation, Behandlung und Begleitung bei terminalen Krankheiten. In der Praxis der schweizerischen Verhältnisse teilt sich der Arzt für allgemeine Medizin mit verschiedenen Spezialisten in die Aufgabe der Primärversorgung. Der Pädiater, der Gynäkologe, der Allgemeininternist übernehmen die umfassende Gesundheitsversorgung entweder für Teile der Familie oder für bestimmte Krankheiten einzelner Familienmitglieder. Eher zögernd werden auch Versuche mit Gruppenpraxen (Ärzte verschiedener Fachrichtungen) und Praxisgemeinschaften von multiprofessionellen Teams gemacht, um der Bevölkerung ein genügend breites und doch genügend fachspezifisches Angebot in gewisser Einheitlichkeit und Kontinuität anbieten zu können. Allerdings wird die Familie noch stark als eine Summe von Individuen verstanden. Die Perspektive der Familie als biopsychosoziales und reziprokes System (s. Kap. 2.3) das mehr ist als die Summe der Individuen ist noch spärlich verbreitet. Diese Sichtweise benötigt Kenntnisse in familiärer Epidemiologie, Dynamik, Kommunikation und Interaktion.

10.2.2 Familienmedizin ist ein wissenschaftliches Fach

„Es ist eine neu entstehende Disziplin, die sich mit dem Verhältnis kleiner Gruppen zu Gesundheit, Krankheit und Pflege befaßt. Ihr Schwerpunkt liegt auf der Ökologie der Beziehungen zwischen Individuen der Familie und zwischen der Familie und ihrer Umwelt" (RANSOM u. VANDERVOORT 1973).

Eine *Familie ist vergleichbar einem Organismus,* der mehr ist als eine Ansammlung von verschiedenen Organen. Die einzelnen Mitglieder werden durch ihre Zugehörigkeit zur Familie in ihren Ansichten und Handlungen dauernd beeinflußt. Anders gesagt: Die Familie als Ganzes und die einzelnen Mitglieder stehen in einem dauernden Prozeß des gegenseitigen Formens und Geformtwerdens. In einem Familiensystem können daher die Krankheiten der Familienmitglieder nicht isoliert voneinander betrachtet werden.

Beispiel: In einer fünfköpfigen Familie erkrankt die jüngste Tochter während ihrer Ausbildung zur Krankenschwester an Anorexia nervosa. Sie wohnt als einziges Kind noch bei den Eltern und fühlt sich in ihrer Ausbildungsklasse isoliert. Im Verlauf einer Therapie mit der ganzen Familie zieht die Patientin zu ihrer älteren Schwester in eine Wohngemeinschaft, beginnt an deren sozialem Leben teilzunehmen und kommt Schritt um Schritt aus ihrer Krankheit heraus. Während es der Patientin besser geht, geht es der Mutter zunehmend schlechter. Sie hat zur jüngsten Tochter eine besonders enge Beziehung und obwohl sie deren Genesung begrüßt, entwickelt sie doch zunehmende Verlustängste und ist schließlich mit einer schweren Depression die „Hauptpatientin". Solange die Tochter krank war, wurde die Mutter von ihren eigenen Trennungsängsten verschont.

In dieser Perspektive erscheint die Familie mehr und mehr als die primäre Einheit und Zielgruppe der medizinischen Versorgung. Dieses theoretische Konzept wird durch eine schnell wachsende Zahl wissenschaftlicher Studien gestützt. Zur Zeit werden hauptsächlich vier Fragestellungen wissenschaftlich bearbeitet: a) die Rolle der Familie in der Erhaltung der Gesundheit und in der Bewältigung der Krankheit; b) die Rolle der Familie für die Entstehung und Aufrechterhaltung von Krankheit; c) Auswirkungen von Krankheit auf die Familie und familiäre Anpassungsprozesse; d) die Beziehung zwischen Familie und Gesundheitsdiensten.

Zu diesen verschiedenen Fragestellungen – die sich naturgemäß überschneiden – werden im folgenden je Beispiele aus der Forschung dargestellt. Sie sollen Fragestellungen und mögliche Ergebnisse dieses faszinierenden Forschungsgebiets klar machen und die eigene Wahrnehmung für entsprechende Zusammenhänge sensibilisieren. Bezüglich der konkreten Ergebnisse soll man sich aber bewußt sein, daß es sich in der Regel um Einzelstudien handelt, die weiterer Bestätigung bedürfen.

a) Die Rolle der Familie in der Erhaltung der Gesundheit und in der Bewältigung von Krankheit

Die Familie steht zwischen dem Individuum und der Gesellschaft. Sie hat in mancher Beziehung eine Mittler- und Schutzfunktion. Individuelle Anliegen können optimal berücksichtigt werden, Mängel werden ausgeglichen, Schwächen durch Zusammenschluß kompensiert. Der Anpassungsdruck aus der Umwelt wird aufgefangen und in eine für das Individuum adäquatere Form gebracht.

Es ist unmittelbar einleuchtend, daß von der Familie die wichtigsten Einflüsse bezüglich Gesundheitserhaltung und Krankheitsbewältigung ausgehen.

Eßverhalten, Sauberkeitserziehung (Hygiene), Zahnpflege, Unfallverhütung, Schlafgewohnheiten, Umgang mit Gesundheitsstörungen (Mißachtung – Überbewertung), Selbstmedikation, Sexualaufklärung, Kommunikations- und Beziehungsfähigkeit, Vertrauensbildung sind nur einige der wichtigsten Stichworte bezüglich der umfassenden Wirkung, welche Familienmitglieder aufeinander ausüben. Der stärkste Einfluß erfolgt natürlicherweise von den Eltern auf die Kinder. Ebenso aber beeinflussen sich Ehepartner; und auch die Kinder sind nicht passive Elemente, sondern reagieren in individueller Weise auf diese Einflüsse und üben ihrerseits wieder eine Wirkung aus. Die Rolle der Familie beschränkt sich allerdings nicht auf die relativ leicht durchschaubaren erzieherischen Einflüsse bezüglich Erhaltung der Gesundheit und Umgang mit Krankheit. Eine ständig wachsende Zahl von Untersuchungen belegt die mögliche Schutzfunktion intakter familiärer Beziehungen gegenüber Krankheiten, die man bis vor kurzem in rein körperlich-pathophysiologischen Ursache-Wirkungs-Abläufen zu verstehen versuchte.

So beobachteten zwei israelische Forscher (MEDALIE u. COLDBOURT 1976) während fünf Jahren bei 10000 Männern das Auftreten und den Verlauf der koronaren Herzkrankheiten. Angst und schwere psychosoziale Probleme (speziell Familienprobleme) fanden sich als hauptsächliche, unabhängige Risikofaktoren (neben Alter, Serumcholesterin,

Blutdruck, EKG-Veränderungen und Diabetes mellitus) für das Auftreten von Angina pectoris. Die Unterstützung und Liebe der Ehefrau erwies sich als wichtiger stabilisierender „Schutzfaktor", der das Angina pectoris Risiko signifikant verminderte, auch bei starker Präsenz der übrigen Risikofaktoren inkl. Angst.

In einer klassischen umfassenden Familienuntersuchung in Newcastle upon Tyne in England (MILLER et al. 1974) wurden tausend Familien mit ihren Kindern vom 1. bis zum 15. Lebensjahr begleitet und beobachtet. *Mangelnde elterliche Fürsorge* (durch Tod, Abwesenheit oder Ungenügen), *mangelnde körperliche Pflege* und die *Abhängigkeit der Familie von Fremdpersonen* stand in *hoher Korrelation mit* einer ganzen Reihe *gesundheitlicher Störungen* wie vermindertes Wachstum, Bettnässen, Krämpfen, Staphylokokkeninfektionen, gastrointestinalen Infektionen und Pneumonien. Die Mortalität im 1. Lebensjahr war bei unehelich geborenen Kindern viermal größer als bei ehelich geborenen. Eine ebenso deutliche Sprache sprechen statistische Korrelationen zwischen Zivilstand einerseits und Morbidität und Mortalität andererseits bei Erwachsenen. Die Todesfallrate verheirateter amerikanischer Männer und Frauen zwischen 15 und 64 Jahren ist deutlich bis exzessiv niedriger als bei nichtverheirateten (ledigen, verwitweten, geschiedenen). Bei den Todesursachen Tuberkulose, Leberzirrhose, Unfällen, Pneumonien, Selbstmorden und Ermordungen sind die Todesfallraten der Unverheirateten vier- bis neunmal so hoch wie bei den Verheirateten. Bei Herz-Kreislauf-Erkrankungen und verschiedenen Karzinomen ist der Unterschied weniger exzessiv aber immer noch deutlich vorhanden. Die statistischen Korrelationen erlauben keine Aussage darüber, inwiefern Selektionsfaktoren (Krankheitsanfällige sind weniger oft verheiratet) und wieweit ursächliche Faktoren (Verheiratetsein schützt vor Erkrankung) für die Unterschiede verantwortlich sind. Die vorwissenschaftlich fast jedermann zugängliche Erfahrung, daß stabile Beziehungen einen „sozialen Schutzfaktor" darstellen und die – wie erwähnt – wachsende Zahl wissenschaftlicher Ergebnisse sprechen aber dafür, daß die ursächliche Beziehung für einen erheblichen Anteil dieser Unterschiede verantwortlich ist. Dies gilt insbesondere für die hohe Erkrankungs- und Sterberate frisch verwitweter oder von ihrem Ehepartner getrennter und geschiedener Menschen.

Wenn auch stabile Familienbeziehungen offenbar vor manchen Krankheiten schützen können, so gehört andererseits Krankheit zum familiären Lebensprozeß.

Die gesunde Familie ist nicht jene, welche keine Krankheiten erleidet, sondern jene Familie, die mit der Krankheit zurecht kommt.

Dies wurde auch in Familienstudien bestätigt, welche über längere Zeit untersuchten, wie häufig Krankheitssymptome in Familien vorkommen und wie die Familie die Krankheitssituation bewältigt. Es ergab sich, daß in den beiden in England (PEARSE u. CROCKER 1943) und in den USA (SILVER 1963) unabhängig voneinander durchgeführten Studien nur etwa 5–10% der Familien keine Krankheit kannten, in 70–80% der Familien zwar Krankheiten auftraten, aber die Familien sie psychosozial zu meistern vermochten und nur etwa 15–20% der Familien so betroffen waren, daß sie durch die Krankheit eines Familienmitgliedes selbst krank oder psychisch auffällig wurden. Die Mehrheit der Familien kann somit Krankheit erfolgreich verarbeiten. Allerdings kann der Familienarzt hier entscheidende Hilfe leisten, indem er familiäre Ressourcen mobilisiert und die Kommunikation fördert. An einer amerikanischen Abteilung für Familienmedizin wurden bei Vorliegen emotionaler Störungen eines Patienten Sitzungen für die ganze Familie angeboten.

42 Familien, die solche gemeinsame Sitzungen angeboten bekamen, wurden hinsichtlich ihrer Beanspruchung medizinischer Dienstleistungen im folgenden Jahr verglichen mit einer gleich großen Gruppe, bei der ein traditionelles medizinisches Vorgehen gewählt worden war (COMLEY 1973). Die Gruppe mit den gemeinsamen Familiensitzungen beanspruchte 49% weniger medizinische Dienste als im Vorjahr, die traditionell behandelte Gruppe 10% mehr. Dies, obwohl 29 von den 42 Familien nur ein- oder zweimal zu Familiensitzungen zusammenkamen.

b) Die Rolle der Familie in der Entstehung und Aufrechterhaltung von Krankheit

„Die gleiche Hitze, die das Ei hart macht, läßt die Butter schmelzen." So wie die Familie Schutz vor Krankheit und Hilfe bei der Erhaltung der Gesundheit bietet, kann sie auch zu einem ursächlichen Faktor für Entstehung und Aufrechterhaltung von Krankheit werden.

Teilweise geht es um eine Frage der Perspektive. Der niederländische Familienarzt und Lehrstuhlinhaber für Allgemeinmedizin HUYGEN hat aus seiner über 30jährigen Praxistätigkeit die Krankengeschichten vieler Familien gesichtet (HUYGEN 1979). Aus seinen Zusammenstellungen wird deutlich, wie sich manche auch nicht erbliche Krankheiten familiär häufen, insbesondere Infektionskrankheiten und nervöse Störungen, wobei sich bestimmte zeitliche Muster beobachten lassen. Die nervösen Störungen stehen meist im Zusammenhang mit einschneidenden familiären Veränderungen wie Auszug, Zuzug, schwere Krankheit oder Tod, Arbeitsaufgabe oder Arbeitsverlust eines Familienmitgliedes. Ähnliche Zusammenhänge zwischen Familienereignis und Erkrankung konnten zwei amerikanische Forscher bezüglich Streptokokkeninfektionen bei Kindern nachweisen. Mit einer einjährigen Beobachtung und Untersuchung an 100 Kindern gingen sie der Frage nach, von welchen Faktoren es abhänge, ob ein Kind, das betahämolytische Streptokokken acquirierte auch manifest erkranke oder nur einen erhöhten Antistreptolysintiter entwickle. Neben anderen Faktoren fanden sie eine hochsignifikante Korrelation zwischen manifester Erkrankung und belastenden Familienereignissen wie Tod von Großeltern oder anderen nahen Verwandten, Arbeitsplatzverlust, Wohnungswechsel oder anderen schweren Erkrankungen in der Familie. Solche Zusammenhänge zwischen Krankheiten und Lebensereignissen sind lange bekannt, bisher aber fast nur mit einer individuellen und nicht familiären Perspektive untersucht worden. Es waren vor allem Sozialwissenschaftler und Psychiater, die sich systematisch der Frage nach Zusammenhängen zwischen Familiensituation und Krankheit zuwandten. Demzufolge kamen hauptsächlich die psychischen und psychosomatischen Krankheiten ins Blickfeld. Psychosoziale und damit auch familiäre Einflüsse bei traditionell als „organisch" geltenden Krankheiten sind noch wenig erforscht. Das Interesse hat sich jedoch in den letzten Jahren stark ausgeweitet, seit allgemein die Beeinflußbarkeit der Abwehrlage durch psychosoziale Faktoren stärker anerkannt und wissenschaftlich formuliert ist.

Für die *Behandlung psychosomatischer Erkrankungen* ist Familienberatung und Familientherapie oft der aussichtsreichste Zugang, da Familienstruktur und Familienorganisation mit der Krankheit im Zusammenhang stehen.

Bei Kindern und Jugendlichen mit Asthma, Migräne, Anorexia nervosa usw. finden sich oft familiäre Verhaltensmuster von Verstrickung, Überbehütung und Unfähigkeit, mit Konflikten umzugehen. Heilung oder Besserung der Krankheit hängt oft davon ab, ob es gelingt, diese familiären Muster zu verändern. Verstrickung meint einen hohen Grad gegenseitiger Bezogenheit, so daß der einzelne kaum mehr eine Privatsphäre hat und in der Regel nicht mehr weiß, welches seine eigenen Gedanken und Gefühle sind und welche die der anderen Familienmitglieder. Überbehütung erscheint als übertriebene Besorgnis um die Gesundheit und das Wohlergehen des andern, die dessen Eigenständigkeit behindert. Die Familie ist völlig um die Erkrankung und dessen Pflege herum organisiert. Unfähigkeit mit Konflikten umzugehen führt dazu, daß Meinungsverschiedenheiten überhaupt vermieden werden, oder daß immer die gleichen Auseinandersetzungen wieder aufbrechen, ohne je einer Lösung nahe zu kommen. Das Resultat ist in beiden Fällen eine chronische, untergründige Spannung. Es ist zu vermuten, daß diese pathogenen Familieneigenschaften nicht spezifisch für psychosomatische Familien sind.

c) Die Auswirkung von Krankheit auf die Familie und familiäre Anpassungsprozesse

Die Auswirkungen von Krankheit bei Kindern und Erwachsenen auf die Familie sind breit erforscht worden. Es wurde weiter vorne erwähnt, daß die Mehrzahl der Familien die Auswirkungen der Krankheiten selber bewältigt. Andererseits können sich bei chronischen und lebensbedrohenden Krankheiten schwerwiegende Störungen des familiären Gleichgewichtes zeigen. Schlaglichtartig sollen einzelne Untersuchungsergebnisse die möglichen Belastungen illustrieren, welchen Familien durch Krankheit eines ihrer Mitglieder ausgesetzt werden können. Dreiviertel der Eltern von Kindern mit zystischer Fibrose fühlen sich sozial isoliert, 40% sind nach der Diagnosestellung nie mehr zusammen ausgegangen, 5% dieser Eltern haben Suizidversuche begangen und ein ungewöhnlich hoher Anteil der Familien ist auseinandergebrochen (TAYLOR 1978). Auch die Eltern von diabeteskranken Kindern haben überdurchschnittlich häufig Ehekonflikte, sowohl Mutter wie der kindliche Patient zeigen gehäuft schwere seelische Störungen. Starke Reaktionen bei Eltern und Geschwistern sind bei kindlichen Krebserkrankungen bekannt. Eine Studie berichtet, daß über 50% der Angehörigen leukämiekranker Kinder psychiatrische Hilfe bei der Bewältigung dieser Belastung benötigten.

Neben der tiefgreifenden Verunsicherung und Angst, die die Konfrontation mit Tod und chronischer Krankheit auslösen kann, spielen oft Veränderungen im bisherigen *familiären Gleichgewicht* eine Rolle. Familiengewohnheiten können durch Spitaleinweisung oder Pflegebedürftigkeit schlagartig verändert werden, insbesondere wenn ein Elternteil von der Krankheit betroffen ist. Vorher eingespielte Rollen und Verantwortlichkeiten müssen neu verteilt werden. Die zusätzlichen physischen und emotionalen Anforderungen können zu Überlastungen und damit zu Angst, Unsicherheit aber auch Ärger führen.

Mit den Kranken, die besonders auf familiäre Solidarität angewiesen sind, wagt man aber darüber meist nicht zu kommunizieren. Die Zuwendung und Aufmerksamkeit, die das kranke Mitglied benötigt, geht meist anderen Angehörigen ab, diese beginnen unter den Defiziten zu leiden. Sie erhalten oft nicht nur weniger, sondern es wird auch noch mehr von ihnen verlangt. Man hat versucht herauszufinden, welche Kriterien darüber entscheiden, ob eine adäquate Krankheitsbewältigung in der Familie möglich ist oder nicht. Die Ergebnisse sind bisher widersprüchlich. Jedenfalls scheinen Schwere und Art der Krankheit eher als die Art der Familienbeziehungen darüber zu entscheiden, ob die Krankheit emotional bewältigt wird (LITMAN 1974). Tatsache ist, daß schwere Krankheit gewisse Familien veranlaßt, näher zusammenzurücken und sich zu solidarisieren, andere Familien zerbrechen an der gleichen Herausforderung. Bisher fehlen die Kriterien, die es erlauben, die Familien zu unterscheiden. Für den Familienarzt ist wichtig, daß er nicht nur die Krankheit diagnostiziert, sondern sich auch ein Bild macht über die Bedeutung der Krankheit für Patient und Familie. Diese Bedeutung hängt nicht nur von den zu erwartenden Einschränkungen, Belastungen und Rollenverschiebungen ab, sondern auch von früheren Erfahrungen mit Krankheit und den Erklärungsansätzen für die gegenwärtige Erkrankung, die je nachdem ein unterschiedliches Maß von Angst, Scham oder Schuldgefühlen bedeuten. Die Familie nimmt großen Einfluß darauf, inwieweit ein Mitglied als gesund oder krank anzusehen ist, nicht zuletzt in Abhängigkeit davon, welche Rolle das betreffende Mitglied im Familienverband innehat. Die Familie nimmt auch erheblichen Einfluß auf die Art der Therapie, die gewählt und durchgeführt wird und auf Kooperation oder Nichtkooperation mit dem Arzt (s. Kap. 9.3.3). Berechtigterweise zieht die Frage nach der Beziehung zwischen Familie und Gesundheitsdiensten großes Interesse auf sich.

d) Die Beziehung zwischen Familie und Gesundheitsdiensten

Die Arzt-Patient-Beziehung ist ein Thema lang anhaltenden und immer noch zunehmenden Interesses (s. Kap. 9). *Die Familienmedizin hat den Fokus erweitert auf Arzt-Familie bzw. Gesundheitsdienste-Gesundheitsteam-Familie.* Zunehmend klar wird, daß der einzelne Arzt nicht alle benötigte Hilfe und Unterstützung geben kann. Durch das Miteinbeziehen der Familie wird das Beziehungsgefüge natürlich komplexer und die Übersicht schwieriger. Noch relativ einfach ist es, bei infektiösen Krankheiten z. B. Stuhlproben von der ganzen Familie zu verlangen. Beim Herzinfarkt eines Familienvaters und Ernährers können schon viel anspruchsvollere Fragen auf den Arzt zukommen, wenn er sich ihnen nicht verschließt: Es kann sein, daß die Ehefrau den Verdienstausfall durch Übernahme einer Berufstätigkeit kompensiert. Fühlt sie sich in dieser Funktion wohl, so kann sie unbewußt dazu neigen, die Symptome des Mannes zu verstärken und ihm Schonungsbedürftigkeit länger als nötig zuzuschreiben. Es kann sein, daß der Mann sich mit der Krankenrolle einrichtet und sich invalidisieren läßt. Es kann aber auch sein, daß er sich in seinem Status bedroht fühlt und alles daransetzt, die alte Familienorganisation so rasch wie möglich wieder herzustellen, was nicht selten zu intensiven ehelichen Spannungen und zu depressiven Reaktionen bei der Frau führt. Auch das Intimleben dieses Paares wird sich zumindest eine Zeitlang verändern, erfahrungsgemäß finden viele Ehepartner das Gespräch nicht ohne fremde Hilfe. Einen ähnlich großen Einfluß wie die Ehefrau können aber auch Kinder und Großeltern auf die Rehabilitation dieser oder irgendeiner anderen chronischen Krankheit ausüben. Bei verschiedenen Krankheiten und Rehabilitationsprogrammen wie z. B. Hypertoniebehandlung oder Spracherwerb bei Laryngektomierten hat man eine signifikante Verbesserung durch Einbezug des Ehepartners nachweisen können.

Ohne Überprüfung der Familiensituation und Einbezug wichtiger Familienmitglieder können viele dieser Probleme gar nicht zufriedenstellend diagnostiziert und gelöst werden. Das gilt immer, wenn emotionale, psychosoziale oder Beziehungsstörungen eine Rolle spielen. Dazu sind teilweise gemeinsame Sitzungen notwendig.

Die Bereitschaft zu Familiensitzungen scheint auf seiten der Familien größer zu sein als auf seiten der Ärzte. Obwohl der familiäre Zugang vielen unmittelbar einleuchtet und sinnvoll erscheint, lassen Zeitmangel und fehlendes Training vor diesem Schritt zurückschrecken. Der Übergang vom Gespräch mit einem Patienten zum Gespräch mit zwei oder mehr Personen eines Familienverbandes erfordert anfänglich einen gewissen Mut und fachliche Anleitung. Diese fachliche Hilfe erhält der Arzt bei uns im Studium und in der Weiterbildungszeit als Assistent kaum. Er hat aber die Möglichkeit, Fortbildungskurse in Gesprächsführung mit Paaren und Familien zu besuchen, oder eine Zusammenarbeit mit familientherapeutisch ausgebildeten Fachleuten (Psychologen, Sozialarbeitern, Psychiatern) aufzubauen. Dies kann in freien Zusammenkünften – noch effizienter jedoch in einer Praxisgemeinschaft mit einem multiprofessionellen „Gesundheitsteam" („health care team") geschehen.

Für den Arzt ist es auch wichtig, etwas zu wissen über die Beziehungen, die die einzelnen Familien zu Spitälern und anderen Institutionen des Gesundheitswesens haben. Der Familienarzt hat hier häufig die Funktion eines Koordinators und Vermittlers (s. Kap. 11.1 und 11.3) und kann diese Funktion nur adäquat wahrnehmen, wenn er diesbezügliche Einstellungen und Erfahrungen der Familie kennt.

Weiterführende Literatur: Huygen FJA (1979). Ransom DA, Vandervoort HE (1973). Silver GA (1963). Taylor B (1978).

10.3 Hospitalisation

ANDREAS RADVILA

Beispiel. Der pensionierte Mechaniker, Herr K., ist 74jährig, seit 4 Jahren verwitwet und hat mit seinem großen Familien- und Bekanntenkreis guten Kontakt. Wegen zu hohen Blutdrucks besucht er die Sprechstunde der *Poliklinik* (Ambulatorium) des nahen Universitätskrankenhauses. Da er von der Hypertonie nichts verspürt und die betreuenden Ärzte häufig wechseln, sind seine Sprechstundenbesuche unregelmäßig und die Medikamente werden trotz der Warnung der Ärzte nur sporadisch eingenommen. Daher kommt für ihn der vernichtende Schmerz hinter dem Brustbein, plötzlich an einem kalten Herbsttag beim Gartnen, aus heiterem Himmel. Auf der *Notfallpforte* des erwähnten Krankenhauses wird ein akuter Herzinfarkt diagnostiziert und Herr K. sofort auf die *Intensivpflegestation* gebracht, von wo er nach zwei Tagen auf die normale Krankenabteilung verlegt wird, da keine Komplikationen aufgetreten sind. Weil er allein wohnt und gut versichert ist, wird er nach 12 Tagen zur weiteren Erholung in eine spezialisierte *Rehabilitationsklinik* geschickt, die früher als Sanatorium gedient hatte. Von dort wird er nach 3 Wochen geheilt entlassen. Nach 3 beschwerdefreien Jahren erleidet Herr K., der sich mehrere Tage nicht besonders wohl gefühlt hatte, eine Lähmung der rechten Körperhälfte und kann nicht mehr sprechen. Er wird erneut hospitalisiert. Da er sich langsam erholt, wird er bald vom *Akutkrankenhaus* in eine spezialisierte Rehabilitationsklinik verlegt, wo er weiter gute Fortschritte macht; leider bilden sich aber die Lähmungserscheinungen nicht ganz zurück, so daß er zu wenig selbständig ist, um sich zu Hause selber versorgen zu können. Glücklicherweise hatte er sich schon lange vorher in einem kombinierten *Alters- und Pflegeheim* angemeldet, weshalb er dort relativ rasch aufgenommen werden kann. Dort lebt er nun recht zufrieden und pflegt weiterhin seine mannigfachen Kontakte.

10.3.1 Das Krankenhaus als Umfeld des Patienten

Anhand dieser kurzen Krankengeschichte können wir Krankenhäuser in verschiedene Institutionen einteilen:

a) *Akutkrankenhäuser*
   (in der Schweiz: Gemeinde-, Bezirks-, Regional-, Kantons-, Universitätskrankenhaus; Privat-, Klein- und Großkrankenhaus)
   (in Deutschland: Kreiskrankenhaus, Städtisches Krankenhaus, Universitätsklinik, Privatklinik)
   (in Österreich: Bezirkskrankenhaus, Landeskrankenhaus, Universitätsklinik)
   mit seinen Spezialabteilungen:

   - Notfallstation
   - Intensivpflegestation   (s. Kap. 10.5)
   - Ambulatorium (Polikliniken, meist spezialisierte wie Innere Medizin und Chirurgie mit ihren Subspezialitäten, Psychiatrie, Geburtshilfe, Gynäkologie, Pädiatrie etc.).

b) *Psychiatrische Krankenhäuser*
   Zur Behandlung von psychisch akut und chronisch Kranken und gerontopsychiatrischen Kranken.

c) *Rehabilitationskrankenhäuser*
   Zum Beispiel für Patienten mit Schlaganfall, Querschnittlähmung, Hirnschädigung durch Unfall oder Krankheit, Herzkrankheiten, Lungenerkrankungen etc.

d) *Krankenhäuser für chronisch Kranke*
   (Geriatrische Abteilungen und Pflegeheim)
   Patienten mit weitgehend abgeschlossener Rehabilitation, Altersschwäche und Invalidität.

Die Intensität der ärztlichen Aktivität nimmt von a) nach d) ab, während die pflegerische Seite mehr in den Vordergrund rückt. Sowohl Akut- wie Rehabilitationskrankenhäuser sind heute oft *spezialisiert* wie z. B. Frauenkliniken, Kinderspitäler, psychiatrische Kliniken (mit unterschiedlich hohem Anteil an chronisch Kranken).

Historisch gesehen haben Krankenhäuser in Europa 3 Entwicklungsphasen durchlaufen (COE 1970):

Bereits die Römer hatten spezielle medizinische Einrichtungen, vor allem Lazarette. Die ersten Krankenhäuser im eigentlichen Sinne entstanden als christliche Kirchen- oder Klosterhospitäler. Entsprechend der kirchlichen Barmherzigkeitslehre dienten sie vor allem der Pflege der Armen, der Kranken und Invaliden, die vorwiegend von Nonnen und Mönchen betreut wurden („Hospiz").

Mit der Renaissance, der Reformation und der darauffolgenden Säkularisierung vieler kirchlicher Institutionen verschlechterte sich der Zustand der Krankenhäuser in vielen Ländern, so z. B. in England, wo es im 16. Jahrhundert wegen der vielen Schließungen zu einem eigentlichen Zusammenbruch des Krankenhauswesens kam. Erst langsam übernahmen vor allem städtische Behörden die Aufgabe, die große Anzahl Kranker, Invalider, geistig Gestörter, Kriegsverletzter, Waisen und Greise, oft kunterbunt durcheinander, in regelrechten „Lagerhäusern" mehr schlecht als recht zu betreuen. Meist handelte es sich um *Armenhäuser* für Invalide ohne größere medizinische Einrichtungen oder ärztliche Betreuung.

Erst gegen Ende des 17. Jahrhunderts übernahmen Ärzte die medizinische Behandlung der Kranken. Gleichzeitig begannen sie, Krankheiten zu erforschen und Studenten auszubilden. Die medizinischen Kenntnisse und Behandlungsmöglichkeiten waren derart eingeschränkt, daß meist mehr geschadet als genützt wurde (z. B. Aderlässe). Dazu kamen die miserablen hygienischen Verhältnisse und oft Ernährungsmangel, so daß sich die meisten Krankenhäuser den Ruf von *Sterbehäusern* für Arme einhandelten. Kranke aus den mittleren und oberen sozialen Schichten wurden in der Regel zu Hause behandelt und gepflegt.

Das *Krankenhaus im heutigen Sinne*, das allen sozialen Klassen offensteht, entwickelte sich erst Ende des 19. Jahrhunderts. Diese Entwicklung verdanken wir drei Faktoren: Erstens hatte sich die Medizin zu einer praktischen Wissenschaft entwickelt, die erstmals Krankheiten und Verletzungen genau diagnostizieren und erfolgreich behandeln konnte, v. a. in den Gebieten der Bakteriologie, Anästhesie und Chirurgie. Zweitens führten die Erkenntnisse in der Mikrobiologie zu hygienischen v. a. antiseptischen Maßnahmen, die die infektiösen Krankheiten und Todesfälle zurückdämmten. Drittens verbesserte sich die Qualität des Spitalpersonals erheblich: Universitäten achteten auf eine gründliche, umfassende und kontrollierte Ausbildung der zukünftigen Ärzte, die nun weitgehend an Universitätskrankenhäusern stattfand, Schwestern- und Pflegeschulen entstanden, später auch Ausbildungsstätten in den Fachbereichen der medizinischen Technologie (Labor, Radiologie). Besonders hervorzuheben ist die Entwicklung der Institutionen für schwer seelisch Kranke, die bis in dieses Jahrhundert meist in großen Asylen ohne adäquate Pflege dahinvegetieren mußten, während heute in den meisten Ländern versucht wird, in psychiatrischen Ambulatorien und Kliniken diese Patienten medizinisch und sozial optimal zu betreuen.

Historische Entwicklung des Krankenhauses:
1. religiöse Institutionen (Mittelalter)
2. Armenhäuser (Renaissance, Reformation)
3. Sterbehäuser (Aufklärung – 19. Jahrhundert)

Ziel eines jeden Krankenhauses ist die optimale Abklärung, Therapie und Betreuung kranker, pflegebedürftiger Menschen. Dazu braucht es eine komplexe Struktur und Organisation. Diese gliedert sich in mehrere Bereiche, die mehr oder weniger eng miteinander verknüpft sind (s. Kap. 11.2).

Früher waren Krankenhäuser oft kasernenähnliche, unwohnliche Gebilde mit großen Krankensälen, in denen bis zu 30 Patienten mit unterschiedlich schweren Krankheiten betreut wurden. Heute hat sich in der *Krankenhausarchitektur* viel gebessert. Spezialisierte Planer und Architekten haben in den letzten Jahrzehnten ansprechende, z. T. fast luxuriöse Bauten geschaffen, die mehr auf die Bedürfnisse der Patienten Rücksicht nehmen. Oft fehlt es aber an genügend ruhigen Räumen, die einen ungestörten Kontakt und Dialog ermöglichen, sowie an Gemütlichkeit. Die für die Spitalhygiene notwendige Sterilität überträgt sich leider immer noch auf die baulichen Strukturen. Vor allem die Größe vieler medizinischer Zentren („Molochkrankenhaus") macht vielen Patienten zu schaffen und trägt zu ihrer Anonymität und Vereinsamung bei.

Zusammenfassung: Das Krankenhaus

Besondere *Merkmale* und *Probleme* der Krankenhäuser:
- Komplexität
- unabhängige Bereiche (Ärzte, Pflege, Administration)
- hierarchische Struktur (pyramidenförmig)
- Architektur, Baustruktur

10.3.2 Die Anpassungsprobleme des Patienten an das Krankenhaus

Beispiel. Als Herr K. wegen seines Herzinfarktes hospitalisiert wurde, konnte er sich unter dem Wort „Herzinfarkt" nichts Konkretes, Greifbares vorstellen. Wohl hatten Ärzte und Schwestern von einem verstopften Herzkranzgefäß und von Narbenbildung gesprochen; warum er aber immer noch Schmerzen hinter dem Brustbein verspürte – glücklicherweise nicht so vernichtend wie beim Spitaleintritt, aber doch beängstigend – und das Herz oft beunruhigend stolperte, war ihm nicht klar. Auch nicht wie es weitergehen würde. An seine Zukunft dachte er kaum noch, sein geliebter Garten kam ihm nur selten in den Sinn. Seine unangenehmen Beschwerden verschwieg er meist, die Kapseln, die er erhielt, halfen wohl etwas, verursachten aber ein plagendes Kopfweh. Schwer zu schaffen machte ihm das Ruhig-im-Bett-liegen-müssen. Dabei bereitete ihm vor allem das Wasserlösen außerordentlich Mühe. Auch schämte er sich etwas, von den jungen Schwestern gewaschen zu werden und war froh, als ihm diese Aufgabe bald wieder einmal selbst überlassen wurde. Allerdings vermißte er dann eine Schwester der Intensivstation sehr, als er auf die normale Krankenabteilung verlegt wurde. Ohne viel Worte zu verlieren, hatte sie es verstanden, ihm Ruhe und Sicherheit zu geben; im Gegensatz zu den meisten Ärzten und Schwestern sprach sie dieselbe Sprache wie er, er fühlte sich von ihr verstanden. Auf der Krankenabteilung wußte Herr K. oft nicht, wer von den vielen Leuten in Weiß welche Funktion ausübte, lernte z. B. nie den Unterschied zwischen Schwestern und Pflegerinnen kennen und sprach Assistenzärztinnen häufig mit „Schwester" an. Die täglichen Arztvisiten verwirrten ihn oft, er verstand nur die Hälfte von dem, was gesprochen wurde. Glücklicherweise wurde er rasch beschwerdefrei, durfte zunehmend körperlich aktiv werden und verließ ganz zufrieden das Spital zur weiteren Erholung.

Während seines Krankenhausaufenthaltes war er einer ganzen Reihe von Angestellten begegnet, deren Funktionen er nicht immer auseinanderhalten konnte: Angefangen von der Dame am Empfang über die verschiedenen Schwestern und Hilfsschwestern, der Stationssekretärin bis zur Sozialarbeiterin, die seinen Erholungsaufenthalt vorbereitete. Ferner die Leute vom Reinigungsdienst, die Laborantin, die ihm Blut entnahm, jene die das EKG ableitete, die Röntgenassistentin bei der Thoraxaufnahme und die Diätassistentin, die ihn hinsichtlich seiner Abmagerungskur beriet. Schließlich war ihm auch nicht immer klar geworden, was die Aufgabe der verschiedenen Ärzte war, angefangen vom „Notfall" über den Medizinalassistenten und Stationsarzt bis zum Oberarzt, Chefarzt und den verschiedenen Nacht- und Sonntags-Dienstärzten.

Wie ein Mensch auf eine Krankheit reagiert, mit ihr umgeht, sie zu bewältigen versucht, haben wir in den Kapiteln 7.2 und 7.3 besprochen. Bei der Vielfalt eines Krankenhausbetriebes ist es nicht erstaunlich, wenn sich viele Patienten *verunsichert* fühlen, insbesondere, wenn es sich um eine erstmalige Hospitalisation oder um ein großes Krankenhaus handelt, aus dem erfahrungsgemäß Schwerkranke oft nicht zurückkehren.

Die Hospitalisation führt zwangsläufig zu einem Verlust der vertrauten Umgebung und der persönlichen Unabhängigkeit in bezug auf Essen, Kleidung, Gewohnheiten, Schlafen etc. Dem Entkleidungsritual scheint hier eine besondere Bedeutung zuzukommen. Die Intimsphäre ist sowohl durch Mitpatienten als auch die medizinische Betreuung gestört. So empfand Herr K. das ständig Ein und Aus – meist ohne Anklopfen – der Besucher und der Pflegepersonen als äußerst unangenehm und nachts wachte er immer auf, wenn ihm die Nachtschwester noch so sanft den Puls fühlte. Die Hospitalisation führte bei Herrn K. zu einem ausgeprägten Rollenwechsel und teilweise verändertem Selbstverständnis, indem aus dem aktiven, selbstsicheren Rentner ein passiver, immobilisierter und verunsicherter Kranker wurde.

Wie kaum in einem andern Lebensbereich (außer vielleicht Militär oder Gefängnis) erfolgt durch die Hospitalisation ein oft abrupter und totaler sozialer *Rollenwechsel*. Die im Alltag vertraute soziale Einstufung (vom Fabrikdirektor bis zur Putzfrau) wird schlagartig verändert. Die Putzfrau findet unter Umständen das besondere Interesse der Chefärzte, wenn dies ihre Krankheit erheischt. Umgekehrt ist nun der Fabrikdirektor auf Handreichungen der Hilfsschwester angewiesen, mit der er außerhalb des Krankenhauses kaum ein gemeinsames Gesprächsthema finden könnte. Viele Anpassungsschwierigkeiten sind somit auf das Umpurzeln der sozialen Rangordnung zurückzuführen. Die Umstellung bereitet Patienten, die damit vertraut sind, in einer Gemeinschaft zu leben, meist weniger Mühe als Menschen, die an persönliche Unabhängigkeit gewöhnt sind.

Die Hospitalisation führt bei Patienten zu
Verlust der vertrauten Umgebung
        von Unabhängigkeit
        der Intimsphäre
        der sozialen Funktion
        von Mobilität

und führt zu einem veränderten *Selbstverständnis* und einem erzwungenen *Rollenwechsel*.

Fast alle Patienten verspüren – in unterschiedlichem Ausmaß – *Angst* und auch Niedergeschlagenheit, Verzweiflung, Hoffnungslosigkeit *(Trauer* und *Depression)*. Oft kommt auch Wut und Aggression auf, die sich gegen den Patienten selbst mit Schuldgefühlen („hätte ich doch nicht geraucht"), gegen die Familie oder gegen die Spitalbetreuer richten kann. Neben diesen mehr negativen Gefühlen verspüren viele Patienten, vor allem wenn sie zu Hause von psychisch und physisch überforderten Angehörigen gepflegt werden, die wenig Unterstützung von z. B. kommunaler Seite erhalten (Gemeindekrankenschwestern, Heimpflegediensten etc.), eine Hospitalisation als wohltuend. Sie fühlen sich sicherer, geborgen, Ängste und Depressionen werden erträglicher. Nicht selten ziehen Patienten es z. B. vor, anstatt zu Hause im Krankenbett zu sterben (s. Kap. 10.7).

Die *Verarbeitung* dieser Gefühle (Emotionen) kann mehr oder weniger erfolgreich sein: Am häufigsten werden die Probleme durch *Verleugnung,* das Nicht-wahrhaben-wollen bewältigt. Dieser Abwehrmechanismus kann positive und negative Auswirkungen haben: Eine Studie hat gezeigt, daß Patienten mit akutem Herzinfarkt auf der Intensivstation weniger Komplikationen aufwiesen, eine bessere Überlebenschance hatten, wenn sie ihre Ängste verleugneten (HACKETT et al. 1968). Auf der anderen Seite kann eine ausgeprägte Verleugnung zu einer Fehleinschätzung der Lage, zu einer Unterlassung wichtiger, z. B. geschäftlicher Erledigungen und zu einer negativen Reaktion der Umgebung führen.

Ein weiterer, besonders im Krankenhaus häufig anzutreffender Abwehrmechanismus ist die *Regression,* das Zurückgreifen auf Verhaltensweisen einer früheren Entwicklungsstufe. Herr K. ließ sich z. B. von der ihm sympathischen Krankenschwester gerne waschen und verwöhnen, ähnlich wie er es früher bei Krankheiten von seiner Mutter erfahren hatte. Auch hier ist ein gewisses Maß durchaus wünschenswert und für den Heilungsprozeß förderlich (z. B. Bettruhe beim akuten Herzinfarkt). Die Regression kann aber auch zu einer zu starken Abhängigkeit von den Pflegepersonen, zu ausgeprägter Passivität, Urteilsverlust, mangelndem Interesse an Information und zurückstoßenden Reaktionen der Betreuer führen. Die Pflegenden kommen diesen Tendenzen zur Regression häufig entgegen, indem sie ihnen sympathische Patienten gerne verwöhnen. Die Regression kann sich im Extremfall in einem Rückzugsmuster äußern, indem der Patient scheinbar teilnahmslos alles mit sich gewähren läßt, kaum mehr kommuniziert und auch keine Angehörigen und Bekannten mehr sehen will (s. u.). Bei Kleinkindern, die in Isolation ohne Bezugsperson aufwuchsen, wurde dieses Phänomen von SPITZ (s. Kap. 5.5) als *Hospitalismus* beschrieben. Heute bezeichnet man mit diesem Begriff im allgemeinen alle somatischen und psychischen Schädigungen von Krankheitswert, die sich in der Folge eines Krankenhausaufenthaltes bei Kindern und Erwachsenen ergeben: Auch bei älteren Kindern führt die Hospitalisation oft zu größeren Problemen, die meist mit der *Trennung* von der Mutter, der Familie und den Kameraden zusammenhängt und die von ausgeprägten Angstzuständen, mehr oder weniger ausgeprägten Protestreaktionen und schließlich über Verzweiflung und eine soziale Loslösung zu einer Depression führen kann. Dank der weitgehenden Liberalisierung der Besuchszeiten, des Einbezugs der Mutter oder anderer Bezugspersonen und der besseren Schulung des Personals der Kinderkliniken sind diese Erscheinungen heute seltener geworden.

Meist nicht besonders auffallend kann Krankheit und Hospitalisation auch durch *Sublimation* verarbeitet werden, die sich z. B. in der Hilfe, die ein Patient dem noch kränkeren Patienten leistet, äußert. Andere Patienten projizieren ihre Gefühle auf ihre Umgebung, sei es auf die Medizinalpersonen oder auf die Familie; besonders Schuldgefühle werden oft durch *Projektion* verdrängt. Eine gute Verarbeitung vor allem von Angst und Depression ist deshalb wichtig, weil sie auf den Krankheitsverlauf einen starken Einfluß ausüben können. Es ist z. B. bekannt, daß Patienten mit ausgeprägten Angstgefühlen, aber auch depressiven Stimmungen vermehrt Schmerz verspüren, mehr Schmerzmittel brauchen und unangenehme Eingriffe weniger gut ertragen (s. Kap. 7.2 und 7.3).

Wie bereits erwähnt (s. Kap. 6.3), führt eine Krankheit und besonders die Hospitalisation zu einem Verlust der *sozialen Funktionen* des Patienten in Familie, Beruf und Freizeit, der oft nur schwer verkraftet werden kann. In wirtschaftlich schwierigen Zeiten kann der Arbeitsplatz bedroht sein, und bei ungenügender Versicherung oder langer Krankheitsdauer können finanzielle Schwierigkeiten auftreten. Meist leidet das soziale Prestige durch die Krankheit, Beziehungen zu den Familienangehörigen verändern sich und oft kommt es zu einer ausgeprägten *Isolation*. Hier helfen selbst die heute in den meisten europäischen Ländern üblichen Krankenversicherungen und spezialisierten Sozialdienste nur wenig weiter.

Der *Tagesablauf* in einer Klinik zeichnet sich für den Patienten durch Hektik und Monotonie aus: Phasen mit vielen Untersuchungen und vielen Besuchen stehen Perioden gegenüber mit langen Wartezeiten und wenig sozialem Kontakt. Sowohl die *Hektik* als auch die *Monotonie* können den Kranken verwirren, so daß er z. B. weder Datum noch Wochentag kennt. Besonders belastend sind Spezialabteilungen wie Hämodialyse-, Krebs-, Intensivpflege- und postoperative Aufwachstationen (s. Kap. 10.5) und Isolationsabteilungen für immungeschwächte Patienten.

Ein besonders in letzter Zeit zunehmendes Problem stellt die Hospitalisation *alter Leute* dar. Sie leiden oft unter Merkfähigkeits- und Gedächtnisstörungen, die sich bei einer

Hospitalisation verstärken können, sind Stimmungsschwankungen unterworfen und zeigen wenig Flexibilität in ihren Gewohnheiten. Mehr als andere Kranke sind sie oft sozial isoliert, da ihre gleichaltrigen Freunde entweder weniger mobil oder gestorben sind und die meist kleine Nachkommenschaft voll mit sich selbst beschäftigt ist. Mehr allgemein sozialpolitisch gesehen, nimmt die Anzahl alter, chronischkranker Patienten weiter zu, während das Angebot an Pflegeheimbetten stagniert hat, so daß viele dieser Patienten (mit einem großen Kostenaufwand) in Akuthäusern gepflegt werden müssen. Ungelöst ist auch das Problem, wie weit man bei den diagnostischen Abklärungen und therapeutischen Maßnahmen in diesem Altersbereich vorgehen soll.

10.3.3 Information und Kommunikation im Krankenhaus

Viele der erwähnten Gefühle und Reaktionen lassen sich durch adäquate *Information und Kommunikation* verbessern: Ein Großteil aller Patienten will genau informiert werden, auch wenn es sich um eine schlechte Nachricht wie z. B. Krebsdiagnose handelt. Die Information soll aber auch anscheinend banale, alltägliche Details enthalten, die den Betreuern – bedingt durch die Routine – unwichtig erscheinen. Sie soll früh, d. h. bereits beim Spitaleintritt beginnen, meist mit dem Vorstellen der eigenen Person und ihrer Funktionen. Wenn immer möglich soll dem Patienten und seinen Angehörigen die gleiche Information zukommen, auch wenn letztere dies anders wünschen. Denn hinter diesem Wunsch stecken oft unrealistische Vorstellungen, wie „der Patient würde es nie ertragen", „er/sie will es gar nicht wissen", die dem Patienten meist mehr schaden als nützen, da bei ungleicher Information unnötige Spannungen auftreten und die Vertrauensbasis zwischen Patient und Arzt geschmälert werden kann (s. Kap. 9.3). Besondere Vorsicht ist bei prognostischen Angaben geboten, da diese statistischen, epidemiologischen Zahlen auf das Individuum bezogen von beschränkter Aussagekraft sind und den Patienten meist nur unnötig verunsichern. Man sollte sich nicht scheuen, auch über unbequeme Themen zu sprechen, sie wo nötig auch selbst angehen, wie z. B. erwähnt man die Diagnose bösartiger Erkrankung, sexuelle Probleme, unangenehme Nebenwirkungen diagnostischer und therapeutischer Maßnahmen etc. Information darf nie einseitig erfolgen, sondern möglichst im Rahmen mehrerer Gespräche, eines permanenten *Dialogs,* sei es auf Krankenvisiten, sei es zu zweit unter vier Augen.

In einer Studie über die Interaktion zwischen Eltern von Kindern, die an Poliomyelitis erkrankt waren, und ihren Ärzten fand DAVIS (1972) vier Kommunikationstypen:

1. Direktes Mitteilen des klaren Sachverhaltes (Zustand, Prognose, Behandlungsmöglichkeiten) an die Eltern
2. Verbalisieren und Kommunizieren eines unsicheren Sachverhaltes
3. Dissimulation, indem der Arzt einen unsicheren Sachverhalt autoritär als sicher mitteilte
4. Ausweichen (Erasion), bei dem der Arzt einen klaren Sachverhalt nicht kommunizierte.
   Diese Kommunikationsform kam am häufigsten vor, wobei die meisten Ärzte hofften, daß die Eltern auf „natürliche Weise" die Wahrheit mit der Zeit langsam erfahren und es zu weniger unbeherrschbaren Emotionen kommen würde.

Die *Krankenvisiten,* seien es die täglichen mit dem Assistenz- oder Privatarzt, seien es die turnusgemäßen Ober- oder Chefarztvisiten, haben sowohl funktionellen, organisatorischen Charakter (weiter Abklärungen, therapeutische Verordnungen) als auch einen Beziehungsanteil und verlaufen nach einem festgefügten Ritual. Durch die Beteiligung vieler

Leute (Ärzte, Schwestern, manchmal Studenten und vor allem Mitpatienten, oft auch anderes, zufällig anwesendes Spitalpersonal) und durch den Zeitdruck kommt der Beziehungsanteil meistens zu kurz. Dies kann durch die erwähnten Gesprächserleichterungen kompensiert werden.

Von Ärzten wird immer wieder unterschätzt, was für psychische Belastungen dem Patienten aus der ärztlichen Visite entstehen. Ohne große Rücksicht auf die sonst strikt beachtete ärztliche Geheimhaltepflicht werden vor Mitpatienten und eventuell Besuchern persönliche, ja intime Daten besprochen. Die Intimsphäre des Patienten wird auch dadurch verletzt, daß er sich vor mehreren (darunter auch jungen, gesunden) Menschen ausziehen muß. Er muß dabei Körperteile zur Schau stellen, die ihm selbst krankheitshalber mißfallen. Besonders unangenehm ist ihm dies auf Chefvisiten, wo er nur den kleineren Teil der Leute überhaupt kennt. Gelegentlich muß er erleben, daß sein eigener Arzt (Stationsarzt) vor anderen gerügt oder bloßgestellt wird. Eine hitzige Debatte, die vielleicht noch den Befunden des Bettnachbarn gilt, bezieht er unvermeidlich auf sich und den scheinbar ernsthaften eigenen Zustand. Sprache und Jargon sind ihm ohnehin nicht verständlich.

Dieser bewußt aus der Sicht des Kranken dargestellte Sachverhalt soll didaktische und organisatorische Vorteile einer gemeinsamen Krankenvisite nicht grundsätzlich in Frage stellen. Die Risiken der Kommunikations- oder Beziehungsstörungen müssen aber erkannt werden. Besonders erschwerend ist es für den Patienten, wenn anläßlich der Visite nur *über* ihn und nicht *mit* ihm gesprochen wird. Ferner hat sich in Untersuchungen gezeigt, daß die täglichen Kontaktzeiten auf der Visite sehr knapp bemessen sind, ja z.T. durchschnittlich unter einer Minute liegen. SIEGRIST (1977) berichtet über asymmetrische Kommunikationsmuster, die alle am Informationsbedürfnis des Kranken vorbeigehen (Nichtbeachten; Ausweichen; Adressat- oder Themenwechsel; anstatt Information und Beziehungskommentar).

Die Regeln der Kommunikation, wie sie zur Arzt-Patienten-Beziehung schon erläutert wurden (s. Kap. 9.3) verdienen es somit, im Krankenhaus besonders beachtet zu werden.

10.3.4 Beziehung Patient-Krankenhauspersonal

Der kranke Mensch im Krankenhaus begegnet einer *Vielfalt* von ihm unbekannten Menschen, die in dieser Institution arbeiten: Es sind dies

- Ärzte/-innen (Assistenz-, Ober-, Chefärzte, Privat- oder Belegärzte)
- Schwestern und Pfleger/-innen
- Putzleute, Transporteure
- Sozialarbeiter, Physiotherapeuten/-innen, Diätberaterinnen, Laboranten/-innen, Röntgenpersonal und viele mehr
- und auch Besucher (Familie, Freunde, Bekannte, Arbeitskollegen und -geber).

Der engste und wichtigste Kontakt des Patienten besteht zum Pflegepersonal (Schwestern, Pfleger/-innen) und zu den Ärzten, die über Diagnose und Behandlung entscheiden. Die mit der Pflege betrauten Personen haben den direktesten Zugang zum Patienten, sie sind am längsten mit ihm zusammen in engem Kontakt, haben aber wenig direkten Einfluß auf den für den Patienten meist im Vordergrund stehenden Wunsch nach Heilung seines Leidens. Bei der heute immer noch vorwiegend symptomatischen Behandlung von Krankheiten ist der Arzt auf die Information und die Mithilfe des Pflegepersonals angewiesen, um eine optimale Betreuung der Kranken gewährleisten zu können. Im Rahmen eines täglichen Gruppengesprächs zwischen zuständigem Arzt, Schwestern, Pfleger/-innen und Personal kann diese Zusammenarbeit gefördert werden; die Krankenvisite eignet sich dazu meist weniger, da sie oft unter Zeitdruck und unter einer zu großen Öffentlichkeit (Mitpatienten) stattfinden. Ideal wäre allerdings die häufige Präsenz und Informiertheit des Patienten, was sich meist nicht realisieren läßt. Diese strukturellen Kontaktschwierigkeiten sind auf ein allgemeines Problem der Patient-Arzt-Pflegepersonal etc. -Beziehung zurückzuführen: die *asymmetrische Beziehung,* die ein echtes und wichtiges Beziehungsdilemma darstellt (s. Kap. 9.3). Der Patient erlebt seine Krankheit als etwas Einzigartiges, Einmaliges, das ihn persönlich in seinen Grundfesten erschüttert, während das Spitalpersonal die Krankheit des einzelnen Kranken als Fall unter vielen ähnlichen Routinepatienten erlebt, selbst bei den außergewöhnlichen Einzelfällen, die aber schließlich immer wieder in den täglichen Betrieb einzugliedern sind.

Die Betreuer sind Experten auf ihrem Gebiet, haben meist eine große Erfahrung und sind in ihrem Wissen in bezug auf Krankheiten den meisten Patienten weit voraus, weisen mit andern Worten einen ausgesprochenen Informationsvorsprung auf. Vom Patienten kann nur teilweise erwartet werden, daß er diese spezielle Beziehungsart berücksichtigt, da er von seiner Krankheit und der damit verbundenen Bedrohung ganz eingenommen wird. Die Pflegenden aber müssen darauf besonders Rücksicht nehmen durch bewußten Kontakt und Information des Patienten und seiner Bezugspersonen.

Allgemeines Problem zwischen Patient und Arzt: die *asymmetrische Beziehung*

Dieser Kontakt kann verschiedene Formen annehmen: Wie oft in menschlichen Beziehungen dürfte der erste Kontakt der wichtigste sein, das erste *Gespräch* zwischen Patient und Arzt, Patient und Schwester, oft auch zwischen eintretendem Patient und administrativem Personal ist entscheidend. Weitere Gespräche auf der Spitalabteilung ermöglichen dem Patienten, seine oft negativen Gefühle und Reaktionen erfolgreich zu verarbeiten. Dazu muß ihm von Pflegepersonal und Ärzten Gelegenheit geboten werden, wenn nötig unter vier Augen in einem separaten Zimmer; Zufallskontakte im Korridor bei gehfähigen Patienten können ebenfalls zu klärenden Gesprächen führen. Der besondere Stellenwert der *Krankenvisite* wurde oben schon erwähnt.

Wenn nötig kann der Dialog in Gruppen stattfinden unter Einbezug von Sozialarbeitern, Ergo- und Physiotherapeuten, Pfarrer oder Diätberatern. Organisierte *Gruppengespräche* zwischen Kranken und Betreuenden haben sich wegen der meist üblichen kurzen Dauer des Krankenhausaufenthaltes und dem damit verbundenen raschen Wechsel der Patienten (und oft auch der Betreuer) im Akutspital nicht bewährt. Bei chronisch Kranken, die über längere Zeit betreut werden, wie z. B. Zuckerkranken, Rheumapatienten, Krebspatienten, psychische Kranken, können sie oft stützen helfen. Bis jetzt hat sich keiner der verschiedenen Versuche, die Kommunikationsart und die Sozialstruktur im Krankenhaus zu verändern, in Westeuropa oder den USA allgemein durchsetzen können: So beteiligte man vor allem psychiatrische Patienten an der Selbstverwaltung und Organisation therapeutischer Gemeinschaften im Sinne einer therapeutischen Aktivierung (HEIM 1985). Zur vermehrten Transparenz wurden Vertreter der Patienteninteressen (Krankenhausombudsman) ernannt. Diese Funktion wird oft vom Pfarrer oder Sozialarbeiter, selten von Vertretern von Selbsthilfeorganisationen übernommen. Die vermehrte Beteiligung der Familie oder anderer Angehöriger an der Pflege hospitalisierter Patienten scheitert oft sowohl an den sozialen Gegebenheiten der Angehörigen (Arbeit, Distanzen) und des Krankenhauspersonals (Zeitdruck, Organisation), als auch an der oft mangelnden Bereitschaft auf beiden Seiten, Gewohnheiten zu durchbrechen (Angehörige: Delegation der Pflege; Krankenhauspersonal: vollständige professionelle Übernahme des Patienten).

Kontaktmöglichkeiten: – Gespräch
                       – Krankenvisiten
                       – Gruppengespräche
                       – Alternativmodelle

Besondere Probleme ergeben sich in der Patient-Spitalpersonal-, insbesondere Patient-Arzt-Beziehung durch *soziale Bildungs-* und *kulturelle Unterschiede* (Ausländer). Dies äußert sich z. B. in der unterschiedlichen sprachlichen Ausdrucksweise zwischen Unter- und Oberschicht. Der zu häufige Gebrauch von Fachjargon und abstrakten Begriffen durch Ärzte ist seit langem in die Witzspalten von Zeitungen eingegangen.

Da die Beziehung zwischen Kranken und Helfern auch stark von den Persönlichkeitsstrukturen beider Partner abhängt, ist es nicht erstaunlich, daß es eben beliebte und verhaßte, geachtete und verachtete Patienten, Ärzte und Schwestern gibt, mit vielen Schwankungen zwischen beiden Polen. Merkmale unbeliebter, ja verhaßter Patienten im Spital sind:

– allzu abhängige Klebrigkeit und Distanzlosigkeit
– auf persönliches Recht pochende Forderungen
– manipulierende Hilfeablehnung
– selbstdestruktive Verleugnung (GROVES 1978)
   (s. auch Kap. 9.4).

Üblicherweise kann man vom Patienten erwarten, daß er sich der Krankenhausroutine im Rahmen seiner Möglichkeiten *anpaßt*. Nach einer Studie von LORBER (1975) waren nicht etwa der Schweregrad der Erkrankung bestimmend, ob sich Patienten leichter oder schwerer anpaßten, sondern Alter und Ausbildungsgrad: Am besten gelang dies älteren Patienten mit wenig Schulung, während junge Patienten mit höherer Ausbildung mehr Schwierigkeiten hatten, sich konform der Krankenhausroutine zu unterwerfen. Dieselbe Autorin untersuchte auch, welche Patienten von Schwestern und Ärzten als gut angepaßt eingestuft wurden. Sie kam zum überraschenden Schluß, daß der *Zeitaufwand* des Krankenhauspersonals für den einzelnen Patienten den Hauptfaktor darstellte, ob er als gut oder schlecht bezeichnet wurde, und nicht primär die Qualität der emotionalen Beziehung zwischen Krankem und Personal.

Vier wichtige *Arten der Anpassung* können voneinander unterschieden werden:

1. *Integration* als idealste Form des sich Einpassens in die soziale Krankenhausstruktur, die eine Flexibilität des Patienten und des Personals mit Berücksichtigung persönlicher, individueller Bedürfnisse erfordert.
2. Ein *passives Sicheinfügen,* in welchem sich der Patient rational einem autoritären Krankenhausregime unterwirft oder mehr krankhaft-emotional, wenn ein Kranker eine weitgehende, nicht durch den Schweregrad seiner Krankheit bestimmte Abhängigkeit von einer Institution entwickelt.

3. Passiver und aktiver *Widerstand:* Medikamente werden nicht eingenommen, die Bettruhe nicht eingehalten (s. Kap. 9.3.3), Ärzte werden gegen Schwestern, Angehörige und auch gegen- und untereinander ausgespielt (oder manipuliert); im Extremfall kann dies zu offener, meist verbaler Aggression führen, dann oft in vorzeitiger Entlassung gegen ärztlichen Rat resultieren.

4. Der Patient kann auch mit einem ausgeprägten *Rückzugsmuster* psychologischer Art reagieren, wie man dies häufig, z. T. fast obligat, bei Schwerstkranken und/oder Depressiven findet, die kaum mehr auf äußere Reize wie z. B. Besucher oder einen neuen Bettnachbar reagieren und in extremer Passivität alles über sich ergehen lassen.

Das wohl schwierigste Problem der Patient-Arzt-Beziehung im Krankenhaus stellen der unheilbar Kranke und der sterbende Patient dar (s. Kap. 10.7). Der Arzt ist hier buchstäblich am Ende seines Lateins, seine Aktivitäten beschränken sich auf Linderung von Beschwerden, eine Heilung oder Verbesserung ist ausgeschlossen. Die Verlagerung vom üblichen diagnostisch-therapeutischen Denken und Handeln auf das mehr Pflegende, Unterstützende und Begleitende erfordert eine erhebliche Anstrengung und wird oft umgangen, indem diese Aktivitäten an Pflegepersonal, Seelsorger und Familienmitglieder delegiert werden. Gerade hier hat der Arzt aber die Möglichkeit, den heute oft erhobenen Vorwurf, nur naturwissenschaftlich-technisch orientiert zu sein, zu entkräften, indem er diesen hoffnungslosen Patienten hilft, ihren letzten Kampf medizinisch und menschlich zu erleichtern.

Weiterführende Literatur: Cockerham WC (1982). Coe RM (1970).

10.4 Chronisches Kranksein

RUDOLF A. GERBER

> We are not ourselves
> when nature, being oppress'd, commands the mind
> to suffer with the body.
>
> King Lear II, 4

10.4.1 Einleitung

Große Anteile des medizinischen Personals und Hilfspersonals, der sozialen Dienste und der finanziellen Aufwendungen zugunsten des Gesundheitswesens werden durch Chronischkranke in Anspruch genommen. Mit Chronischkranken sind Patienten gemeint, die zwar sehr viel Hilfe und Betreuung in Anspruch nehmen, aber aufgrund ihres langdauernden Leidens keine Aussicht auf Heilung haben.

In diesem Kapitel soll anhand eines klinischen Beispiels gezeigt werden, welche psychosozialen Faktoren bei chronischem Kranksein besonders beachtet werden müssen und welche Handlungsanweisungen sich für die Betreuer ergeben.

Den hier dargelegten Erfahrungen eines Teams einer Rehabilitationsklinik[1] folgt ein kurzer Abriß über die häufigsten Erscheinungsformen des chronischen Krankseins.

---

[1] Med. Abt. C. L. Lory-Haus, Inselspital, Bern

Als exemplarischer Fall wurde eine 74jährige Frau gewählt, also eine geriatrische Patientin. Da ein Großteil der Chronischkranken in der geriatrischen Population zu finden ist, und der Anteil der alten und gebrechlichen Menschen in unserer Bevölkerung stetig ansteigt, ist die Wahl eines alten, chronischkranken, multimorbiden Menschen sicher gerechtfertigt.

In der Folge wird häufig der Begriff der „individuellen Wirklichkeit" (v. Uexküll 1985) verwendet, der den Zugang und das Verstehen des Chronischkranken in seinem Umfeld erleichtert (s. Kap. 6.1). Diese individuelle Wirklichkeit und die Möglichkeit, sie zu erfahren, soll am Fallbeispiel gezeigt werden.

Beispiel. Die 74jährige Frau M., die seit Jahren unter deformierender Arthrose, Kreislaufstörungen (koronare Herzkrankheit, KHK), Stürzen unklarer Genese und Angstzuständen litt, stürzte erneut in ihrer Wohnung, die sie alleine bewohnt, und zog sich eine Trimalleolarfraktur zu, blieb während 10 h hilflos auf dem Boden liegen, bis sie dann von der Reinemacherin aufgefunden wurde. Im Akutkrankenhaus wurde die Fraktur osteosynthetisiert, die Patientin nach einigen Wochen in eine Rehabilitationsabteilung verlegt, mit dem Anliegen, die Gehfähigkeit der Patientin soweit zu verbessern, daß eine Rückkehr in ihre Wohnung wieder möglich wird. Beim Eintrittsinterview (s. Kap. 9.5) erzählte Frau M. von ihrer jetzigen Situation: allein, vereinsamt, hilflos, behindert, ausgeliefert, lebt sie seit einigen Jahren, seit dem Wegzug des jüngsten Kindes, in ihrer großen Wohnung. Den Ehemann hatte sie früh an einem Hirntumor verloren, sie erzog die drei Kinder allein. Sie selbst war als jüngstes von drei Kindern eines sehr strengen und fordernden Vaters aufgewachsen, an dem sie sehr stark hing. Früh erkrankte er an einer schweren Herzinsuffizienz: Wenn ihn Herzkrisen quälten, schickte er sein Töchterchen weg, ohne daß dieses die Situation verstehen konnte und in panischer Angst vor der Türe wartete. Mit elf Jahren verlor sie den geliebten Vater, die strenge Mutter setzte die Erziehung fort; Ungehorsam bestrafte sie mit tagelangem Schweigen oder mit Einschließen in eine dunkle Kammer. Frau M. verheiratete sich früh mit einem deutlich älteren, autoritären Mann. Die beziehung blieb immer distanziert und kühl, Frau M. konnte auch die tödliche Krankheit und den frühen Tod des Ehemannes nicht fassen.

Schwere depressive Phasen folgten dem Verlust des Ehemannes, und Frau M. konnte ihre Angstzustände nie mehr loswerden. Obwohl sie versuchte, mit Tranquilizern und Anxiolytika, später auch mit Alkohol, die Angstzustände wie auch die Herzbeschwerden zu bekämpfen, fand sie keine Besserung. Zunehmende Gelenkbeschwerden schränkten sie noch mehr ein. Sie wurde immobiler, nahm auch an Gewicht zu. Das Haus verließ sie kaum. Kontakte konnte sie vorwiegend mit dem Telefon aufrechterhalten.

Im Interview fiel auf, wie Frau M. sich oft selbst verurteilte und durch selbstentwertende Bemerkungen den Interviewer zu beeinflussen versuchte. Dann wiederum wirkte sie schelmisch-charmant, gelegentlich fordernd, oder niedergeschlagen-hilflos. Beim Erheben des Körperstatus erging sie sich in ironischen Bemerkungen über ihren alternden Körper.

Dem Pflegepersonal fiel in den ersten Tagen nach Übertritt auf, daß Frau M. hilflos, starr, wie ausgeliefert im Bett lag, sich trotz stabilisierter Fraktur nicht mobilisieren ließ und bei der Körperpflege und beim Essen sehr viel mehr Hilfe in Anspruch nahm, als erwartet wurde. Die Krankenschwestern waren wütend, fühlten sich ausgenützt oder hilflos und schoben die Pflege gerne an Schülerinnen oder Hilfspersonal ab.

Die Patientin reagierte auf Analgetika, Cardiaka und nichtsteroidale Antirheumatika nicht erwartungsgemäß. Des weiteren beobachteten die Krankenschwestern, daß übliche Berührungen bei der Körperpflege und passive Bewegungen in nicht durch die Grundkrankheit betroffenen Gelenken zu auffallenden Schmerzen führten.

Soviel zum Fallbeispiel und den ersten Eindrücken der Betreuer.

10.4.2 Analyse des Fallbeispiels

Frau M. leidet seit Jahren an chronischen Schmerzen (Arthalgien) einer koronaren Herzkrankheit und an Angstzuständen. Ihr Verhalten während der ersten Tage auf der Rehabilitationsabteilung war gekennzeichnet durch Widerstände, Regression, Agieren und Angst. Die Rehabilitation bis zum obenerwähnten Ziel (Rückkehr nachhause) schien unmöglich.

Frau M. wehrte sich gegen jede Eigenaktivität, blieb passiv und verhinderte so Veränderungen, die die Konstanz und Integrität ihrer individuellen Wirklichkeit gefährdeten. Dies war der Ausdruck eines starken Widerstandes.

Zugleich war aber auch regressives Verhalten zu beobachten, indem Frau M. kindlich-hilflos im Bett lag und von der Betreuung und Pflege vollkommen abhängig war. Dies ermöglichte ihr, auf frühere Entwicklungsformen des Denkens, des Verhaltens und der Beziehungen zurückzugreifen.

Da ihr dieser Wunsch nach Geborgenheit nicht bewußt war, hat sie ihn unbewußt ausgelegt (agiert), um dieses Ziel zu erreichen.

Die Angst, die Frau M. vor allem bei der Körperpflege und nachts beim Erscheinen der Nachtschwester zeigte, kann als Angstsignal angesehen werden, das den Zweck hat, den Patienten in einer Gefahrensituation vor einer Reizüberflutung zu schützen. Aufgrund der Erfahrung der Pflegenden konnte die Angst aber auch als Angst vor Schmerzen angesehen werden.

Frau M. wies neben diesen, durch ihre somatischen Leiden bedingten psychischen Symptomen auch organische Begleitsymptome auf.

Fast alle in Tabelle 10.3 festgehaltenen Veränderungen konnten bei Frau M. nachgewiesen werden:

Tabelle 10.3. Häufig beobachtete Veränderungen beim Chronischkranken

a) Persönlichkeit:	Psychomotorische Verlangsamung
	Reizbarkeit
	Hypochondrie
	Depressivität
b) Verhalten:	Fordernd-manipulativ
	Suchtentwicklung
	Sekundärer Krankheitsgewinn
	Schlechte Compliance
	Soziale Isolation
c) Somatische Folgen:	Schlafstörungen
	Obstipation
	Adipositas
	Appetitstörungen
d) Schmerzverhalten:	Absinken der Schmerzschwelle

Die in Tabelle 10.3 erwähnten *Persönlichkeitsveränderungen* (a), wie psychomotorische Verlangsamung, Reizbarkeit, Hypochondrie und Depressivität erschweren dem Patienten die Kommunikation außerhalb der Beschwerden und verstärken die Isolation, die allein durch die Behinderung schon ausgeprägt ist. Der Chronischkranke spricht mit Arzt und Angehörigen häufig nur über seine Beschwerden. So erfährt man nur einen kleinen Teil seiner individuellen Wirklichkeit.

Depressivität und Hypochondrie weisen daneben aber auch eine Schutzfunktion auf.

Durch hypochondrische Ängste z. B. können belastendere Fragen aufgeschoben werden, die im Patienten auftauchen müssen, wenn seine körperliche Integrität irreversibel gestört ist und eine Verschlechterung droht: Die Todesängste sind aufgeschoben.

Das veränderte *Verhalten* (b) stellt vor allem die Betreuer vor riesige Probleme: Der Chronischkranke nimmt mehr Hilfe als andere Patienten in Anspruch, oft mehrere Ärzte zugleich (bei unserer Patientin waren es ein Kardiologe, ein Rheumatologe und ein Psychiater). Er verwendet unkontrolliert mehrere Analgetika, meist kombiniert in Tranquilizern und Hypnotika. Oft gesellt sich bei einem langen Leiden auch eine lange Liste von Hospitalisationen und chirurgischen Eingriffen dazu.

Die *somatischen Folgen* des chronischen Krankseins (c) sind im wahrsten Sinne psychosomatisch. Schlafstörungen und gastrointestinale Beschwerden werden sowohl bei Depressionen wie auch bei konsumierenden Krankheiten festgestellt.

Interessant sind die Zusammenhänge zwischen Depression und chronischem *Schmerz:* Es ist bekannt, daß eine Verminderung des zentralen Serotoninspiegels zu Schlafstörungen und verminderter Schmerzschwelle führt (d) und sowohl bei Depressionen wie auch bei chronischen Schmerzen Veränderungen im zentralen Serotoningehalt nachgewiesen sind (s. Kap. 8.3.2).

Inaktivität, Isolation und die beobachteten psychosomatischen Veränderungen führen zu einer deutlich veränderten Wirklichkeit des Patienten. In wiederholten eingehenden Gesprächen und mit Hilfe der Empathie aller Betreuer gelingt es oft, dieses Krankheitsverhalten zu verstehen.

Neben der somatischen Diagnose, der initialen Beurteilung von Persönlichkeit und Verhalten des Patienten und der Einschätzung der psychosozialen Situation (wie lebt die-

Tabelle 10.4. Einschränkende Kriterien der Rehabilitation

Zentralnervensystem:	Eingeschränkte kortikale Leistung (POS, Demenz)
	Läsion der nichtdominanten Hemisphäre
	Zentrale Lähmungen
	Visusverminderung
	Gesichtsfeldausfälle
	Hörverlust
	Sprachstörungen
Kreislauferkrankungen:	Schwere Herzinsuffizienz
	Koronare Herzkrankheit
	Orthostatische Dysregulation
	Synkopen
Metabolische Störungen:	Schlecht einstellbarer Diaberes mellitus
	Leberinsuffizienz
	Niereninsuffizienz

Urininkontinenz
Stuhlinkontinenz
Adipositas
Deformierende Skeletterkrankungen
Eingeschränkte Lungenfunktion
Gleichzeitige Erkrankung an Malignom
Fehlende soziale Einbettung (verwitwet, geschieden, ledig)
Gleichzeitig vorhandene Psychose
Fehlende Motivation
Schlechte Compliance
Ausgeprägte Regression

ser Mensch, welche Beziehungen pflegt er in welcher Art?) benötigen wir zum Planen einer Betreuung und eventuell einer Rehabilitation auch eine Abschätzung des Rehabilitationspotentials der Patienten.

Unter *Rehabilitationspotential* versteht man die körperlichen und psychischen Fähigkeiten eines Menschen, die es ihm ermöglichen, eine Behinderung mit Zuhilfenahme von Physiotherapie, Ergotherapie, neuropsychologischem Training, Sprachtherapie, Psychotherapie, operativen Sanierungen, etc. auf das kleinstmögliche Ausmaß einzuschränken.

Das *Rehabilitationspotential* wird üblicherweise anhand von einschränkenden Kriterien beurteilt. Um den weiteren Verlauf der Betreuung eines Chronischkranken besser erläutern zu können, folgt hier eine Liste der *Rehabilitationskriterien* (Tabelle 10.4), die lediglich zum Überblick dient und keinen Anspruch auf Vollständigkeit erhebt.

Versucht man, das Rehabilitationspotential von Frau M. aufgrund dieser Liste zu beurteilen, so fallen neben Kreislaufstörungen, deformierender Skeletterkrankung und Adipositas vor allem die fehlende soziale Einbettung, die manifeste Regression und die aus der Vorgeschichte bekannte schlechte Kooperationsbereitschaft der Patientin ins Gewicht. Das von den Orthopäden angestrebte Rehabilitationsziel (Rückkehr der Patientin in ihre eigene Wohnung) schien rein „somatisch" gesehen kaum in Frage gestellt. Die Beurteilung der pflegenden Schwestern lautete aber nach wenigen Tagen: „Sie wird wohl eine Verlegung ins Pflegeheim benötigen". Diese Beurteilung war bei dem zu diesem Zeitpunkt manifesten Zustandsbild (Widerstand, Regression, Agieren und Angst) sicher recht zutreffend, entsprach es doch wohl auch den Erfahrungen aufgrund früherer Erlebnisse und den unbewußten Erwartungen der Patientin.

Auf die Schwestern wirkte Frau M. wie ein hilfloses, ängstliches Kind, das sich fordernd-unbeweglich anklammerte und Gefühle von Ablehnung und Aggressivität erzeugte. Dieser Eindruck entstand bei den Schwestern durch Zuschauen, Zuhören, Sicheinfühlen und Mitfühlen und konnte nur entstehen, weil sie ihre Empathie zuließen. Die Betreuenden aber erlebten Ablehnung und Aggressivität dieser übertragenen Gefühle an sich selbst und hatten große Mühe, da sie nicht realisierten, daß Frau M. diese Gefühle auf sie übertrug.

In unserem Falle mobilisierte die pflegerische Abhängigkeit bei Frau M. ambivalent erlebte Wünsche nach Abhängigkeit. Ihre frühen Erfahrungen in ähnlicher Abhängigkeit (von der streng distanzierten Mutter oder vom strengen, geliebten Vater) können nicht als erfüllte Wünsche betrachtet werden.

BALINT (1972) beschreibt dies ausgezeichnet:

„Es ist das teuerste Ziel eines jeden von uns, daß unsere Umgebung unseren Wünschen, vor allem unserem Wunsch nach Sicherheit, entgegenkommt, ohne daß wir es erst fordern müssen. Nach Sicherheit verlangen und noch mehr Kraft anwenden zu müssen, um unser Objekt dazu zu bewegen, uns Sicherheit zu gewähren, d. h. uns anzuklammern, ist immer erniedrigend und an sich schon ein trauriger Ersatz. Diese Art von Beziehung muß unausweichlich zur Ambivalenz führen".

Aber gerade der Chronischkranke, der durch sein Leiden so verunsichert und beeinträchtigt ist, wird immer wieder nach Sicherheit verlangen und wird sich oft auf „erniedrigende" und „traurige" Art anklammern und dabei unbewußt Wut und Ablehnung gegen die Betreuer verspüren. Letztere sind diesen Gefühlen nun ausgeliefert.

Bei der Betreuung Chronischkranker müssen wir nicht nur empathisch sein, wir müssen noch einen Schritt weitergehen: Was wir mit der geschulten Empathie wahrgenommen haben, sollen wir so verarbeiten, daß wir *„merken"*, was mit uns geschieht, wenn wir beim Patienten sind und was dieser uns so mitteilt.

Die Mitteilung enthält meist Wünsche, Erwartungen, Hoffnungen und Befürchtungen.

Frau M. wünschte sich vollkommen der Pflege überlassen zu können (Regression), erwartete Sicherheit vor ihren Schmerzen und Ängsten, hoffte nicht abgeschoben zu werden und befürchtete zugleich die Ablehnung. Dies teilte sie zum großen Teil nichtverbal (s. Kap. 2.2 und 9.5) mit.

10.4.3 Betreuung der Chronischkranken

Besteht eine übereinstimmende Beurteilung des Chronischkranken in seiner psychosozialen Situation auf Seiten der Betreuer, d. h. sind somatische Einschränkungen, Persönlichkeit, Verhalten, individuelle Welt des Patienten soweit möglich bekannt, erst dann kann eine ganzheitliche, patientenzentrierte Betreuung möglich werden (s. Kap. 11.4). Was unter ganzheitlich oder patientenzentriert gemeint sein kann, soll an unserem Fallbeispiel dargestellt werden. Tabelle 10.5 gibt einen Überblick über ein solches Behandlungskonzept.

Tabelle 10.5. Konzept der Betreuung Chronischkranker im Krankenhaus

Schrittweises Vorgehen:

erster Schritt:	tragfähige Patient-Arzt-Beziehung herstellen
zweiter Schritt:	Aktivierung
	Abbau der Regression/des Hospitalismus
dritter Schritt:	Bündnis mit gesunden Anteilen bilden
vierter Schritt:	Abbau des pathologischen Kommunikationsverhaltens
fünfter Schritt:	Konfrontation mit der Realität
sechster Schritt:	Planung der Langzeitbetreuung

Nachdem nicht nur die verbalen, sondern auch Teile der nichtverbalen Äußerungen der Patientin verstanden wurden, konnte ein Behandlungskonzept aufgestellt werden. Von Anfang an war klar, daß die Regression der Patientin aufgrund ihrer Kindheitserfahrung gefährlich werden könnte und rückgängig gemacht werden sollte. Mit Frau M. wurde die Aufgabenverteilung bei Körperpflege und Essen, die Frequenz und Dosierung der Medikamente, die Dauer und Häufigkeit der Physiotherapie besprochen, wobei immer zuerst die Vorstellungen der Patientin angeschaut wurden. Dies ist unerläßlich, gerät doch der Betreuer sonst sehr rasch in die Rolle des mächtigen Vaters oder der mächtigen Mutter, die wissen, was der Patient benötigt. Gerade solche klärenden Gespräche um die Grundaktivitäten des Chronischkranken lassen uns erst seine eigene Wirklichkeit erleben, die oft grundlegend von unserer Vorstellung des Patienten differiert.

Dieser erste *Behandlungsschritt* hat als Ziel (Tabelle 10.5)

- *eine tragfähige Arzt-Patient-Beziehung herzustellen* (1. Schritt). Die tragfähige Beziehung beruht auf einer ausgeglichenen Verteilung der Aktivität, der Verantwortung und der Abhängigkeit. Kann sich der Patient nicht selbst auch als treibende Kraft erleben, fühlt er keine Verantwortung und eine unerträgliche Abhängigkeit, die in diesem Behandlungskonzept hindernd ist. Dieses Erleben verhindert die Regression oder kann sie rückgängig machen: Der Patient wird aktiviert.
- *Aktivierung* (2. Schritt). Das Pflegeteam wurde über den besprochenen Aktivierungsgrad der Patientin informiert, es wurde festgelegt, wer Frau M. welche Hilfe zukom-

men läßt, die Aufgaben wurden verteilt und Einwände, Befürchtungen und Widerstände gegen das Konzept besprochen. Dadurch, daß der Patient seine Erwartungen/ Wünsche und Befürchtungen besprechen kann, wird er aus der Rolle des unmündigen, abhängigen Menschen herausgehoben. Man verbündet sich so mit seinen starken, tragfähigen Persönlichkeitsanteilen, jenen Anteilen, die eine Regression auch wieder rückgängig machen können:

- *Bündnis mit gesunden Anteilen bilden* (3. Schritt). Diese Ziele werden nur erreicht, wenn alle Betreuenden sich ähnlich verhalten, wenn der Patient überall den gleichen Halt, die gleiche Haltung findet. Schwestern, Therapeutinnen und Ärzte sind gezwungen, ihre Vorstellungen, Erfahrungen und Gefühle immer wieder gemeinsam zu betrachten (s. Kap. 11.2). Bei Frau M. erfolgte eine erste solche Besprechung nach den ersten Hospitalisationstagen auf unserer Abteilung.

Danach wurde Frau M. einige Zeit – zugegebenermaßen eine recht lange Zeit (4 Wochen) – wohlwollend mit gleichbleibenden Forderungen betreut, ohne daß sich an ihrem Verhalten viel änderte. Weiterhin lag sie unbeweglich im Bett, versuchte immer wieder, für die minimale Eigenaktivität doch noch fremde Hilfe zu erhalten. Sie spielte die Schwestern gegeneinander aus, indem sie bei der einen über die Boshaftigkeit der andern klagte. Die Schwestern ärgerten sich. Lediglich das Schlafverhalten und der Medikamentenkonsum normalisierten sich geringgradig.

- *Kommunikationsverhalten* (4. Schritt). Nun wurde eine Verhaltensänderung angestrebt: Chronischkranke kommunizieren meist nur über ihre Beschwerden oder über indirekte Klagen in bezug auf die Betreuer. Dieses Verhalten aber stört eine herzliche, offene Betreuung so stark, daß Ärzte, Krankenschwestern und Angehörige meist nach einiger Zeit resignieren und abstumpfen. Um dies zu verhindern, sind Verhaltensänderungen notwendig, sonst kann der Patient nicht die konstante Unterstützung erhalten, die er dringend benötigt:

- Kommunikation von Klagen über Schmerzen oder Beschwerden loslösen. Die Betreuenden wurden angewiesen, dann Frau M. besonders viel Zuwendung zu gewähren, wenn sie nicht von ihren Schmerzen sprach. Andernfalls führten sie nur die notwendigen pflegerischen Tätigkeiten aus. Vorwürfe gegen Nichtanwesende sollten abgeblockt werden mit der Bitte an die Patientin, sich doch direkt bei jenen zu beklagen. Frau M. wurde nun zuerst unruhig-irritiert, weinte viel, versuchte Bekannte und Kinder gegen das Betreuungskonzept zu mobilisieren; mit wenig Erfolg. Sehr langsam begann sich Frau M. dann zu ändern, sie stellte fest, daß die Schwestern oft ins Zimmer kamen und kurz zu ihr saßen, wenn sie nichts an ihr pflegen mußten. Frau M. öffnete sich und zeigte ihre Angst deutlicher. Mit dem Arzt sprach sie über die Beziehung zu ihren Kindern, die sich in den letzten Jahren von ihr distanziert hatten. Mit der Zeit tauchten auch Fragen nach der Zukunft auf. Frau M. konnte schrittweise mobilisiert werden. Die Physiotherapie wurde intensiviert und Frau M. lernte, am Gehgestell zu gehen. Der *fünfte Schritt* war derjenige der

- *Konfrontation mit der Realität*. Arzt, Schwestern und Therapeutinnen besuchten mit Frau M. ihre Wohnung, ließen sich von der Patientin alles zeigen, untersuchten gemeinsam mit ihr die praktischen Schwierigkeiten: behindernde Schwellen, rutschende Teppiche, nicht leicht greifbares Telefon, schwierige Architektur in WC und Bad, ungünstige Kücheneinrichtung. Dann setzte sich Frau M. mit dem Arzt zusammen und sortierte die riesigen Medikamentenvorräte: Bei jedem Mittel erzählte sie von der erwünschten Wirkung, die sie diesem Medikament zuschrieb, von den Situationen, in welchen sie es jeweils einnahm. Der Arzt seinerseits erklärte ihr Indikation und die zu erwartenden Wirkungen und Nebenwirkungen. Viele Packungen konnten so eliminiert werden und der Patientin blieben zuletzt wenige Medikamente, die sie als Reserven behalten sollte.

Nach dieser Abklärungsvisite zuhause erfolgte eine Besprechung zusammen mit Frau M., ihren Kindern und allen Betreuern: Frau M. erklärte, gerne bliebe sie in ihrer Wohnung, aber es werde ihr zuviel, man sollte doch andere Möglichkeiten in Betracht ziehen.

Dadurch hatte sie den *sechsten Schritt* selbst unternommen:

- *die Planung der Langzeitbetreuung*. Für den durch eine chronische Krankheit Teilinvaliden stellt sich früher oder später die Frage: Wie soll ich mein Leben gestalten und welche Qualität kann es aufweisen? Dabei gibt es mehrere Teilaspekte der Gestaltung (Tabelle 10.6).

Tabelle 10.6. Langzeitbetreuungsaspekte

Hilfsmittel:	Gehhilfen (Stock, „Böckli", Rollator)
	Rollstuhl (rollstuhlgängige Wohnung)
	Sitzdusche
	Hilfsmittel für Körperpflege (Stielschwamm, etc.)
	Mahlzeitendienst
	Invaliden-/Alterswohnung
Betreuer:	Hauspflege
	Gemeindeschwester
	Angehörige
	Arzt
	Seelsorger
	Putzfrau
Bezugspersonen:	Angehörige, Kinder, Partner, Freunde
Aktivierungsprogramm:	Gruppen
	Heimergotherapieprogramm
	Ambulante Physiotherapie
	Invaliden-/Altersturnen resp. -schwimmen

Aufgrund ihrer Behinderung konnte Frau M. nicht mehr alleine in ihre große, kaum umzugestaltende Wohnung zurück. Sie benötigte eine rollstuhlgängige Wohnung (keine Schwellen, richtige Abmessung von WC, Bad/Dusche, Küche), in der sie sich mit dem Böckli frei bewegen konnte. Sie mußte sich für eine Alterswohnung anmelden. Mahlzeiten konnte sie zwar wärmen, nicht aber selbst zubereiten, war also auf einen Mahlzeitendienst angewiesen.

Da die Kinder für die Betreuung nicht in Frage kamen, mußte Frau M. eine Gemeindeschwester (morgendliche Körperpflege), eine Hauspflegerin (Einkauf, Hilfe bei Zubereitung der Nebenmahlzeiten) und eine Reinemacherin beanspruchen. Nachts stand die Schwester der Alterssiedlung zur Verfügung.

Durch die veränderte Kommunikation (Frau M. hatte gelernt, nicht Schmerz als Kommunikationsmittel zu verwenden) erschienen die Kinder häufiger, tauchten auch vermehrt Freunde auf. Zudem konnten die ambulante Physiotherapie, die Teilnahme an der Altersgruppe in der Siedlung und am Altersturnen organisiert werden.

Es stellt sich die Frage, ob mit diesen vorwiegend organisatorischen Maßnahmen effektiv die Lebensqualität von Frau M. positiv verändert wurde: Wird sie nicht genau so unglücklich, einsam, schmerzgequält und angstvoll sein wie zuvor? Wäre die ganze Planung und Organisation vom Betreuerteam übernommen worden, ohne Frau M. an sämtlichen Überlegungen und Entscheidungen aktiv teilnehmen zu lassen, wäre Frau M. verplant worden. Dadurch, daß sie schrittweise selbst die Realität erfassen und Anregungen, Bedenken und Wünsche äußern lernte, erstarkten die aktiven Persönlichkeitsanteile („Erwachsenen-Ich") und wurden zu echten Verbündeten in der Betreuung.

War es zu Beginn der Betreuung Aufgabe des Arztes und der Pflegenden, die Welt der chronischkranken Frau M. zu erfahren, ging es jetzt darum, sie bei den neuen selbständigen Schritten zu begleiten und nicht zu überfordern. Die Gefahr, daß ein Patient den falschen Optimismus des auf Erfolg bedachten Arztes übernimmt, um den Arzt nicht zu enttäuschen oder gar zu verlieren, ist recht groß. Eine solch falsche Einstellung unterstützt die schon erwähnte Neigung chronisch Kranker, Sicherheit durch Anklammerung zu gewinnen. Zugleich wird kindlich regressives Verhalten ermutigt und die Tragfähigkeit der Arzt-Patient-Beziehung in Frage gestellt.

Damit sind wir bei der Frage angelangt: *Was heißt betreuen?*

Mit der jedem Menschen eigenen Fähigkeit zur Empathie (Mitsehen, Mitempfinden, Mitfühlen) versucht der Arzt, dem Patienten die Möglichkeit zu geben, zusammen alle Wünsche, Ängste, Befürchtungen und Hoffnungen anzuschauen und nie zu werten oder vorgebrachte Werturteile des Patienten kommentarlos zu übernehmen.

Sätze wie „Sie dürfen von Glück reden, daß Sie noch einige Schritte gehen können" oder „Sie haben ganz recht, daß Sie auf Ihre Kinder wütend sind", sind in einer Langzeitbetreuung – und das ist die Betreuung eines Chronischkranken immer – nicht am Platz. Nicht Normen setzen oder Partei ergreifen bedeuten dem Patienten eine Hilfe, sondern das nie erlahmende Interesse des Arztes an seinem ganzen Wesen.

Die Sätze heißen dann etwa so: »Sie können jetzt wieder wenige Schritte gehen, wie ist das für Sie?" und „ich merke oft, daß Sie sich über Ihre Kinder Gedanken machen". So kann der Patient je nach seinem momentanen Befinden bei einem Thema verweilen oder darüber hinweggehen ohne überfordert zu werden.

Frau M. hat in den langen Wochen der stationären Rehabilitation gelernt, daß die Betreuer in dieser Art und Weise mit ihr umgingen und daß sie versuchten, Begleiter zu sein und nicht Reiseleiter. Ein Begleiter achtet auf Aufmerksamkeit, Interessen, auf Spannungen und Müdigkeit des Reisenden, ein Reiseleiter schleppt ihn durch das Programm von Sehenswürdigkeit zu Sehenswürdigkeit und gönnt ihm keine Rast.

Diese Erfahrung während der Hospitalisation hat Frau M. ermöglicht, sich direkter, d.h. nicht nur averbal oder manipulativ zu ihren Wünschen zu äußern. Dadurch wird sie für einen autoritären, fordernden, auf Erfolg bedachten Arzt zum unangenehmen Patienten, für den Betreuer aber zum echten „Mitarbeiter". Diese Veränderung wurde zuerst von der Patientin selbst mit Erstaunen festgestellt. Später nahmen sie auch die Angehörigen wahr.

Staunen über Veränderung ist eine der wenigen Möglichkeiten des Chronischkranken, mit seinem Leiden zu leben (s. Kap. 7.2). Für Frau M. war diese Erfahrung sehr sinnvoll, ebenso sinnvoll wie die organisatorischen Veränderungen und die gemeinsam erarbeitete Reduktion des Medikamentenabusus. Ihre altvertraute Wohnung aufgeben, in eine neue

Umgebung zu ziehen, fielen Frau M. sehr schwer, wie ihr auch schwer fiel, das Spital und die Betreuenden zu verlassen. Die Gefühle von Trauer, Wut, Angst und Enttäuschung sind aber zu einer Chance für Frau M. und ihren über alle Vorgänge informierten Hausarzt geworden. Beide zusammen erhielten dadurch Gelegenheit, das Problem der Trennung und des Verlustes miteinander anzuschauen. Dieses menschlichste aller Probleme, das schließlich im Problem des Verlustes der eigenen Person (dem Tod) endet, wird den Chronischkranken und seinen Arzt lange beschäftigen. Auf diesem Weg benötigt der Chronischkranke ganzheitliche Hilfe.

10.4.4 Spezielle Formen chronischen Krankseins

Der exemplarische Fall versuchte, den Umgang mit einem chronischkranken geriatrischen Patienten zu zeigen. Dabei standen Kreislaufstörungen, psychologische Probleme und Gelenkbeschwerden im Vordergrund.

Einen ersten Überblick über die besonderen psychosozialen Aufgaben, die sich dem Patienten in der chronischen Phase der Krankheit stellen, wurde schon in der Diskussion der Patientenkarriere gegeben (s. Kap. 6.3.6). Das soeben ausführlich diskutierte Fallbeispiel hat aufgezeigt, daß trotz Gemeinsamkeiten jeder Kranke in der chronischen Phase anders reagiert. Nicht nur das: Jede Krankheitsform stellt besondere Probleme, so daß gerade der spezialisierte Arzt sich damit auseinandersetzen muß. Im folgenden werden 4 Bereiche herausgehoben, in denen psychosoziale Zusammenhänge schon relativ gut erforscht sind:

Es handelt sich dabei um Erkrankungen des rheumatischen Formenkreises, um chronische kardiale Leiden, terminale Niereninsuffizienz und Para- und Tetraplegie. Die malignen Erkrankungen, die häufig auch chronisch verlaufen und eine eigene psychosoziale Dynamik aufweisen, sind in den Kapiteln 10.6 und 10.7 eingehend dargestellt.

Die chronischen Schmerzen, die der *Rheumapatient* erleidet, die behindernden Gelenkveränderungen, die sein Leben beeinträchtigen, führen zu einer schweren Kränkung: Der Patient verliert seine volle Arbeitsfähigkeit und damit einen wichtigen Teil seines sozialen Umfeldes, seine Funktionen innerhalb der Familie müssen von dieser selbst oder von Hilfspersonen übernommen werden. Fürsorge und Mitleid um den sichtbar Behinderten stören die Beziehungen und vermindern auch die mühsam aufrechterhaltene Autonomie. Der Patient fühlt sich abgeschoben oder versucht unter diesem Druck, seine Arbeit weiterhin wie in gesunden Tagen zu leisten. Dies führt zu Vorwürfen und Entlastungsversuchen, die aber die Kränkung nur verstärken. Versteckte und offene Aggressionen tauchen auf. Oft sind diese für den Arzt nur in den immer wiederkehrenden Klagen in der Sprechstunde oder in der depressiven Verstimmung des Patienten sichtbar. Gereizt, verletzlich und anspruchsvoll überfordert der Patient die Tragfähigkeit der Umgebung. Mit zunehmender Behinderung, Kränkung und Verlust des Selbstwertes werden auch die sexuellen Beziehungen gestört. Das mühsam aufrechterhaltene Gleichgewicht kommt ins Wanken.

Stehen beim rheumatisch Kranken die Schmerzen und die motorische Beeinträchtigung im Vordergrund, so leidet der chronische *Herzpatient* vor allem an der progressiven Leistungseinbuße, ohne daß die Behinderung von außen sichtbar ist. Ferner ist der Herzkranke von zeitweise lebensbedrohlichen Dekompensationen mit enormen, kaum zu bewältigenden Ängsten bedrängt. Auch die Aussicht – je nach Herzleiden – sich einer risikoreichen operativen Sanierung unterziehen zu müssen, kann ihn ängstigen. Dieses

Zusammentreffen von Angst, Hoffnung und Warten beeinflußt das Krankheitsverhalten des Herzpatienten. Je nach Persönlichkeitsstruktur (s. Kap. 4 und 7.2) werden Angst und Angstäquivalente, Resignation und Regression oder Hyperaktivität und Operationsfreudigkeit überhand nehmen. Kommt es zu einem operativen Eingriff, werden eventuell alle bisher erfolgreichen Bewältigungsstrategien in Frage gestellt. Zudem führt der Eingriff unter Einbezug eines extrakorporellen Kreislaufs häufig postoperativ zu massiven psychischen Veränderungen, die die Rehabilitation des Herzpatienten stark beeinträchtigen. Vor allem aber die wiederholte vitale Bedrohung stellen für den Patienten und sein Umfeld eine schwer lösbare Aufgabe.

Ähnliche Probleme sind bei Patienten mit einer *chronischen Niereninsuffizienz* zu sehen: ambulante Peritonealdialyse, Heimhämodialyse oder Hämodialyse im Zentrum, die insuffizienzbedingten zerebralen Veränderungen, das Bangen um die Aufnahme in ein Transplantationsprogramm, das Warten auf ein Transplantat, die Unsicherheit nach der Transplantation und die Auswirkungen von Immunsuppressiva und Isolation beeinflussen als vorwiegend äußere Gegebenheiten die Bewältigungsformen (s. Kap. 7.2). Häufig leben die Patienten initial in großer Hoffnung, die dann aber regressiven Phasen, Depression und Verleugnung Raum macht. Passagere psychotische Störungen sind meist durch Elektrolytstörungen oder Intoxikation bedingt, können aber auch Ausdruck einer intrakraniellen Blutung sein.

Der *Paraplegiker* und der *Tetraplegiker* erleiden meist eine plötzliche, unfallbedingte Invalidität und werden im Gegensatz zu den oben erwähnten chronischen Leiden sofort mit dem ganzen Leiden konfrontiert. Diesen meist jüngeren Patienten gelingt in der Regel die Rehabilitation zu einer Lebensweise im Rollstuhl. Schwieriger ist der Umgang mit dem durch die Querschnittsläsion gestörten Körperschema: Tendiert ein solcher Patient schon aufgrund der Verleugnung dazu, die gelähmten Körperteile nicht zu beachten, wird dies durch den Sensibilitätsverlust und die damit verbundene fehlende Rückmeldung sensorischer Reize noch verstärkt. Die Vernachlässigung kann zu schweren Folgen führen, die die Integrität und Autonomie des Patienten stark einschränken. Schwere Druckgeschwüre an Gesäß und Beinen mit komplizierten operativen Sanierungsversuchen bedingen eine quälende, langdauernde Bettruhe in Bauchlage. Diese Ruhigstellung wieder verstärkt dann die häufig Spastizität und die meist vorbestehende Osteoporose mit Frakturneigung.

Neben Störung von Körperschema und Verleugnung dürften vor allem die Blasen- und Darmfunktionsverluste sowie die Einbuße einer vorher vorhandenen genitalen Sexualfunktion für den Patienten maßgebend sein. Die dadurch bedingte Bedrohung der Intimbeziehungen (Impotenz, Geruchsimmissionen, Stomata, Auffangbeutel) und der sozialen Kontakte behindern den Patienten oft mehr als dies die Rollstuhlabhängigkeit tut. So tritt nach einer ersten erfolgreichen Rehabilitationsphase mit Überwindung der Vollinvalidität eine lange Phase chronischen Krankseins mit Beziehungsschwierigkeiten, Isolation, Depressivität, multiplen operativen Eingriffen, Komplikationen und chronischen Infekten.

Diese beispielhaft herausgegriffenen Formen von Chronischkranksein lassen erkennen, daß jede Krankheitssituation den Kranken in anderer Weise fordert. Je nach Fachbereich muß sich also der Arzt mit den besonderen psychosozialen Verhältnissen auseinandersetzen. In der folgenden Übersicht wird der interessierte Leser auf spezielle Literatur hingewiesen:

Weiterführende Literatur:

Allgemeines zu chronischen Krankheiten: Nicols PJR (1980). Kimball CP (1977). Strain JJ (1982).

Hämodialyse und Nierentransplantation: De Nour AK (1980). Freyberger K (1980).

Herzkrankheiten: Röthlin M (1981). Heller SS et al (1974). Speidel H et al (1980). Kimball CP (1977).

Chronische Kinderkrankheiten: Eiser C (1982). Golden DA, Davis JG (1977). Mattsson A (1977). Tropauer A et al (1977). Myers BA et al (1977).

Operative Folgen: Golden JS, Stehlik J (1980).

Para- und Tetraplegie: Guttmann L (1976). Sturm E (1979).

Rheumatische Krankheiten: Baker GHB (1971). Baum J, Figley BA (1981).

Verbrennungen: Andreasen NJC, Norris AS (1977). Brodland GA, Andreasen NJZ (1977).

10.5 Notfallsituationen

CHRISTOPH HÜRNY

Der Arzt ist häufig mit ganz verschiedenen Extremsituationen konfrontiert, deren Meistern nicht nur medizinisches Fachwissen erfordert, sondern auch psychologische Schulung, Einfühlungsvermögen und menschliche Geschicklichkeit. Ein Lehrbuch kann wahrscheinlich gerade das nicht vermitteln, dazu braucht es praktische Erfahrung und vor allem Übung unter Anleitung. Ein Lehrbuch kann aber die theoretischen Grundlagen schaffen, die die praktische Erfahrung besser erträglich, lohnender und lehrreicher macht.

10.5.1 Der Patient in der Notfallsituation

Ein **Notfall** kann als Situation, die unmittelbare ärztliche Hilfe erfordert, definiert werden. Daraus ergibt sich eine besondere Art der Kontaktaufnahme zwischen Patient und Arzt. Der Patient fühlt sich durch eine mehr oder weniger plötzliche Veränderung seines Befindens bedroht und erwartet vom Arzt sofortige Hilfe. In der Notfallsituation werden wie durch ein Vergrößerungsglas Wechselwirkungen zwischen körperlichen, psychischen und sozialen Faktoren besonders deutlich erkennbar.

Die nachfolgenden Beispiele zeigen das große Spektrum von Notfallsituationen, mit denen der Arzt in Praxis und Spital konfrontiert ist.

Beispiel. Ein 53jähriger Schreinermeister verspürt beim abendlichen Rudern im Vierer auf dem See plötzlich Unwohlsein und leichtes Engegefühl auf der Brust. Er schenkt diesen Empfindungen vorerst keine Beachtung. Später rudert er an Land, besteigt trotz Protesten seiner Kollegen das Fahrrad und fährt allein bergauf zur Notfallstation der 3 km entfernten Stadt. Schwitzend und etwas blaß gibt er dem Notfallarzt als Beschwerden lediglich ein leichtes Druckgefühl über dem linken Rippenbogen an. Blutdruck 130/100, Puls 98/min, 3 Extrasystolen. Unauffälliger physikalischer Herz-Lungen-Befund. Das EKG zeigt einen ausgedehnten Vorderwandinfarkt. Patient und Arzt sind überrascht. Der Arzt bekommt es mit der Angst zu tun und möchte den Patienten möglichst rasch auf die Intensivstation bringen. Dieser weigert sich vorerst mit der Begründung, daß er nur unpäßlich sei, die Veränderungen der Herzstromkurve seien vielleicht eine Fehlanzeige. Ein zweites EKG bestätigt aber den Befund. Erst als der Arzt dem Patienten zu verstehen gibt, wie gut er begreifen kann, daß es diesem schwerfällt, sich in die Situation zu ergeben, willigt er schließlich ein. Der Schreinermeister besteht aber darauf, den Weg in die Intensivstation zu Fuß zurückzulegen und nicht, wie vorgesehen, auf dem Liegewagen.

Beispiel. Eine 29jährige, unverheiratete Büroangestellte kommt spätabends in die Notfallpforte. In der Hand trägt sie ein zusammengefaltetes Taschentuch und zeigt dem Notfallarzt ganz aufgeregt den Inhalt, etwas gelblich-weißlichen Schleim. An einer Stelle ist sehr diskret ein Blutfetzchen zu erkennen. Dies sei alles aus ihrer Nase gekommen, kalt wie Froschlaich. Sie äußert die Befürchtung, der Schleimabgang aus ihrer Nase könnte Zeichen einer schweren Krankheit, z. B. eines Hirntumors sein und verlangt ein Röntgenbild des Schädels. Die Körperuntersuchung ist normal.

Erst nach Monaten ist in der vom Notfallarzt - entgegen erheblichen Bedenken der Patientin - veranlaßten Gesprächstherapie folgendes zu erfahren. Dem Erscheinen der Patientin in der Notfallpforte war eine heftige Auseinandersetzung mit der Mutter vorausgegangen. Die Patientin lebt mit 29 Jahren allein, ohne Lebenspartner, in der Nähe ihrer Mutter. An diese fühlt sie sich einerseits stark gebunden, andererseits möchte sie sich von ihr Lösen. Als die Patientin ein kleines Mädchen war, mußte die Mutter wegen eines Meningeoms operiert werden und war vorübergehend in einem lebensbedrohlichen Zustand. Der Erkrankung der Mutter war damals der Abgang von kaltem Schleim aus der Nase vorausgegangen. Die Mutter ist noch heute überzeugt, daß dies das erste Zeichen ihres Meningeoms war.

Beispiel. Eine junge Mutter ruft mitten in der Nacht aufgeregt ihren Hausarzt an. Ihr 3½jähriger Sohn, sonst völlig gesund, sei am Ersticken. Er sei plötzlich aufgewacht und könne kaum mehr atmen. Im Hintergrund ist inspiratorischer Stridor, unterbrochen von bellendem Husten, zu hören. Auf die Frage des Hausarztes nach der Gesichtsfarbe des Buben antwortet die Mutter, er habe rote Wangen. Die Mutter ist völlig verzweifelt und weiß nicht was tun. Der Vater hatte bereits nach der Ambulanz telefoniert mit der Bitte, das Kind in die 20 km entfernte Universitätsklinik zu bringen. Der Hausarzt kann die Mutter beruhigen indem er ihr erklärt, daß es sich sehr wahrscheinlich um eine harmlose, aber sehr bedrohlich wirkende Entzündung des Kehlkopfes mit Schwellung der Stimmbänder handle, um einen sog. Pseudokrupp. Sie solle im Badezimmer alle Hähne mit heißem Wasser aufdrehen und viel Dampf erzeugen, das werde die Atmung des Kindes bessern. Als der Hausarzt eintrifft, hat sich die Situation bereits etwas beruhigt. Die Mutter sitzt mit ihrem Kind im Arm im dampferfüllten Badezimmer. Der Ambulanzfahrer, ein Bekannter des Vaters, kann nachhause geschickt werden.

Aus diesen Beispielen wird klar, daß vorerst derjenige, *der die Not erleidet, also der Patient, bestimmt, was ein Notfall ist und welche Schritte zu unternehmen sind.* Wenn er z.B. wegen Beeinträchtigung des Bewußtseins oder anderer Faktoren dazu nicht in der Lage ist, sind es die nächsten Beteiligten. Im Fall des 3jährigen Buben mit nächtlicher Atemnot benachrichtigt beispielsweise die Mutter den Arzt. Die drei Beispiele unterscheiden sich vor allem durch die verschiedenen subjektiven Einschätzungen der Notfallsituation. Der Schreinermeister mit Myokardinfarkt kann seinen bedrohlichen Zustand nur zum Teil wahrnehmen. Er ist sich zwar bewußt, daß etwas nicht stimmt, sonst würde er nicht die Notfallpforte aufsuchen. Er benützt aber das Fahrrad dazu, was zeigt, daß er seine Beschwerden bagatellisiert, d. h. als unwichtig erachtet. Im Fall der abends auf der Notfallpforte erscheinenden Büroangestellten liegt die bloße Befürchtung, eine schwere körperliche Krankheit zu haben, vor. Aus Angst überschätzt die Patientin den somatischen Krankheitswert des Nasenschleims. Der weitere Verlauf zeigt, daß es sich um eine ausgeprägte psychische Störung handelt. Im dritten Beispiel reagieren die Eltern zunächst realitätsgerecht auf die akute Atemnot ihres Kindes, werden dann aber von Angst überschwemmt und rufen gleichzeitig verschiedene Stellen um Hilfe.

Von der bloßen Befürchtung, etwas Schlimmes zu haben, über die banale Schnittverletzung bis zur schweren, lebensbedrohlichen Verletzung, Krankheit oder Vergiftung, bis zur Suizidalität oder zum plötzlichen Tod kann sich alles als Notfall präsentieren. Subjektiv gibt es keine „unechten" Notfälle. Wie oben angedeutet, sind die individuellen Reaktionen ganz unterschiedlich.

Die **Notfallsituation** ist jedoch meistens durch folgende Merkmale charakterisiert:
- Sie trifft die Beteiligten unvorbereitet und tritt oft zu Unzeiten auf
- Die Ereignisse überstürzen sich dramatisch
- Die Situation erzeugt Angst

Und zwar entsteht Angst im Patienten, bei den Angehörigen und nicht zuletzt beim Arzt.

Bevor sich der Patient zum Notruf entschließt, hat sich meist etliches abgespielt. Normalerweise werden zuerst eigene Mittel und Wege gesucht, um der Situation Herr zu werden. Der Patient berät sich mit Familie oder Freunden, was zu tun sei. Die Frau hat vielleicht versucht, die Brustschmerzen des Mannes mit einem Schnapswickel zu lindern. Wenn die Symptome sich trotzdem verschlimmern und unerträglich werden, überwiegt schließlich die Angst die Scheu, den Arzt zu stören, und der Patient entschließt sich, diesen zu rufen.

In der Regel bedeutet es eine große Beruhigung, den Arzt erreichen zu können und zu erfahren, daß er kommen wird. In der Notfallsituation wird der *Arzt* ganz besonders als *allmächtiger Retter* erlebt. Der Patient erwartet von ihm, daß er auf jeden Fall in der Lage ist ihm zu geben was er braucht: medizinische Hilfe, Erleichterung, Fürsorge und Zuwendung.

10.5.2 Ärztliches Handeln in der Notfallsituation

Der Patient in akuter Not ist nicht mehr in der Lage, die Möglichkeiten seines Arztes real einzuschätzen. Bestehen allzu ideale Vorstellungen, sind Enttäuschungen unvermeidlich. Vom Arzt her sieht die Notfallsituation vielfach ganz anders aus. Wenn er bei der regulären Arbeit oder nachts nach einem arbeitsreichen Tag oder am Wochenende gestört wird, macht es ihm begreiflicherweise oft Mühe, seinen Unmut zurückzuhalten, besonders wenn er den Anruf für ungerechtfertigt hält.

Beispiel. Mitten in der Nacht ruft eine 60jährige Frau den Arzt zu ihrem 70jährigen Ehemann, den sie seit 3 Jahren wegen eines durchgemachten Hirnschlags pflegt. Er klage seit mehr als einer Stunde über heftige Brustschmerzen. Der Hausarzt steht widerwillig auf in der Annahme, es handle sich um einen Herzinfarkt oder eine Lungenembolie. Zu seinem Erstaunen findet er den Patienten in unverändertem Zustand. Wütend geht er nach der Untersuchung in die Küche, um sich die Hände zu waschen. Die Frau kommt nach, entschuldigt sich für den Anruf und bricht in Tränen aus. Auf die unwirsche Frage des Arztes, was los sei, sagt sie, daß die Pflege ihres Mannes sie ans Ende ihrer Kräfte gebracht habe. In der Folge muß nach einer Möglichkeit für vorübergehende auswärtige Pflege des Mannes gesucht werden.

CLYNE, ein durch BALINT (s. Kap. 9.3.2) ausgebildeter englischer Allgemeinpraktiker, hat die Sorgen, Nöte und Ängste, die ein Hausarzt mit seinen Notfällen hat, erstmals eingehend untersucht (CLYNE 1964). Durchschnittlich wird der Allgemeinpraktiker 1–3mal pro Woche zu Notfällen gerufen. Die häufigste Reaktion auf den Notruf war *Ärger,* meist im Moment unbewußt. Auf den ersten Blick scheint dies erstaunlich; betrachtet man den Arzt jedoch als durchschnittlichen Menschen, ist es begreiflich. Niemand wird gerne nachts geweckt. Entsprechend ist auch die Meinung darüber, was als „berechtigter" Notruf betrachtet wird, von Arzt zu Arzt verschieden und geprägt durch seine persönlichen Erlebnisse. In der Untersuchung von CLYNE bedeutete z. B. für den einen Praktiker hohes Fieber immer einen Grund, hinzugehen, während ein anderer Ohrenschmerzen als absolut „notfallwürdig" einstufte. Neben dem objektiven Wissen ist das Handeln des einzelnen Arztes durch seine subjektive Wirklichkeit bestimmt. Ein psychosozialer Notstand, wie im obengenannten Beispiel, wurde selten als dringlich genug angesehen, um einen nächtlichen Anruf zu rechtfertigen. In einer solchen Situation kommt sich der psychologisch nicht geschulte Arzt geprellt vor und wird wütend.

Neben dem Ärger ist *Angst* eine häufige erste Reaktion des Arztes. Er wird plötzlich und unerwartet vor eine Situation gestellt, die er im ersten Moment nicht genau beurteilen kann. Unsicherheit ist schwierig zu ertragen. Bin ich der Situation gewachsen? Kann ich das Problem lösen? Mache ich das Richtige? Diese Fragen schießen ihm durch den Kopf. Passieren ihm Fehler, vermeintliche oder reale, plagen ihn unter Umständen Schuldgefühle. Der Arzt kann gegen die Angst sein fachliches Wissen im medizinischen und im psychologischen Bereich und seine reflektierte Erfahrung einsetzen. Dies hilft ihm, Ruhe zu bewahren und adäquat zu handeln. Trotzdem hat er oft Angst, etwas zu „verpassen" oder falsch zu machen.

Die an der Notfallsituation mitbeteiligten Angehörigen spielen immer eine wesentliche Rolle. Wer anruft und wie jemand anruft, gibt dem Arzt bereits wichtige Hinweise, u. U. auch in diagnostischer Hinsicht. Im obenerwähnten Beispiel der älteren Frau, die ob der Pflege ihres Mannes verzweifelte, ist *sie* in akuter Not und nicht, wie vorgegeben, der Mann.

Der in der Notfallsituation identifizierte Patient ist nicht immer der wirkliche Patient.

Häufig werden Kinder bei Beziehungsstörungen der Eltern als Patienten vorgeschoben. Auch bei primär richtig identifizierten Patienten nimmt die „Behandlung" bzw. Beruhigung und Information der Angehörigen oft mehr Zeit in Anspruch als die Behandlung des Patienten. Die Notfallsituation kann dem Hausarzt wichtige Hinweise auf die Beziehungen des Patienten zu seinen Angehörigen geben. Daß oft nicht nur Angehörige im engeren Sinn betroffen sind, zeigt das folgende Beispiel.

Beispiel. Der Dienstarzt wird am Sonntagabend von der Schwester ins Altersheim gerufen. Eine 82jährige Frau und langjährige Insassin hatte am Nachmittag wie gewohnt Besuch von ihrer Tochter. Gegen Abend sei sie plötzlich weiß geworden, habe sich verschluckt und kalten Schweiß bekommen. Die Schwestern versuchten, die Atemwege abzusaugen, etwas Brot sei hervorgekommen, aber Frau M. schnappe nur matt nach Luft, Blutdruck und Puls seien nicht mehr meßbar. Als der Arzt ankommt, ist Frau M. bereits tot. Die beiden Schwestern sind begreiflicherweise sehr betroffen und haben das Gefühl, sie hätten falsch gehandelt, Frau M. sei erstickt, weil sie nicht in der Lage gewesen seien, den Fremdkörper zu entfernen. Eine Inspektion von Rachen und Larynx bei der Leiche ergibt praktisch keine Speisereste mehr. Auch nach dem von den Schwestern geschilderten klinischen Bild ist ein akutes kardiales Ereignis wahrscheinlicher als Erstickungstod.

Nun bleibt dem Arzt noch die schmerzlich Pflicht, der Tochter den Tod der Mutter mitzuteilen. Diese ist am Telefon völlig fassungslos und kann es nicht glauben, da sie ja vor kurzem noch mit der Mutter gesprochen habe.

Die beiden Schwestern, die die erwähnte 82jährige Frau während Jahren gepflegt haben, sind von deren plötzlichen Tod genauso stark betroffen wie die Tochter. Es stellt sich für sie die Frage, ob sie den Tod nicht hätten verhindern können, ob sie diesen verschuldet hätten.

Neben den eigenen Schwierigkeiten und der Auseinandersetzung mit den Angehörigen hat der Spitalarzt zusätzlich die Aufgabe, auf die *Reaktionen der Pflegenden* einzugehen.

Situationen, die innerhalb weniger Sekunden bzw. Minuten ärztliches Handeln erfordern, sind in der Praxis zum Glück relativ selten. Es bleibt meistens genügend Zeit, um die Grundregeln des *ärztlichen Gespräches* einzuhalten (s. Kap. 9.5).

Der Arzt stellt sich vor, erklärt seine Funktion und bringt den Patienten in eine für die Untersuchung möglichst bequeme Lage. Dies ist leider nicht selbstverständlich, vor allem im modernen Großspital. Auf der Notfallstation sind oft Ärzte zu beobachten, die sich nicht vorstellen und die z. B. Patienten mit Atemnot in flach liegender Stellung befragen. Die Beachtung solcher Kleinigkeiten ist für den Patienten eminent wichtig und trägt zur Beruhigung bei. Auch in der Notfallsituation ist nach meiner Erfahrung initial eine offene Frage, die dem Patienten erlaubt, die Situation in seinen eigenen Worten zu schildern, durchaus am Platz; sie ergibt in den meisten Fällen auch die notwendige Information, die dann evtl. noch durch gezieltere Fragen präzisiert werden muß. Während des Gesprächs kann der Allgemeinzustand des Patienten beobachtet und, wenn nötig mit einfachen Untersuchungen (wie Pulsfühlen, Abschätzen von Hauttemperatur und -feuchtigkeit) begonnen werden.

Die *ärztliche Hauptaufgabe beim Notfall* ist Beurteilen und Aufrechterhalten der vitalen Funktionen. In zweiter Linie geht es um die Linderung von unerträglichen Symptomen. Daneben ist das Verwandeln der Angst (diffuse, schwer zu ertragende Beklemmung) in Furcht (gerichtete Angst, Angst vor etwas) sehr wichtig.

Dies geschieht durch ärztliche Beurteilung der Situation, Diagnosestellung und adäquate Information des Patienten und der Angehörigen. Gerade auch in der Notfallsituation ist das Einfühlungsvermögen des Arztes in den Patienten von eminenter Bedeutung. Im oben aufgeführten Beispiel des Schreinermeisters mit akutem Herzinfarkt wurde es dem Patienten erst durch die Einfühlung des Arztes möglich, die notwendige Behandlung auf sich zu nehmen.

Im oben erwähnten Beispiel der 60jährigen Frau, die über der Pflege ihres Mannes verzweifelt, ist die notwendige therapeutische Maßnahme eine soziale: nämlich das Finden einer Pflegemöglichkeit für den Mann. Wegen des heutigen Mangels an Betten für Chronischkranke werden solche Patienten oft als sog. *Pflegenotfälle* ins Akutspital gewiesen. Von dort aus muß dann in mühsamer Arbeit ein Pflegeplatz gefunden werden.

Der *chronische Notfall* ist ein Widerspruch in sich selbst, aber er kommt, wenn auch selten, in der Praxis vor und kann für die beteiligten Ärzte sehr belastend sein. Man würde vielleicht besser von chronisch-rezidivierendem Notfall sprechen.

Beispiel. Der Eheman einer 34jährigen Frau ruft morgens um 2 Uhr den Notfallarzt, der kürzlich in der Gegend eine Praxis eröffnet hat. Seine Frau leide seit Stunden an heftigsten Bauchkrämpfen. Der Arzt, der die Patientin bisher nicht kennt, findet sie mit ihrem Kind im Arm sitzend im Bett. Sie fordert als Erstes eine Schmerzspritze und macht dem Arzt Vorwürfe, daß er nicht früher gekommen sei. Auf die Frage des Arztes nach den Beschwerden sagt die Frau lakonisch: „Bauchschmerzen, nicht zum Aushalten", sie hat dabei einen durchaus zufriedenen Gesichtsausdruck.·Bei der Untersuchung finden sich multiple abdominale Narben, das Abdomen ist weich, Darmgeräusche sind spärlich vorhanden. Da der Arzt großen Druck von seiten der Patientin verspürt und Subileuserscheinungen nicht sicher ausschließen kann, will er sie ins Spital einweisen. Die Patientin weigert sich, zu gehen. Schließlich spritzt er eine Ampulle Novalgin i. m. und zieht sich zurück. Am nächsten Tag erfährt er von seinen Kollegen, daß die Patientin seit Jahren an chronischen Schmerzen leidet und deswegen bereits unzählige Male hospitalisiert und auch operiert worden ist. Praktisch jede Woche werde ein Arzt der Region nachts gerufen.

Es gibt Patienten, die ihre psychischen Konflikte nur in körperlichen Symptomen wahrnehmen und ausdrücken können. Sie sind überzeugt, körperlich krank zu sein und versuchen durch ihr Verhalten den Arzt dazu zu zwingen, nach ihrem Willen am Körper zu handeln. Sie sind in der Regel schwer gestört in ihren zwischenmenschlichen Beziehungen, betonen aber ihre psychische Intaktheit. Sie können in derselben Nacht mehrere Ärzte oder denselben Arzt mehrmals rufen. Wichtig in dieser Situation ist es, daß sich die Ärzte einer Region über einen solchen Patienten gegenseitig sehr genau informieren und auf dem laufenden halten. Ein Arzt, am besten ein psychologisch geschulter Allgemeinpraktiker, muß als Bezugsperson definiert werden. Vordringlich ist, daß jeder Beteiligte das Problem, das sich immer wieder akut stellt, als chronisches erkennt und den Patienten auf seinen Arzt verweist. Das bedeutet nicht, daß ein solcher Patient simuliert, also bewußt Schmerzen vortäuscht, und die Erklärung des Arztes, der Patient habe „nichts", löst das Problem keineswegs.

> Häufig gelingt eine *Beruhigung der Situation* dadurch, daß der als Bezugsperson bestimmte Arzt den chronischen Notfallpatienten regelmäßig zu einer bestimmten Zeit in seine Sprechstunde bestellt, damit dieser weiß, daß jener für ihn da ist und er nicht immer nachts anrufen muß.

10.5.3 Intensivpflege

Der Eintritt in eine sog. *IPS (Intensivpflegestation)* oder *REA (Reanimationsabteilung)* ist nicht nur für den medizinischen Laien ein überwältigendes Erlebnis. Auch ein mit den üblichen medizinischen Maßnahmen Vertrauter wähnt sich im ersten Moment in eine andere Welt versetzt: Die Situation erinnert an ein großes Labor. Optisch fallen vorerst das Tag und Nacht unveränderte diffuse Kunstlicht, die unzähligen Schirme mit den unermüdlich wiederkehrenden Kurven der Kreislaufüberwachung, die Beatmungsmaschinen und andere Geräte auf. Daneben sind Menschen zu erkennen, die durch unzählige Leitungen und Schläuche mit den Apparaten verbunden sind. Andere Menschen sind weiß bekleidet und huschen wie Schatten diskret zwischen den Geräten hin und her. Akustisch überwiegen regelmäßige Piepsignale der kardialen Überwachung, das pneumatische Geräusch der Beatmungsgeräte und diskreter Lärm technischer Verrichtungen. Menschliche Laute sind nur gedämpft zu hören. Der Eindruck des Sakralen drängt sich trotz der technischen Kälte auf. Diese unheimliche, alptraumähnliche Atmosphäre verleitet oft vorschnell zu globaler Kritik an der Intensivbehandlung. Die nachfolgenden Beispiele machen die Problematik moderner Intensivpflege im Spannungsfeld zwischen sinnvoller Lebensrettung und fragwürdiger Lebenserhaltung deutlich.

> **Beispiel.** Ein 72jähriger Seeländer Bauer stürzt beim Kirschenlesen vom Baum. Er ist sofort bewußtlos und weist multiple Verletzungen auf. Im nahegelegenen Bezirksspital wird ein schweres Schädelhirntrauma festgestellt; der Patient wird wegen zunehmender Ateminsuffizienz bei Rippenserienfrakturen intubiert und in einigermaßen stabiler Kreislauflage ins Zentrum verlegt. Die Computertomographie des Schädels zeigt multiple Kontusionsherde und intrazerebrale Blutungen bei ausgedehnter frontobasaler Fraktur. Die übrigen Verletzungen werden z. T. operativ versorgt und der Patient auf die Intensivstation verlegt. Nach Wochen ist der Patient unverändert tief komatös (aber nicht hirntot), kreislaufmäßig stabil und muß beatmet werden. Einmal pro Woche kommt die Ehefrau des Patienten ins Zentrum und sitzt verloren am Bett.

Nach menschlich-ärztlichem Ermessen wird sich die Situation nicht mehr ändern. Durch intensivmedizinische Maßnahmen wird fragmentarisch menschliches Leben erhalten, dessen Sinn wir nicht mehr einsehen können.

> **Beispiel.** Ein 11jähriges Mädchen kommt beim Skifahren im Kleinmatterhorn-Gebiet von der Piste ab und stürzt in eine Gletscherspalte. Die Bergung ist extrem schwierig. Nach 5 Stunden wird die kleine Patientin per Helikopter ins Zentrum geflogen. Bei Eintritt beträgt die Körpertemperatur 24 Grad, Puls und Blutdruck sind nicht meßbar, keine Herzaktion, keine Atmung feststellbar, Pupillen weit und lichtstarr. Das Mädchen ist klinisch tot. Wegen der Unterkühlung besteht eine gute Chance der Wiederherstellung ohne Dauerschädigung. Die kleine Patientin wird am EEC (Extrakorporeller Kreislauf) langsam aufgewärmt und anschließend mit einer Körpertemperatur von 32 Grad auf die Intensivstation verlegt. Am nächsten Morgen ist sie wieder ansprechbar. Nach wenigen Tagen verläßt das Kind das Spital, völlig wiederhergestellt.

In diesem Fall wird kaum jemand den Wert der modernen Intensivpflege in Frage stellen.

a) Der Patient in der Intensivstation

Wie die Reanimationsabteilung aus der Sicht des Patienten wirkt, ist eindrücklich aus persönlichen Erlebnisberichten und aus katamnestischen Untersuchungen zu erfahren. Ein holländischer Chefarzt für Anästhesie z. B., der wegen eines Zwischenfalls bei Vertebralisangiographie auf seiner eigenen Intensivstation hospitalisiert werden mußte, hat seine Erfahrungen als Patient in einem Videofilm festgehalten (RICHARTZ 1979). In den meisten Fällen findet sich der Patient plötzlich und ohne jegliche Vorbereitung in der IPS.

Die *Krankheitssituation in der REA* ist vom individuellen Erlebnis her eine Überspitzung des Krankseins im allgemeinen. Sie ist vor allem gekennzeichnet durch *extreme Abhängigkeit, erschwerte bis fehlende Kommunikation* und daraus folgende Isolation. Bei optischer und akustischer Reizüberflutung besteht eine emotionale Deprivation, d.h. eine drastische Verminderung von zwischenmenschlichem Kontakt und die Unmöglichkeit der Erfüllung elementarer zwischenmenschlicher Bedürfnisse.

Der REA-Patient ist in bezug auf seine extreme *Abhängigkeit* und das Ausgeliefertsein einem Säugling vergleichbar, ja seine Abhängigkeit geht sogar in mancher Beziehung noch weiter: Fortbewegung, Nahrungsaufnahme, Ausscheidung, Körperpflege, Schlaf/Wachrhythmus, Kommunikation mit der Außenwelt, Kontakt mit Bezugspersonen, u. U. Atmung und Kreislauf werden von außen geregelt. Der Kranke ist physisch in eine sehr frühe Entwicklungsstufe des menschlichen Daseins zurückversetzt. Ob und wie er diese physische Regression psychisch mitvollziehen und ertragen kann, hängt im wesentlichen von seinen bisherigen Erfahrungen und von seiner Persönlichkeitsstruktur ab.

Beispiel. Der bereits erwähnte 53jährige Schreinermeister (s. Kap. 10.5.1) gibt dem Assistenzarzt bei der morgendlichen IPS-Visite auf die Frage: „Wie gehts" regelmäßig zurück; „und wie gehts Ihnen?". Anstatt von seinem gegenwärtigen Befinden zu sprechen, berichtet er von Hochseesegelregatten, an denen er teilgenommen hat, und läßt den Assistenten nach Sonnenständen Schiffspositionen ausrechnen. Völlig verwirrt geht der Arzt zum nächsten Patienten.

Bereits die vorgängig geschilderten Besonderheiten dieses Patienten, nämlich daß er dem EKG nicht traut, daß er vorerst trotz Infarktdiagnose nicht auf die IPS eintreten will und daß er schließlich darauf besteht, zu Fuß dorthin zu gehen, weisen darauf hin, wie wichtig es für ihn ist, selber bestimmen und seine Umwelt beherrschen und kontrollieren zu können. Er ist mit andern Worten extrem unabhängig und kann Abhängigsein kaum ertragen. Das völlige Beherrschen des Arztes zumindest im Gespräch bei der Visite gibt ihm unbewußt das Gefühl, die Situation in der Hand zu haben. Dieses *Dominierenmüssen* wird gerade bei Herzinfarktpatienten häufig beobachtet und ist Teil des sog. Typ-A-Verhaltens (s. Kap. 7.1.5).

Beispiel. Eine 24jährige Medizinstudentin erleidet kurz nach dem Nichtbestehen des 3. propaedeutischen Examens einen ersten epileptischen Anfall, der durch Aspiration kompliziert wird und deshalb für kurze Zeit zur Intubation führt. Obwohl sich die Patientin physisch rasch erholt, wehrt sie sich vehement gegen die Extubation, liegt aber sonst reglos und wie schlafend im Bett, läßt Stuhl und Urin unter sich und ist nicht imstande, selber Flüssigkeit zu sich zu nehmen.

In diesem Fall geht die psychische *Regression* über die physische Behinderung hinaus. Nach der Enttäuschung des Nichtbestehens des Examens erlebt die Patientin die Abhängigkeit als Umsorgtwerden, gewissermaßen als Trost. Zudem erlaubt ihr das Kranksein auf der REA, vorläufig ihrem Versagen nicht in die Augen sehen zu müssen.

Inadäquates Beherrschenwollen des Arztes bzw. fehlende Regression und übermäßiges Regredieren sind lediglich zwei Varianten der Angstabwehr in der totalen Abhängigkeitssituation der IPS (s. Kap. 4.2 und 7.2). Abhängigkeit kann auch *Wut und Auflehnung* auslösen. Gelegentlich werden Patienten beobachtet, die gegen jede Vernunft plötzlich aufstehen und sich sämtlicher Leitungen entledigen, nicht etwa weil sie verwirrt sind, sondern weil sie die Situation nicht mehr aushalten. Oft nimmt die Angst überhand. Fragen wie: „Was geschieht mit mir, werde ich davonkommen, muß ich sterben?" gehen durch den Kopf des Patienten und sind oft umso quälender als nicht einmal die Möglichkeit besteht, diese Angst auszudrücken.

Die *Kommunikation,* verbal und averbal, fehlt oder ist zumindest erheblich erschwert.

Der Bewußtlose kann sich nicht mitteilen, er nimmt aber auch nichts wahr. Der tracheotomierte, beatmete Kranke nimmt wahr, kann aber nicht sprechen, dem zusätzlich muskelrelaxierten oder gelähmten Patienten stehen auch Gesten und Mimik nicht zu Gebote. Averbale Möglichkeiten sind u. U. durch Verletzungen und verletzungsbedingte Ver-

unstaltungen des Gesichts eingeschränkt. Der Tag-Nacht-Rhythmus fehlt, durch eingeschränkte Besuchszeiten ist der Kontakt zur Außenwelt minimal. Mitteilungen der
Pflegenden werden auf das Nötigste beschränkt, wie z. B.: „Ich messe den Blutdruck, ich
lege Ihnen eine Sonde ein, ich sauge durch die Kanüle ihre Luftröhre ab" usw. Auf der Visite wird lange *über* den Patienten und nicht zu ihm gesprochen. Wegen der Verwendung
von Fachausdrücken versteht der Patient meist nicht, was geschehen soll. Falls er es versteht, kann er sich gegen eine geplante Maßnahme nicht wehren. Er sieht täglich viele verschiedene Ärzte aus verschiedenen Spezialgebieten, verschiedene Schwestern und Vertreter anderer medizinisch-technischer Berufe, wie Röntgenassistenten oder Physiotherapeuten. Deshalb und wegen des Schichtbetriebes fehlt eine eigentliche Bezugsperson. Auf der
einen Seite völlig ausgeliefert, ist der Patient doch total isoliert. Er ist sich selbst überlassen, beobachtet seine Überwachungsgeräte und wird auch als Laie bald einmal z. B. durch
von diesen registrierte Herzrhythmusstörungen beunruhigt. Englische Untersuchungen
haben gezeigt, daß von Herzinfarktpatienten mit vergleichbarem Ausgangsbefund diejenigen, die zuhause behandelt werden, wesentlich weniger Rhythmusstörungen durchmachen als die in der IPS behandelten. Andere schwere Belastungen, wie das Sterben oder
die Reanimation eines Bettnachbarn, machen die Situation noch schwieriger.

Die *Bewußtseinslage* des Kranken wird häufig falsch eingeschätzt. Patienten sind
oft mehr „da", als das Pflegeteam annimmt.

Wegen des eingeschränkten Mitteilungsvermögens des Patienten werden Schmerzmittel häufig unterdosiert. Ob die häufig beobachteten Verwirrtheitszustände, Wahnvor-
stellungen und Halluzinationen (Delirien) vorwiegend situationsbedingt, also psychogen, oder vor allem durch metabolische Störungen, Medikamentennebenwirkungen
bzw. -interaktionen, also hirnorganisch bedingt sind, ist kontrovers. Im Einzelfall wird
man immer beide Möglichkeiten in Betracht ziehen müssen, oft liegt wahrscheinlich
eine Kombination des Situativen und des Hirnorganischen vor. Daß aber extreme
Situationen extreme Reaktionen zur Folge haben können, ist eine schon fast banale Feststellung.

b) Das Personal auf der Intensivstation

Die Ärzte und vor allem das Pflegeteam sind in der Intensivstation verschiedenartigen,
schweren und dauernden Belastungen (Stressoren) (s. Kap. 7.1) ausgesetzt, die sich aus
der oben geschilderten Situation des Patienten ergeben. Die ständige Konfrontation mit
schwerkranken Menschen, von denen viele sterben, ist schwierig zu ertragen. Falls der Patient sich erholt, kann der Verlauf nicht bis zur Wiederherstellung miterlebt werden, da
der Kranke vorher auf eine andere Abteilung verlegt wird. Das sonst mehr oder weniger
stark ausgeprägte „Erfolgserlebnis" der Heilberufe fehlt weitgehend. Die Patienten auf
der IPS sind häufig verstümmelt und werden durch Verletzungen und angeschlossene Ap-
paraturen zusätzlich verunstaltet. Auch hier wird die Wiederherstellung des Patienten, das
Endresultat, oft nicht miterlebt. Fehler des Personals können für Intensivpatienten besonders schwerwiegende Folgen haben, was die Angst steigert. Reanimationsmaßnahmen
führen nicht selten zu Verletzungen des Patienten. Das kann im Personal Schuldgefühle

und Hemmungen bei der Arbeit auslösen. Die ständige Kontrolle der Körperfunktionen kann als lähmende Routine erlebt werden. Der Umgang mit beunruhigten, ja verstörten Angehörigen ist nicht einfach und oft fehlen Zeit und Ausbildung dafür.

> Für viele Pflegende ist, wie für den Patienten, dessen extreme Hilflosigkeit und totale Abhängigkeit oder auch die so oft gestörte oder unmögliche Kommunikation das Hauptproblem.

Es ist schwierig, ständig mit dem Patienten zu reden, ihn zu orientieren, zu informieren, wenn kein oder nur wenig Echo kommt. Häufig erlahmt die Kommunikation, weil der Stimulus der Gegenseitigkeit fehlt. Obwohl persönliche Erlebnisberichte von Schwestern und Ärzten, die auf Intensivstationen als Patienten behandelt werden mußten, das Gegenteil bezeugen, kommt sich der Pflegende mit der Zeit inadäquat vor, wenn er mit dem Patienten ständig über banale Dinge wie Ort, Uhrzeit usw. spricht.

> Die genannten schweren Belastungen können beim *Personal* zu *unterschiedlichen Reaktionen* führen. Häufig sind ein lauter, polternder Galgenhumor, Aggressivität gegen Angehörige, Patienten und Mitarbeiter, depressive Verstimmungen („burnout") und besonders auffällig eine ausschließliche Beschäftigung mit dem Technischen.

Es ist wahrscheinlich kein Zufall, daß bestehende Einrichtungen häufig bis zur Perfektion ausgeklügelt werden, auch wenn dies keine greifbaren Fortschritte mehr bringt. Die Einsicht in diese extrem belastende Berufssituation hat in letzter Zeit in vielen Intensivstationen zur Bildung von *Teamgruppen* geführt, die in regelmäßigen Abständen unter der Leitung eines Psychiaters oder Psychologen die anfallenden emotionalen Belastungen besprechen. Diese Gruppengespräche können für den Einzelnen und für das gesamte Team in der Bewältigung der Probleme von großem Nutzen sein und sind aus psychohygienischen Gründen für das Intensivpflegepersonal im Grunde genommen eine Notwendigkeit (s. Kap. 11.2).

c) Der Familienangehörige in der Intensivstation

Der Angehörige fühlt sich auf einer REA völlig fremd und überflüssig. Zu Angst und Sorge um den Patienten kommen Hilflosigkeit und Ratlosigkeit in der Situation hinzu. Er weiß nicht, wie er sich verhalten soll. Vielleicht scheut er sich, den Patienten zu berühren, obwohl dies oft die einzige Kommunikationsmöglichkeit ist. Er hat Angst, bei einem allfälligen Körperkontakt eine Leitung am Funktionieren zu hindern. Aus Erlebnisberichten von Patienten wissen wir, daß Besuche und Berührungen lang ersehnte Oasen im eintönigen IPS-Alltag sind. Das Personal muß sich immer wieder vergegenwärtigen, daß die Intensivstation für den Angehörigen nicht eine normale, sondern eine höchst ungewöhnliche Situation darstellt. Im Grunde genommen sollte jeder Angehörige einen kleinen Kurs in Intensivmedizin erhalten, damit die Geräte für ihn eine Bedeutung bekommen und er sich in der unvertrauten Umgebung adäquat verhalten kann. Zumindest eine kleine Broschüre mit den wichtigsten Fakten wäre wünschenswert. Nach meiner Erfahrung gibt es dies bisher nirgends.

d) Praktische Verhaltensregeln

Neben der technischen Kompetenz ist für die Betreuung von total abhängigen, in ihrer Kommunikation eingeschränkten und dadurch emotional isolierten Intensivpflegepatienten eingehende Beobachtung nicht nur des körperlichen, sondern auch des psychischen Befindens notwendig.

Das wichtigste Prinzip ist das ständige Bemühen um Orientierung und Information des Patienten.

Das beginnt mit der Gestaltung des Raumes. Eine Uhr mit Angabe von Zeit und Tageszeit, für jeden Patienten sichtbar, hilft bei der Aufrechterhaltung der zeitlichen Orientierung. Ein kleiner Ort, wo private Gegenstände, wie Fotografien oder Briefe für den Patienten sichtbar und wenn möglich erreichbar aufbewahrt werden, kann zur örtlichen Orientierung beitragen und für die Erhaltung des Gefühls einer minimalen Privatsphäre von großer Bedeutung sein. Diesem letzteren Zweck dient auch das Aufstellen eines Paravents zum Nachbarbett beim Waschen und anderen intimen Verrichtungen.

Unbedingt sind die noch vorhandenen Kommunikationsmöglichkeiten voll auszuschöpfen.

Eine funktionierende Glocke, die es auch dem gelähmten Patienten jederzeit erlaubt, auf sich aufmerksam zu machen, ist unabdingbar. Nur so kann die Angst vor Apparatepannen bei intubierten Patienten in erträglichem Maß gehalten werden. Die fehlende oder eingeschränkte verbale Kommunikation muß durch andere Mittel ersetzt werden: Berührungen, Zeichen, Schreibtafel, einfache Fragen, die durch Kopf- oder Augenbewegungen beantwortet werden können. Um die Kommunikation nicht abbrechen zu lassen, müßte das Personal im Prinzip möglichst viel laut denken. Zudem ist eine feinfühlige Beobachtung des Patienten im Hinblick auf kleine Signale, die auf sein Befinden hindeuten, notwendig. Fallenlassen der Hände z.B. kann Hilflosigkeit ausdrücken, wiederholter Blick zum Respirator Angst vor Funktionspannen, Blick zum Foto auf dem Nachttisch Wunsch nach Besuch. Solche Beobachtungen müssen vom Personal verbal dem Patienten gegenüber ausgedrückt werden, um zu überprüfen, ob sie zutreffen. Häufig verstehen Angehörige spezifische Anliegen der Patienten besser. Schon deshalb sind die Besuchszeiten möglichst wenig einzuschränken. Auf der andern Seite muß der Patient auch gefragt werden, wen er sehen will, die Auswahl der Personen mit Besuchsrecht sollte keinesfalls allein durch das Behandlungsteam bestimmt werden. Was der Patient selber tun und entscheiden kann, sollte ihm überlassen werden. Schon kleine Verrichtungen, wie z.B. Bedienung der Nachttischbeleuchtung, können die Abhängigkeitssituation erträglicher machen.

Im sog. Wiener Modell (THOMA 1979) wird versucht, durch den Einsatz von Laienhelfern (Medizin- oder Psychologiestudenten) die verbleibenden Kommunikationsmöglichkeiten optimal auszuschöpfen.

Während des gesamten Aufenthaltes ist jeder Student für einen einzelnen Patienten zuständig, und zwar vor allem für die Vermittlung von Information. Es wird so eine Bezugsperson geschaffen, gewissermaßen ein Kommunikationsbindeglied zwischen dem Pflegeteam und dem Patienten. Der Helfer setzt einerseits technische Kommunikationsmittel ein, andererseits begleitet er den Patienten und gibt ihm das Gefühl, für ihn dazusein. Die Arbeit ist für die Studenten extrem belastend und muß durch Supervision in Gruppen ständig überwacht und verarbeitet werden. Ein möglicher Nachteil liegt m. E. darin, daß das Pflegeteam durch den Einsatz eines „Kommunikationsspezialisten" dem Patienten noch mehr entfremdet wird. Der Patient erwartet von seinem Intensivpflegeteam technische Effizienz, aber auch Effizienz in der Kommunikation, im zwischenmenschlichen Bereich. Nur durch die Kombination dieser beiden Elemente kann die Arbeit auf der Intensivpflegestation für Patienten und Pflegende erträglich, sogar befriedigend werden.

Weiterführende Literatur: Clyne MB (1964). Freyberger H (1980). Gaus E, Köhle K (1985). Hannich HJ, Wendt M, Lawin P (1983).

10.6 Krebskrankheit

CHRISTOPH HÜRNY

10.6.1 Psychosoziale Risikofaktoren

Die Frage, ob psychische und/oder soziale Faktoren bei der Entstehung der Krebskrankheit eine Rolle spielen, wurde bereits in der Antike aufgeworfen und war auch in späteren Jahrhunderten mehr oder weniger aktuell. Während der Zeit der großen naturwissenschaftlichen Entdeckungen in der Medizin in der ersten Hälfte unseres Jahrhunderts trat sie in den Hintergrund. In den letzten Jahren beschäftigten sich Öffentlichkeit und auch die psychosozialen Wissenschaften wieder vermehrt mit dieser Hypothese. In der Presse waren und sind Schlagzeilen zu finden wie: „Wer glücklich ist, stirbt nicht an Krebs!" oder „Ist Krebs eine Krankheit der Seele?". Die Annahme einer reinen Psychogenese des Krebses ist indes genau so einseitig und unsinnig wie die Auffassung einer ausschließlich biologischen, letztlich molekularen Ätiologie. Beide Ansätze zeugen von mangelndem Verständnis für die bio-psycho-soziale Komplexität des Problems. Die Ursachen maligner neoplastischer Prozesse sind heute trotz intensivster Forschung nur zu einem kleinen Teil bekannt, die meisten Krebstherapien sind empirisch. Es ist wenig wahrscheinlich, daß eines Tages *die* Ursache von oder *die* Behandlung für Krebs gefunden wird. Krebs ist nicht ein einheitlicher Krankheitsprozeß, sondern ein Sammelbegriff für viele verschiedene Krankheiten. Nach den heutigen Erkenntnissen ist die Ätiologie der verschiedenen malignen Erkrankungen viel eher multifaktorell, d. h. verschiedene Faktoren mit unterschiedlichem Gewicht sind beteiligt. In Abb. 10.1 sind die für einzelne Tumoren etablierten ätiologischen Faktoren zusammengestellt und zwei mögliche Wirkungsweisen psychosozialer Faktoren angedeutet:

a) Direkte und indirekte psychosoziale Faktoren

Ein bestimmtes, meist komplexes, menschliches Verhalten führt *indirekt* zu vermehrter Karzinogenexposition, z. B. Rauchen →Lungenkrebs; extreme Sonnenexposition →Melanom; frühes Alter beim ersten Geschlechtsverkehr, große Anzahl Sexualpartner →Zervixkarzinom; Alkohol →Leberzirrhose →Leberzellkarzinom; Alkohol und Rauchen →Karzinome des oberen Verdauungstraktes.

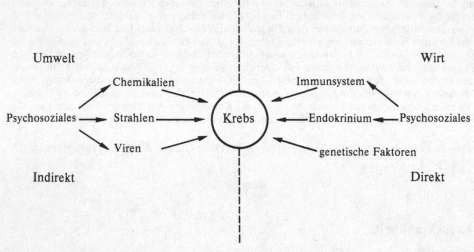

Abb. 10.1. *Multifaktorielle Karzinogenese.* Psychosoziale Faktoren können *indirekt,* durch unangepaßtes Verhalten oder *direkt* (als Stressoren oder Persönlichkeitscharakteristika) auf die Krebsentstehung einwirken

Ein psychosozialer Streß, z. B. der Verlust des Ehepartners, führt über psychische Prozesse, z. B. Trauer, *direkt* zu somatischen Veränderungen, z. B. im Bereich des Immunsystems oder des endokrinen Systems. Eine Funktionsstörung, z. B. der Lymphozyten, begünstigt das Entstehen eines malignen neoplastischen Prozesses.

Der wissenschaftliche Nachweis von direkten psychosozialen Risikofaktoren für Krebs ist aus verschiedenen Gründen ein methodisch sehr schwieriges, epidemiologisches Problem. Die methodischen Schwierigkeiten können wir hier nur kurz andeuten. Bei der retrospektiven Untersuchung von Krebskranken kann nicht entschieden werden, ob das gefundene psychosoziale Merkmal vorbestehend oder Folge der Krankheit ist. Denkt man daran, daß von der malignen Transformation der ersten Zelle bis zum klinischen Manifestwerden des Tumors je nach Krebsart mindestens 3–7 Jahre verstreichen, so muß der postulierte psychosoziale Faktor zeitlich weit zurückliegen. Deshalb müssen Kollektive von Gesunden im Hinblick auf psychosoziale Merkmale untersucht werden, und es muß prospektiv überprüft werden, ob die gefundenen Merkmale mit der späteren Erkrankung an Krebs korrelieren. Solche Studien bedingen einen enormen Aufwand und werden deshalb selten durchgeführt. Die heute vorliegenden, meist retrospektiven Studien weisen z. T. schwerwiegende methodische Mängel auf. Ihre Resultate sind deshalb mit Vorsicht aufzunehmen.

Die Erforschung direkter psychosozialer Risikofaktoren bei der Krebskrankheit hat bisher hauptsächlich zwei Hypothesen hervorgebracht:

(1) Verlusthypothese: Schwere persönliche Verluste führen über psychische Veränderungen zu körperlichen Funktionsstörungen, die Entstehung oder Manifestation einer Krebskrankheit begünstigen.

(2) Hypothese der „Krebspersönlichkeit": Bestimmte Persönlichkeitszüge prädisponieren zu Krebs. Zur „Krebspersönlichkeit" sei nur kurz folgendes bemerkt:

Aufgrund der zahlreichen retrospektiven Studien, die verschiedene *Persönlichkeitscharakteristika* bei Krebspatienten beschreiben (vor allem eine Tendenz, Gefühle und Konflikte zu verleugnen und zu verdrängen) läßt sich nicht entscheiden, ob diese vorbestehend oder als Reaktion auf die Krankheit zu verstehen sind. Die Bedeutung einer „Krebspersönlichkeit" als Risikofaktor ist bis heute nicht erwiesen.

Dies im Gegensatz zum Typ-A-Verhalten, einem Persönlichkeitsmuster, das als Risikofaktor der koronaren Herzkrankheit durch methodisch einwandfreie Studien nachgewiesen ist (s. Kap. 7.1.5).

Die heute vorliegenden Untersuchungen zur Verlusthypothese erlauben den Schluß, daß schwere persönliche Verluste, z. B. der Tod des Ehepartners, ganz allgemein von erhöhtem Erkrankungs- und Sterberisiko gefolgt sind, daß aber der Verlust nicht ein spezifischer Risikofaktor für Krebs ist. In den ersten Jahren nach dem Verlust ist die Wahrscheinlichkeit, zu erkranken oder zu sterben erhöht, aber nicht speziell auf das Konto der Krebskrankheit. Hingegen könnte aufgrund einer neuen Prospektivstudie die Neigung zu Depression – als mögliche psychologische Antwort auf Verluste – zu späterer Erkrankung an Krebs spezifisch beitragen. Diese Vermutung muß aber durch weitere prospektive Untersuchungen verifiziert werden. Nach neuen Studien der Beziehungen zwischen psychischem Erleben und Immunfunktion wäre die Hypothese jedoch auch biologisch plausibel.

b) Psychosoziale Faktoren und Krankheitsverlauf

Es ist wenig wahrscheinlich, daß die weitere Entwicklung einer einmal manifesten bösartigen Geschwulst ausschließlich durch ihre hellkinetischen Eigenschaften bestimmt wird und somit vollständig unabhängig von der Reaktion des Trägers abläuft. Gegen die Annahme eines gänzlich autonomen Wucherns spricht die große Streubreite der individuellen Überlebenszeiten bei histologisch identischem Typ mit gleicher Lokalisation, gleichem Initialstadium und gleicher Therapie (ADLER 1983).

Vieles spricht dafür, daß ein Mensch, der gegen seine Krankheit kämpft, länger überlebt, als einer, der verzweifelt und aufgibt.

Bei Melanompatienten wurde z. B. festgestellt, daß diejenigen, welche sich postoperativ aktiv mit ihrer Diagnose auseinandersetzten, länger rezidivfrei blieben als diejenigen, die sich verhielten, wie wenn nichts geschehen wäre. Bei Brustkrebspatientinnen wurden ähnliche Beobachtungen gemacht. In einer Untersuchung von Patienten mit unterschiedlichen Primärtumoren korrelierte die vor Bestrahlungsbeginn anhand von 5minütigen Tonbandaufnahmen von Interviewausschnitten festgestellte Hoffnungsrate positiv mit der Überlebenszeit. Auf der anderen Seite kann ein Zustand von Hilf- und Hoffnungslosigkeit die Überlebenszeit verkürzen. Es scheint also, daß die Art und Weise, wie der Krebspatient sich mit seiner Krankheit auseinandersetzt, einen Einfluß auf das Tumorwachstum haben kann. Die Ergebnisse der Untersuchungen, die das belegen, sind aber z. T. widersprüchlich. Die Wechselwirkungen zwischen psychosozialen Faktoren und Krankheitsverlauf sind bei den verschiedenen Krebsarten nicht klar und müssen weiter erforscht werden.

Die Frage des Einflusses psychosozialer Faktoren auf Ätiologie und Krankheitsverlauf haben wir hier – da erst in zweiter Linie von praktischer Bedeutung – bewußt ganz kurz abgehandelt. Ausführliche Information dazu findet sich in der „Einführung in die Psychoonkologie" (HÜRNY u. ADLER, in: MEERWEIN 1981).

Zum Schluß sei vor verfrühten Schlußfolgerungen gewarnt. Moderne Gesundheitsapostel haben die subjektive Einstellung zum Leben und zur Krebskrankheit in simplifizierender Weise mit Prognose gleichgesetzt. Dies kann u. U. unsere Patienten schwer verunsichern. Oft werden sie das Gefühl nicht los, ihre Krankheit werde rapide fortschreiten, wenn es ihnen nicht gelinge, positiv über diese zu denken. Falsch verstandene Zusammenhänge zwischen Psyche und Krebs verhindern die adäquate Auseinandersetzung des Patienten mit seiner Krankheit. Dazu gehören vorübergehend auch Verzweiflung und Traurigsein.

c) Der Begriff Krebs

„Krebs" steht für viele und verschiedenartige körperliche, psychische und soziale Erscheinungen, die die Erkrankung an einer bösartigen Gewebsneubildung mit sich bringt. Für den Arzt und Naturwissenschafter hat der Begriff Krebs zunächst eine umschriebene rationale Bedeutung. Er ist definiert als Zellwucherung, die den Steuerungsmechanismen des Organismus nicht mehr gehorcht, sich ausbreitet und unbehandelt in der Regel zum Tod führt. Die Geschwulst ist entweder lokal chirurgisch, chemo- oder radiotherapeutisch heilbar oder zumindest beherrschbar, oder aber sie ist weit fortgeschritten, disseminiert, kaum oder schlecht beeinflußbar, d. h. mittelbar oder unmittelbar lebensbedrohlich.

Neben dieser durch die Vernunft bestimmten Bedeutung sind aber mit dem Wort Krebs die verschiedensten *irrationalen Vorstellungen* verbunden. Krebs hat für uns alle – bewußt oder unbewußt – auch metaphorische und symbolische Bedeutung. Es ist nicht Zufall, daß die Krankheit seit der Antike nach dem Krebstier genannt wird. Krebse sind Schalentiere, die sich am Grund von Gewässern unnahbar aufhalten und sich seitwärts, eben im Krebsgang, bewegen. Wie kaum eine andere Krankheit weckt Krebs unheimliche Vorstellungen. Wieso verläßt ein Patient nach durchgemachtem Myokardinfarkt das Spital häufig guten Mutes, ein mit der Diagnose Krebs belasteter hingegen meistens voller Angst, obwohl die Prognose quo ad vitam nicht schlechter zu sein braucht? Krebs heißt schwerer Schicksalsschlag, unheilbare, unbeeinflußbare Krankheit, sicherer aber nicht plötzlicher Tod, sondern langsames, qualvolles Dahinsiechen. Krebs bedeutet unerträgliche Schmerzen. Dem Krebs haftet etwas Unheimliches, Böses, Hinterlistiges an. Er kann als Strafe, Schuld oder Sühne erlebt werden. Vorstellungen von Übertragbarkeit, von Ansteckung sind – obwohl wissenschaftlich nicht haltbar – weit verbreitet. Krebs heißt auch Abnehmen des Leistungsvermögens, somit Wertlosigkeit und Verachtetwerden, den andern zur Last fallen. Er trägt die Zeichen des Aussatzes, des Ausgestoßenseins, der Isolation, der Hilf- und Hoffnungslosigkeit. Der Krebs hat diese Bedeutung der Tatsache zum Trotz, daß einzelne Krebsarten heute auch in fortgeschrittenen Stadien behandelbar, z. T. auch heilbar geworden sind. Trotz der Statistik der Todesursachen, in der Krebs weit hinter den Herz-Kreislauf-Leiden an zweiter Stelle steht, bleibt er in unserem Bewußtsein erster Vertreter des Todes. Obwohl heute versucht wird, offener darüber zu sprechen, sind Krebs und Tod immer noch tabu. Diese Tatsache kann die Kommunikation zwischen dem Krebskranken, seinen Angehörigen und seinem Arzt erschweren und komplizieren.

Beispiel. Ein 33jähriger Maschinenschlosser wird zur weiteren Abklärung und Therapie eines kürzlich bioptisch festgestellten malignen Hodgkin-Lymphoms ins onkologische Ambulatorium zugewiesen. Am Schluß des Erstgesprächs erörtert der Assistenzarzt mit dem Patienten die Diagnose und das weitere Prozedere. Der Arzt definiert Hodgkin als eine bösartige Erkrankung der Lymphknoten, er sagt, es sei nicht eigentlich Krebs (Krebs im engeren Sinn, also Karzinom, ist medizinisch als von epithelialen Strukturen ausgehend definiert). 10 Tage später, nach Abschluß der weiteren Abklärungsuntersuchunten schlägt der Arzt dem Patienten als Therapie der Wahl eine Bestrahlung vor. „Wie, Bestrahlung? Dann ist es also doch Krebs!" fragt der Patient erschrocken.

An diesem Beispiel wird die unterschiedliche Bedeutung, die das Wort Krebs für den Arzt und für den Patienten hat, deutlich. Um die unheilvolle Mitteilung abzuschwächen, hält sich der Arzt an eine enge medizinische Definition von Krebs, während der Patient Krebs in einem umfassenderen Sinn versteht. Das Beispiel zeigt auch, daß verschiedene Vorstellungen von der Krankheit zu Mißverständnissen zwischen Arzt und Patient führen können, und daß es für den Arzt aus verschiedenen Gründen schwierig sein kann, sich in die Lage des Patienten zu versetzen.

10.6.2 Die Betreuung des Krebskranken

a) Schwierigkeiten des Arztes gegenüber seinem Krebspatienten

Neben den Kommunikationsproblemen, welche die Diagnose Krebs mit sich bringt, kann der Arzt noch mit zahlreichen anderen Schwierigkeiten konfrontiert werden. Auf der einen Seite sind gerade im Bereich der Krebskrankheiten Fortschritte der modernen Medizin zu verzeichnen. Kindliche Leukämien, Hodgkin-Lymphome, Hoden- und Ovarialkarzinom sind heute auch in fortgeschrittenen Stadien z.T. heilbar geworden. Andererseits haben häufigere Tumoren, z.B. Lungenkarzinome, in der Regel immer noch eine schlechte Prognose. Hier muß der Arzt oft schmerzlich die Grenzen der modernen Medizin erkennen. Er kommt sich als hilfloser Helfer, als schlechter Arzt vor gegenüber einer unaufhaltsam fortschreitenden Krankheit.

Schuldgefühle können auftauchen, oft hört man Ärzte in solchen Situationen sagen: „Wir können nichts mehr bieten!" Das trifft nur insofern zu, als eine Heilung nicht mehr möglich ist. Hingegen kann und muß der Arzt auch jetzt seinem Patienten beistehen, und er hat tatsächlich wirksame Mittel zur Hand, um *Linderung zu schaffen* und die Situation für Patient und Familie erträglich zu machen. In früheren Jahrhunderten war dies fast ausschließlich seine Aufgabe.

Krebs erzeugt auch im Arzt Angst. Die Ärzte haben im Vergleich mit anderen akademischen Berufsgruppen mehr Angst vor dem Tod. Möglicherweise ist ein Motiv zum Ergreifen des Arztberufes die Bewältigung der eigenen Todesangst. Ja, häufig haben Ärzte sogar mehr Angst vor dem Krebs als die betroffenen Patienten. Ein Hinweis darauf ist z.B. die Tatsache, daß die Arztvisiten bei unheilbar Kranken viel kürzer dauern als bei nicht lebensbedrohlich Kranken auf der gleichen Station.

Im weiteren ist die medizinische Ausbildung im Umgang mit unheilbar Kranken, z.B. mit Krebspatienten, auch heute noch rudimentär. Der Göttinger Onkologe NAGEL hat zu

Recht das Postulat aufgestellt, daß neben der Heilkunde auch „Unheilkunde" zu lehren sei.

> **Beispiel.** Ein Medizinstudent in den letzten Semestern macht zum ersten Mal eine Praxisvertretung auf dem Land. Er muß täglich einen 52jährigen Waldarbeiter, der mit ausgedehntem Bronchuskarzinom schwer krank in einem abgelegenen Haus liegt, besuchen. Nach Angaben des Patienten hat man ihm im Spital gesagt, er habe Staub auf der Lunge. Obwohl es dem Patienten von Mal zu Mal schlechter geht, sagt er bei jedem Besuch zum Studenten: „Sagen Sie, Herr Doktor, es kommt doch wieder gut?" Der Student weiß nichts zu antworten, er ist hin- und hergerissen, ob er „die Wahrheit" sagen soll oder nicht. Bis zum Tode des Patienten kommt keine Kommunikation zustande.

b) Begleitung des Krebskranken durch verschiedene Krankheitsphasen

Bereits im unmittelbaren Vorfeld der Diagnosestellung können psychosoziale Faktoren eine entscheidende Rolle spielen. Nach einer englischen Untersuchung wurde bei Patienten mit kolorektalem Karzinom eine Verzögerung von durchschnittlich etwas mehr als 8 Monaten vom Auftreten der ersten Symptome bis zur Diagnosestellung beobachtet. Ungefähr die Hälfte der Verzögerungszeit war dem Patienten zuzuschreiben, die andere Hälfte dem Hausarzt. Die Gründe für dieses Verhalten sind im Einzelnen nicht klar. Vermutet wurden Unwissen, unbewußtes Vermeiden von bedrohlicher Information, Angst vor Verstümmelung und Tod auf seiten des Arztes und des Patienten.

(1) Information/Mitteilung der Diagnose: Steht die Diagnose Krebs fest, stellt sich die schwierige Frage der Information. Diese Frage, ob „die Wahrheit" ausgesprochen werden soll oder nicht, wurde und wird in verschiedenen Kulturen und Epochen verschieden beantwortet. In der Volksrepublik China z. B. wird heute die Familie durch den Arzt im Detail informiert, der Patient aber nicht. Die Information des Patienten liegt vollständig im Ermessen der Familie.

> Bei uns ist heute der Arzt durch das *Recht des Patienten auf Information* verpflichtet, die Diagnose, ihre Bedeutung, die therapeutischen Möglichkeiten und deren Nebenwirkungen sowie die Prognose in für den Patienten verständlichen Worten diesem mitzuteilen, soweit er ihm dadurch nicht schadet.

Trotzdem gibt es heute noch Ärzte, die ihren Patienten die Diagnose Krebs unter keinen Umständen mitteilen. Nach der heutigen Auffassung vom Patienten als mündigem Partner des Arztes erscheint dies unsinnig. Wie soll jemand gegen einen Feind kämpfen, den er nicht kennnt? Zudem ist ohne Wahrhaftigkeit das für die weitere Betreuung unabdingbare Vertrauensverhältnis zwischen Arzt und Patient nicht möglich.

> Es stellt sich daher heute nicht so sehr die Frage, ob überhaupt, sondern *wie* informiert werden soll. Es kann nicht genug betont werden, daß die *Information* des Patienten nicht ein einmaliges Ereignis ist, sondern ein Prozeß.

Das Besprechen von Diagnose und Prognose ist auch für den erfahrenen und diesbezüglich geschulten Arzt im direkten Kontakt mit dem Patienten immer wieder schwierig, und auch heute sind Fehler weit verbreitet. Oft werden Patienten teilweise informiert („es könnte bösartig werden"); oder aber der Arzt nimmt sich zusammen, sagt ohne Rücksicht auf die aktuelle Situation dem Patienten die volle Wahrheit und betrachtet die Sache dann als erledigt – und der Patient wird mit enormen Ängsten allein gelassen. Da es für den Arzt weniger belastend ist, mit den Angehörigen zu sprechen als direkt mit dem Patienten, werden manchmal nur jene informiert. Dies führt dann zu schwerwiegenden Verzerrungen der Kommunikation im Sinne der sog. „doppelten Buchführung". Der Patient weiß oder ahnt zwar die Diagnose, verhält sich aber Arzt und Angehörigen gegenüber ahnungslos. Die Familie „weiß", aber verhält sich dem Patienten gegenüber ahnungslos, um ihn zu schonen. Alle Beteiligten wissen, worum es geht, nehmen aber vom andern an, daß dieser ahnungslos ist. Es kommt zu einem praktisch vollständigen Zusammenbruch der Kommunikation. In einer Krisensituation, wie sie durch die Diagnose Krebs ausgelöst wird, ist das besonders verhängnisvoll.

> **Beispiel** (nach SANES 1979). Die Eltern melden sich vor Spitaleintritt ihres 18jährigen Sohnes, bei dem kürzlich vom Hausarzt die Diagnose einer akuten Leukämie gestellt, aber ihm nicht mitgeteilt worden ist, beim Onkologen. Sie bitten den Arzt, dem Patienten die Diagnose nicht zu sagen. Sie befürchten, ihr Sohn würde die Wahrheit unter keinen Umständen ertragen. Mit der Begründung, eine adäquate Behandlung sei ohne Wissen des Patienten nicht möglich, besteht der Onkologe darauf, die Sache bei Spitaleintritt zu viert (Sohn, Mutter, Vater und Arzt) zu besprechen. Einleitend sagt der Arzt zum Patienten: „Sie sind nun schon eine zeitlang krank; wissen Sie, was Sie haben?", „Leukämie", antwortet der junge Mann ohne zu zögern.

Tabelle 10.7. „Wie" der Information des Krebspatienten

1. Vermeidung störender Unterbrechungen
2. Einbeziehen wichtiger Bezugspersonen (z. B. Ehepartner)
3. Frage nach Vorstellungen des Patienten
4. Das Wort „Krebs" gebrauchen, Art des Krebses erklären, zur Verdeutlichung zu Papier und Bleistift greifen
5. Einfache Begriffe verwenden, medizinische Ausdrücke vermeiden oder erläutern
6. Fragen von Patient und Familie annehmen
7. Fragen nach Alternativbehandlungen ernst nehmen
8. Verfügbarkeit des Arztes

In *Tabelle 10.7* sind einige Punkte zusammengestellt, die nach meiner Erfahrung beim Besprechen von Diagnose und Prognose wichtig sind. Der Zeitpunkt muß vom Arzt so gewählt werden, daß möglichst wenig Unterbrechungen vorkommen. Um die „doppelte Buchführung" von Anfang an zu vermeiden, sind wichtige Bezugspersonen mit dem Einverständnis des Patienten ins Gespräch einzubeziehen. Um zu erfahren, wo der Patient steht, ist es günstig, ihn zuerst zu fragen, was er über seine Krankheit denkt. Häufig wird der Patient dann spontan erwähnen, daß er u.a. an Krebs denkt. Wichtig ist, daß der Begriff Krebs gebraucht und in seiner Bedeutung für den Patienten geklärt wird, um Mißverständnissen vorzubeugen (vgl. oben erwähntes Beispiel des Maschinenschlossers). Bei der weiteren Erklärung der aktuellen medizinischen Situation sollen verständliche Begriffe verwendet, medizinische Fachausdrücke vermieden oder erklärt werden. Papier und Bleistift können zur Verdeutlichung gute Dienste leisten. Zum Schluß hat sich der Arzt zu vergewissern, ob noch Fragen offen sind. Häufig erwägen Patient und Angehörige Alternativbehandlungen. Die Klärung der Beweggründe dafür kann dem Arzt zeigen, wo der

Patient in der Verarbeitung seiner Krankheit steht. Schließlich sei noch einmal darauf hingewiesen, daß die Information des Patienten nicht ein einmaliges Ereignis, sondern ein Prozeß ist. Beim Erstgespräch ist der Patient u. U. derart verängstigt, daß er vieles gar nicht aufnehmen kann. Während der ganzen Behandlungszeit, von der Diagnosestellung bis zur Heilung oder bis zum Tod (und für die Angehörigen darüber hinaus) stellen sich immer wieder neue Fragen oder die alten Fragen aus neuem Blickwinkel. Der Arzt muß diese Fragen aufnehmen können, dafür verfügbar sein, auch wenn er sie nicht immer beantworten kann.

(2) Information/Besprechen der Prognose: Damit sich der Patient neu orientieren kann, muß er auch eine Vorstellung von seiner durch die Diagnose Krebs veränderten Zukunft erarbeiten. Dem Arzt stehen zwar statistische Daten zur Abschätzung der Prognose je nach Art und Stadium des malignen Tumors zur Verfügung. Für den Einzelfall kann er jedoch die Zukunft nicht oder nur schlecht voraussehen.

Beispiel. Dem Assitenzarzt im onkologischen Ambulatorium fällt auf, daß eine 56jährige Hausfrau mit Knochenmetastasen eines vor 7 Jahren operierten Mammakarzinoms jedesmal, wenn sie von der Röntgenuntersuchung kommt, den Befundbrief des Radiologen geöffnet hat. Dies obwohl ihr der Arzt jeweils die neuen Bilder zeigt und erklärt. Nach einer Weile spricht er die Patientin auf dieses Verhalten an, sie schämt sich und antwortet zögernd, daß sie den Ärzten nicht mehr vertrauen könne. Erst viel später erfährt der Arzt das folgende: Bei der Amputation der Brust hatte der Gynäkologe ihr gesagt, wenn in den nächsten 5 Jahren nichts mehr auftrete, sei sie geheilt. In den der 5-Jahres-Grenze folgenden Monaten traten bei der Patientin Rückenschmerzen auf, und Skelettmetastasen wurden entdeckt. Die Voraussage des erstbehandelnden Arztes erwies sich als falsch, und die Patientin verlor das Vertrauen in ihre Ärzte.

Das Beispiel zeigt, daß statistisch und medizinisch fundierte Aussagen, die im Einzelfall nicht zuzutreffen brauchen, für den Patienten in seiner Beziehung zum Arzt schwerwiegende Folgen haben können.

> Der Arzt soll sich nicht auf *Voraussagen über die zu erwartende Lebensdauer* einlassen. Er kann mit gutem Recht versichern, daß er die Zukunft nicht genau voraussehen kann, daß aber in der Zusammenarbeit zwischen ihm, dem Patienten und seiner Familie der weitere Krankheitsverlauf mit der Zeit abschätzbar wird.

Die Diagnose Krebs ruft die Möglichkeit eines zeitlich unmittelbar begrenzten Lebens ins Bewußtsein. Direkte Fragen des Patienten nach der verbleibenden Lebensspanne können auch Ausdruck des Wunsches nach Bestätigung einer nicht eingeschränkten Lebenserwartung sein.

> Die Erfahrung zeigt, daß es dem Patienten weniger um eine genaue Zeitprognose geht als vielmehr darum, daß der Arzt zu ihm stehen wird, was immer die Erkrankung in Zukunft bringt.

Allmählich kann dann gemeinsam mit dem Patienten die Zeitspanne abgeschätzt werden, die ihm noch verbleibt, um für ihn wichtige Dinge zu erledigen.

Der Krebspatient wird heute meist nicht durch einen Arzt, sondern in verschiedenen Phasen seiner Krankheit oder auch gleichzeitig durch mehrere Spezialisten betreut. Bei dieser Sachlage ist die *Kommunikation zwischen den beteiligten Ärzten* nicht nur in bezug auf die medizinisch-technischen Belange von hervorragender Bedeutung. Um eine oft zu beobachtende, durch gegenläufige Informationen von seiten verschiedener Ärzte bedingte Verwirrung zu vermeiden, muß *ein* Arzt für die Koordination der Behandlung und für den Patienten zuständig sein. In der ambulanten Situation wird diese Funktion am besten vom Hausarzt wahrgenommen, der den Patienten u. U. schon von früher her kennt. In der Spitalsituation sollte womöglich während der ganzen Hospitalisation ein Assistenzarzt zuständig sein. Falls ein Ärztewechsel unvermeidlich ist, müssen die Kollegen auch darüber informiert werden, wo der Patient in seiner Krankheitsverarbeitung steht.

Ein gegen den wahrhaftigen Umgang mit dem Krebspatienten oft vorgebrachtes Argument ist die *Suizidgefahr*. Der Arzt befürchtet, wenn er dem Patienten die Wahrheit sagt, könnte dieser verzweifeln und sich umbringen. Nach großen Untersuchungen ist die Selbstmordrate bei Krebskranken nicht höher als in der Durchschnittsbevölkerung. Es ist natürlich nicht zu bestreiten, daß die Krebsdiagnose Verzweiflung auslösen kann. Wenn aber der Patient mit der Diagnose nicht alleingelassen, sondern in offener Kommunikation von Angehörigen und Arzt gestützt wird, ist er in den meisten Fällen fähig, die Verzweiflung zu ertragen und zu überwinden.

c) Verhalten des Patienten in verschiedenen Krankheitsphasen

Um den Krebskranken und seine Familie adäquat betreuen zu können, muß der Arzt mögliche Verhaltensweisen eines Menschen kennen, der sich unvorbereitet mit der Diagnose einer potentiell tödlichen Krankheit konfrontiert sieht. Er muß die möglichen Reaktionen bei der Mitteilung der Diagnose, in Zeiten vor und nach chirurgischen Eingriffen, während Chemo- und Strahlentherapie kennen, beim Auftreten von Komplikationen, von Metastasen, schließlich in der Zeit, wo nur noch palliative Maßnahmen getroffen werden können. Die verschiedenen Reaktionsweisen des unheilbar Krebskranken sind von KÜBLER-ROSS (1980) beschrieben worden. Es sind zu Beginn auch diejenigen des Patienten mit kurativer Chance, und sie entsprechen in allen ihren Abstufungen der Trauer und ihrer Veränderung über die Zeit, dem Trauerprozeß. Die einzelnen Phasen des Trauerprozesses in dessen regelhaftem Ablauf sind heute gut bekannt (vgl. Tabelle 10.8).

Nach einer Periode von Schock und Unglauben mit Lähmung des Willens oder Fehlen der Gefühle und mit automatischem Verrichten der alltäglichen Obliegenheiten kommt es nach Stunden, Tagen bis Monaten zum *allmählichen Erkennen der Tatsachen mit heftiger Angst, Hilf- und Hoffnungslosigkeit* und Leere, die von Vorstellungen abgelöst werden, daß noch alles sei wie zuvor. Dann folgen Auflehnung gegen das Schicksal, Wut darüber, ausgerechnet selbst vom Krebs betroffen zu sein, später vermehrtes Anerkennen der Situation, Verhandeln mit dem Schicksal, doch das eine oder andere Ereignis noch erleben

Tabelle 10.8. Phasen der Verarbeitung einer unheilbaren Krankheit

1. Nichtwahrhabenwollen (verleugnen, verdrängen)
2. Wut, Auflehnung gegen das Schicksal (Aggression)
3. Hilf- und Hoffnungslosigkeit, Leere (Depression)
4. Verhandeln mit dem Schicksal
5. Resignation/Rückzug/Akzeptieren

zu dürfen. Schließlich tritt Resignation und bei zunehmendem Zerfall der Kräfte Rückzug, Ablösung von der Umwelt und Ruhe ein. Ein vollständiges Akzeptieren des Schicksals wird sicher Ausnahme bleiben.

Wesentlich zu wissen ist, daß diese *Phasen meist nicht gleichmäßig der Reihe nach ablaufen,* sondern daß der Patient in einer Phase lange stehen bleiben, oder von späteren Phasen wiederholt in frühere zurückkehren kann.

Dies geschieht beispielsweise beim Auftreten eines Rezidivs nach einem Intervall, während dem die Krankheit unter Kontrolle gehalten werden konnte. Häufig lebt der Patient auch in mehreren Phasen gleichzeitig:

Beispiel. Eine 68jährige Frau im Endstadium eines multiplen Myeloms hatte resigniert und begonnen, für ihren geistig behinderten Sohn viele Socken zu stricken, damit er nach ihrem Tod eingedeckt sei. Gleichzeitig hatte sie aber die Hoffnung nie aufgegeben, nach Abheilung eines tiefen Sakraldekubitus nachhause zurückzukehren, um dort wieder ihren Sohn betreuen zu können.

Auf der einen Seite nahm diese Patientin ihren *Tod als gegeben hin* und hoffte *dennoch* zugleich, *weiterleben* zu können.

Umgekehrt kann ein Krebskranker *während der ganzen Zeit* seines Leidens *in derselben Phase* verharren, wie das folgende Beispiel zeigt.

Beispiel. Ein 56jähriger Bauer mit multiplem Myelom kommt erstmals ins onkologische Ambulatorium. In der Besprechung mit dem Assistenzarzt verhält er sich so, wie wenn noch nie jemand mit ihm über seine Krankheit gesprochen hätte. Der Arzt ist erstaunt und wütend über seine Kollegen. Er spricht mit dem Patienten über Diagnose und Therapie. Später erfährt er vom Hausarzt, daß dieser bereits mehrmals offen mit dem Patienten geredet hat. Trotz immer wiederkehrender Angebote durch Arzt und Angehörige verdrängt der Patient die Tatsache seiner Krankheit bis zu seinem Tod 5 Jahre später vollständig, trotz zunehmender Krankheitssymptome. Nach Angaben der Ehefrau beteuert er noch als er im Sterben liegt, daß er in Kürze gesund sein werde.

Offenbar ist Verdrängung für diesen Patienten die einzige Möglichkeit, mit dem Unfaßbaren fertigzuwerden.

Die *Wut über das Schicksal* wird häufig nicht direkt ausgedrückt, sondern auf Ärzte, Pflegende oder Angehörige übertragen, wie die nachfolgenden Beispiele illustrieren:

Beispiel. Eine 59jährige Frau hat wegen eines Portiokarzinoms Stadium IIb eine Telekobaltbestrahlung, eine intrakavitäre Curietherapie und später noch Methotrexat/Bleomycin erhalten. Bei den monatlichen Kontrollen im Ambulatorium geraten sich der Ehemann und die Oberschwester regelmäßig in die Haare. Er schimpft und wettert wegen der tatsächlich langen Wartezeiten und will die Poliklinik reorganisieren. Auf das Argument der Oberschwester, daß wegen der zur Dosisanpassung nötigen Blutkontrollen eine Wartezeit von einer bis eineinhalb Stunden für alle Patienten nicht zu umgehen sei, geht er nicht ein. Ein Gespräch mit ihm, in dem auch er als „Patient" genommen wird, der das Recht hat, seine Ruhe und Ausgeglichenheit zu verlieren, zeigt, daß er sich vehement gegen den drohenden Verlust der Ehefrau auflehnt, dies aber nicht direkt ausdrücken kann, sondern nur in Form des Ärgers über die Poliklinik.

Die Unzufriedenheit kann so weit gehen, daß der Patient und/oder die Angehörigen darauf bestehen, die Behandlung abzubrechen, ein anderes Spital aufzusuchen oder zu einem Naturheilarzt zu gehen. Sobald der Arzt diese Stimmung ahnt, ist es günstig, wenn er sie für den Patienten und die Angehörigen in Worte faßt: „Herr X., ich weiß nicht, ob ich mich täusche, aber mir scheint, daß Sie jetzt viel gespannter sind als sonst. Könnte es sein, daß die fehlenden Fortschritte Sie bedrücken, vielleicht sogar wütend machen?"

Häufig kann dann die Lage besprochen werden. Wenn Patient und Angehörige fühlen, daß ihre *Gefühle und Gedanken ernst genommen werden*, entspannt sich die Situation, und die Wünsche nach einer Änderung fallen dann oft dahin.

Beispiel. Ein jetzt 25jähriger Bankangestellter ist mit 21 Jahren an einem Lymphoma malignum Hodgkin erkrankt. Bei der Kontrolluntersuchung zwei Jahre nach Beginn der Therapie besteht eine vollständige Remission, d.h. das Lymphom ist nicht manifest, der Patient ist gesund. Er bemerkt beiläufig, daß er vor 7 Monaten eine ausgedehnte Sanierung seiner Zähne habe durchführen lassen müssen. Er fragt, ob dies nicht Folge der eingreifenden zytostatischen Therapien und die hohe Rechnung somit von der Versicherung zu bezahlen sei. Der Arzt kann diese Frage nicht auf Anhieb beantworten und verspricht, die Sachlage anhand der Literatur zu prüfen. Er findet keinen Zusammenhang zwischen zytostatischer Behandlung und Zahnkaries und teilt dies dem Patienten bei der nächsten Kontrolluntersuchung mit. Dieser wird wütend, sagt, es sei doch ganz offensichtlich, daß diese zytostatischen Gifte seine Zähne ruiniert hätten und er droht der Versicherung und den Ärzten mit einem Prozeß. Bei der nächsten Kontrolle fragt der Arzt den Patienten, wie das damals gewesen sei, als man seine Krankheit entdeckt habe. Der Patient schildert, daß er sich gefragt habe: „Warum gerade ich?" und „wer ist schuld?". Der Arzt erwidert: „Es kann einen schon wütend machen, daß gerade einen selbst ein solcher Schlag treffen muß". Der Patient stimmt zu. Die Prozeßdrohung verstummt und nach einem halben Jahr berichtet der Patient, er habe die Zahnarztrechnung jetzt widerwillig bezahlt.

Diese Skizze zeigt, daß die Krankheitsverarbeitung mit dem Abschluß der Behandlung nicht immer ebenfalls abgeschlossen ist, daß vielmehr auch geheilte Patienten noch in verschiedenen Verarbeitungsphasen stecken können. Gegebenenfalls muß das der Arzt merken, wenn er dem physisch geheilten Patienten helfen will, sich auch psychosozial wieder voll zu entfalten und zu integrieren.

Selten einmal kann umgekehrt der Patient *in der Krankheitsverarbeitung dem Krankheitsprozeß voraus sein.*

Beispiel. Der Onkologe bespricht mit einer 44jährigen Bauersfrau, die vor 3 Jahren wegen eines Mammakarzinoms operiert wurde, die Röntgenbilder und kann ihr voller Freude zeigen, daß nach 3 Monaten Chemotherapie die Lungenmetastasen praktisch vollständig verschwunden sind. Zu seinem Erstaunen ist die Patientin gar nicht erfreut über den Erfolg. Es stellt sich heraus, daß sie nicht mit einem Erfolg der Therapie gerechnet und schon begonnen hat, zusammen mit Ehemann und erwachsenen Kindern sich auf den Abschluß ihres Lebens vorzubereiten. Angesichts der Remission der Lungenmetastasen fürchtet sie nun, später den schmerzhaften Prozeß des Abschließens und Abschiednehmens noch einmal von vorne beginnen zu müssen.

Zu Beginn, wenn die erste Behandlung abgeschlossen, die Krankheit vorläufig überwunden ist, kommt nach initialer Verzweiflung wieder Hoffnung auf. Angehörige und Patienten können sogar wieder zur Tagesordnung übergehen. Angst manifestiert sich nur noch selten, z.B. bei den regelmäßigen Kontrollen im onkologischen Zentrum.

Macht sich nach kürzerer oder längerer Dauer von Beschwerde- und Symptomfreiheit der Krebs in Form eines lokalen *Rezidivs* oder von *Fernmetastasen* wieder bemerkbar, muß schmerzlich zur Kenntnis genommen werden, daß die Krankheit immer noch da ist, daß sie nicht gebannt werden konnte und daß sie evtl. zum Tod führen wird.

In dieser Zeit sind Verzweiflung, Gefühle von Hilf- und Hoffnungslosigkeit, u. U. schwere reaktive Depressionen unvermeidlich, auch wenn immer noch eine kurative Chance besteht.

Der Arzt ist häufig gekränkt und verzweifelt, daß seine Maßnahmen nicht mehr nützen. Für den Patienten ist es aber eminent wichtig, in dieser schweren Zeit von ihm nicht im Stich gelassen zu werden. Nach SANES (1979) wird ein Patient damit fertig, daß der Arzt ihn nicht heilen kann; daß er ihn aber aufgibt – etwa mit der Bemerkung „wir können nichts mehr bieten" – kann er kaum verschmerzen. Palliative, stützende Maßnahmen sind in dieser Phase genau so sinnvoll wie heilende. Manchmal äußert sich die Hilflosigkeit des Arztes gegenüber der fortschreitenden Krankheit allerdings auch in übermäßiger, nicht mehr der Situation angepaßter medizinischer Aktivität.

Beispiel. Ein 48jähriger Mann muß wegen Karzinoms eine Resektion eines Teils des Colon sigmoides vornehmen lassen. Ein Jahr später wird eine abdominoperineale Rektumamputation mit definitivem Anus praeter sigmoides durchgeführt. Ein weiteres Jahr später treten perineale Schmerzen auf, der Patient befürchtet ein erneutes Rezidiv und tritt ins Spital ein. Hier wird er einer Studentengruppe vorgestellt. Unter Tränen berichtet er, er fühle sich wehrlos, habe sich zurückgezogen, könne das Leben nicht mehr genießen und habe wegen der Schmerzen die Arbeit aufgeben müssen. Er schäme sich seines Anus praeter. Nach dem 1½stündigen Gespräch dankt er dem Studenten für die Zeit, die dieser für ihn aufgewendet habe und meint, es gehe ihm jetzt etwas besser. Die von einem Studenten aufgebrachte Zeit und dessen Interesse am Patienten konnten diesem eine Hilfe sein, weil es in dieser Situation mehr auf das Einfühlungsvermögen ankam als auf das fachlich-technische Wissen des Arztes mit abgeschlossenem Studium.

Dieses Beispiel leitet über zur Besprechung der Krankheitsphase, in der kurative medizinische Maßnahmen nicht mehr möglich sind, wo die Begleitung des auf den Tod kranken Menschen die schwierige Aufgabe des Arztes wird.

10.7 Terminale Krankheit/Betreuung Sterbender

CHRISTOPH HÜRNY

Terminale Krankheit heißt Krankheit zum Tode.

Der Begriff terminal ist unglücklich gewählt, aber im ärztlichen Jargon üblich. Wann ist eine Krankheit terminal? Bei der Diagnose einer tödlichen Krankheit? Wenn keine kurative Chance mehr besteht? Oder in den letzten Lebenstagen?

Krebskrankheiten sind in der Regel potentiell tödlich. Die Reaktionsweisen bei der Konfrontation mit einer potentiell tödlichen Krankheit und die Phasen der Krankheitsverarbeitung haben wir deshalb im vorangehenden Kapitel eingehend erläutert. Hier sollen einige Bemerkungen zur Sterbephase und zur Betreuung Sterbender gemacht werden (s. Kap. 5.13 und 6.3.7). Obwohl heutzutage wieder vermehrt über den Tod geschrieben wird – es sei nochmals an Bücher wie „Mars" von FRITZ ZORN, „Fußfassen" von MAJA

BEUTLER, „Schatten" von WALTER MATHIAS DIGGELMANN und „Diktate zu Sterben und Tod" von PETER NOLL erinnert – wird nicht über den Tod gesprochen.

> Im Alltag sind Sterben und Tod nach wie vor tabu.

Der Begriff Sterben findet sich selten in Todesanzeigen. Es steht dort etwa „von schwerem Leiden erlöst worden" oder „plötzlich von uns gegangen". Wir sprechen von Lebensversicherungen, nicht von Todesversicherungen, wenn wir uns gegen die wirtschaftlichen Folgen des Todes versichern wollen. Der Tod ist nicht mehr gegenwärtig, im Gegensatz zu früheren Jahrhunderten nicht mehr etwas Öffentliches. Tote werden nicht mehr aufgebahrt, Totenwache wird hierzulande kaum mehr abgehalten. Bei der Herrichtung der Toten in den USA wird unter Verwendung von viel Schminke darauf geachtet, daß ihr Aussehen möglichst lebendig wirkt. Tod und Trauer sind etwas Verbotenes, sind unerwünschte, vergessene Widersacher unseres jugendlichen Leistungsideals. Wir sind auch nicht mehr dafür eingerichtet, um zuhause zu sterben. Heute wird vorwiegend im Spital gestorben. Der Tod und das dazu gehörende Trauern sind gewissermaßen medikalisiert worden. Das Krankenhaus hat eine neue Aufgabe erhalten und übernommen, ohne daß sich sein Personal dessen völlig bewußt geworden wäre. Die Medizin wird heute allgemein als eine Einrichtung gegen den Tod und nicht für den Tod angesehen. Daraus ergeben sich für Todkranke, deren Angehörige, Ärzte und Pflegende enorme Schwierigkeiten. Der Tod ist nämlich auch im Spital etwas nicht Zumutbares. Sobald jemand in die Sterbephase kommt, wird er gewöhnlich aus dem Zimmer gefahren und isoliert.

a) Menschenwürdiges Sterben im Spital

Den Problemen, die das Sterben im Spital aufwirft, ist in den letzten 10 Jahren mehr Beachtung geschenkt worden. Oft wird auch von Kollegen noch der Vorwurf erhoben: „Reden Sie mit ihren Patienten über's Sterben?".

> Es kann nicht in erster Linie darum gehen, mit Todkranken über das Sterben zu reden, sondern davon, die Bedürfnisse Sterbender und ihrer Angehörigen wahrzunehmen und ihnen, so gut es geht, zu entsprechen.

Das Gespräch kann hilfreicher Bestandteil dieser Aufgabe sein. Manchmal bedarf es aber gar nicht vieler Worte.

Beispiel. Ein 68jähriger, verwitweter Fabrikarbeiter wird während eines Jahres vom selben Assistenzarzt wegen eines metastasierenden Adenokarzinoms der Lunge im onkologischen Ambulatorium behandelt. Der Tumor schreitet trotz der Behandlung stetig fort. Der Patient spricht oft von seinen wechselnden Schmerzen und von kleinen Sorgen und Nöten mit seinen erwachsenen Kindern, von seiner verstorbenen Frau, die ihm fehlt, und daß er eigentlich gar nicht so unglücklich wäre, wenn er ihr nachfolgen könnte. Schließlich verschlechtert sich sein Zustand derart, daß er hospitalisiert werden muß. Der Assistenzarzt besucht ihn an einem Abend. Er leidet stark unter Atemnot und kann nur mit Mühe sprechen. Schließlich verabschiedet sich der Arzt und sagt, ohne zu überlegen: „Also, auf Wiedersehen!", „Vielleicht auch nicht!" antwortet der Patient. Er stirbt noch in derselben Nacht.

Aus diesem Beispiel wird deutlich, daß ohne große Worte über das *Sterben durch gegenseitiges Verstehen von Arzt und Patient* ein gefaßtes Erwarten des Todes möglich war.

In der Sterbephase ist es eine der wichtigsten Aufgaben des Arztes, *Symptome zu lindern und den Zustand des Patienten für ihn und für seine Umgebung möglichst erträglich zu machen.* Dazu gehört die großzügige Anwendung von schmerzlindernden Medikamenten. Es ist eine bedauerliche Tatsache, daß Narkotika aus Angst vor Sucht und atemdepressiver Wirkung weltweit unterdosiert werden.

Beispiel. Ein 25jähriger Mann, der während 4 Jahren wegen eines malignen Lymphoms behandelt worden ist, liegt mit schwerster Atemnot bei interstitiellem Lungenbefall im Sterben. Der Assistenzarzt weigert sich, mehr Morphium zu geben mit der Begründung, daß die atemdepressive Wirkung das Sterben beschleunigen werde und er es nicht verantworten könne, den Patienten quasi umzubringen. Er bekommt von seinem Chef die Antwort: „Nicht das Morphium wird ihn umbringen, sondern die Krankheit! Das Morphium wird lediglich die Atemnot erträglicher machen!"

Auf der anderen Seite muß der Patient in die Dosierung der Narkotika miteinbezogen werden, falls er dazu in der Lage ist, damit luzide Momente nicht unnötig verschleiert werden.

b) Das Pflegepersonal im Umgang mit Sterbenden

Eine wichtige Aufgabe des Arztes ist auch die Kooperation mit den Pflegenden und deren Betreuung. Sterbende werden häufig von jungen Menschen versorgt, die noch wenig Erfahrung im Umgang mit Sterben und Tod haben, deshalb leicht überfordert und hilflos sind und inadäquat – z. B. mit Galgenhumor oder mit Wut – reagieren. Sie sollen Gelegenheit erhalten, an Rapporten die verwirrenden Gefühle, die sich einstellen, ausdrücken zu können, um nicht selber krank zu werden.

Beispiel. An einem Seminar über psychische Probleme bei Schwerkranken berichtet eine junge Lernschwester unter starkem emotionalem Druck von einem 70jährigen Lehrer, dem wegen eines inoperablen Rektumkarzinoms ein Anus praeter signoides angelegt worden ist. Der Arzt hat mit ihm über die medizinische Situation nicht gesprochen, aber angetönt, daß der künftige Darmausgang bald wieder verschlossen werden könne. Ehefrau und Personal wissen über den Sachverhalt Bescheid. In den letzten Monaten hat sich der Zustand des Patienten zunehmend verschlechtert, er ist jetzt in der Sterbephase. Während jeder Nachtwache bedrängt er die Lernschwester mit Fragen, wie lange es noch gehe, bis der Anus praeter verschlossen werden könne. Zugleich deutet er an, daß er Ungutes ahnt. Tagsüber auf der Visite schont er den Arzt und stellt keine solchen Fragen. Die Schwester ist in einem tiefen Dilemma, weil sie auf der einen Seite wahrhaftig sein möchte, auf der anderen Seite es sich aber richtigerweise nicht zutraut, die mißliche Kommunikationslage zu klären. Sie wagt sich kaum mehr in das Zimmer des Kranken. In der Diskussion, ob der Patient über seinen Zustand informiert werden solle oder nicht, vertritt der beteiligte Arzt überzeugt den Standpunkt, man solle nicht informieren, er habe nie solche Probleme mit seinen Patienten.

In diesem Beispiel besteht eine Kommunikationsstörung nicht nur zwischen Arzt und Patient, sondern auch zwischen Arzt und Pflegeteam. Die junge Schwester findet lediglich etwas emotionale Entlastung bei ihren ebenfalls ratlosen Kolleginnen.

c) Angehörige der Sterbenden

Eine weitere wichtige Aufgabe des Spitalarztes ist der Einbezug der Angehörigen in das Geschehen. Je nach der religiösen Einstellung des Sterbenden und seiner Angehörigen kann ein *Seelsorger* wichtige Aufgaben übernehmen oder sogar zum Hauptbetreuer werden. In der Sterbephase zieht sich der Kranke oft von seiner Umgebung zurück. Häufig ist er nicht mehr oder nur noch in seltenen Momenten in der Lage zu kommunizieren. Es ist für die Angehörigen wichtig zu wissen, daß dies beim Sterben normal ist und nicht etwa Ablehnung bedeutet. Die Frage des Wachens am Bett muß so großzügig wie möglich gehandhabt werden. Es kann z. B. für einen Ehepartner sehr viel bedeuten, beim Todeseintritt da zu sein, bis zuletzt beistehen zu dürfen. Er wird es sehr schätzen, wenn er im Krankenzimmer übernachten und hie und da eine Mahlzeit bekommen kann. In anderen Fällen mag es wichtiger sein, einem durch langes Wachen erschöpften Angehörigen zu etwas Erholung zu verhelfen. Falls die Angehörigen nicht wachen wollen, muß die Frage der Benachrichtigung im Falle des nächtlichen Todeseintritts genau abgesprochen werden, um Mißverständnissen und vermeidbaren Schuldgefühlen vorzubeugen.

Die Betreuung der Angehörigen geht über den Tod des Patienten hinaus.

Beispiel. Ein 58jähriger Chemiker ist mit seiner Familie wegen politischer Unruhen nach Jahrzehnten aus Übersee in die Schweiz zurückgekehrt. Seine Kinder sind erwachsen und selbständig. Seine Frau erkrankt an einem Hirntumor, der nur unvollständig operativ entfernt werden kann. Während des Monate dauernden Verlaufs gelingt es dem zuständigen Arzt nicht, mit dem Mann ins Gespräch zu kommen. Dieser macht lediglich Vorwürfe über Mängel in der Spitalführung und -pflege. Es fällt auf, daß er oft nach Alkohol riecht, obwohl aus seiner Vorgeschichte keine Neigung zum Trinken bekannt ist. Einige Wochen vor dem Tod der Frau trifft der Arzt den Mann außerhalb des Spitals. Er sagt ihm, er habe das Gefühl, es falle ihm sehr schwer, ins Spital zu kommen und hier mit ihm zu sprechen. Der Arzt bietet dem Mann an, mit ihm zusammenzutreffen, sobald dieser dazu bereit sei. 6 Monate nach dem Tod seiner Frau erscheint er. Unter Tränen sagt er, daß ihn der Schmerz um den drohenden Verlust der Gattin empfindlich und unfähig gemacht habe, mit dem Arzt ein Gespräch zu führen. Erst jetzt sei er dazu imstande. Nach einem halbstündigen Gespräch verabschiedet er sich und bedankt sich erstmals für die Pflege der Frau im Spital.

Während den ersten Tagen nach dem Ableben sind die Angehörigen mit administrativen Fragen beschäftigt. Wenn dann aber die Trauerfamilie auseinandergegangen ist und die engsten Hinterbliebenen allein bleiben, können Angst, Unruhe und Schlaflosigkeit einsetzen.

Der Arzt muß wissen, welche Angehörigen wegen ihrer *besonderen Beziehung zum Verstorbenen* oder aus anderen Gründen (Persönlichkeit, Berufssituation, Alter, sozialer Status etc.) am verletzlichsten und für einen abnormen Trauerprozeß am stärksten gefährdet sind. Um sie muß er sich kümmern.

Er muß quälende Fragen beantworten, die Hinterbliebenen darauf aufmerksam machen, daß sie nicht erschrecken sollen, wenn sie plötzlich die Stimme des Verstorbenen zu hören meinen, von ihm träumen oder ihn vor sich sehen. Er soll ihnen erklären, daß diese

Erscheinungen zur Trauer gehören (s. Kap. 5.15). Wenn wichtige Jahrestage kommen, der Todestag, der Hochzeitstag, der Geburtstag, Festtage usw. soll er sich nach ihrem Ergehen erkundigen. Ein Trauerprozeß, der nicht gelingt, kann in Krankheit und Tod ausmünden (s. Kap. 7.1).

Weiterführende Literatur zu 10.6 und 10.7. Adler R, (1981). Ariès PH (1976). Herzig EA (1978). Kübler Ross E (1980). Meerwein F (1981). Sanes S (1979)

11 Praktisches psychosoziales Handeln

Mancher Leser mag versucht sein, die bisher angebotenen Informationen als zwar interessant aber schwer umsetzbar zu betrachten. Der letzte Teil dieses Buches will deshalb aufzeigen, wo überall im täglichen Arbeitsbereich psychosoziale Zusammenhänge festzustellen und wie sie anzugehen sind.

So berichtet vorerst ein *Hausarzt* aus seiner gelebten Praxis, wie er auf Schritt und Tritt psychosoziale Aspekte im Verhalten der Kranken und im Umgang mit seinen Patienten feststellen kann. Ärztliches Handeln in diesem, praxisbezogenen Sinn zu verändern und zu bereichern, ist das Hauptanliegen der psychosozialen Medizin. Gewissermaßen selbstverständlich macht der Hausarzt darauf aufmerksam, daß er in seinem Praxisalltag nicht die einzige Beziehungsperson des Patienten ist, sondern vielmehr Praxishelferinnen und Familie direkt und indirekt in der Patientenbetreuung mitwirken.

Während hier also das berufliche Umfeld als Kleingruppe bewußt wahrgenommen wird, sind die Kenntnisse der meisten Mitarbeiter eines *Krankenhauses* über ihr berufliches Umfeld bescheiden oder einseitig. Im vorausgegangenen Hauptkapitel (10.3–10.7) wurde schon besprochen, wie die Hospitalisation den Patienten betroffen macht. Nicht minder wichtig ist es, daß auch die Auswirkungen der beruflichen Zusammenarbeit auf die Patientenbetreuung erkannt und bedacht wird.

Wenn der Kreis unserer Betrachtung noch einmal erweitert wird, dann muß auch das weitere Umfeld des ärztlichen Tuns, die *Gemeinde* mit einbezogen werden. In der Tat wird der Arzt immer mehr an der medizinischen Versorgung der ganzen Gemeinde beteiligt und immer deutlicher zeigt sich, daß ein Beziehungsnetz ihn mit vielen anderen Berufsgruppen, speziell aus dem psychosozialen Bereich verbindet. Diese Zusammenhänge werden hier von einem Hausarzt und einem Spezialisten aus dem psychosozialen Bereich gemeinsam erarbeitet.

In letzter Konsequenz muß aus der Sicht der psychosozialen Medizin die Optik noch einmal erweitert werden. Es ist zu hinterfragen, ob das heutige schulmedizinische Modell den *gesellschaftlichen Erfordernissen* noch zu entsprechen vermag oder nicht. Noch einmal wird in diesem Schlußkapitel deutlich gemacht, daß psychosoziale Medizin nicht zu einem weiteren Spezialfach werden kann oder soll. Nur in integrierter Verbindung mit der traditionellen biologischen Medizin – i.S. einer *integrierten biopsychosozialen Medizin* – kann das Postulat der psychosozialen Medizin sinnvoll erfüllt werden. Dies soll im Schlußkapitel noch einmal begründet werden.

11.1 Psychosoziale Aspekte der hausärztlichen Praxis

BENEDIKT HORN

Kaum ein Leser dieses Buches wird daran zweifeln, daß psychosozialen Belangen in der Praxis des niedergelassenen Arztes eine erstrangige Bedeutung zukommt. Das bedingt, daß zum „Patienten" auch dessen Familie, Arbeitsplatz und gesamte Umgebung gehören, zum „Arzt" dessen eigene Familie und das gesamte Praxisteam. Die Patient-Arzt-Beziehung wird demnach nie nur eine Zweierbeziehung sein. Sie wird zusätzlich mitgeprägt durch zahlreiche Faktoren der weiteren Umgebung (Gesundheitspolitik, Umwelt- und Ökologieprobleme, Massenmedien, kulturelle und weltanschauliche Aspekte). Der Arzt, der sich mit diesen Problemen erst bei der Praxiseröffnung auseinandersetzt, wird von ihnen überflutet werden und sich deshalb oft unglücklich und unsicher fühlen: Eine denkbar schlechte Voraussetzung für ein gutes Arzt-Patient-Verhältnis. Es ist also wesentlich, daß er sich frühzeitig darüber ins Bild setzt, was ihn in der Praxis erwartet. Rezepte und Checklisten für psychosoziale Bezüge in der Praxis gibt es allerdings nicht. Jeder muß die auftretenden Probleme selbst situationsgerecht angehen und lösen.

11.1.1 Häufigkeit und Erscheinungsbild psychischer Störungen in der Praxis

Psychische Störungen sind in der hausärztlichen Praxis überaus häufig. Je länger und je besser wir unsere Patienten kennen, umso häufiger stellen wir Störungen in ihren psychosozialen Beziehungen fest. 90% der Patienten mit seelischen Störungen werden durch Nicht-Psychiater betreut. In der Praxis relativ selten sind die Bilder der „Klinikpsychiatrie". Häufig sind hingegen Depressionen verschiedener Genese, besonders die larvierte Depression mit ihrer psychosomatischen Symptomatik.

Weltweit rechnen wir mit über 200 Mio. depressiven Patienten, nach größeren Felduntersuchungen sollen gar nur ⅓ aller Menschen frei von psychischen Problemen sein. Diese enorme Zahl beruht größtenteils auf einer effektiven Zunahme psychosozialer Störungen. Die intensive und praxisnahe Fortbildung der praktizierenden Ärzte hat diese aber auch zunehmend gelehrt, vermehrt an solche Probleme zu denken. Gegen 90% psychischer Probleme werden durch Nicht-Psychiater, nur 10% durch den Facharzt betreut.

Gemäß einer Umfrage unter 171 Allgemeinpraktikern kamen in einem Jahr von 1000 Patienten zum Arzt (nach NOACK 1983): Wegen Bronchitis 250, wegen rheumatischen Affektionen 190, wegen seelischen Problemen 170, wegen Hypertonie 90 und wegen koronarer Herzkrankheit 65. LAMBERTS (1979) fand, daß unter 30000 Problemen in der Allgemeinpraxis bei 41% klare somatische Diagnosen, bei 31% psychologische und Verhaltensprobleme und bei 28% vorerst unklare Situationen vorlagen. Beide Studien belegen eindrücklich die große Bedeutung psychischer Leiden in der täglichen Praxis. Dabei muß erst noch mit einer hohen „Dunkelziffer" gerechnet werden, da die Mehrzahl der Patienten mit seelischen Störungen den Arzt gar nicht aufsucht. Dies wird durch eine Umfrage unter 422 Angestellten in Basel 1975 (NOACK 1983) belegt (Tabelle 11.1). Diese Zahlen zeigen auch, wie unterschiedlich alarmierend bestimmte Symptome für den Patienten sind (s. auch KIRALY 1982; SHEPHERD u. CLARE 1981).

Deckt der Arzt in der Praxis bei einem Patienten eine Störung im psychosozialen Bereich nicht sofort auf, braucht er nicht in Resignation zu verfallen: Die Diagnose von psy-

Tabelle 11.1. Vergleich von festgestellten Beschwerden zu ärztlicher Inanspruchnahme

Symptom	in letzten 4 Wochen verspürt	deswegen zum Arzt gegangen
Nervosität	37%	6%
Kopfweh	36%	8,6%
Rückenweh	27%	19%
Magenbeschwerden	18%	18%
Schlafstörungen	17%	8%
Müdigkeit	17%	13%

Tabelle 11.2. Zunahme psychosozialer Probleme mit Anzahl ärztlicher Beratungen

Zahl Beratungen	Psychol. Probleme	Soziale Probleme
1	5,5%	3,5%
2	10,6%	7,4%
3	17,5%	12,5%
6	30,5%	20 %
10	52,8%	33,4%

chologischen und sozialen Problemen wird mit zunehmender Zahl der Konsultationen häufiger gestellt (Tabelle 11.2). Ohne Zweifel erleichtert der Hausbesuch das Erkennen psychosozialer Probleme des Patienten und seiner Familie in hohem Maße (FLÜCKIGER 1984). Patienten mit psychologischen Problemen haben mehr Beratungen nötig, andererseits werden in mehr Konsultationen wohl mehr Probleme aufgedeckt.

Je länger und je besser wir unsere Patienten kennen, umso leichter fällt uns eine umfassende Beurteilung der Situation. Außerdem nimmt der Anteil der Patienten mit psychischen Problemen in einer Praxis mit den Jahren zu, wenn die Bevölkerung merkt, daß sich ein Arzt mit dieser Problematik intensiv auseinandersetzt.

Relativ selten sieht der Arzt in der Allgemeinpraxis Affektionen aus dem Gebiet der sog. „großen Klinikpsychiatrie", also Schizophrenien, schwere Manien oder Depressionen. Was den notwendigen Einsatz anbelangt, sind diese Situationen aber oft extrem belastend.

Beispiel: 40jähriger Mann mit paranoider Schizophrenie und Pyromanie. Während der Sprechstunde Anruf des Vormundes vom Polizeiposten, der Mann sei auf dem Posten, es gehe ihm schlecht, er sei verwirrt und aggressiv, der behandelnde Psychiater sei abwesend. Notfallbesuch. Gespräch und Untersuchung ergeben, daß eine Zwangseinweisung in eine psychiatrische Klinik unumgänglich ist. Erledigung der notwendigen Formalitäten, Telefon und Bericht an die Klinik brauchen viel Zeit (s. HEIM 1983). Die Befürchtung, der Patient könnte sich später rächen, belastet den Arzt. Die wartenden Patienten werden ungeduldig, Bemerkungen wie „schlecht organisierter Laden" sind nicht gerade ermunternd (s. auch LALIVE 1982).

Viel häufiger sind in der Praxis aber reaktive Depressionen, Altersdepressionen, Erschöpfungsdepressionen, neurotische Störungen. Die larvierte Depression sowie Störungen der zwischenmenschlichen Beziehungen und deren Folgen und Auswirkungen auf Patient und Familie sind unter ihnen am wichtigsten. Jeder Hausarzt muß sich deshalb intensiv mit dem Problem des depressiven Menschen beschäftigen. Bei Beachtung weniger diagnostischer und therapeutischer Grundsätze kann er dabei Wertvolles leisten. Einige in der Praxis besonders wichtige Richtlinien hat KIELHOLZ (1981) hervorgehoben.

Nach LÜTHI (1983) wählt ein Großteil der Hausärzte zur Diagnose von seelischen Störungen den Weg über den Ausschluß eines körperlichen Leidens. Damit sind häufig recht hohe Kosten (EKG, Röntgen, Laboruntersuchungen) verbunden. Ob das System der HMO (Health Maintenance Organization) hier eine Besserung bringen würde, kann heute noch nicht beurteilt werden. Im HMO-Plan ist der Arzt am HMO-Reingewinn beteiligt, d.h. er wird für nicht gemachte Untersuchungen und Behandlungen zusätzlich honoriert.

11.1.2 Inanspruchnahme und Versorgungsbedürfnisse

a) Reguläre Anmeldung und Notfall

> Es ist eine Praxisorganisation anzustreben, bei der sich der Patient in der Regel voranmeldet. Die Betreuung von Notfällen gehört zu den wichtigsten Aufgaben des Arztes. Auch bei guter Organisation wird der Notfall den Zeitplan des Arztes in und außerhalb der Sprechstunde oft auf den Kopf stellen. Die wartenden Patienten haben meist viel Verständnis. Patienten, welche am Tag nicht angehört werden, machen sich oft nachts selbst zum Notfall.

Während Jahren galt ein überfülltes Wartezimmer beim Arzt als Regel. Der daraus entstehende Zeitdruck ist jedoch weder für den Patienten noch für den Arzt angenehm. Zweifellos hat jeder Patient Anspruch auf einen gewissen Zeitaufwand des Arztes. Da Notfälle nur teilweise vorprogrammierbar sind, muß der Patient allerdings gelegentlich auf einen Teil „seiner" Zeit verzichten. Zu berücksichtigen ist auch der volkswirtschaftliche Aspekt langer Wartezeiten. Auch deshalb sollte sich jeder Arzt bemühen, Wartezeiten so kurz wie möglich zu halten. Wird ein Patient vom Arzt in einer Konsultation fünf oder sechs Minuten „abgefertigt", erscheint ihm eine Wartezeit von einer Stunde besonders lang. Eine Studie der Schweizerischen Gesellschaft für Gesundheitspolitik (1970), wonach Spitalvisiten auf der Chirurgischen Abteilung durchschnittlich 50 s, auf der intern-medizinischen Abteilung 2 min dauerten, muß wohl noch überprüft werden.

Der *Notfall* (s. Kap. 10.5), primär immer eine subjektive Notsituation und Krise, kann die Praxisorganisation oft erheblich belasten. Ein Notfall aus der Sicht des Patienten (und seiner Umgebung) ist nicht dasselbe wie ein Notfall aus der Sicht des Arztes. Je schneller und kompetenter wir als Arzt eine Krise angehen, umso leichter wird sie in der Regel zu beheben sein. Meist ist der Notfallpatient in seiner Krise leicht zugänglich und offen (natürlich gibt es wichtige Ausnahmen). Häufig wird der Patient für eine kleine Hilfeleistung sehr dankbar sein (Entfernen eines Zeruminalpfropfes). Notfälle können aber auch äußerst zeitaufwendig sein. Die Erstversorgung eines kardialen Notfalles, eines Suizidversuches oder einer Bagatellverletzung bei einem verängstigten Kind kann weit über eine Stunde dauern. Die Annahme und Versorgung von Notfällen gehört jedoch zu den Hauptaufgaben des praktizierenden Arztes und bildet bei der Bevölkerung in erheblichem Maße die Vorstellungen von der Ärzteschaft, deren „Image". Die im Wartezimmer sitzenden Patienten haben in der Regel großes Verständnis für Notfallsituationen. Der Arzt muß aber stets berücksichtigen, daß gewisse Befunde (Blutdruck!) nach einer längeren Wartezeit kaum mehr beurteilbar sind, und daß Patienten durch langes Warten unter Umständen gefährdet werden können (Hypoglykämie bei Diabetikern).

Ohne Zweifel wird derjenige Arzt, der sich tagsüber für seine Patienten genügend Zeit nimmt, während der Nacht weniger oft gestört. Der Patient, welcher sich in der Sprechstunde nicht angehört fühlt, macht sich später (oft nachts) selbst zum Notfall.

Ein Notfall ist eine Herausforderung für den Arzt. Er muß unter Zeitdruck, bedrängt vom Kranken, von dessen Angehörigen und von den eigenen Emotionen rasch, richtig und kompetent urteilen und handeln. Manchmal, besonders bei psychiatrischen Notfallsituationen, kommt dazu, daß sie nicht nur sehr zeitaufwendig sind, sondern daß sie auch die Umgebung des Patienten – die Sozialdienste, die Polizei oder gar die Massenmedien – betreffen.

Beispiel: Telefonanruf des Feuerwehrkommandanten um 13.30 Uhr: Weit außen auf dem Arm des großen Baukrans auf dem Dorfplatz, 26 m über dem Boden, befindet sich eine Person. Von der 50 km entfernten stationierten Stadtfeuerwehr muß ein Sprungkissen angefahren werden. Nach zwei Stunden gelingt es einem Feuerwehrmann/Bergführer, die junge Frau unter dauerndem Zureden mit einer Seilschlinge zu fassen und über eine Leiter zu retten. Anwesend in diesem Zeitpunkt: 10 Polizisten (Absperrdienst), 12 Feuerwehrleute, 2 Ärzte, Spitalrettungswagen, mehrere Presseleute und etwa 500 Schaulustige.

Der Arzt hat sich in einer *Notfallsituation* – nebst rein medizinisch-technischen Grundsätzen – stets folgende Punkte zu vergegenwärtigen:
- Organischer *und* seelischer Zustand des Patienten
- Gefährlichkeit der Situation für Patient und Umgebung
- Kann jemand für den Patienten sorgen?
  Tragfähige Beziehung?
- Was erwartet der Patient, was die Umgebung (oft divergent!)?
- Verfügbarkeit von Sozialdiensten, Heimpflege, Psychiater usw.

Die Führung einer zeitlich beschränkten freien Sprechstunde (ohne Voranmeldung) hat für den Patienten allerdings auch gewisse Vorteile: Er kann so direkt, ohne vorherige Berührung mit der Praxisadministration (Telefon, Arztgehilfin, Terminplanung) zum Arzt gelangen (FLÜCKIGER 1984).

b) Anruf bei Nacht und Hausbesuch

Der Anruf bei Nacht ist subjektiv immer ein Notschrei, dem der Hausarzt große Beachtung schenken muß. In der Regel wird der nächtliche Hausbesuch die beste Lösung des Problems bringen. Der Hausbesuch liefert eine Fülle von Informationen über den Patienten und seine Umgebung, die in der Sprechstunde nicht zu erhalten sind.

Für die meisten Patienten ist es beruhigend zu wissen, daß der Hausarzt auch Hausbesuche macht. Wohl besteht oft eine Diskrepanz zwischen zeitlichem Aufwand für die Fahrt (Gebirge, Stadtverkehr) und Zeitdauer des eigentlichen Besuches, doch kann die häusliche Umgebung, welche die Gesundheit und Krankheit des Patienten so nachhaltig beeinflußt, nur beim Hausbesuch beurteilt werden. Nicht selten wird ein Hausbesuch eine diagnostische oder therapeutische Weichenstellung von großer Tragweite erleichtern. Aus der Sicht des Patienten gibt es keinen unnötigen Hausbesuch. Es gibt aber Patienten, welche Hausbesuche ablehnen: Sie haben Angst davor, das Innere ihrer vier Wände den Blikken und dem Urteil Dritter auszusetzen. Auch bildet die Tatsache, noch selbst oder mit Hilfe zum Arzt gehen zu können, für viele Patienten eine wichtige Selbstbestätigung hinsichtlich ihres Gesundheitszustandes.

Gerade nachts wird deutlich, daß der Notfall primär immer ein subjektives Phänomen ist. Patient und Angehörige sind in einer momentanen Situation überfordert und brauchen Hilfe. Die Nacht verstärkt das Gefühl von Angst und Hilflosigkeit. In dieser Situation ist es dem Patienten egal, ob der Arzt am nächsten Tag arbeiten muß oder nicht, und ob er vielleicht eben erst eingeschlafen ist. Begnügt sich der Arzt mit einer telefonischen Auskunft, wird er oft in der Folge unsicher sein, ob er richtig gehandelt hat, und nicht so leicht wieder einschlafen können. Wenn auch in der Praxis die Untersuchungsmöglichkeiten ohne Zweifel besser sind, ist doch der Nachtbesuch oft die optimale Lösung: Meist ist der Arzt schneller beim Patienten, als dieser bei ihm in der Praxis, was bei einem somatischen Problem (Herzinfarkt, Apoplexie, Hyperglykämie, Ureterkolik usw.) von Bedeutung sein kann. Bei den unter den nächtlichen Notfallsituationen besonders häufigen psychischen Problemen ist die Beurteilung der Umgebung ohnehin von vorrangiger Bedeutung (FLÜCKIGER 1984). Auf die negativen Seiten der nächtlichen Beanspruchung des Arztes wird im Kap. 11.1.3 noch eingegangen.

c) Die Hausarztpersönlichkeit

> Der Patient erwartet von seinem Hausarzt, daß er Arzt *und* Mediziner ist. Vom Hausarzt muß gefordert werden, daß er seine Patienten auch dann betreut, wenn sie in spezialärztlicher Behandlung stehen. In erster Linie soll der Patient sprechen können. Er erwartet die Lösung konkreter körperlicher oder seelischer Probleme. Ärztliche Zuwendung ist nicht nur eine Frage der investierten Zeit, sondern verbunden mit der Persönlichkeit des Arztes.

Versuchen wir, die Person des Hausarztes aus der Sicht des Patienten zu skizzieren, müssen wir eigentlich zwei Persönlichkeiten miteinander verbinden. Da ist zuerst der *Arzt:* seit Jahrtausenden Urtypus des helfenden Menschen, eine väterliche, weise, philosophische Figur mit Lebenserfahrung, die immer da ist und Zeit hat. Dann aber auch der *Mediziner:* er ist kompetent, weiß alles, ist hervorragend aus-, weiter- und fortgebildet, stellt die richtige Diagnose, behandelt richtig, weiß alle modernen Errungenschaften anzuwenden (s. Kap. 9.1). Der Patient erwartet von seinem Hausarzt beides in einem bestimmten Mischverhältnis, je nach Situation.

Beispiel: Ein 50jähriger Geschäftsmann erleidet einen akuten Myokardinfarkt. Er erwartet sofortige Hilfe, rasches und korrektes Ableiten und Interpretieren des EKG, Offenhalten einer Vene, perfekte Analgesie, optimale Sedierung, bestmögliche Behandlung der Arrhythmie, Bereitschaft zur Reanimation, sofortiges Anfordern des Rettungswagens, vollständige Information des Klinikarztes. Er erwartet aber auch ein besonnenes Gespräch, die Beruhigung der verängstigten Ehefrau. In der Phase der reaktiven Depression nach der Spitalentlassung erwartet der Patient vom gleichen Arzt viel Geduld, Zeit, menschliche Anteilnahme und Wärme, Unterstützung in allen Lebensfragen von der körperlichen Belastbarkeit über die Arbeitsfähigkeit bis zur Klärung von Problemen der Sexualität nach Myokardinfarkt.

Viele Patienten suchen im Regelfall je nach Krankheit gezielt einen Spezialarzt auf. Im Notfall rechnen sie dennoch damit, daß der Hausarzt sie zu Hause sofort und kompetent untersucht und behandelt. Diese Situation ist für den Hausarzt oft nicht einfach: er kennt den Patienten nicht optimal und fühlt sich vielleicht als „5. Rad am Wagen". Mit der Überlegung: „Das 5. Rad ist oft das wichtigste" mildern wir eigene Aggressionen, welche in Notfallsituationen besonders störend sind.

Wenn sich ein Patient (oder seine Umgebung) an den Arzt wendet, sind die Möglichkeiten der Selbst- und Laienhilfe in der Regel erschöpft, Hilfe von Fachkräften wird nötig (ROTHSCHILD 1980). Der Patient will, daß der *Arzt* mit *ihm* spricht, daß er ihn nicht nur in Belangen der Krankheit, sondern auch der Gesundheit und der Vorbeugung von Krankheiten beraten kann und daß er ihn vorbehaltlos akzeptiert. Besonders in ländlichen Gegenden wird vom Arzt auch erwartet, daß er sich mit der Bevölkerung solidarisiert und sich einsetzt in Kommissionen, Politik, Schulwesen, bei Umweltfragen und in kulturellen Belangen. Jeder Patient gönnt dem Arzt im Prinzip seine Freizeit; wenn er ein Problem hat, möchte er aber *seinen* Arzt, der *seine* Situation kennt, rund um die Uhr. Wenn der Arzt auch Ehemann und Vater ist, begreift seine Familie die Nichtverfügbarkeit oft nicht besser als der Patient. Es gilt hier, eine Lösung zu finden, die für Patienten, Arzt und Familie annehmbar ist.

Im deutschen Sprachraum verfügen wir über ein sehr gut ausgebautes, aber ungleich dichtes Netz von Arztpraxen. Die *Verteilung* der Ärzte ist sicher noch nicht optimal. Es ist verständlich, daß die Bevölkerung in abgelegenen Gebieten auch gerne „ihren Arzt" hätte. Nach KLOEPPER (1982) erreichen Patienten ihren Arzt auf dem Land dennoch rascher als in der Stadt.

Wo auf dem Land nur ein Arzt praktiziert, werden in der Regel 80 oder 90% der Bevölkerung von diesem einen Arzt betreut. Sobald das Arztangebot steigt, bauen sich viele Patienten und Familien zwei medizinische Versorgungssysteme auf, damit im Notfall eines sicher funktioniert. Ein geregelter ärztlicher Notfalldienst rund um die Uhr ist ein legitimes Postulat der Bevölkerung, die heute einen beachtlichen Teil des Bruttosozialproduktes für Bedürfnisse der Gesundheit aufbringt und gerade in einer Notfallsituation eine Gegenleistung unbedingt erwartet. Primär soll der Patient jedoch immer versuchen, seinen Hausarzt zu erreichen, da gerade in einer Notfallsituation die Bedeutung eines vorbestehenden guten Arzt-Patienten-Verhältnisses sehr groß ist.

Dauernder Zeitdruck ist für viele Ärzte ein Hauptproblem. Offenbar besteht eine Tendenz, neben dem strengen Praxisalltag Hobbies zu betreiben, welche mit hohem Streßpotential verbunden sind: Wettkampfsport, Extremalpinismus, wissenschaftliche Arbeit oder kulturelles Engagement (HORN u. FOERSTER 1984). Grundsätzlich gibt es zwei Möglichkeiten, seine Sprechstunde zu gestalten: Man kann entweder jedem Patienten, der sich anmeldet, 15, 20 oder 30 min widmen. Weitere Patienten, welche Hilfe suchen (und brauchen) müssen dann konsequent abgewiesen werden. Der bei der Bevölkerung berüchtigte Ausspruch der Arztgehilfin „wir können niemanden mehr nehmen" ist aber dem Ansehen des Arztes abträglich. Die Alternative besteht darin, jeden Hilfesuchenden – möglichst bald – zu empfangen. Die Planung der Sprechstunde wird erschwert, der einzelne Patient hat oft wenig Zeit, sich auszusprechen, dafür weiß er, daß er jederzeit kommen kann, wenn er ein Problem hat. Die Belastung des Arztes durch eine solche Sprechstunde wird

wesentlich größer. Mit etwas Organisationstalent und Phantasie kann der Sprechstunden-
ablauf aber auch hier befriedigend geplant werden (z. B. indem jede vierte Viertelstunde
frei gelassen wird).

Kurzkonsultationen („sechs Minuten pro Patient") sollen Ausnahmen bleiben. Wesentlich ist es, sich dort Zeit zu nehmen, wo dies wichtig ist. Die meisten Patienten sind
gerne bereit, eine halbe oder ¾ Stunde zu warten, wenn sie wissen, daß der Arzt auch ihnen Zeit widmen wird, wenn es nötig ist. Je größer der Zeitdruck, umso wichtiger wird das
Beachten von Prioritäten: Der laut polemisierende, vielleicht arrogante Patient kommt
sonst leichter und rascher zum Arzt als der stille Depressive. Gegenseitige Information
über kleine und große Probleme braucht Zeit. Die Investition ist aber gut, häufig wird uns
eine vertiefte Kenntnis der familiären Situation und der Umgebung bei der Beurteilung
und Therapie auch anderer Mitglieder der Familie helfen. In der Hausarztmedizin ist das
10- bis 15minütige Gespräch (1–2mal wöchentlich, in Krisen vorerst täglich) ein durchaus
taugliches Mittel, einem depressiven Patienten zu helfen. Zuwendung ist aber letzten Endes nicht eine Frage der Uhr, sondern in erster Linie eine solche der persönlichen Haltung
des Arztes. Gelingt es dem Arzt, mit dem Patienten *konkrete* Probleme anzupacken und zu
lösen, wird der Zeitfaktor oft sekundär sein.

d) Das ärztliche Telefongespräch

> Eine telefonische Verbindung zum Arzt ist für viele Patienten von großer Bedeu-
> tung. Rechtliche Aspekte, mögliche Nachteile und Gefahren des ärztlichen Telefon-
> gesprächs müssen berücksichtigt werden.

Der „heiße Draht" zum Arzt ist für viele Patienten, besonders aber für alleinstehende
und in abgelegenen Gebieten wohnende Menschen, eine nicht wegzudenkende Beruhigung. Wir dürfen jedoch Nachteile und Gefahren nicht übersehen. Die telefonische Diagnostik und Therapie ist schwierig, Situationen werden bagatellisiert oder dramatisiert,
sehr viel Sorgfalt und eine genaue Kenntnis der Gesamtsituation sind Voraussetzung. Die
Telefonkonsultation soll sich auf Ausnahmen und auf erste Anweisungen bei Notfällen
beschränken. Juristisch gesehen ist das ärztliche Telefongespräch mit dem Patienten ein
Dienstvertrag. Eine Fehlbeurteilung kann einen Verstoß gegen die Sorgfaltspflicht bedeuten; menschlich gesehen ist es ein Versagen des Arztes. Jeder Telefonanruf stört den Praxisbetrieb. Die Beurteilung, ob ein Anruf an den Arzt weitergeleitet werden muß, verlangt
von der Arztgehilfin sehr viel Erfahrung und Einfühlungsvermögen („im Zweifel immer
Ja"). Nicht selten wird entweder der anrufende Patient oder derjenige, der gerade beim
Arzt ist, vor den Kopf gestoßen. Oft weiß der Arzt nicht, wer wirklich am andern Ende des
Drahtes spricht und wer alles zuhört. Aussagen über Diagnose und Befunde dürfen deshalb nur mit größter Zurückhaltung gemacht werden. Das Mitteilen von Befunden erfolgt
aus organisatorischen und juristischen Gründen besser durch einen Anruf aus der Praxis
an den Patienten (HARTMANN 1973). Viele Patienten fühlen sich brüskiert, wenn sie bei ihrem Arzt den Telefonbeantworter der Praxis zu hören bekommen. Wichtige Mitteilungen
(z. B. daß der Arzt in kurzer Zeit wieder anwesend ist) werden gar nicht zu Ende gehört,
meist zum Nachteil des Patienten. Es ist sinnvoll, seine Patienten (z. B. durch ein Merk-
blatt oder durch einen Anschlag im Wartezimmer) über das Problem des Arzttelefons zu
informieren, Pannen werden dann viel seltener auftreten.

e) Pflege zu Hause

> Heimpflege ist nicht nur viel billiger als Pflege im Krankenhaus, sie trägt auch aus psychologischen Gründen zum Heilungsprozeß bei. Heimpflege bedeutet für eine Familie nicht nur Belastung, sondern oft ein großes Erfolgserlebnis. Dem Hausarzt kommt häufig die wichtige Aufgabe der Koordination aller vorhandenen Dienste zu.

Der Patient wird durch eine Hospitalisation oft akut und unvorbereitet aus seiner vertrauten Umgebung gerissen, entwurzelt und isoliert. Es ist daher nicht nur aus Kostengründen erstrebenswert, möglichst viele Patienten zu Hause zu pflegen. Bei schweren Krankheiten bedingt die Pflege zu Hause aber eine regelmäßige und kompetente Unterstützung durch Gemeindekrankenschwester und Hausarzt. Ist die Mutter krank, wird eine Heimpflegerin oder eine freiwillige Helferin täglich während einigen Stunden das Notwendige im Haushalt erledigen müssen, es sei denn, Verwandte seien in der Lage, diese Aufgabe zu übernehmen. Heimpflege eines Patienten scheitert oft daran, daß sich die Angehörigen überfordert fühlen, wenn sie zu wenig konsequent unterstützt, ermutigt und gelobt werden. Wie manche andere Tätigkeit kann auch Heimpflege zu einem ausgesprochenen Erfolgserlebnis werden. Noch nicht zur vollen Zufriedenheit gelöst ist die finanzielle Regelung; häufig verweigert die Krankenkasse die angemessene Bezahlung der Heimpflege, oft verbunden mit der Empfehlung, man solle den Patienten hospitalisieren, dann werde alles bezahlt. Eine der besten Chancen für den Heilungsprozeß wird damit leichtfertig vergeben. Besonders hohe Ansprüche an die Heimpflege werden bei langdauernden Krankheiten, bei Karzinompatienten und bei alten Menschen gestellt. Eine optimale Kooperation von Patient, Angehörigen, Nachbarn, Gemeindekrankenpflege, Sozialdiensten, Krankenversicherung, Hausarzt, Pfarrer und weiteren Helfern ist hier unerläßlich. Die Koordination dieser Instanzen ist nicht einfach, bildet aber eine wichtige Aufgabe des Hausarztes (STÄHELIN et al. 1982).

11.1.3 Besonderheiten der Arzt-Patient-Beziehung in der Primärversorgung

a) Emotionelle Aspekte der Beziehung des Patienten zum Hausarzt

> Die Arzt-Patient-Beziehung ist nicht einfach vorhanden, sie muß sich entwickeln, der Patient muß sich zuerst öffnen. Kommt die Übereinstimmung zustande, ist das Vertrauen des Patienten oft enorm groß.

Dem Menschen in unserer Gesellschaft stehen ungezählte Möglichkeiten der Selbstverwirklichung und Selbstentfaltung zur Verfügung. Diese Freiheit geht jedoch mit einer zunehmenden emotionellen Unsicherheit einher. Für viele Menschen, welche in ihrer Umgebung nicht mehr über eine tragfähige Beziehung verfügen, ist der Hausarzt zu einer Art Zufluchtsstätte geworden. Gegenüber Arbeitgeber und Umgebung dienen ihnen irgendwelche somatischen Beschwerden als Rechtfertigung des Arztbesuches. Bei diesen stehen dann zu Beginn oft nonverbale Kommunikationsformen im Vordergrund: Unsicherheit, feuchte Augen, Zittern, Nervosität, Stottern, unklare Gedankengänge verraten dem aufmerksamen Arzt, daß er diesem Patienten zuerst Zeit lassen muß, seine Gedanken zu formulieren. Hat sich eine gute Arzt-Patient-Beziehung entwickelt, wird der Hausarzt durch das enorme Vertrauen des Patienten nicht selten geradezu überschwemmt. Der Hausarzt als vom Patienten selbst und primär gewählte Anlaufstelle genießt von vorneherein ein Vertrauen, welches jeder andere Arzt zuerst erwerben muß.

Oft dauert es Wochen oder Monate, bis die volle Tragweite eines Problems erkannt ist. Der Patient braucht aber die Hilfe sofort, es muß daher „die beste Lösung in kurzer Zeit" gesucht werden. Das Angebot, der Patient könne sich bei Bedarf jederzeit melden, wirkt oft besser als die Verabreichung eines Psychopharmakons. Die frühzeitige und verständliche Information des Patienten ist von großer Bedeutung. Nach größeren Untersuchungen vermissen zwischen 50 und 90% der Patienten eine angemessene Orientierung über ihr Leiden (s. Kap. 9.3.1). Müssen Angehörige oder Arbeitgeber orientiert werden, sind die Regeln der ärztlichen Schweigepflicht genau zu beachten. Nicht selten empfinden es Patienten als Unverschämtheit des Arztes, ihnen seelische Probleme überhaupt zuzutrauen, die ihnen lächerlich erscheinen. Viel Einfühlungsvermögen, Toleranz und Geduld sind hier nötig, nie darf einem Patienten die „Droge Arzt" aufgedrängt werden (s. auch Kap. 9.3.2).

b) Die Familie des Hausarztes

Die Verpflichtung gegenüber seinen Patienten bringt den Arzt leicht in die Situation, seiner Familie Zeit, Hingabe und Liebe, welche er seinen Patienten täglich zur Verfügung stellt, vorenthalten zu müssen. Angst vor wachsenden Papierbergen und das gewissenhafte Bestreben, für seine Patienten immer da zu sein, können für den Arzt und seine Familie schwere Folgen haben. *Seiner Familie mutet der Hausarzt nämlich viel zu:* Verständnis für ungezählte Sondersituationen, dauernde Präsenz der Arztfrau, Betreuung der Infrastruktur (Blumen, Zeitschriften usw.), Anpassungsfähigkeit, Verständnis für Notfallsituationen zu oft unbeliebten Zeitpunkten, Klagemauerfunktion usw. Gerade der Arbeits- und Verdienstzwang nach der Praxiseröffnung (Hypotheken, Zinsen) fällt meist in einen Zeitabschnitt, in dem die Kinder ihren Vater besonders viel brauchen. Wenn der Vater nur am Abend, übermüdet, ohne Geduld und selbst voller Probleme des Tages, den Kindern zur Verfügung steht, kann sich ein „Pakt gegen den Vater" entwickeln, der Vater zieht sich noch mehr in die Isolation der Praxis zurück (LUBAN-PLOZZA u. SPIESS 1982).

Von seiner Frau erwartet der Hausarzt nicht nur, daß sie die Kinder nach bestem Wissen und Gewissen betreut und erzieht, sondern auch eine möglichst dauernde Präsenz als „guter Geist" im Rahmen der Praxis. Hat der Arzt Probleme in der Praxis (meist eher emotioneller als materieller Natur), ist die Arztfrau als „Klagemauer" von größter Bedeutung. Wie die meisten Frauen akzeptiert die Arztfrau ihre traditionelle Mutterrolle nicht mehr als alleinseligmachend. Die Bevölkerung begegnet ihr, besonders in ländlichen Gegenden, mit erheblichen Ansprüchen; sie sollte über alles orientiert sein, sei es nun Diagnose, Therapie oder familiäre Probleme eines Patienten. Von der Arztfrau wird vielerorts auch ein besonders großer Einsatz in kulturellen, fürsorgerischen und bildungspolitischen Belangen erwartet. Die Spanne zwischen kritikloser Vereinsmeierei und distanzierter Überheblichkeit ist oft recht schmal und ihr Einhalten wird von der Bevölkerung sehr kritisch beurteilt. Besonders belastend ist es für viele Arztfrauen, daß alles, inklusive Freizeit, minutiös geplant werden muß (s. auch Kap. 1.3).

Interessante Beobachtungen beschreibt NELSON (1978) in seiner Arbeit über psychosoziale Streßfaktoren bei Ärzten in der Weiterbildung zum Hausarzt. Herausgegriffen seien hier lediglich folgende Angaben: 73,7% klagen über ungenügenden Kontakt mit Freunden, ebenso viele bedauern es, der Ehefrau die Erziehung der Kinder überlassen zu müssen. Über 50% der Ehefrauen klagen über die langen Arbeitszeiten des Mannes und 40% über sexuelle Probleme. Es wäre interessant, das gleiche Kollektiv nach 10 Jahren Hausarzttätigkeit erneut zu befragen.

c) Handeln des Arztes in der Praxis

Das Handeln des Hausarztes in der Praxis wird durch eine Vielzahl von Faktoren beeinflußt. Ihre fast tabellarische Zusammenstellung soll den Arzt in Aus- und Weiterbildung auf einige Punkte aufmerksam machen, um Illusionen und Vorurteile abzubauen. Wenn wir auch von der Bedeutung und Tragfähigkeit „ärztlicher Ethik" (sie beruht größtenteils auf der Basis christlicher Lehre: Glaube, Liebe, Hoffnung) voll überzeugt sind, müssen wir als Arzt in der Praxis doch immer mit beiden Füßen *auf dem Boden der Realität bleiben*:

- Vor der Therapie gehört die Diagnose, in schweren Notfallsituationen mindestens eine sekundenschnelle Beurteilung der Situation.
- Gelegentlich ist in der Praxis die Diagnosestellung ex juvantibus erlaubt.
- Die vermehrte Berücksichtigung psychosozialer Aspekte darf nicht dazu verleiten, als Norm eine Art Barfußmedizin ohne wissenschaftliche Grundlage zu betreiben. Eine kompetente somatische Untersuchung ist unerläßlich.
- Der Hausarzt hat – im Gegensatz zum Spitalassistenten – die volle Verantwortung für sein Handeln zu übernehmen. Niemand nimmt ihm diese ab.
- Der Patient erwartet meist eine sofortige Diagnosestellung und Therapie. Durch diesen Zeitdruck darf sich der Arzt nicht zu unüberlegtem Handeln drängen lassen.
- Der Patient erwartet von seinem Hausarzt die persönliche Erledigung gewisser Aufgaben und eine exakte Einhaltung der Sorgfaltspflicht.
- Die Zeit des schrankenlosen Geldausgebens ist vorbei. Arzt *und* Patient haben ökonomische Grundsätze zu beachten; dies schränkt gelegentlich den Rahmen von Diagnostik und Behandlung etwas ein.
- Wie sein Kollege im Krankenhaus hat der frei praktizierende Arzt Verpflichtungen nicht nur gegenüber dem Patienten, sondern auch gegenüber der Allgemeinheit.
- Erziehung, Ausbildung, Weiterbildung, Fortbildung, Familie und Freizeitaktivitäten beeinflussen das Handeln des Hausarztes sehr direkt und erheblich.
- Der frei praktizierende Arzt ist – im Gegensatz zum Spitalarzt – auch Unternehmer. Er muß sein Personal und seine Altersvorsorge selbst bezahlen, hat in sein „Geschäft" investiert und trägt für den gesamten Betrieb die volle Verantwortung.

d) Das Problem der Kooperation (Compliance) in der Praxis (s. auch Kap. 9.3.3)

Durch kontrollierte Verabreichung der Medikamente (Kontrolle durch Krankenschwester, Injektion, Infusion) wird im Spital die Compliance erzwungen. In der Praxis stellt sich das Problem der verminderten Compliance in viel größerem Ausmaß. Compliance ist ein Arbeitsbündnis zwischen Patient und Arzt zur Erreichung eines gemeinsamen Ziels. Dieses Ziel muß zuerst abgesprochen werden, oft in Anwesenheit von Angehörigen des

Patienten. Wir wissen, daß in der ambulanten Medizin nur ein Drittel der Patienten die Verordnung zuverlässig einhält, ein Drittel nimmt die Medikamente unregelmäßig, „bei Bedarf", und ein Drittel befolgt die Behandlungsanweisungen überhaupt nicht. Diese Tatsachen scheinen unabhängig von Erziehung, sozialem Status, Alter, Geschlecht und Bildung zu sein. *Günstig* wirken geduldige und verständliche Orientierung über Befund, Diagnose und Behandlungsziel, exakte Beantwortung von Fragen des Patienten, großer Zeitaufwand und Freundlichkeit des Arztes, langdauernde, partnerschaftliche Arzt-Patient-Beziehung, verständliche Erklärungen, gute Erfahrungen des Patienten mit dem Arzt und mit bisherigen Therapien. Bei akuten, kurzdauernden Krankheiten und bei großem Leidensdruck (Schmerzen), ist die Compliance in der Regel gut. Anders bei langdauernden, symptomarmen Krankheiten (Hypertonie!). Viele Patienten mit asymptomatischer Hyperurikämie sehen nicht ein, warum sie Tabletten schlucken sollen. Der dramatische und äußerst schmerzhafte Gichtanfall verbessert die Compliance meist nur für kurze Zeit. *Besonders ungünstig wirken:* Überhebliches Verhalten und Prestigedenken des Arztes, Absetzen oder Ändern der im Spital oder von Kollegen angeordneten Maßnahmen; Druck von Krankenkassen und Politikern; schlechte Information des Patienten und der Angehörigen; zuviele Medikamente, Verordnungen und Verbote; Angst und Vergeßlichkeit des Patienten, besonders im höheren Alter; schlechte Erfahrungen mit Medikamenten; Wohlbefinden des Patienten; Medikamentenfeindlichkeit im soziokulturellen Hintergrund. Compliance ist nicht nur ein medizinisches, sondern auch ein volkswirtschaftliches Problem. Wenn der Patient die Anweisungen nicht befolgt und zudem nicht arbeitet, entstehen hohe Kosten ohne angemessenen Nutzen. Aus dieser Sicht ist die Compliance zu einem Politikum geworden.

e) Stellvertretung des Primärarztes: Notfallarzt und Praxisvertreter

Ist der Hausarzt nicht erreichbar (Ferien, freier Nachmittag, Abend, Wochenende), ist er verpflichtet, seinen Patienten für Notfallsituationen Name und Telefonnummer eines erreichbaren Kollegen zu hinterlassen (Angabe am Telefon durch Gehilfin, Arztfrau oder Telefonbeantworter). Wichtig ist, daß der Notfallarzt wirklich zur Verfügung steht und daß er Hausbesuche macht. Der Notfallarzt gewinnt durch rasches, kompetentes, menschliches Handeln bald das Vertrauen des Patienten, auch wenn dieser vorerst skeptisch oder abweisend ist und nicht einsieht, warum der Hausarzt gerade jetzt nicht erreichbar ist. Gelegentlich versuchen Patienten andererseits, anläßlich einer Notfallsituation ihren Hausarzt zu wechseln (Hilfe in akuter Notlage wirkt emotionell günstig). Am Notfallarzt ist es, korrekt zu bleiben und den Hausarzt zu informieren. Der Patient kann aber letzten Endes selber denjenigen Arzt wählen, den er will (freie Arztwahl), und im Interesse des Patienten ist zu hoffen, daß dies so bleiben wird.

Die Wahl eines *Praxisvertreters* muß mit äußerster Sorgfalt geschehen, was in Anbetracht des Zeitdruckes und der Umstände (Krankheit, Unfall, Todesfall in der Familie) manchmal nicht einfach ist. Die Patienten vertrauen darauf, daß ihr Arzt seinen Stellvertreter nach bestem Wissen und Gewissen auswählt, informiert und einführt. Die Krankengeschichten müssen einwandfrei lesbar, die Arztgehilfin muß genau informiert sein, da sie in der Regel erste Anlaufstation bei Unklarheiten sein wird. Oft wird ein Kollege in der Gegend als „Pate" telefonisch oder persönlich zur Verfügung stehen, wenn Fragen und Probleme auftauchen. *Vor Abreise des Praxisinhabers* müssen unter anderem folgende Punkte eingehend besprochen werden (SCHWARZ 1982):

- Was ist wo (in der Praxis, im Archiv, im Auto)
- Geographie des Einzugsgebietes (Selbststudium vor Beginn der Vertretung)
- Vorgehen bei Notfällen (inkl. Regelung allfälliger Spitaleinweisungen)
- Information über alle Problempatienten
- Besprechen aller Patienten, welche in den nächsten Wochen sicher kommen werden
- Kontakt und Absprachen mit Arztgehilfin und Arztfamilie

Wird ein Praxisvertreter gut eingeführt, ist für ihn die Tätigkeit als selbständiger, auf sich selbst angewiesener Arzt ein großer Gewinn. Die Patienten haben in der Regel großes Vertrauen; dies ist für den Praxisinhaber und für den Vertreter eine Verpflichtung.

11.1.4 Das Praxisteam

> Die zunehmende Arbeitsteilung in der ärztlichen Praxis kann das Arzt-Patient-Verhältnis beeinträchtigen. Vor- und Nachteile eines großen Praxisteams müssen gegeneinander abgewogen werden.

Aus der Einmannpraxis ist meist ein Betrieb mit mehreren Angestellten geworden. Viele von diesen haben erhebliche Bedeutung für den Patienten. Ein großes Team entlastet den Arzt wesentlich, er hat mehr Zeit für Aufgaben, die nur er erledigen kann. Ein kleines Team gibt dem Patienten mehr Geborgenheit, es fördert die guten und tragfähigen zwischenmenschlichen Beziehungen. Hat der Arzt einen Praxisassistenten (Weiterbildungsassistent, Turnusarzt) oder einen Wahljahrstudenten (Studentenfamulatur in Lehrpraxis), muß der Patient wissen, daß er jederzeit auch mit „seinem Arzt" sprechen kann. Das Verständnis des Patienten für die Ausbildungsfunktion des Arztes ist meist groß, dies trifft auch für Arztgehilfinpraktikantinnen zu. Wenn eine Praxis die örtlichen Sozialdienste gut kennt und als Teil des erweiterten Praxisteams bezeichnen kann, ist Kooperation optimal. *Je mehr Personal eingestellt wird, umso größer wird der Leistungsdruck für den Arzt und umso schwieriger der Aufbau der Arzt-Patient-Beziehung.*

Die psychiatrische Privatpraxis ohne Hilfspersonal ist hier wohl ideal, der Patient hört selbst am Telefon in erster Instanz seinen Arzt. Daß die Kapazität einer so geführten Praxis nur klein sein kann und darf, ist evident. In den meisten Praxen umfaßt das Team eine bis zwei Helferinnen, gelegentlich ergänzt durch eine Sekretärin, eine Röntgenassistentin oder die Arztfrau. Für den Patienten ist eines wichtig: die Arztgehilfin muß freundlich und kompetent sein. Der Patient will weder eine Nummer, noch ein Vorhofflimmern oder eine Radiusfraktur sein, sondern Frau Müller oder Herr Huber. Es ist unbestritten, daß das Aufnehmen der Personalien, das Bestimmen von Gewicht und Größe, vielleicht auch das Blutdruckmessen, von einer Gehilfin erledigt werden kann. Wird dann aber noch eine Blutentnahme durchgeführt, eine Röntgenaufnahme angefertigt und ein EKG abgeleitet, dies alles womöglich durch verschiedene Personen, wird der Patient verwirrt, er findet den Weg zum Arzt kaum mehr.

Hier sei auch vor gewissen Konzepten von Praxisorganisationsfirmen gewarnt, welche in der Praxis einen Patientenbereich, einen Gehilfinnenbereich und einen Arztbereich unterscheiden. Mit Nachdruck sei daran erinnert, daß der Patient letzten Endes zum *Arzt* kommen will. Durch Einsatz von Computern verschiedenster Art wird die Arztgehilfin übrigens mehr und mehr zur Technikerin und Softwarespezialistin. Weder Praxiscomputer noch Autoanalyzer ersetzen aber die freundliche Stimme der Arztgehilfin am Telefon oder helfen dem Patienten beim Anziehen. Die Gehilfin muß spüren, daß sie nicht nur ein Rädchen im Praxisablauf ist, sondern eine Persönlichkeit. Dies wird im kleinen Team meist einfacher sein.

a) Persönliche und professionelle Beziehungen, Konflikte im Praxisteam

> Die großen Belastungen, unter denen Arzt und Gehilfin arbeiten, bedingen eine Arbeit in offenem, persönlichem Klima. Bei Beachtung bewährter Führungsgrundsätze lassen sich Krisen meist gut lösen.

Die *Arztgehilfin* ist die rechte Hand des Arztes in der Praxis. Ihr Arbeitsspektrum ist besonders in der Allgemeinpraxis enorm breit. Die bedeutungsvollen Aufgaben, welche die Gehilfin übernehmen muß, zwingen den Arzt, bei der Auswahl größte Sorgfalt zu üben. Da er in seiner Aus- und Weiterbildung bezüglich Personalwahl und -führung überhaupt nicht informiert wird, ist ihm dringend zu empfehlen, sich durch Literatur (KNOEPFEL 1979), erfahrene Kollegen sowie Führungskräfte öffentlicher und privater Unternehmen eingehend orientieren zu lassen. Das Lernen aus eigenen Fehlern ist eine schmerzhafte Lehrmethode. Kommt eine Arztgehilfin sich vorstellen, ist neben der fachlichen Qualifikation (Zeugnisse) in erster Linie der affektive Kontakt zu beurteilen: „Möchte ich als Patient diese Arztgehilfin? Wird sie sich in den Betrieb einfügen?" Eine etwas ältere Arztgehilfin bringt mehr Erfahrung mit, wird sich aber oft auch mit mehr Mühe ins Team einfügen; sie hat selbst schon konkrete Ideen, wie sie den Betrieb organisieren möchte. Die meisten Arztgehilfinnen sind sehr jung. Die mit diesem Beruf verbundene große Verantwortung muß in einem Alter übernommen werden, in dem die meisten Mädchen noch viel mit sich selbst zu tun haben: Persönlichkeitsentwicklung, Ablösung von den Eltern, Partnersuche, Entscheidung zwischen beruflichem Vorwärtskommen und „freiem Leben".

Der Arzt verlangt viel von seiner Gehilfin: vollen Einsatz, berufliches Können, Freundlichkeit, Diskretion. Eine junge Arztgehilfin hat aber das *Recht,* Fehler zu machen und korrigiert zu werden. Eine Arztgehilfin, welche aufbauende und sachliche Kritik nicht verträgt, ist in einem Team nicht tragbar. Auch der Arzt darf aber nicht davor zurückschrecken, Kritik zu üben – und seinerseits kritisiert zu werden.

Die Belastung der Arztgehilfin ist groß. Neben einem lebhaften, vielleicht manchmal hektischen Praxisbetrieb (Empfang, Telefondienst, Laborarbeit, Röntgen, EKG, Mithilfe bei Wundversorgungen und Gipsen usw.) sieht sie sich täglich mit vielen, z.T. schweren Patientenschicksalen konfrontiert. Unheilbare Krankheiten, schwere chronische Leiden, depressive Zustände und lebensbedrohliche Situationen sind für ein junges Mädchen oft kaum tragbare Belastungen. Durch die Bindung an das Berufsgeheimnis kann und darf sich die Gehilfin außerhalb der Praxis mit niemandem über Praxisprobleme aussprechen. Der Arzt muß deshalb für die vielfältigen Anliegen seiner Gehilfin stets ein offenes Ohr haben.

In jeder Beziehung zwischen Chef und Mitarbeiterin wird es *Krisen* geben. Je mehr Spannungen ohne Konflikt friedlich verarbeitet werden können, desto besser und tragfähiger ist die Teambeziehung. Eine gesunde Teamstruktur funktioniert nur durch gemeinsame Arbeit in offener, ehrlicher Atmosphäre mit laufender gegenseitiger Information. Fehlende Information führt zu Unsicherheit, diese wiederum zu Aggression. Gegenseitige Loyalität ist im Team unerläßlich, der Patient erträgt es nicht, wenn Teammitglieder sich übereinander negativ äußern.

Trotz aller Offenheit ist eine gegenseitige strikte Beachtung der Privatsphäre von Arzt und Gehilfinnen unerläßlich. Kommt es zu Krisen, muß in erster Dringlichkeit eine Eskalation vermieden werden. Nachdem sich Arzt und Gehilfin das Problem in Ruhe überlegt haben, erfolgt am nächsten Tag ein offenes, sachliches Gespräch ohne Zeitdruck. Nie darf es für den Arzt das Ziel einer Aussprache sein, als Sieger dazustehen und den Arbeitnehmer zu erniedrigen, denn dies wäre bereits der Ausgangspunkt der nächsten Krise. Oft resultiert aus einer Krise ein Gewinn für beide Seiten, eine sinnvolle Verbesserung des Arbeitsverhältnisses.

b) Sozialer Wandel und Umgangsformen – ein Problem in der Praxis?

> Die soziale Stellung des Arztes hat sich in den letzten Jahren stark geändert. Distanzlosigkeit führt zu Unzulänglichkeiten aller Art, der Leidtragende ist der Patient.

Bis vor wenigen Jahren war der Arzt – besonders in ländlichen Gegenden – eine Persönlichkeit. „Doktor" war nicht nur ein mit wissenschaftlicher Arbeit erworbener Titel, es war zugleich die Berufsbezeichnung des Arztes. Dieses große Ansehen war bedingt durch hohe Bildung und überdurchschnittlichen Arbeitseinsatz, Tag und Nacht, während des ganzen Jahres. Der sicher berechtigte Wunsch des Arztes und seiner Familie nach mehr Freiraum und geregelte Ablöse- und Notfalldienste haben – zusammen mit der unglücklichen Wirkung der „schwarzen Schafe" oder „weißen Haie" – den Arzt von seinem Podest heruntergeholt. Von der Respektperson ist vielerorts wenig geblieben, immer mehr gelten die Ärzte – pauschal – als geldgierige Unmenschen. Die Tatsache, daß meist nicht mehr der Patient, sondern die Sozialversicherung den Arzt honoriert, hat dessen Stellung grundlegend geändert. Ärztliche Leistung ist vorausbezahltes Konsumgut geworden, auf das man Anrecht hat. Aus „ärztlicher Kunst" ist „ärztliche Technik und Dienstleistung" geworden. Während junge Kollegen diesen Wandel als Selbstverständlichkeit akzeptieren, wird er von älteren Ärzten oft als „Degradation" empfunden, besonders da oft eine gewisse Formlosigkeit damit verbunden ist. Das Chef-Mitarbeiter-Verhältnis ist einem partnerschaftlichen Umgang gewichen. Ob diese Veränderungen wirklich zum Wohl der Mitarbeiter und vor allem der Patienten beitragen, kann füglich in Frage gestellt werden. Während früher das „Du" eine Belohnung für eine jahrelange gute Leistung und Zeichen eines großen Vertrauensverhältnisses war, ist es heute – aus den angelsächsischen und skandinavischen Ländern herkommend – auch im deutschen Sprachraum im Begriff, zur Regel zu werden. Vielerorts wird bereits nicht nur das Personal, sondern auch der Patient geduzt. Der damit verbundene Verlust an Distanz ist aber eine Gefahr, die nicht unterschätzt werden darf. Oft hat der Verantwortliche Hemmungen oder gar Angst, seinen Mitarbeiter zu korrigieren oder ihn zurechtzuweisen. Direkte Folgen sind Unzulänglichkeiten aller Art, Schmutz, Ungenauigkeit bei der Arbeit, Unzuverlässigkeit und Schlendrian, ordinäre Sprache. All das wird sich zum Nachteil für den Patienten auswirken, der seinerseits versuchen wird, von der Distanzlosigkeit zu profitieren: unnötige, oft teure Untersuchungen, Gefälligkeitszeugnisse usw. sind die Folgen. Der bescheidene, korrekte Patient hat das Nachsehen.

c) Fachliche Kompetenz und menschliche Nähe

Patient und Arzt erwarten von der Arztgehilfin nicht nur fachliche Kompetenz und Verschwiegenheit, sondern besonders viel menschliches Einfühlungsvermögen. Damit die oft junge Gehilfin nicht überfordert wird, muß sie auf die dauernde Unterstützung durch den Arzt zählen können. Viele Probleme vertraut der Patient zuerst der Gehilfin an. Diese muß ihre Feststellungen zu gegebener Zeit an den Arzt weiterleiten.

Der Patient erwartet von der Arztgehilfin (wie auch von seinem Arzt) nicht nur fachliche Kompetenz, sondern auch menschliche Nähe, ein natürliches, freundliches und fröhliches Auftreten. Viele Patienten vertrauen große und wesentliche Probleme der Arztgehilfin an, z. B. anläßlich einer Blutentnahme oder beim Ableiten des EKG. Nonverbal teilt der Patient in der Regel der Gehilfin mit, ob er erwartet, daß sein Problem an den Arzt weitergeleitet wird oder nicht. In jedem Zweifelsfall hat die Gehilfin den Arzt zu informieren. Sehr oft sind scheinbar kleine oder unwichtige Dinge für eine Beurteilung ausschlaggebend, häufig auch für die Patientencompliance.

An die fachliche Kompetenz seiner Arztgehilfin stellt der Arzt große Forderungen (IRNIGER 1977). Exakte Arbeit ist im Interesse des Patienten von morgens früh bis abends spät unerläßlich. Zum Teil sind die Untersuchungen zwar nicht invasiv, aber teuer (z. B. EKG) oder mit andern Risiken belastet (z. B. Röntgenuntersuchung). Wenn auch eine kapilläre oder venöse Blutentnahme in der Regel eine Bagatelle ist, bedeutet sie doch eine Verletzung der körperlichen Integrität.

Bei aller Skepsis gegenüber technischen Untersuchungen muß sich der Arzt auf die erhobenen Laborbefunde verlassen können, denn nur in seltenen Fällen wird er in der Lage sein, alle technischen Details zu kontrollieren. Um der Arztgehilfin die unerläßliche Sicherheit zu geben, genügen gute Ausbildung und Weiterbildung nicht. Regelmäßige Besprechung der erhobenen Befunde mit dem Arzt (erwartet? möglich? unwahrscheinlich? unmöglich?) sowie interne und externe Qualitätskontrollen sind für die Arztgehilfin nicht nur eine Verpflichtung, sondern sie hat auch ein Recht darauf. Erfolgserlebnisse sind für Freude und Sicherheit in der Arbeit wichtig. Regelmäßige Kontrollen und aufbauende Kritik dürfen aber nicht mit dauernder Skepsis verwechselt werden: für die Arztgehilfin ist es zermürbend, wenn jeder Befund (möglichst in Gegenwart des Patienten) in Frage gestellt wird.

Macht ein Patient gegenüber der Arztgehilfin seiner Enttäuschung oder seinem Unmut über den Arzt Luft, bringt dies sie als rechte Hand des Arztes in einen Loyalitätskonflikt. Als Sofortmaßnahme muß sie einen vorsichtigen Schlichtungsversuch unternehmen. Es ist unerläßlich, daß sie solche Probleme sobald wie möglich mit dem Arzt besprechen kann, damit er ihr die Belastung abnimmt. Die Gehilfin wird nicht nur durch ihre verantwortungsvolle Arbeit und oft zusätzlich durch die Ausbildung einer Praktikantin hart gefordert. Nicht selten empfindet sie gegenüber gewissen Patienten Angst oder auch Antipathien. Manche Patienten sind arrogant oder unangenehm distanzlos. Eine Blutentnahme beim ehemaligen Lehrer kann zur Qual werden. Oft wirkt eine schwere Krankheit des Patienten verunsichernd und belastend. In solchen Situationen muß die Arztgehilfin immer mit der raschen, kompetenten Unterstützung des Arztes rechnen können.

d) Gruppenpraxis

> Gruppenpraxis ist ein Überbegriff für kooperative Organisationsformen in der freien Praxis.

Die wichtigsten Unterformen sind:

- *Apparategemeinschaft:* Die technischen Einrichtungen werden geteilt, während die einzelnen Praxen räumlich voneinander getrennt geführt werden.
- *Praxisgemeinschaft:* Zwei oder mehrere Praxen gleicher oder verschiedener Fachrichtungen werden „unter einem Dach" geführt. Die gemeinsame Nutzung schließt neben den apparativen Einrichtungen auch Räumlichkeiten und Mitarbeiter ein.
- *Interdisziplinäre Gemeinschaftspraxen:* Einbezug von z. B. Physiotherapeuten, Sozialarbeitern, Ergotherapeuten, Psychologen in eine Einzel- oder Gemeinschaftspraxis.
- *Nachfolgegemeinschaftspraxen:* Übergangslösung zwischen einem Senior- und Juniorpartner, bis die Einzelpraxis ganz vom jüngeren Arzt übernommen wird.

Gruppenpraxen werden besonders von jungen Ärzten bevorzugt. Waren es 1967 noch 3,9% der sich neu in der BRD niedergelassenen Ärzte, wurden es 1976 schon 25%, die sich für eine Gruppenpraxis entschlossen. Gewisse Vorteile sind offensichtlich, doch Probleme und Nachteile sind ebenso wenig zu übersehen (vgl. Tabelle 11.3).

Die Vorteile der Gruppenpraxis dürfen nicht damit erkauft werden, daß das Arzt-Patient-Verhältnis darunter leidet. Klare Abgrenzung der Kompetenzen jedes Mitarbeiters ist größte Aufmerksamkeit zu schenken. Die Gruppenpraxis stellt an Führungseigenschaften und Teamgeist der Chefs hohe Ansprüche.

Tabelle 11.3. Vor- und Nachteile von Gruppenpraxen

Vorteile:
Einfachere gegenseitige Vertretbarkeit und Zuweisung (unter Wahrung der freien Arztwahl).
Verbesserter fachlicher Informationsaustausch unter Kollegen gleicher oder verschiedener Fachrichtung.
Möglichkeit zu eigener Aus- und Weiterbildung.
Je nach Teamzusammensetzung erhöhte psychosoziale Versorgungskompetenz.
Vereinfachte Administration.
Rationalisierung der sachlichen und personellen Investitionen.
Bessere Wirtschaftlichkeit mit entsprechend geringerem Niederlassungsrisiko.

Nachteile:
Beziehungsstörungen nehmen mit Praxisgröße zu.
Somit erhöhte Ansprüche an Führungsfähigkeiten.
Geeignete Standorte schwer einzuplanen.
Öffentlich-rechtliche Form noch ungenügend geklärt.
Vertragliche Regelung der Kooperation notwendig.
Standespolitisch zum Teil umstritten.

Während in anderen Betrieben die Personalführung oft einer speziell geschulten Person übertragen wird, muß sich der Arzt in der Praxis neben seiner Arbeit, quasi „mit dem linken Kleinfinger", dem Personalproblem widmen, was verständlicherweise oft zu Problemen führt. Beziehungsstörungen jeder Art nehmen mit der Größe des Betriebes zu, an die Führungseigenschaften der Chefs werden somit erhöhte Anforderungen gestellt. Bestehen in einer Gruppenpraxis auch nur kleinste Unstimmigkeiten zwischen den Chefs, kann dies für das Personal fast unerträglich werden. Kompetenzfragen (wer darf wem was befehlen, wer ist für was verantwortlich usw.) müssen bis ins Detail geregelt und die getroffene Regelung in Form eines Pflichtenheftes für jeden Mitarbeiter festgehalten werden. Personal und Patienten realisieren Spannungen unter Kollegen rasch, das Arbeitsklima und die Arzt-Patienten-Beziehung werden beeinträchtigt. Die Vorteile der Gruppenpraxis liegen auf der Hand. Personal und teure Apparate können im Interesse des Patienten und der Ökonomie gemeinsam eingesetzt werden, bei Abwesenheit eines Arztes wird in der Regel automatisch ein Stellvertreter zur Verfügung stehen, der bereits Einsicht in die Patientenunterlagen hat. Mit Nachdruck muß aber gefordert werden, daß auch in der Gruppenpraxis die freie Arztwahl und die persönliche Beziehung zu *einem* Arzt für den Patienten gewährleistet bleibt. Mangelhafte Arzt-Patient-Beziehung wird sich über ungenügende Compliance immer negativ auswirken. Um Krisen und Zerwürfnisse unter Kollegen zu vermeiden, ist mit juristischer Beratung ein schriftlicher Vertrag abzuschließen, damit der gesamte geschäftliche Bereich geregelt ist und keine einseitigen Abhängigkeiten geschaffen werden.

11.1.5 Folgerungen für die Aus-, Weiter- und Fortbildung

Integration psychosozialer Aspekte in *alle* Fächer sowie intensives Selbststudium sind zwei Grundpfeiler der Aus-, Weiter- und Fortbildung des Arztes.

Die Beschränkung auf das Notwendigste macht es unmöglich, hier in extenso auf Aus-, Weiter- und Fortbildungsprobleme einzugehen. Es sei auf die reichliche Literatur verwiesen (u. a. Dokumentationsbereiche FU Berlin 11, 1982).

Ausbildung bis zur Fachprüfung: Bei aller Beachtung psychosozialer Faktoren darf die einwandfreie Ausbildung in somatischer Medizin keinesfalls vernachlässigt werden. Ausbildung in Gesprächsführung und ärztlichem Handeln ist wichtig (was und *wie* frage und untersuche ich?). Im Rahmen der Praktika soll der Student mit Sozialarbeitern und Krankenschwestern einer Gemeinde oder Region zusammenarbeiten können. Persönliche Initiative und Literaturstudium sind unumgänglich. Die Ausbildung der Studenten in Hausarztmedizin (besonders Gruppenunterricht bei Praktikern) ist zu fördern, da psychosoziale Aspekte in der Hausarztmedizin eine eminente praktische Rolle spielen. Junior-Balint-Gruppen sollten möglichst vielen Studenten offen stehen. Psychosoziale Aspekte müssen in *allen* Unterrichtsformen *aller* Fächer berücksichtigt werden.

Weiterbildung von der Fachprüfung bis zur Praxiseröffnung: Beachten psychosozialer Aspekte ist in allen Weiterbildungsfächern unerläßlich und durchaus möglich. Den Klinikleitern kommt die Aufgabe zu, ihr diesbezügliches Können auch an ihre Assistenten weiterzugeben. Eine minimale Weiterbildung in Psychiatrie muß sich *jeder* Arzt aneignen (Vorgehen bei Krisen); wo Stellen fehlen, sind entsprechende Kurse unerläßlich. Persönliche Initiative und Literaturstudium haben gerade in der Weiterbildung einen sehr hohen Stellenwert. Möglichkeiten der Praxisassistenz müssen verbessert und vermehrt werden, da sie hervorragende Einblicke in die psychosozialen Zusammenhänge in der Praxis geben. Durch Literaturstudium und Besuch von Kursen soll jeder Arzt Grundlagen der Personalführung erwerben.

Fortbildung nach der Niederlassung: Alle Fortbildungsmöglichkeiten müssen psychosoziale Aspekte vermehrt in ihre Programme einbauen (Literatur, audiovisuelle Medien, Kurse an regionalen Spitälern und an Zentren). Die Mitarbeit in einer Balint-Gruppe (als Reflexion eigenen ärztlichen Handelns) wird sich für viele Praktiker umso mehr aufdrängen, je häufiger und je deutlicher sie psychosoziale Probleme bei ihren Patienten und in ihrer Umgebung wahrnehmen. Eine ideale Möglichkeit gerade in bezug auf Besprechung psychosozialer Probleme ist die kleine Praktikerfortbildungsgruppe (vier bis sechs Ärzte).

Allgemein sollte trotz optimaler Aus-, Weiter- und Fortbildung in Schulmedizin eine vermehrte Öffnung „alternativen" Heilmethoden gegenüber angestrebt werden (vgl. CAPRA 1983). Einseitiges Denken irgendwelcher Richtung in der Aus-, Weiter- und Fortbildung liegt sicher nicht im Interesse des Patienten.

Weiterführende Literatur: Chappuis C (1982). Clare A, Corney RH (1982). Greco RS, Pittenger RA (1968). Irniger W (1977). Knoepfel HK (1979). Rothschild B (1980). Shepherd M, Clare A (1981). Stähelin HB et al. (1982)

11.2 Das Krankenhaus als berufliches Umfeld

EDGAR HEIM

Historische Entwicklung und Formen der stationären Krankenversorgung haben wir im Hinblick auf den Patienten schon kennengelernt (s. Kap. 10.3–10.7, aber auch 6.3). Psychosoziale Prozesse sind nicht nur in bezug auf den Patienten, sondern auch in bezug auf die zahlreichen Berufsgruppen, die im Krankenhaus tätig sind, bedeutsam. Je nach Anforderungen und Rahmenbedingungen wird der Mitarbeiter des Krankenhauses seine Aufgaben unterschiedlich erfüllen. Es gilt also einmal, die Strukturen und Organisationsformen, die den „Arbeitsplatz Krankenhaus" charakterisieren, kennenzulernen. Der einzelne Mitarbeiter ist in der Regel nicht nur von Kollegen/-innen des gleichen Berufes umgeben. Er ist direkt und indirekt zugleich von der Zusammenarbeit mit einer großen Zahl von anderen Berufsgruppen abhängig. Die Art der Zusammenarbeit und die organisatorischen Rahmenbedingungen, die sie bestimmen, können für die im Krankenhaus Tätigen auch zu Belastung und zu Konflikten führen. Diese wiederum wirken sich ungünstig auf die Patientenbetreuung aus. Es gibt also verschiedene Gründe, warum es wichtig ist, die psychosozialen Zusammenhänge auch des beruflichen Umfeldes näher kennenzulernen.

11.2.1 Struktur und Organisation eines allgemeinen Krankenhauses

Die folgenden Hinweise beziehen sich mehrheitlich auf das allgemeine Krankenhaus, in welchem der Medizinstudent auch den größten Teil seiner Ausbildung erhält (s. auch Kap. 2.4). Dabei ist zu bedenken, daß es viele andere Formen von Krankenhäusern gibt, die sowohl von der Zielgruppe (z. B. psychiatrische Patienten, gynäkologische Patienten, Kinder), von der Behandlungsphase (akut, chronisch, rehabilitativ etc.) wie von der Trägerstruktur her (öffentlich, privat, halbprivat, versicherungsrechtlich) verschieden sind. Die Spezialisierung der Krankenhäuser hat sich erst im Laufe der letzten hundert Jahre ergeben, als der gesellschaftliche Auftrag zur stationären Krankenbetreuung immer differenzierter wurde. Die ursprüngliche Delegation familiärer Pflegeaufgaben ist zu einem vernetzten Betreuungskonzept geworden, das von der Geburt bis zum Sterben des alten Menschen reicht.

Gleichzeitig mit den wachsenden Aufgaben haben andere *gesellschaftliche Einflüsse* auf das Krankenhaus zugenommen. Der Wohlstand einer Gesellschaft dokumentiert sich zwar an der baulichen Ausgestaltung seiner Krankenhäuser, wie beispielsweise der Vergleich der komfortabel ausgestatteten schweizerischen Universitätskliniken in Basel, Bern oder Lausanne mit dem mittelalterlichen Hospiz der nepalesischen Hauptstadt Katmandu oder den hüttenähnlichen Missionsspitälern Afrikas zeigt. Die BRD hat 1978 von ca. 137 Milliarden DM Totalausgaben für das Gesundheitswesen 32 Milliarden zugunsten der stationären Behandlung eingesetzt. Davon sind ca. 70-80% Personalkosten und 10-15% Kosten des allgemeinen medizinischen Bedarfes. Die früher budgetmäßig noch gewichtigen Ausgaben für Lebensmittel, Haushalt, Neuanschaffungen, Immobilien, Mobilien, Energie, Wasser, allgemeine Verwaltungsspesen und Betriebsaufwand machen gemeinsam nur noch etwa 10-20% aus. Die hohen Personalkosten sind nebst allgemeiner Gehaltsanpassung (speziell im Pflegebereich) und Teuerungsausgleich vor allem darauf zurückzuführen, daß seit den 60er Jahren in den meisten Krankenhäusern der Personalbestand praktisch verdoppelt wurde. Entsprechend sind auch die Kosten pro Pflegetag in den gleichen Jahren angestiegen. Da so die Gesundheitskosten ein Ausmaß erreicht haben, das auch die Industriestaaten kaum mehr verkraften können – 1978 beispielsweise in der BRD ca. 10% und in der Schweiz 7% des Bruttosozialproduktes – nimmt die gesellschaftliche Kontrolle der Betriebsführung der Krankenhäuser ständig zu. Dies hat sich z.B. darin geäußert, daß die medizinische Abklärung wesentlich effektiver (wirksamer und kostengünstiger) gestaltet werden mußte, so daß der durchschnittliche Krankenhausaufenthalt in der gleichen Zeitspanne (ca. 1960-1980) von 25 auf ca. 10 Tage abgesunken ist. Der so erzielte, wesentlich höhere „Umsatz" bedeutet in der Spitalroutine nichts anderes als vermehrte Dienstleistung pro Zeiteinheit: Dies gilt für alle Handlungen, ob ärztliche Diagnostik und Therapie, Laborabklärung, pflegerische und andere Handreichungen am Krankenbett, Mahlzeiten, Schreibarbeiten etc. Die unbestrittene Hetze im Krankenhaus, an der viele in den Heilberufen Tätige leiden, hat letztlich ökonomische Ursachen. Wir erkennen also, wie hinsichtlich Zielsetzung, Organisationsform, Ausstattung und Arbeitsweise unser berufliches Umfeld wesentlich durch die gesellschaftlichen Rahmenbedingungen bestimmt wird.

Die meisten Krankenhäuser haben gleichzeitig mehrere *Aufgaben* zu erfüllen. Die Hauptaufgabe ist die Behandlung von Kranken nach den neuesten Erkenntnissen und den technischen Mitteln, die von der Finanzstärke des Trägers abhängig sind. Gleichzeitig dient das Krankenhaus mit seinen Laboratorien und technischen Einrichtungen auch der weiteren Region, die ambulant diese Spezialdienste beansprucht. Eine dritte Aufgabe ist die Ausbildung in den verschiedenen krankenhausgebundenen Heilberufen. Die vierte Aufgabe, Stätte der Forschung zu sein, ist in der Regel den Universitätskliniken vorbehalten. Gemeinsam mit der Studentenausbildung sind daran aber auch die großen Regionalzentren beteiligt. Der letzte Auftrag schließt meist an die Krankenhausbehandlung an und umfaßt allgemeine Gesundheitserziehung und präventive Maßnahmen.

Ein Krankenhaus ist also gleichzeitig Hotel, Behandlungsstätte, Schule, hochtechnifizierter Spezialbetrieb und „Public-relation-Unternehmen" zugunsten des Gesundheitsverhaltens. Als Großunternehmen mit mehreren hundert Mitarbeitern und ebenso vielen Patienten ist das Krankenhaus zwar in der Größenordnung (Gebäude, Mitarbeiterzahl, Budget etc.) einem mittleren Industrieunternehmen vergleichbar. Die vielfältigen Aufgaben und das Fehlen eines „Produktes" macht das Krankenhaus in anderer Hinsicht eher größeren Dienstleistungsbetrieben wie Großhotels, Internatsschulen und militärischen Ausbildungsstätten ähnlich.

Betriebswirtschaftlich wird meist unterschieden zwischen technischen Abläufen und Betriebsstruktur, die gemeinsam die Organisationsform bilden. Die *technischen Abläufe* des Krankenhauses sind die *diagnostischen* und *therapeutischen* Verfahren, die uns hier nicht weiter beschäftigen. Die *Betriebsstruktur* meint die Aufgabenverteilung, die Steuerung und Kontrolle der Arbeitsabläufe, die fachliche Kompetenz der Mitarbeiter, die gemeinsame Grundphilosophie etc. Einen ersten Überblick über die Betriebsstruktur bietet das Organigramm, das in einem üblichen Krankenhaus etwa wie auf Abb. 11.1 gestaltet ist. Je nach Betriebsorganisation gibt es davon viele denkbare Abweichungen. Auch müssen die schematisch dargestellten Bereiche ihrerseits wieder als komplizierte Strukturen mit eigenen Organigrammen gedacht werden.

Was aus dem schematischen Organigramm aber gleich erkennbar wird, ist eine Besonderheit der betrieblichen Struktur eines fast jeden Krankenhauses: Die *Doppel-Hierarchie,* die einerseits von der Verwaltungsdirektion, andererseits von der ärztlichen Direktion abgeleitet wird.

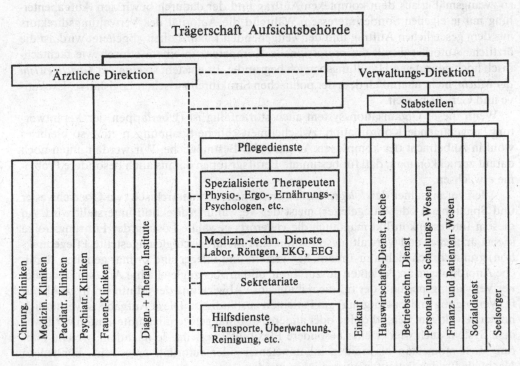

Abb. 11.1

Dem Verwaltungsdirektor unterstehen logischerweise alle jene Bereiche, die die Infrastruktur gewährleisten und die administrativ-schriftlichen Geschäfte erledigen. Ebenso klar ist die Unterstellung des ärztlich-medizinischen Bereiches unter die jeweilige ärztliche Direktion. Wenn auch die meisten Krankenhäuser einen geschäftsführenden ärztlichen Direktor kennen, der für alle administrativen Belange (meist rotierend) zuständig ist, bleibt dennoch jeder Chefarzt in seinem Spezialgebiet fachlich autonom. Die einzelnen medizinischen Fachgebiete sind bekanntlich in der Organisationsstruktur ebenfalls sehr verschieden. Von der streng hierarchisch gegliederten Kommandolinie des Operationssaales bis zu dem Mitarbeiter und Patienten integrierenden Teamkonzept der therapeutischen Gemeinschaft in der Psychiatrie werden die unterschiedlichsten Spielarten praktiziert.

Dem Verwaltungsdirektor steht jeweils eine mehr oder weniger große Zahl an ärztlichen Direktoren gegenüber, die hierarchisch parallel geschaltet sind. Nicht nur das: Zwischen ärztlichem und Verwaltungsbereich liegen die Bereiche der sog. paramedizinischen Berufe, die meist gleichzeitig der Verwaltungs- *und* der ärztlichen Direktion unterstehen. Es sind dies einerseits medizinische Mitarbeiter, die direkt am Patienten tätig sind wie Schwestern, Pfleger, Physio- und Ergotherapeuten; andererseits betrifft dies Mitarbeiter, die medizinisch-technische Leistungen erbringen, wie Laborantinnen, Röntgenassistentinnen etc. Führungsmäßig und administrativ werden diese traditionell der Verwaltung unterstellt, wahrscheinlich ursprünglich, um die hochspezialisierte ärztliche Tätigkeit davon zu entlasten. Fachtechnisch, d.h. in bezug auf die Qualität der beruflichen Leistung werden sie aber von den zuständigen Ärzten kontrolliert, mit denen sie ja auch in der täglichen Routine zusammenarbeiten.

Die *doppelte Führungslinie* mit zwei parallelen hierarchischen Strukturen ergibt sich also zwangsmäßig aus dem komplexen Auftrag und der dadurch bewirkten Aufgabenteilung mit je eigenen Sonderinteressen. Während die Autorität des Verwaltungsdirektors aus dem gesetzlichen Auftrag und der weitgehenden Finanzhoheit abgeleitet wird, ist die ärztliche Autorität durch die professionelle Kompetenz in einem ethisch wie fachtechnisch hoch gewerteten Handlungsbereich begründet. Es entsteht so eine Art *Gleichgewicht der Macht,* nicht unähnlich dem der politischen Strukturen zwischen Legislative, Exekutive und Gerichtsbarkeit.

Wenn dieses Organisationssystem auch störanfällig ist (Überlappen der Verantwortung, ungenügende Koordination, zwischenmenschliche Spannungen etc.), so bleibt es wohl in Anbetracht der komplexen Aufgabe das Bestmögliche. Wir werden unten noch darauf zurückkommen, daß für bestimmte Berufsgruppen daraus auch besondere Probleme erwachsen.

Allen voran ist hier der *Pflegedienst* zu erwähnen, der hierarchisch (via Oberschwester und Spitaloberin oder Pflegeleiter) meist der Verwaltungsdirektion unterstellt wird. An diesem Interessenkonflikt mag auch die vielerorts gewählte Lösung der Führungstroika (nebst ärztlicher und Verwaltungsdirektion eine hierarchisch gleichgestellte Pflegedirektion) grundsätzlich nichts zu ändern. Schwestern und Pfleger sind primär gehalten, ärztliche Anordnungen an Patienten auszuführen, bilden aber zugleich eine Art „vorgeschobener Verwaltungsposten", der für die reibungslose Abwicklung der administrativen Abläufe (Versorgung und Entsorgung) am Patienten zuständig ist. Diese Aufgabe ist vermutlich nur zu bewältigen, wenn die eine oder andere Autorität gelegentlich unterlaufen wird, was dem System auch wieder eine besondere Flexibilität verleiht. Je nachdem, welche Führung sich momentan als rigider, inkompetenter oder autoritativer erweist, können so Nachteile für den Patienten ausgeglichen werden.

> Für das gute Gelingen der Arbeitsabläufe ist die Tatsache wichtig, daß alle jene, die direkt am Patienten tätig sind, ein *gleichartiges Wertsystem* verbindet, das ethisch, fachlich und zwischenmenschlich abgestützt ist.

Dieser gemeinsame Nenner trägt wohl mehr zur optimalen Patientenbetreuung bei, als dies noch so ausgeklügelte administrative Strukturen vermöchten. Er macht es vermutlich auch möglich, daß in einem beruflichen Spannungsfeld, das durch besondere Stressoren charakterisiert ist, immer noch Leistungen erbracht werden, die gesellschaftlich sonst kaum mehr gefordert werden.

Dennoch bleiben betriebsorganisatorisch noch schwerwiegende *Koordinationsprobleme* übrig. Diese sind einmal durch die schwankenden und berufsspezifisch unterschiedlichen Präsenzzeiten gegeben. Sie sind ferner nicht nur durch die durchschnittlich hohe Personalrotation bedingt (mittlere Verweildauer sowohl der Pflegenden wie der Ärzte ist in Monaten zu ermessen); ebenso trägt der kurze Durchlauf der Patienten mit mehrfachen Spezialabklärungen und entsprechenden Dislokationen dazu bei. Die Arbeitsübergabe muß demnach im ärztlichen wie pflegerischen Bereich besonders sorgfältig eingeplant werden. Therapeutische und diagnostische Bedürfnisse müssen gut aufeinander abgestimmt sein. Diese Aufgaben erhalten in der Regel auch das Primat gegenüber jenen der Ausbildung von Medizinstudenten, Pflegeschülern u.a.m., ohne daß auf diese aber verzichtet werden kann.

11.2.2 Psychosoziale Charakteristika der einzelnen medizinischen Berufsgruppen

a) Ärztlicher Auftrag

Wenn alle handwerklichen Spezialisten mit eingezählt werden, so dürften an Großspitälern um die hundert verschiedene Berufsarten vertreten sein. Nicht nur der Patient, auch der Arzt kommt in aller Regel nur mit einem kleinen Teil von ihnen in direkten Kontakt. Alle aber sind sie letztlich auf ärztliche Aufgabe hin zentriert.

> Die fachliche *Autorität des Arztes,* angeeignet durch langes Studium und berufliche Erfahrung, ist nicht nur funktional oder technisch begründet. Sie ist historisch bedingt, da schon immer Ärzte, seit es Hospitäler gibt, die Führungsrolle innehatten.

Der vom Staat übertragene ärztliche Auftrag hat im Krankenhausbetrieb gewissermaßen das Primat. Ärzte üben auch die fachliche Kontrolle über alle zugeordneten Berufsgruppen aus, die entsprechend als „paramedizinische Berufe" bezeichnet werden. Der Arzt steht somit nicht in direktem Wettbewerb mit den anderen Berufsgruppen, obwohl viele seiner traditionellen Handlungen heute delegiert und von anderen Berufsgruppen kompetent ausgeübt werden können (z.B. in Gefäßchirurgie durch nichtärztliche, spezialisierte Operateure; Massage- und Hydrotherapie durch Physiotherapeuten; Bewegungstherapie durch Ergotherapeuten; Psychotherapie durch Psychologen; biotechnische Analysen durch Chemiker und Physiker etc.). Die ärztliche Sonderstellung ist somit nicht mehr durch einmalige Handlungskompetenz oder Wissenschaftlichkeit begründet. Sie ergibt sich vielmehr aus dem besonderen Inhalt seines Auftrages, menschliches Überleben zu ermöglichen. Der *medizinische Notfall* ist es letztlich, der dem Arzt besonderes Prestige und Privilegien einbringt – vom Nichteinhalten von beruflichen oder gesellschaftlichen Terminen bis zum Mißachten von Verkehrsregeln. Notfälle sind zwar in unserer technologisch hoch differenzierten Gesellschaft in vielen Berufen üblich geworden. Sie sind aber kaum in einem anderen Beruf so häufig und das erwartete kompetente Handeln so lebensentscheidend.

Die *Arzt-Arzt-Beziehung* im Krankenhaus ist einerseits durch die Persönlichkeit der Beteiligten, andererseits durch das Organisationssystem bestimmt. Es ist auch im Krankenhaus unvermeidlich, daß unter der Vielzahl von Mitarbeitern immer wieder inkompatible Persönlichkeiten aufeinander prallen. Nicht daß Konflikte entstehen ist entscheidend, sondern daß sie mit geeigneten Mitteln gelöst werden. Jedes Organisationssystem weist hinsichtlich der Gestaltung zwischenmenschlicher Beziehungen, inkl. Konfliktlösung, gewisse Charakteristika auf. Nicht jedes System ist gleich geeignet, psychosoziale Aspekte

Tabelle 11.4. Gegenüberstellung von mechanistischem und organischem Organisationssystem (nach HUNT 1983)

Mechanistisches Organisationssystem:

1. Die Aufgaben sind stark differenziert und das Personal hochgradig spezialisiert.
2. Das Personal neigt dazu, sich methodisch auf bestimmte Aufgaben zu beschränken, anstatt die übergeordneten Ziele der Organisation gebührend zu beachten.
3. Der hierarchische Aufbau ist rigoros auf Aufgabenüberwachung ausgerichtet.
4. Rechte und Pflichten sind ebenso wie Methoden und funktionale Rollen genau definiert; die Verantwortung für ihre Zuordnung und Definition liegt bei einigen wenigen Organisationsteilen.
5. Die hierarchische Kontrolle und die entsprechenden Kommandolinien werden ausdrücklich betont.
6. Ebenso überwiegen die vertikalen Interaktionsmuster (Vorgesetzte versus Untergebene) gegenüber den horizontalen.
7. Das Monopol der Organisationspolitik liegt praktisch bei der höchsten hierarchischen Stufe, verbunden mit der Tendenz, Information sehr restriktiv zu handhaben.
8. Es besteht eine genaue Überwachung auf jeder hierarchischen Stufe und eine strenge Leistungskontrolle durch vielfältige Anordnungen und Instruktionen.
9. Die Mitarbeiter der Organisation sind mit Fragen der Loyalität und der Anpassung präokkupiert.
10. In der Beurteilung der Mitarbeiter werden primär lokal ausgerichtete – und nicht universell gültige – Standards und Wertsysteme eingesetzt.

Organisches Organisationssystem:

1. Gemeinsame Zielsetzungen überwiegen innerhalb der Organisation gegenüber einer rigiden technischen Spezialisierung. Unabhängig davon, wie die jeweiligen Aufgaben entstehen, wird ihre Erfüllung zugleich als Möglichkeit gesehen, Fertigkeiten zu fördern und Erfahrungen zu erwerben.
2. Die individuelle Aufgabe wird, unter Berücksichtigung des Gesamtsystems, realistisch und verhältnismäßig festgelegt.
3. Die Ausformulierung der Aufgaben erfolgt flexibel und dynamisch; sie wird laufend neuen Erfahrungen und Abläufen angepaßt.
4. Entscheidungsprozesse werden womöglich dezentralisiert und an den Ort der Handlung delegiert.
5. Führung, Kommunikation und Kontrolle sind strukturell vernetzt; die Mitarbeiter sind nicht primär vertraglich, sondern durch Motivation mit dem Gesamtsystem verbunden.
6. Wissen, Information und Organisationspolitik sind breit über das ganze System verteilt.
7. Die horizontalen und lateralen Interaktionen überwiegen deutlich die vertikalen Abläufe.
8. Kommunikation wird eher durch gegenseitige Information und Vorschläge als durch Anordnungen und Instruktionen gesichert.
9. Der Grad der Zugehörigkeit zum System wird vor allem durch die Qualität der erbrachten Leistung und die Identifikation mit der gestellten Aufgabe als am Grad des Gehorsams und der Anpassung ermessen.
10. Es gelten weitgefaßte, universelle Standards und Wertkriterien.

---

der Zusammenarbeit zu fördern. Dies ist in der Betriebslehre längst erkannt und vielerorts sinnvoll berücksichtigt, wie etwa LIEVEGOED (1974) in seinem lesenswerten Buch *Organisationen im Wandel* dargestellt hat.

Innerhalb des medizinischen Bereiches kann ein breites Spektrum von Organisationsformen ausgemacht werden, die zwischen dem, was HUNT (1983) als „mechanistisches" und „organisches" Organisationssystem bezeichnet hat, liegt (vgl. Tabelle 11.4).

Ohne Zweifel kommt das „organische" Konzept, das weitgehend einem *offenen System* entspricht, dem Anliegen der psychosozialen Medizin besonders entgegen. In einem Organisationssystem, das das hierarchische Gefälle nicht mehr betont, als für die Arbeitsabläufe unbedingt notwendig, wird integrative Teamarbeit eher ermöglicht.

Es setzt aber eine Führungspersönlichkeit voraus, die bereit ist, sich der Auseinandersetzung innerhalb dieses Systems zu stellen. In der Regel werden jedoch die Führungsabläufe im medizinischen Betrieb von außenstehenden Betriebswirtschaftlern kritisch beurteilt, da sie meistens noch zu sehr im „mechanistischen" System verhaftet bleiben, ja, einzelne Kritiker sprechen von Chefärzten als „the last autocrats". Verallgemeinerungen sind in diesem Bereich ebenso unstatthaft wie in jedem anderen. Ohne Zweifel ist Betriebsführung bei vielen Ärzten in leitender Funktion nicht das Hauptmotiv, um eine Tätigkeit mit vermehrter Verantwortung anzustreben. Andere Motive, wie die Möglichkeit, sich in bestimmten Gebieten zu spezialisieren, über eine geeignete technische Ausstattung zu verfügen, Forschung betreiben zu können – oder auch schlicht Teil des medizinischen Machtzentrums zu sein, gehen vor. Die indirekte Folge ist, daß nicht wenigen leitenden Ärzten gerade Führungseigenschaften, die dem zwischenmenschlichen Bereich gerecht werden, abgehen. Vielerorts wurde dies erkannt, und man versucht vermehrt, durch Führungsseminarien, an denen auch die anderen Krankenhausbereiche (Pflege, Verwaltung, Betriebstechniker etc.) beteiligt sind, einiges an bestehenden Defiziten auszugleichen. Die Auswirkungen autokratischer Klinikführung auf die untergebenen Mitarbeiter sind bekanntlich sehr nachteilig. Nicht selten kommt aber ein Ausgleich dadurch zustande, daß sich neben dem „formellen Leiter" aus dem Mittelbau ein „natürlicher Leiter" herauskristallisiert, der seinen Chef explizit oder implizit von Aufgaben der Menschenführung entlastet. In Universitätskliniken wird bekanntlich nach wie vor die anspruchsvolle Verbindung der Funktionen eines Klinikdirektors mit administrativer und Führungskompetenz mit jener eines didaktisch geschickten Universitätslehrers und eines anerkannten Forschers gefordert. Nur ausnahmsweise kann bei der heutigen fachlichen Spezialisierung eine einzelne Person all diesen Aufgaben gerecht werden. Eine klare Delegation einzelner Aufgaben, vor allem auch der Personalführung, drängt sich somit auf.

Konflikte in der Arzt-Arzt-Beziehung entstehen aber auch dadurch, daß der *Mittelbau* (besonders in universitären Betrieben) in einem starken Rivalitätsverhältnis steht.

Einige aspirieren selbst auf eine Chefposition, andere möchten die Akzente der Betriebsführung anders setzen. Die Gefahr, daß Mitarbeiter in ein solches Gruppensplitting einbezogen werden, ist nicht klein. Da solche Konflikte sehr subtil und indirekt ausgetragen werden, sind sie von den Beteiligten meist auch schlecht anzugehen. Externe Supervision, wie in vielen psychiatrischen Kliniken heute üblich, ist im allgemeinen Krankenhaus kaum akzeptiert. Konflikte können sich auch dadurch ergeben, daß in der Ärztehierarchie die Interessenlage sehr verschieden ist. Das erfahrene Kader ist meist stark mit dem Krankenhausbetrieb identifiziert. Seine persönliche Leistung wird ja auch an jener gemessen, die die entsprechende medizinische Abteilung als Gesamtes erbringt. Die jungen Ärzte sind aber primär an eigener Ausbildung interessiert. Von Betriebsabläufen fühlen sie sich nur insofern betroffen, als diese ihre persönlichen Ziele behindern. Dies gilt auch für den größeren Teil der jüngeren paramedizinischen Mitarbeiter. Sie sehen zu Recht ihre Hauptaufgabe am Patienten. Bei der kurzen durchschnittlichen Verweildauer glauben sie auch kaum, die Krankenhausroutine groß beeinflussen zu können.

Gegenüber den Mitarbeitern der paramedizinischen Berufe - wurden je Notar, Treuhänder oder Bankier als „parajuristische Berufe" stigmatisiert? - sind es 3 funktionale Aspekte, die den Status des Arztes begründen: Das Diagnostizieren, das Operieren und das Verordnen von Behandlungen. Der Medizinsoziologe FREIDSON (1979) glaubt denn auch, daß alles Bemühen der paramedizinischen Berufe um hierarchische Gleichstellung mit den Ärzten an diesem Monopol scheitern werde. Uns will scheinen, daß ein solches „Monopol" auch besondere Verpflichtungen einschließt: die fachliche Kompetenz der benachbarten Berufsgruppen anzuerkennen und eigene Grenzen zu realisieren. Funktional sind die paramedizinischen Berufe stark vom ärztlichen Tun abhängig, wie FREIDSON (1979) aufzeigt:

1. In der Regel werden die technischen Fertigkeiten und Kenntnisse der paramedizinischen Berufe von Ärzten entdeckt, entwickelt und anerkannt.
2. Die paramedizinischen Berufe ergänzen in der Regel die ärztlichen Aufgaben des Diagnostizierens und Behandelns.
3. Sie bleiben dem Arzt fachtechnisch unterstellt, da ihre Leistungen meist auf „seine Anordnung" hin erbracht werden.
4. In der westlichen Gesellschaft wird den paramedizinischen Berufen in der Regel weniger Prestige zuerkannt als dem ärztlichen Berufsstand.

Gesellschaftlich ist weiter bedeutsam, daß Vertreter der paramedizinischen Berufe häufig nicht der gleichen sozialen Schicht wie die Mehrheit der Ärzte entstammen. Bis vor wenigen Jahren hat ein weiteres Stereotyp das soziale Gefälle betont: Die überwiegende Mehrheit der Ärzte waren Männer, die Angehörigen der paramedizinischen Berufe jedoch Frauen. In den 70er bis 80er Jahren hat sich diese Verteilung insofern verändert, als viel mehr Frauen (z. T. mehr als die Hälfte der Studenten) Medizin studieren. Umgekehrt wurden die traditionell weiblichen paramedizinischen Berufe vermehrt für Männer geöffnet. Vieles deutet auch darauf hin, daß das gesellschaftliche Prestige des Ärztestandes deutlich im Abnehmen begriffen ist und in Umfragen nun der Pflegeberuf höher gewertet wird.

Die Tatsache bleibt aber bestehen, daß die *Arbeitsteilung* im medizinischen Bereich weitgehend von Ärzten geleitet und koordiniert wird. Es muß somit vom Arzt erwartet werden, daß er nicht nur die besondere Sachkompetenz seiner Mitarbeiter kennt, sondern daß er auch über deren berufsbedingte psychischen Belastungen orientiert ist und ihre Erwartungen an die Zusammenarbeit respektiert.

Dies soll uns auch dafür sensibilisieren, daß diese Berufe zwar nicht gleichartig, aber gleichwertig sind. Die sinnvolle Kooperation muß sich also sowohl auf der Sachebene wie auf der Beziehungsebene abspielen.

Im folgenden sollen deshalb einige der paramedizinischen Berufe aus dieser Sicht - pars pro toto - vorgestellt werden. Im Grundsätzlichen gilt zwar vieles, was über das ärztliche Verhalten schon ausgeführt wurde, auch hier (s. Kap. 9). Es gibt aber Besonderheiten, die hier hervorgehoben werden sollen.

b) Der Pflegeberuf

Zwar hat es *historisch* gesehen schon immer auch Männer gegeben, die sich der Pflege kranker Mitmenschen gewidmet haben. Doch geprägt wurde das soziale Rollenverständnis der Pflegenden durch frauliche, ja mütterliche Eigenschaften. Der Begriff „Schwester" ist ursprünglich religiös begründet gewesen. Es waren Nonnen der Ordensgemeinschaften des Mittelalters (ab 19. Jahrhundert auch Schwestern der protestantischen Diakonie), für die Pflege ein Teil der Glaubens- und Lebensgemeinschaft war. Das Gelübde der Keuschheit, Armut und des Gehorsams verbürgte im Umgang mit den Leidenden Barmherzigkeit - alles moralische Begriffe, die in der heutigen Zeit kaum mehr vergleichbar gewertet werden. Die Tätigkeit verlieh den „Schwestern" zugleich einen geachteten sozialen Status und Schutz in der weiteren Gemeinschaft. Die Tracht samt Haube war das äußere Zeichen, das fachliche und allgemein menschliche Autorität ausdrückte. Bekanntlich brauchte es dann den Enthusiasmus der protestantischen englischen Pfarrerstochter FLORENCE NIGHTINGALE, um in der zweiten Hälfte des 19. Jahrhunderts die (zwar nach wie vor religiös humanistisch motivierte) Laienpflege einzuführen. Es dauerte aber doch eine gute Weile, bis auch die freien Schwestern voll anerkannt wurden. Auch an sie wurden von Anfang an hohe Anforderungen hinsichtlich der Persönlichkeit gestellt, wurde von ihnen doch erwartet, verantwortungsvoll, mutig, besonnen, aufopfernd, einsatzbereit und gehorsam zu sein.

Ein anspruchsvolles Anforderungsprofil kennzeichnet auch heute noch den Pflegeberuf. Doch die Säkularisierung ist nun auch in diesem traditionsreichen Beruf so weit fortgeschritten, daß nicht mehr Selbstaufopferung als vielmehr sinnvolle Selbstverwirklichung erwartet wird.

Das *heutige Rollenverständnis* der Schwester ist vom früheren sehr verschieden. Sie versteht sich primär als Berufsfrau, die zwar meist für eine Tätigkeit mit zwischenmenschlichem Akzent stark motiviert ist.

Daß ihr Teile der Gesellschaft nach wie vor ungebührliche Idealisierung entgegenbringen, wirkt auf sie eher als Belastung, als daß sie darin gesellschaftliche Anerkennung und Schutz sucht. Wer vermag schon auf Dauer „grenzenlose Hingabe, Opferbereitschaft, Selbstlosigkeit" aufzubringen? Die moderne Schwester fühlt sich davon überfordert und rebelliert dagegen: Längst hat sie die Tracht gegen die Berufsschürze eingetauscht, wenn sie nicht gar (wie in der Psychiatrie) Zivilkleidung trägt. Sie will auch nicht mehr als „Schwester", sondern bevorzugt - wie in den angelsächsischen und romanischen Ländern längst üblich - als „Frau" oder „Fräulein" oder mit Vornamen angesprochen werden.

Dort, wo die erwartete „Opferbereitschaft" ein gewisses Maß überschreitet, setzen sich Pflegende selbst mit gewerkschaftlichen Mitteln zur Wehr. In Zürich klagten z. B. vor wenigen Jahren eine Gruppe von Schwestern die Regierung gerichtlich wegen ungleicher Bezahlung von Frauen und Männern im Pflegebereich ein. Der Streit wurde schließlich durch ein Bundesgerichtsurteil zugunsten der Schwestern geregelt. Auch mehrt sich der Widerstand gegen die lange und unregelmäßige Präsenzzeit, die arbeitsrechtlich nach wie vor so festgelegt ist (z. B. Kanton Zürich 55 maximale Arbeitsstunden gegenüber 44 in anderen Berufen).

Es zeigt sich also, daß die Pflegenden – wie übrigens auch die übrigen paramedizinischen Berufe – für sich heute beanspruchen, arbeitsrechtlich den übrigen Berufen gleichgestellt zu sein. Diese emanzipatorische Entwicklung des Pflegeberufes wird ja auch dadurch gefördert, daß seit der 68er-Bewegung sich immer mehr Männer dem Pflegeberuf zugewandt haben. Während früher der (beruflich gleich kompetente) Pfleger den Schwestern statusmäßig deutlich nachstand, ist auch dieser Unterschied weitgehend verschwunden. Im Gegenteil, von seiten der Schwestern wird befürchtet, daß immer mehr Männer sich in die Kaderfunktionen des Pflegeberufes drängen könnten.

Die meisten *Pflegeschulen* stellen bekanntlich intellektuell hohe Ansprüche an ihre Schüler, so daß von Ärzten immer wieder einmal über die einseitige „Verschulung" des Berufes geklagt wird. Die weit fortgeschrittene Spezialisierung verlangt aber einen Grad an Wissen und Können, der ausreichende schulische Leistungen voraussetzt. Zugleich wird die menschliche Beziehungsfähigkeit in der Ausbildung stark gewichtet und psychosoziale Fertigkeiten werden wesentlich mehr gefördert als etwa im Medizinstudium.

Der *Aufgabenbereich von Schwestern und Pflegern* im modernen Krankenhausbetrieb umfaßt denn auch neben dem Ausführen der ärztlich verordneten Tätigkeiten eine ganze Zahl von *psychosozial* ausgerichteten Handlungen.

Die Pflegenden sind im Tagesablauf die natürlichen Kontaktpersonen des Patienten, der meist ihnen als erste seine Bedürfnisse anvertraut. Schwestern und Pfleger sind zudem die geeigneten Vermittler zu den Angehörigen, deren Nöte sie wenn immer möglich ebenfalls aufzufangen versuchen. Sie erfassen ferner die soziale Situation des Patienten recht gut und erleichtern dadurch den Zugang zum Sozialarbeiter und/oder Pfarrer. So erstaunt es nicht, daß Ärzte oft erst durch die Pflegenden Genaueres über die psychosozialen Bedürfnisse ihrer Patienten erfahren. Die Anforderungen durch den engen Kontakt von Schwestern und Pflegern zu ihren Patienten dürfen, was die zwischenmenschliche Beziehung anbetrifft, jenen der Arzt-Patienten-Beziehung nicht nachstehen. Das dort Ausgeführte gilt somit meist auch für sie (s. Kap. 9.3).

Welches sind nun die psychosozialen Belastungen, die im Pflegeberuf bedeutsam sind? Die Streßforschung hat sich dieser Frage in den letzten Jahren besonders angenommen, da allgemein anerkannt wird, welch hohe Ansprüche der Pflegeberuf an die menschliche Tragfähigkeit stellt (vgl. CARTWRIGHT 1980). NUMEROFF u. ABRAHAMS (1984) unterscheiden 5 Gruppen von Stressoren, die nach übereinstimmenden Aussagen auch von anderen Autoren im Pflegeberuf wichtig sind:

- Strukturelle, auf den Arbeitsablauf bezogene Belastungen: Konflikte mit Ärzten und Kolleginnen; Anforderungen von Ärzten und Vorgesetzten; Inkonsistenz der Verwaltung etc.

- Arbeitsanforderungen: Grundpflege des Patienten, Büroarbeit, Überlastung durch Personalknappheit etc.
- Emotionale Aspekte der Patientenbetreuung: Eingehen auf emotionale Bedürfnisse von Patienten und Angehörigen; Problempatienten etc.
- Belastung durch Sterbende: Pflege von terminalen Patienten; Aussprache über Sterben und Tod mit Patienten und Angehörigen etc.
- Fehlende administrative Unterstützung: Ungenügende oder inkonsistente Anleitung; Akzeptieren der „Spitalroutine"; Erschwernisse oder Kritik aus dem Verwaltungsbereich etc.

Die Forschung bestätigt, daß Belastung durch eine Kombination von Häufigkeit eines bestimmten Ereignisses mit der ihm zugeschriebenen subjektiven Bedeutung entsteht. Also nicht ein einzelner „Problempatient" wird zum Stressor, aber die gleichzeitige Betreuung mehrerer Problempatienten, wenn möglich noch zu Zeiten von Personalknappheit, überfordert die betroffenen Schwestern und Pfleger. Es zeigt sich ferner, daß große individuelle Unterschiede bestehen, wie auf die Ereignisse reagiert wird. Es gibt keine eindeutige Reihenfolge, wie die verschiedenen Stressoren gewichtet werden. Auch ist es nicht so, wie allgemein vermutet, daß bestimmte Arbeitsbereiche, wie z.B. die Intensivpflegestation, von allen als besonders belastend eingestuft würde. Je nach Problemstellung wird die Arbeit auf psychiatrischen, internmedizinischen und chirurgischen Stationen als ebenso konsumierend erlebt.

Was sich natürlicherweise unangenehm auswirkt, ist die Summierung von Belastungen oder auch der ständige Wechsel in den Anforderungen. Es ist für eine Schwester oder einen Pfleger nicht einfach, z.B. nach einem Gespräch mit den Angehörigen eines soeben verstorbenen Patienten im Korridor einem dankbaren Patienten zu begegnen, der ihm oder ihr zum Abschied ein kleines Geschenk überreichen möchte. Die Kontraste ergeben sich auch in den zwischenmenschlichen Beziehungen zu den Arbeitskollegen. In der einen Schicht kann es sein, daß man mit einer Kollegin zusammenarbeiten muß, die vom Naturell her schon schwer ertragen wird. In der anschließenden Spätschicht trifft man dann einen Kollegen, den man gerne in die eigenen Arbeitsnöte einweihen möchte, wenn nur die Zeit dazu reichte ...

> Von den erwähnten belastenden Ereignissen wird übereinstimmend der *Teamkonflikt* als besonders schwer erträglich eingeschätzt.

Die strenge Hackordnung der ärztlichen Hierarchie setzt sich bekanntlich einzelnenorts auch „nach unten" fort, so daß Kommunikationsstörungen zwischen Arzt und Pflegenden nicht selten sind. Dies kann das Verantwortungsgefühl und die Initiative der Pflegenden ungebührlich einschränken. Umgekehrt sind viele Pflegende heute nicht mehr bereit, sich unkritisch der ärztlichen Autorität zu unterziehen, wie aus einem interessanten Versuch hervorging.

Unter einem Vorwand hatte in diesem Experiment ein nicht auf der entsprechenden Station tätiger Nachtarzt der jeweiligen Nachtschwester eloquent einen widersinnigen Auftrag gegeben: nämlich einer Patientin mit leichter Schlafstörung eine Überdosis von Valium (30 mg) zu applizieren. 16 von 18 Schwestern weigerten sich, dies zu tun, 12 versuchten sofort, den Arzt wieder zu kontaktieren und nur 2 waren bereit, das Medikament so abzugeben (sie hätten es zwar nicht tun können, da sie von einer in das Experiment eingeweihten Kollegin abgefangen worden wären) (RANK u. JACOBSON 1977). 10 Jahre zuvor war ein analoges Experiment (HOFLING et al. 1966), das an die bekannte Aggressionsstudie von MILGRAM (1974) anschloß, noch viel eher bereit, der ärztlichen Anordnung zu folgen. Offenbar hat die seitherige Entwicklung die Schwestern ermutigt, ungeeignete Anordnungen des Arztes eher in Frage zu stellen.

In der Regel gehen zwar erfahrene Schwestern und Pfleger mit ungeschickten oder unsicheren Ärzten nicht konfrontativ um. Sie haben einen Umgangsstil entwickelt, der etwa als das *„doctor-nurse-game"* umschrieben wird (COCKERHAM 1982). Darin wird von der Schwester auf die Unsicherheit des Arztes mit einem Frage-Antwort-Spiel reagiert, dessen Verlauf es ihr ermöglicht, aus ihrer Erfahrung jenen geeigneten Vorschlag einzubringen, der direkt vorgebracht wohl als „anmaßend" abgelehnt worden wäre. So kann der Assistenzarzt ohne Gesichtsverlust annehmen, daß z. B. dieses Schmerzmittel, das laut Beobachtung der Schwester der gleichen Patientin schon bei früherer Gelegenheit geholfen hatte, geeignet sei – und nicht jenes stärkere, das er selbst eigentlich vorerst erwogen hatte.

Eine besondere Form von Belastung, die hinsichtlich der Pflege immer wieder erlebt wird, ist das *Burn-out-Syndrom* (FREUDENBERGER 1981). Es umschreibt einen subjektiven Zustand von Gespanntheit, Reizbarkeit und Übermüdung, der schließlich in Apathie, innere Distanzierung, Zynismus oder Rigidität übergeht. Das Burn-out-Syndrom wird vor allem an Arbeitsplätzen beobachtet, die anhaltend hohe und belastende Anforderungen stellen wie Intensivpflege oder psychiatrische Akutstationen, also durch eine Summe von Stressoren charakterisiert sind.

In der *Verarbeitung* der erwähnten Stressoren werden zwei Kriterien immer wieder als bedeutsam hervorgehoben: Zum einen die berufliche Erfahrung, die offenbar dazu beiträgt, geeignete Bewältigungsformen zu entwickeln, zum anderen die Möglichkeit, auf eine Belastung aktiv einzuwirken („locus of control"): Je mehr ein Ereignis so eingeschätzt wird, daß es vom Betroffenen selbst beeinflußt werden kann (also nicht fremdgesteuert ist), desto weniger belastend ist es. Doch auch im Berufsfeld der Schwester, wie in jenem des Arztes, ist noch zu wenig genau erforscht, welches die geeigneten Bewältigungsformen sind (s. auch Kap. 7.2, 7.3, 9.1.5, 10.5, 10.7).

c) Übrige paramedizinische Berufe

Das meiste bisher Ausgeführte gilt sinngemäß auch für die übrigen paramedizinischen Berufe. Sie sind historisch ja in der Regel aus dem Pflegeberuf herausgewachsen, und zwar immer dann, wenn deren Spezialisierung einen Grad erreicht hatte, der mit der traditionellen Ausbildung nicht mehr kompatibel war.

Somit unterscheiden sich z. B. Physiotherapeuten, Ergotherapeuten, Röntgenassistenten, Arztgehilfinnen etc. nur hinsichtlich der technischen Fertigkeiten von den Pflegenden, nicht aber in jenen Aspekten, die die Beziehung zum Patienten ausmachen. Dennoch gibt es Differenzierungen, die von der Aufgabe und damit vom Typus des Patienten abhängen. Ähnliche Spezialisierung gibt es ja auch innerhalb der Pflegeberufe, wie die unterschiedliche Anforderung an Schwestern und Pfleger im Operationssaal gegenüber jenen in der Kinderpflege deutlich macht.

Allen diesen Berufen ist gemeinsam, daß sie ein gutes Gespür dafür entwickeln, wann der Arzt als fachtechnischer Vorgesetzter aus echter Kompetenz eine Situation beurteilt oder wann er Unsicherheit dadurch kompensiert, daß er das Urteil der spezialisierten Mitarbeiter autoritär übergeht – und so diese zugleich fachlich und menschlich entwertet. Es sind dies Kommunikationsfehler, wie sie in diesem Buch schon mehrmals erwähnt wurden.

Stressoren, wie sie soeben hinsichtlich der Pflegeberufe skizziert wurden, gelten im wesentlichen auch für die übrigen paramedizinischen Mitarbeiter. Es kommen Belastungen hinzu, die sich aus dem jeweiligen Arbeitsablauf ergeben. Alle diejenigen, die primär technisch-diagnostisch tätig sind, wie Laborantinnen (Blutentnahme), EEG-Labor (Ableitungen), Röntgenassistentinnen in der Diagnostik (Aufnahmen) sind durch die Kombination von Monotonie im Arbeitsablauf, Zeitdruck im Patientendurchlauf und oberflächliche Kontaktnahme zum Patienten belastet. Von ihnen wird in jeder Patientenbegegnung freundliche Zuwendung erwartet, ohne daß je Gelegenheit besteht, diese zu vertiefen. Ganz anders die Situation der *Röntgenassistentin* in der Radiotherapie, wo bekanntlich überwiegend Patienten mit terminalen Krankheiten behandelt werden. Hier werden Beziehungsformen erwartet, die rasche technische Auffassung, verläßliches Handeln mit geduldiger, ermutigender und aufbauender Haltung dem Patienten gegenüber vereinen. Die besondere Belastung der Röntgenassistentin besteht darin, daß von ihr zwischenmenschliche Kompetenz in einer Umgebung gefordert wird, die hoch spezialisiert und technologisch ist. Umgekehrt fühlen sich diese Mitarbeiter in ihren eigenen Bedürfnissen nach Kommunikation und Kooperation häufig übergangen, so daß Klagen über mangelndes Teamverständnis der Ärzte aus diesem Bereich häufiger sind als aus jenem der stationären Patientenbetreuung. Je technischer der Betriebsablauf, desto mehr besteht die Gefahr, daß Patienten und Mitarbeiter sich als Objekte innerhalb einer hoch spezialisierten Technologie verstehen und weniger als Betroffene, die eigene zwischenmenschliche Bedürfnisse haben. Eine Patientin hat dies stellvertretend in einem Erfahrungsbericht wie folgt geschildert.

Beispiel. „Angst vor dem Sterben: Die erste Angst wäre es, *Krankengut* in einer technologischen Umwelt zu werden. Meine Ärztin gab mir den Ausdruck mit auf den Weg: „Sie werden sehen, wieviel Krankengut Sie in der Radiotherapie finden." Ich sehe noch heute kein Krankengut, sondern Menschen. Ich kann mir aber vorstellen, daß ein sterbender Mensch noch verletzlicher wird, sich noch weniger wehrt und leichter abgeschoben werden kann.

Krankengut – im medizinischen Vokabular mag der Ausdruck sinnvoll sein. Auf mich wirkt er erschreckend, läßt aufhorchen. Am Krankengut interessiert der Befund, nicht das Befinden, die Statistik, nicht der einzelne Mensch, ein Organ, nicht ein ganzheitlicher lebendiger Mensch in seiner besonderen Umgebung und Situation, nicht die Angst, die Ausgesetztheit."

Zwei Berufsgruppen sind den meisten medizinischen Mitarbeitern relativ schlecht vertraut. Da sie aber gewissermaßen als Spezialisten des psychosozialen Bereiches gelten, sollen sie hier gesondert vorgestellt werden.

d) Der klinische Psychologe als Teammitglied im Krankenhaus[1]

Der klinische Psychologe ist wohl der einzige Berufsvertreter im somatischen Spital, der sich nicht direkt um das somatische Wohl des Patienten bemüht, sich sogar de iure nicht darum bemühen darf, aber dennoch eine therapeutische Funktion ausübt. Als Absolvent eines nichtmedizinischen Studiums, als Anwalt der Psyche des Patienten sowie als Ausübender eines Berufes, welcher keine technisch-pflegerischen Tätigkeiten beinhaltet, steht der Psychologe im Team potentiell in einer Sonderposition. Diese Stellung wird auch formal durch die Vormacht der Mediziner im Spital aufrechterhalten und ist nicht nur funktionell berufsbedingt. In den USA gibt es Spitalabteilungen oder Kliniken, die von Psy-

---

[1] Diese Angaben verdanken wir PD Dr. phil. A. BLASER, Leitender Psychologe, Psychiatrische Universitätspoliklinik Bern und Konsiliarius der Universitäts Frauenklinik Bern.

chologen geführt werden. Auch in der Bundesrepublik werden Lehrstühle für Psychosomatik von Psychologen besetzt mit entsprechenden funktionellen Kompetenzen.

Die etwas randständige *Sonderstellung des Psychologen im Team* geht über den üblichen Status eines Spezialisten hinaus. Für den somatisch ausgerichteten Rest des Teams verkörpert der Psychologe ein Fachgebiet, welches wenig durchschaubar und konkret ist und dessen Tätigkeit in den seltensten Fällen unmittelbar-drastische Konsequenzen hat, wie dies bei somatischen oder pharmakologischen Interventionen der Fall sein kann. Andererseits scheint die Spezialität des Psychologen dem Laien nicht fremd genug, um sich nicht auch selbst ein Urteil über einen psychologischen Sachverhalt machen zu können. So kommt es vor, daß die Fachmeinung des Psychologen im Team nicht denselben Stellenwert hat, wie wenn sich der somatische Spezialist zu einer Frage äußert oder entsprechende Direktiven herausgibt.

Die Praxis zeigt, daß zunächst *das gesamte medizinische Personal (inkl. Ärzte)* durch den Psychologen in einem länger dauernden Prozeß *auf psychische Phänomene in der Patient-Team-Beziehung aufmerksam gemacht werden muß*. Dies kann geschehen durch die Modellwirkung des Psychologen in seiner direkten Arbeit mit dem Patienten und in seiner Auseinandersetzung mit dem Team. Häufig geschieht es aber in erster Linie über persönliche Beziehungen zu einzelnen Teammitgliedern. Über solche gut funktionierende Beziehungen können sich dann auch andere Teammitglieder besser identifizieren. Dadurch geschieht der Sensibilisierungsprozeß für psychische Phänomene nicht direkt über eine autoritäre oder didaktische Struktur, sondern über den Weg der tragfähigen Beziehung.

Hat der Psychologe so oder anders die Nützlichkeit seiner Funktion gezeigt, wird er in einer zweiten Phase vom Team sehr intensiv und häufig *in die therapeutische Arbeit einbezogen*. Dies ergibt sich aus einer idealisierenden und oft unrealistischen Einstellung den Möglichkeiten des Psychologen gegenüber. Die Beobachtung des Teams, daß sich eine kompetente Person den psychischen Belangen des Patienten annimmt, führt recht häufig zur Delegation all dessen, was nach „Psychologie" ausschaut. Erst in einer dritten Phase kann das Team in realistischer Weise beurteilen, wo der Psychologe beigezogen werden muß und kann und wo auch die Nichtfachperson allein weiterkommt. Zu diesem Schritt kommt es erst nach einer längeren Reihe von bereichernden und frustrierenden Ereignissen im Sinne eines Lernprozesses.

Wenn sich Mitglieder des Teams mit ihren persönlichen Problemen an den Psychologen wenden, darf er dies zwar als Vertrauenskundgebung erachten, sollte aber daran denken, daß er nicht als Teammitglied und Therapeut der anderen Teamangehörigen gleichzeitig funktionieren kann. Eine solche Rollenfusion führt mit großer Wahrscheinlichkeit zu Problemen, sowohl für den Psychologen wie für das gesamte Team. Für Supervisionszwecke und für die Therapie von Teammitgliedern sollte ein unabhängiger Therapeut beigezogen werden.

Zu den *festen Aufgaben* des Psychologen im Krankenhaus können gehören: Kontaktnahme mit den eintretenden Patienten, psychische Operationsvorbereitung, postoperative Betreuung, Beeinflussung der Compliance sowie des Schmerzverhaltens. Beizug in Krisensituationen (Tod eines Kindes, eines Partners oder Angehörigen, Management von psychisch auffälligen Patienten usw.). Psychotherapeutische Betreuung während und eventuell nach dem Spitalaufenthalt bei speziell indizierten Patienten, z. B. Psychosomatikern, Depressiven und Süchtigen. Psychotherapeutische Betreuung bei Lebensumstellungen nach gravierenden somatischen Veränderungen. Diagnostische Abklärungen je nach spezifischer Fragestellung des Arztes. Didaktische Aufgaben im Rahmen der Weiterbildung der Angestellten des Spitals.

e) Der Sozialarbeiter im Krankenhaus[1]

Sozialarbeit im Krankenhaus als eigenständiges Fachgebiet der sozialen Arbeit hat sich erst in den letzten 30–40 Jahren entwickelt. Der Sozialarbeiter – der zwar in der Regel im somatischen Krankenhaus eine Sozialarbeiterin ist – konnte vielerorts einen festen Platz im medizinischen Team gewinnen, andererseits darbt er noch in einer Randfunktion.

Im Gegensatz zu den übrigen paramedizinischen Berufen, deren Tätigkeit auf die Abklärung und Behandlung der Krankheit selbst gerichtet ist, ist das *Angebot der Sozialarbeit eine sekundäre Dienstleistung.* Sie bemüht sich, die psychosozialen Auswirkungen (eventuell auch Verursachung) von Krankheit, Unfall und Behinderung abzuklären. Der Sozialarbeiter sucht also den Heilungsprozeß *indirekt* zu begünstigen, indem er anstrebt, die (psychosozialen) Bedingungen während des Krankenhausaufenthaltes und nach dem Austritt zu verbessern.

Traditionellerweise vertritt die Sozialarbeit eine *ganzheitliche Betrachtungsweise:* Sie sieht den Menschen in seiner bio/psycho/sozialen Ganzheit und in seinem persönlichen und sozioökonomischen Beziehungsnetz. Ihre Hilfeleistungen sind entsprechend einerseits auf den Patienten selbst, andererseits auf sein soziales Umfeld (Familie, Verwandte, Nachbarn, Freunde, Arbeitgeber, Arbeitskollegen, Vermieter, Lehrer etc.) ausgerichtet. Die Mittel, die sie dazu einsetzt, sind:

- das persönliche, beratende Gespräch mit dem Patienten und seinen Angehörigen, bei dem es gerade im Krankenhaus oft um die Verarbeitung von Krankheit, Invalidität und ihre Folgen geht;
- das Erschließen und Vermitteln von konkreter Hilfe wie: finanzielle Mittel, spitalexterne Dienste, Kuraufenthalte, Hilfsmittel etc.

Gerade der breite und unspezifische Ansatz im Denken und Handeln des Sozialarbeiters erschwert es ihm, seine Funktion den übrigen Teammitgliedern deutlich zu machen. Ärzte und Pflegepersonal sind in den letzten Jahren durch ihre Ausbildung ebenfalls vermehrt zu einem ganzheitlichen Verständnis des Patienten gelangt. Dies ist an sich sehr zu begrüßen, aber zugleich wird es für den Sozialarbeiter schwieriger, im interdisziplinären Team seine eigene Funktion zu finden. Anders als Ärzte und Pflegepersonal (besonders an Universitätskliniken) gehören Sozialarbeiter meist zu den *langjährigen Mitarbeitern.* Sie können somit dem Langzeitpatienten in bevorzugter Weise eine konstante Betreuung anbieten. Für sie selbst ist es aber oft schwierig, immer wieder neuen und jüngeren Mitarbeitern ihre Aufgabe nahebringen zu müssen. Das traditionelle hierarchische Gefälle zwischen Ärzten und Sozialarbeitern einerseits und die Verunsicherung der jungen Assistenten in psychosozialen Fragen andererseits verhindern oft, daß der Sozialarbeiter seine langjährigen Berufserfahrungen nutzbar machen kann. Wichtig für eine gute Zusammenarbeit ist somit das regelmäßige Gespräch aller Teammitglieder an Abteilungsrapporten, bei denen (am besten einmal pro Woche) soziale Fragen in den Vordergrund gerückt werden. An einem solchen Sozialrapport können alle Informationen zur sozialen Problematik der Patienten zusammengetragen und die Vorgehensweise des Sozialarbeiters durchsichtig gemacht werden. Auch wo er sich selbst nicht direkt einschaltet, kann der Sozialarbeiter doch durch seine Sichtweise zu einem umfassenden Verständnis der Patienten beitragen.

---

[1] Diese Angaben verdanken wir Frau H. ZUPPINGER, dipl. Sozialarbeiterin und Lehrerin an der Schule für Sozialarbeit Bern.

Gerade wegen der immer *wiederkehrenden Problematik der Abgrenzung und der Berufsidentität* ist der Sozialarbeiter im Krankenhaus auf Entlastung und Solidarisierung angewiesen. Die gemeinsame, berufsbezogene Teamsitzung der Sozialarbeiter trägt dazu viel bei.

11.2.3 Der Teamprozeß

a) Formen von Gruppentätigkeit im Krankenhaus

Wiederholt wurde der Arbeitsablauf im Krankenhaus unter dem Aspekt der hierarchischen Ordnung besprochen. Es dabei zu belassen hieße, eine andere Organisationsform, die der *Gruppe* zu ignorieren (s. Kap. 2.4). Viele der Routineabläufe spielen sich heute, ähnlich wie in industriellen oder Verwaltungsbetrieben, in der Gemeinschaft, d.h. in der Klein- oder Großgruppe ab. In Analogie zum psychiatrischen Krankenhaus (HEIM 1985) lassen sich auch im allgemeinen Krankenhaus nach Zielsetzung verschiedene Gruppenformen unterscheiden:

Patientenzentrierte therapeutische Gruppen: Meist Kleingruppen mit umschriebenem therapeutischem Ziel und einem durch die jeweilige Technik bestimmten Ablauf: therapeutische Gruppen auf psychiatrischen Stationen z. B.; Gesprächsgruppen in Rehabilitationskliniken, Gruppen für Suchtkranke etc.

Gemeinschaftszentrierte Gruppen: Meist Großgruppen mit der Zielsetzung, über die individuelle therapeutische Wirkung hinaus das Gemeinschaftsleben zu gewährleisten: Stationsversammlungen in psychosomatischen Kliniken z. B.; Patientenrat, von Patienten getragene Arbeitsgruppen, die auf das Gemeinschaftsleben ausgerichtet sind wie „Rehabilitations"-Gruppen in Rehabilitationskliniken, „Verschönerungsgruppen" im Chronischkrankenheim etc.

Funktionszentrierte Gruppen: Gruppen, die eine umschriebene betriebliche Aufgabe miteinander zu lösen haben: Besprechungen eines Stationsteams oder der Krankenhausleitung, fachbezogene Besprechungen von Berufsgruppen, z. B. Ärzte, Physiotherapeuten, Pflegeleitung etc.

Koordinative Gruppen: Besprechungen, die die Tätigkeiten in verschiedenen Funktions- und/oder Berufsbereichen aufeinander abstimmen: Täglicher Rapport von Vertretern des ärztlichen und pflegerischen Bereichs, z. B. Rapporte der ärztlichen und Verwaltungsleitung etc.

Personalzentrierte Gruppen: Gruppen, die primär den Bedürfnissen des Personals (und nicht therapeutischen oder administrativen Abläufen) dienen: Teamzentrierte Besprechungen, die auf die Zusammenarbeit ausgerichtet sind, z. B. Gruppen, die der Weiterbildung oder Selbsterfahrung dienen, Personal- oder Mitarbeiter-Versammlungen etc.

Beispiel: Die Stationsschwester der Rehabilitationsklinik realisierte an der abendlichen Teamsitzung (funktionszentrierte Gruppe), daß zwischen der neuen Schülerin und der ihr vorgesetzten diplomierten Kollegin einige Spannungen aufgekommen waren. Sie nahm sich vor, am wöchentlichen Schulrapport

> („koordinative Gruppe") wieder einmal das leidige Problem des schulgemäßen Pflegens, das immer wieder zu Differenzen führt, aufzugreifen. Aus ihrem Weiterbildungskurs („personalzentrierte Gruppe") wußte sie zwar, daß diese Konflikte bearbeitet, aber kaum gelöst werden können, da Schule und Station einfach verschiedene Akzente setzen. Ihr persönlich machte es jedenfalls mehr Spaß, mit ihren Paraplegikern ein kleines Stationsfest („gemeinschaftszentrierte Gruppe") vorzubereiten. Aus Erfahrung wußte sie bereits, daß dies die Stimmung besser aufzuhellen vermag als die noch so gut gemeinte Gesprächstherapie des Psychologen („patientenzentrierte therapeutische Gruppe"), die einigen der Patienten durch das angestrebte verstärkte Problembewußtsein immer wieder zu schaffen machte. Beim Überdenken dieser Zusammenhänge staunte sie einmal mehr, wieviel ihrer Arbeitszeit in Gruppentätigkeiten aufgeht.

Alle diese Gruppen folgen gruppendynamischen Regeln, die das Interaktionsgeschehen weitgehend bestimmten, selbst wenn dies von den Beteiligten gar nicht wahrgenommen wird (s. Kap. 2.4). Im jetzigen Zusammenhang interessieren uns vor allem die funktionszentrierten und koordinativen Gruppen. Dies sind die Gruppenprozesse, die in der Regel von einem *Stationsteam* getragen werden. Wir können dieses wie folgt umschreiben:

Ein *Stationsteam* wird durch das Zusammenwirken von Mitarbeitern gebildet, die zwar unterschiedliche Fähigkeiten und berufliche Ausbildung aufweisen, aber sich in die gemeinsame Aufgabe der Betreuung Kranker teilen.

---

b) Gemeinsame Teamaufgaben

Der gemeinsame Auftrag ist also das, was diese Menschen unterschiedlicher Herkunft und unterschiedlicher Persönlichkeit bindet. Ihre Berufsrolle wird insofern relativiert, als nicht die schulmäßig korrekte Pflege, nicht die lehrbuchmäßig perfekte Diagnose, nicht der ordnungsgemäße Kardexeintrag, nicht die funktionsmäßig optimale Mobilisierung im Zentrum steht, sondern das gemeinsame Bemühen am Patienten, jene Abklärung oder Behandlung richtig durchzuführen, die er im gegebenen Zeitpunkt benötigt. So werden Teilziele der zuständigen Schwester, des Stationsarztes, der Stationssekretärin, der Physiotherapeutin etc. zugunsten der gemeinsamen Anstrengung zurückgesteckt (Tabelle 11.5).

An einem großen Universitätsklinikum (Inselspital, Bern) wurde eine „*Charta der Zusammenarbeit* zwischen Pflegepersonal und Arzt" ausgearbeitet und an alle Mitarbeiter als Richtlinie verteilt (vgl. Tabelle 11.5). Ohne daß ausdrücklich auf den Teamprozeß verwiesen wird, ist erkennbar, daß ein Stationsteam das optimale Forum ist, um diese Abläufe zu garantieren. Im Pflegebereich ist die Teamarbeit, besonders seit die Gruppenpflege eingeführt wurde, in gewisser Weise selbstverständlich geworden. Aber leider werden die übrigen Spezialisten nur ausnahmsweise beigezogen. Erstaunlicherweise fehlt vielerorts der Stationsarzt an diesen Besprechungen.

Im modernen psychiatrischen Krankenhaus kann auf integrierte Teamprozesse nicht mehr verzichtet werden, da eine genaue Abstimmung, wie mit dem Patienten umzugehen sei, eine unabdingliche Forderung ist. Viele der dort entwickelten Regeln des Teamprozesses lassen sich auch auf andere Bereiche übertragen. Besonders Krankenstationen mit Langzeitpatienten, wo also die Verweildauer nicht in Tagen, sondern in Wochen oder Monaten ermessen wird, sind auf eine regelmäßige Koordination ihres psychologischen Betreuungskonzeptes angewiesen.

Schematisch lassen sich die Aufgabenbereiche des Teams wie folgt zusammenstellen (HEIM 1985; vgl. Tabelle 11.6).

Tabelle 11.5. Charta der Zusammenarbeit zwischen Pflegepersonal und Arzt (Inselspital, Klinikum der Universtität Bern)

Die gemeinsame Behandlung und Betreuung des Patienten durch Arzt, Pflegepersonal und andere Beteiligte bedingt eine reibungslose Zusammenarbeit in gegenseitiger Achtung. Die nachfolgenden Regeln tragen zur Verwirklichung dieses Zieles bei:

1. Eine *sinnvolle Zusammenarbeit* kann nur entstehen, wenn beide Seiten gewillt sind, bei der Lösung von Problemen und bei der Überwindung von Schwierigkeiten der anderen Seite bewußt zu helfen. Auftauchende Probleme und Konflikte löst man am schnellsten in einem gemeinsamen Gespräch, sei es einzeln oder in der Gruppe. Kritik ist dabei offen darzulegen, sie trägt zur Lösung bei, wenn sie aufbauend und in der Form annehmbar ist.

2. Die *gegenseitige Orientierung* über
   - Tagesablauf
   - Arbeitsweise und Arbeitsorganisation (z. B. Stellenbeschreibungen)
   - Aufgaben und Kompetenzen
   - Erwartungen

   der verschiedenen Berufsgruppen fördert das Verständnis und trägt dazu bei, Überlegungen und Handlungsweisen des anderen besser zu verstehen. Im Einzelfall kann eine Erklärung, weshalb ein bestimmtes Vorgehen gewählt wurde, die gleiche Wirkung im nachhinein erzielen.
   Änderungen im Arbeitsablauf, die Auswirkungen auf die Tätigkeit des Pflegepersonals und umgekehrt des Arztes haben, sind vorgängig untereinander abzusprechen.

3. *Doppelspurigkeiten und andere Fehler* lassen sich durch
   - das Einhalten des Dienstweges
   - das rechtzeitige Weitergeben von Informationen und
   - das Festhalten an getroffenen Anordnungen (nachträgliche Änderungen begründen!)
   oft vermeiden.

4. Die *klare Aufgabenzuteilung* unter den Ärzten in bezug auf die Verordnung bei den einzelnen Patienten schafft eine überblickbare Situation und erleichtert die gegenseitige Information.

5. Der Arzt und das mit ihm zusammenarbeitende Pflegepersonal *melden sich gegenseitig* unübliche und/oder längerdauernde *Abwesenheiten* rechtzeitig. Das vermeidet unnötige Nachfragen und gibt Gelegenheit, vorauszuplanen.

In einzelnen psychosomatischen Kliniken, die neue Organisationsformen erprobt haben, konnten mit der Arbeit in der Gemeinschaft gute Erfahrungen gesammelt werden (KOEHLE 1983).

c) Der sog. Liaison-Dienst

Vor allem im angelsächsischen Sprachraum, vereinzelt aber auch in Deutschland und in der Schweiz, wurde im letzten Jahrzehnt die sog. *Liaison-Psychiatrie* etabliert. Sie wird meist mit dem psychiatrischen Konsiliar- und Liaisondienst verbunden und von einem Psychiater getragen, der in psychosozialen Aspekten der Patientenbetreuung und gruppendynamischer Zusammenarbeit spezialisiert ist.

> Durch die möglichst konstante Kooperation mit bestimmten medizinischen Einheiten (z. B. Innere Medizin, Rheumatologie, Intensivpflege) entwickelt der Liaison-Arzt ein besonderes Verständnis für die Aufgaben, die Organisationsform und die zwischenmenschlichen Beziehungen einer bestimmten Station.

Tabelle 11.6. Aufgabenbereiche eines Arbeitsteams

Gemeinsame Aufgaben in der Patientenbetreuung
Die Aufgabe der optimalen Patientenbetreuung setzt sich aus den folgenden, miteinander verbundenen Teilaufgaben zusammen:
Austausch von Wissen und Erfahrung in klinischer Beobachtung immer im Hinblick auf die Bedürfnisse der einzelnen Patienten.
Gemeinsame Beschlußfassung aufgrund der so gesammelten Informationen.
Erarbeiten eines realistischen Betreuungskonzepts.
Laufende Überprüfung des Behandlungsplans eines jeden einzelnen Kranken mit klarer Rollenzuteilung an die verschiedenen Betreuer.
Gemeinsame Aufgaben in der Organisation und Gestaltung der Abteilung
Erarbeiten eines realistischen Arbeitskonzepts (Arbeitsabläufe, Zielsetzungen).
Laufendes Überprüfen der Abteilungsstruktur, ihrer organisatorischen Abläufe, ihrer baulichen Gestaltung, ihrer materiellen und personellen Bedürfnisse.
Überdenken der Gruppendynamik der eigenen Abteilung.
Erkennen gemeinsamer Aufgaben gegenüber dem Krankenhaus als Ganzem oder gegenüber dem sozialen Umfeld.
Gemeinsame Verantwortung gegenüber den Teamprozessen
Zu beachten sind die Bedürfnisse der einzelnen Mitglieder und des gesamten Teams, insbesondere:
Anleiten und Einführen neuer Teammitglieder in Teamzusammenarbeit.
Klären der Interaktionsprozesse im Team selbst.
Angemessenes Bearbeiten von internen und externen Konflikten.

Sein Status als außenstehender Berater und Beobachter ermöglicht es ihm, auf Kommunikationsstörungen und Teamkonflikte einzugehen, ohne daß für die Betroffenen die Befürchtung besteht, Informationen darüber könnten an übergeordnete Vorgesetzte weitergehen. Diese zugesicherte Diskretion ist eine klare Voraussetzung, um Supervision von zwischenmenschlichen Abläufen auszuüben. Bekanntlich liegt nicht wenigen Teamkonflikten gestörtes Verhalten von Patienten zugrunde. Wenn diese Zusammenhänge nicht erkannt werden, sind die entstehenden Konflikte auch nicht lösbar. Von Patienten mit Anorexia nervosa z. B. weiß man, daß sie dazu neigen, ein Team aufzuspalten, indem sie den einen die Rolle des verstehenden und den anderen des strafenden „Elternteils" zuweisen. Es braucht eine klare Absprache innerhalb des Teams, wie die konsequente Betreuung durchgeführt wird, um solche Manipuliertendenzen von Patienten zu überwinden.

Besonders vorteilhaft ist es, wenn neben dem Liaison-Psychiater auch eine *„Liaison-Schwester"* eingesetzt wird, d. h. eine Psychiatrieschwester mit spezialisierter Erfahrung. Sie ist für ihre Kolleginnen der Pflege eine besonders glaubwürdige Beraterin, vor allem dort, wo Konflikte zwischen den verschiedenen Berufsbereichen entstehen. Meist wird der Liaison-Dienst organisatorisch mit dem *psychiatrischen Konsiliardienst* verbunden. Inhaltlich sind sie aber verschieden. Der Konsiliardienst befaßt sich mit psychiatrischen Krankheiten bei somatischen Patienten. Der Liaison-Dienst wird nur ausnahmsweise direkt mit dem betroffenen Patienten Kontakt aufnehmen. Er versucht vielmehr, durch seine Beratung dem verantwortlichen Team Kompetenz im psychosozial geeigneten Umgang mit den jeweiligen Problempatienten zu vermitteln. So ist mittelfristig der didaktische Gewinn für das somatische Team wesentlich größer als bei der traditionellen psychiatrischen Konsiliartätigkeit (LIPOWSKI 1983; PASNAU 1975).

Weiterführende Literatur: Cartwright LK (1980). Cockerham EC (1982). Freidson E (1979). Freudenberger HJ (1981). Koehle K (1983). Knoepfel UK (1929). Lievegoed BCJ (1974). Lipowski ZJ (1983). Lipowski ZJ (1983). Neuberger O (1984).

11.3 Gemeindeversorgung (psychosoziales Handeln in der Gemeinde)

JAKOB BÖSCH und BENEDIKT HORN

In der Gesundheitsversorgung gewinnt der gemeindebezogene Ansatz zunehmendes Interesse. Die in der Medizin immer noch übliche Zweiteilung in körperliche und psychosoziale Gesundheitsstörungen und -behandlungen sollte dabei überwunden werden.

> Unter *Gemeinde* (Community) verstehen wir dabei das Gesamt einer seßhaften, lokalgebundenen Bevölkerung, deren Mitglieder aufgrund ökonomischer und sozialer Beziehungen sowie ihrer Identifikation mit der Gemeinde eine Einheit bilden.

Diese Einheit drückt sich in der Regel auch in politisch-administrativer Eigenständigkeit aus. In ländlichen und kleinstädtischen Verhältnissen bietet die Gemeinde einen überschaubaren Raum. Man hat dort seine Nachbarn, seine wichtigsten Läden, seine Vereine, seinen Hausarzt. Man kennt oft wichtige Macht- und Einflußträger persönlich, wählt Gemeinde- oder Stadträte und, wo man zu Sachgeschäften Stellung nehmen kann (in Gemeindeversammlungen, in Lokalzeitungen, bei Urnengängen), geschieht das im Gefühl, daß die eigene Stimme noch Gewicht hat. Auch die aktivere oder passivere Teilnahme am kulturellen Leben spielt sich größtenteils im Gemeinderahmen ab.

Als solchermaßen abgrenzbar soziale Einheit bietet die Gemeinde den geeigneten Bezugsrahmen für überindividuelle Gesundheitsvorsorge und Krankheitsbewältigung. Die Bewältigung psychosozialer Mängel oder Störungen im besonderen betrifft oft nicht ein individuelles Verhalten und entsprechende Einzelhilfe, sondern ein soziales, gemeinschaftsbezogenes und gemeinschaftsbildendes Handeln.

Gemeindebezogenes psychosoziales Handeln meint:

- Dezentralisiert – die Helfer kennen den Lebensraum der Betroffenen.
- Kooperativ-interdisziplinär – nicht einer bestimmten reduktionistischen Theorie und Methode von Spezialisten verpflichtet.
- Auf den vorhandenen Strukturen und Vernetzungen aufbauend.

Das Konzept des *sozialen Netzwerkes* gewinnt im angloamerikanischen Sprachraum seit 10–15 Jahren zunehmende Bedeutung und spiegelt sich entsprechend in einer explosionsartig angewachsenen Literatur. Zusammen mit dem Begriff „Soziales Netzwerk" („social network", Abb. 11.2) trifft man häufig den Ausdruck „Soziale Unterstützung" („social support").

> Ein **soziales Netzwerk** oder Unterstützungsnetzwerk ist ein kontinuierliches soziales Gebilde von Familienmitgliedern und/oder Nachbarn und/oder Freunden etc., die sich umeinander kümmern.

Im positiven Fall hilft man sich, bei Krisen psychologische Reserven zu mobilisieren, trägt emotionale Bürden gemeinsam, hilft mit Ratschlägen, direktem Handanlegen, Geld usw. Man gibt sich gegenseitig das Gefühl, daß man geschätzt, umsorgt, geliebt wird, daß

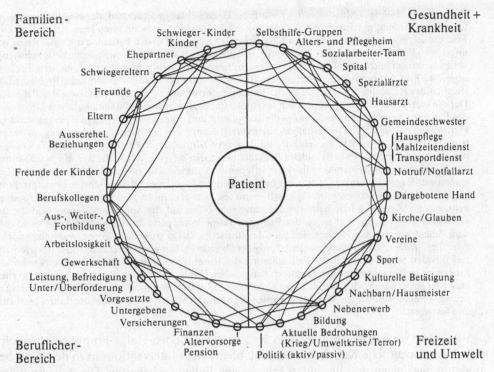

Abb. 11.2. Soziales Netzwerk

man „zugehörig" und nicht isoliert ist. Soziale Netzwerke können auch als einengend und belastend erlebt werden und entsprechend negative Auswirkungen haben. Die positiven Auswirkungen von Unterstützungsnetzwerken wird für die Vorbeugung und Bewältigung von Krankheiten („stressbuffering") in vielen Arbeiten nachgewiesen. Allerdings fehlt bisher ein einheitliches Konzept für die Erfassung eines Netzwerkes. Die Forschung macht gegenwärtig den Schritt von der mehr quantitativen (Anzahl Kontaktpersonen) zur mehr qualitativen oder dynamischen (Art und Einschätzung der Hilfeleistung und Mobilisationsart von Unterstützung) Erfassung.

Für alle in den Gesundheitsberufen Tätigen leiten sich aus dem Netzwerkkonzept mancherlei neuartige Handlungsanweisungen ab. Es geht darum, mit den natürlichen Netzwerken zusammenzuarbeiten, sie zu fördern und zu stärken, eventuell künstliche Netzwerke schaffen zu helfen oder auch eigentliche Netzwerktherapie zu betreiben. Natürliche Netzwerke gibt es z. B. vielerorts noch in traditionellen Arbeiterquartieren, deren Struktur durch Neubauten und massivem Zuzug nicht zu sehr zerstört wurde. Zumeist sind gewisse wichtige helfende Personen bekannt, die man um Rat und Tat angehen kann. Bei näherer Untersuchung hat man wiederholt festgestellt, daß professionelle Gesundheitsversorger diesen Schlüsselfiguren mit Mißtrauen und Ablehnung begegnen, indem sie Ausbeutung der Klienten und schädliche Einmischung in die Behandlung befürchten. Bei unvoreingenommener Haltung zeigte sich jedoch, daß Barkeeper, Kneipenwirte, Coiffeure, Vorarbeiter, Pensionswirtinnen und andere gerade für Unter- und Randschichten wichtige Bezugspersonen und psychosoziale Stützen sein können. Künstliche Netzwerke sind z. B. Selbsthilfegruppen, die in der Bundesrepublik Deutschland und in der Schweiz vielerorts von Professionellen initiiert, gefördert und beraten werden (s. u.).

Beispiel: Ein 52jähriger Maschineningenieur hatte einen Schlaganfall erlitten, der eine längere Hospitalisation notwendig machte. Die Rehabilitation des Patienten war u. a. dadurch kompliziert, daß seine Frau die schon zuvor eingeleitete Scheidung nun durchsetzte und so den Patienten mit einer Reihe von ungelösten Problemen mehr oder weniger auf sich alleine abgestellt ließ: betriebstechnische Schwierigkeiten in seinem hochspezialisierten Kleinbetrieb; finanzielle Verpflichtungen nach mehreren Seiten; ungelöste Erbschaftsverhältnisse mit seinem Bruder; soziale Isolierung; medizinische Probleme hinsichtlich des Rehabilitationsziels, resp. der Rehabilitationsfähigkeit der Sprachstörung des Patienten. Der ihn betreuende Psychotherapeut sah sich außerstande, in der Behandlung der aktiven Depression des Patienten weiterzukommen, solange die komplexen und miteinander verhängten Fragen nicht geklärt waren. Er entschloß sich deshalb zu einer vorerst einmaligen Netzwerktherapiesitzung, an der neben dem Patienten seine Exfrau, seine drei adoleszenten Kinder, der Bruder, der Hausarzt, die Logopädin, der Finanzberater, ein befreundeter Bankfachmann, ein befreundeter Techniker, ein Nachbar und der Psychotherapeut teilnahmen. In einem offenen und zugleich konfrontativen wie stützenden Gespräch wurde gemeinsam eine Hierarchie der anstehenden Probleme und die nächsten Lösungsschritte erarbeitet. Jeder der Anwesenden legte sich genau fest, was er glaubte, zu den angestrebten Lösungen beitragen zu können. Zuvor hatte der Hausarzt sehr offen auf die Sprachschädigung und die beschränkten Rehabilitationschancen des Patienten aufmerksam gemacht. Dies ermöglichte es sowohl dem Patienten wie seinen Helfern, sich auf ein realistisches Ziel auszurichten. Vorher war immer unklar geblieben, inwieweit die Krankheit der Lösung der übrigen Probleme entgegenstand oder inwiefern die vielen realen Schwierigkeiten die Rehabilitation des Patienten verunmöglichten. Nach einem halben Jahr zeigte sich in einem zweiten Gespräch der gleichen Runde, daß einige der realen Schwierigkeiten entweder gelöst waren oder sich eine Lösung anbahnte. Zugleich war medizinisch das Befinden des Patienten wesentlich günstiger. Wiederum wurden die nächsten Schritte des kommenden Jahres erarbeitet und festgelegt.

Wegen des großen Aufwandes und weil der Leiter doch einige gruppendynamisch/gruppentherapeutische Kenntnisse braucht, bleibt diese Interventionsart in der Regel besonderen Fachleuten und besonders schwierigen Fällen vorbehalten. Die Arbeit mit Teilen von Netzwerken besonders natürlich mit Familienmitgliedern im Sinne von Familienberatung hat schon heute einen festen Platz, in der psychosozialen Versorgung auch bei Hausärzten.

Die *gesundheitliche und psychosoziale Versorgung in der Gemeinde* ruht auf drei Säulen:

a) Selbsthilfe und informelle Laienhilfe
b) Organisierte Laien- und Freiwilligenhilfe
c) Professionelle Hilfe

Das Konzept der Unterstützungsnetzwerke umfaßt alle Bereiche von der Selbsthilfe bis zur professionellen Versorgung.

11.3.1 Selbsthilfe

Gesundheitliche **Selbsthilfe** bedeutet die individuelle oder kollektive Bewältigung gesundheitlicher Störungen durch die Betroffenen selber ohne Inanspruchnahme professioneller Hilfe.

Die Familie, Nachbarn und Freunde bilden auch heute noch die wichtigste Basis für diese Selbsthilfe. Auch in größeren Städten funktioniert diese Art der gegenseitigen Hilfe in natürlich gewachsenen und einigermaßen stabilen Quartieren in erstaunlichem Ausmaß. Mit zunehmender Mobilität und Anonymität z. B. in neuen, sehr schnell gewachsenen Agglomerationen ist diese Hilfe entsprechend weniger vorhanden.

Zunehmend psychosoziale Belastungen unserer hochindustrialisierten Massengesellschaft treffen so zusammen mit Auflösungserscheinungen der traditionellen sozialen Vernetzung und einer Medizin, die die psychosozialen Begleiterscheinungen und Mitursachen der von ihr behandelten Krankheiten weitgehend außer acht läßt. Laien, Fachleute und Politiker werden sich dieser Defizite in steigendem Maß bewußt. Das Wissen um diese Mängel und eine zunehmend kritische Einstellung gegenüber Wissenschaft und professionellen Helfern geben der Selbsthilfebewegung in den letzten Jahrzehnten kräftig Auftrieb. Es wird Selbsthilfe in kleinem überschaubarem Rahmen angestrebt. Man will als Betroffener mit seinem Problem oder Leiden sich nicht mehr allein fühlen, sondern sich im Verband mit vom gleichen Schicksal Betroffenen gestärkt und aufgehoben wissen.

In *Selbsthilfegruppen* schließen sich Menschen zusammen mit gleichen oder ähnlichen Problemen; jedes Mitglied kann Helfer wie Hilfesuchender sein.

In diesem Sinne werden in der Selbsthilfebewegung neue Akzente gesetzt gegenüber den etablierten Wohlfahrtsverbänden, Gesundheits- und Krankheitsligen, die ebenfalls aus Bestrebungen zur Selbsthilfe entstanden sind, heute aber große, für den einzelnen in der Regel nicht mehr überschaubare Gebilde geworden sind. Diese sind zumeist staatlich in erheblichem Maße unterstützt und arbeiten mit professionellen Helfern.

Heute gibt es kaum mehr einen Bereich oder ein Problem, für das nicht irgendwo Selbsthilfegruppen bestehen. In Westeuropa, insbesondere in der Schweiz, ist gegenüber den USA allerdings eine deutlich verzögerte Entwicklung zu beobachten. Rein gesundheitliche (vor allem präventive und rehabilitative) soziale, ökonomische und politische Anliegen vermischen sich in den verschiedenen Gruppierungen. Beispiele: Die Anonymen Alkoholiker sind weltweit verbreitet und kommen doch mit minimaler Organisation aus. Ihre Gruppen sind in der Regel offen, jeder Betroffene kann jederzeit bei den Treffen mitmachen. Regeln über den Ablauf der Zusammenkünfte und die anzustrebende innere Einstellung geben den Gruppen eine weltweit sehr ähnliche Struktur.

Für Diabetiker besteht eine schweizerische Gesellschaft mit einem Journal, mit namhaften in der Gesellschaft aktiven Fachleuten. Aus dieser Gesellschaft heraus beginnen sich kleine lokale Selbsthilfegruppen ausschließlich von Betroffenen zu bilden, die teilweise auch internationale Kontakte pflegen. Ähnliche Gruppen wie bei den Diabetikern bestehen für Krebserkrankungen, Multiple Sklerose, Parkinson-Kranke, Rheumatiker, Epileptiker, seelische Probleme, Partnerprobleme, alleinerziehende Eltern und viele andere mehr. Fließende Übergänge bestehen zu Gruppen, die nicht mehr in erster Linie Hilfe für die persönliche Bewältigung eines individuellen Problems suchen, sondern deutlich auch politische Zielvorstellungen haben, wie Kinderbetreuung, Schaffung von Spielplatzmöglichkeiten, Lärmbekämpfung, allgemeine Verbesserung der Wohnqualität. Diese Gruppierungen sind oft in Vereinen organisiert (Elternvereine, Anwohnervereine usw.) und werden auch Bürgerinitiativen genannt.

Viele Menschen haben das Bedürfnis, sich selbst helfen zu wollen, sie führen (nebst einer ärztlichen Behandlung) eine *Selbstbehandlung* durch. Eine interne Trendanalyse in den Praxen der sechs Mitglieder der FIAM (Fakultäre Instanz für Allgemeinmedizin) der Universität Bern ergab folgende Zahlen: Von 563 befragten Patienten waren 55% Männer und 45% Frauen, das Alter betrug 1 Monat bis 90 Jahre. 47% der Frauen und 63% der Männer negierten eine Selbstbehandlung im Zeitpunkt der Befragung. 53% der Frauen

und 37% der Männer behandelten sich vorwiegend mit Salben, Tees, Diäten und Natur-
heilmitteln verschiedenster Art. Viel seltener wurden Physiotherapie, Akupunktur, Aku-
pressur, Psychotherapie, Reflexzonenmassage sowie anthroposophische und homöopa-
thische Medikamente angegeben. Eine mehrfache Selbstbehandlung nannten 13% der
Frauen und 6% der Männer. Die große Belastung der Krankenkassen/Versicherungen
durch teure Abklärungen und Behandlungen (vor allem im Bereich der Spitalmedizin)
läßt eine beschränkte Selbstbehandlung bei häufigen und banalen Krankheiten und Beschwerden durchaus als erwünscht erscheinen, da die Patienten für diese Kosten selbst
aufkommen müssen. Die Selbstbehandlung ist großen regionalen und jahreszeitlichen
Schwankungen unterworfen.

11.3.2 Organisierte Laienhilfe

Es geht in diesem kurzen Unterkapitel vor allem darum, aufzuzeigen, was alles zum Vorteil des Patienten zur Verfügung steht. Ein Anspruch auf Vollständigkeit kann nicht erhoben werden, da neue Organisationen mit bestimmten Zielsetzungen in großer Zahl in letzter Zeit aufgetaucht sind und wohl auch in Zukunft in Erscheinung treten werden. Es ist
dem Arzt nur möglich, die vorhandenen „guten Dienste" zum Wohle der Patienten einzusetzen, wenn er diese Dienste einigermaßen kennt oder zumindest von ihrer Präsenz weiß.
Viele Organisationen der Laienhilfe haben in den letzten Jahren begonnen, ihre Aktivitäten den Gegebenheiten des heutigen Lebens anzupassen. Während vor 20 Jahren kaum jemand in der Lage war, selbst eine korrekte Blutstillung vorzunehmen (Fehlen von Materi-
al und Ausbildung) und Samariter hier wertvolle Hilfe leisten konnten, werden heute
schon Schulkinder systematisch in erster Nothilfe unterrichtet. Da „seelische Verletzungen" und Probleme im Alltag wesentlich häufiger sind als körperliche Verletzungen, wäre
es sinnvoll und erstrebenswert, wenn Samaritervereine das Spektrum ihrer Aktivitäten
auch auf die korrekte Erstbehandlung von seelischen Notfallsituationen ausdehnten. Gerade die Erst- und Mitbehandlung und Betreuung von Mitmenschen mit seelischen Problemen verlangt aber von den Helfern nicht nur viel Einfühlungsvermögen und eigene
Reife, sondern eine besonders konsequente Beachtung der Schweigepflicht gegenüber
Drittpersonen (eigene Familie, Nachbarn, Sensationspresse usw.).

Die Frage der Ehrenamtlichkeit oder der Bezahlung ist nicht einfach zu beantworten.
Ganz allgemein kann gesagt werden, daß ehrenamtlich tätige Helfer in der Regel gut motiviert sind, was ihre Arbeit besonders wertvoll macht. Andererseits muß berücksichtigt
werden, daß großer zeitlicher und emotioneller Aufwand eines Helfers (z. B. bei der Mithilfe einer Krisenbewältigung) honoriert werden sollte. Hierbei geht es nicht um großarti-
ge Bezahlung, sondern um eine sinnvolle Anerkennung. Oft ist es an den Ärzten, welche
Laienorganisationen betreuen, hier eine vernünftige Lösung des Problems in die Wege zu
leiten. Die in der Regel private Trägerschaft der organisierten Laienhilfe ist meist auf eine
finanzielle Unterstützung durch die Gemeinde oder den Staat angewiesen.

Im folgenden seien einige wichtige *Laienhilfeorganisationen* stichwortartig geschildert:

a) Dargebotene Hand

Telefonische Soforthilfe bei seelischen Problemen jeglicher Art, unentgeltlich, aus dem
entferntesten und abgeschlossensten Gebiet innert Sekunden erreichbar. Laienhilfe ist
hier nur bedingt richtig, da die Anrufe von speziell geschulten Personen entgegengenom-

men werden. Die „Dargebotene Hand" entspricht einem gewaltigen Bedürfnis (1983 in der Schweiz 155000 Anrufe, also über 400 täglich!). Nach Anhören des Problems (oft das Wichtigste) wird dem Anrufer ein Rat erteilt, wo und an wen er sich in seiner Umgebung wenden sollte (Sozialdienst, Pfarrer, Nachbar, Hausarzt, Gemeindeschwester, Spital, Ärztenotruf usw.).

b) Sorgentelefon für Kinder

Diese erst in jüngster Zeit eingeführte Einrichtung muß sich leider bereits großen Zuspruchs erfreuen. Mehr und mehr Kinder fühlen sich zu Hause nicht oder falsch verstanden. In ihrer Isolation bleibt diesen Kindern und Jugendlichen nichts anderes übrig, als sich an eine neutrale, außenstehende Stelle zu wenden, wo man ihrem Problem Aufmerksamkeit und ihnen selbst Gehör schenkt. Durch *Zuhören* und einige Ratschläge können häufig die gefährlichsten Spitzen gegenseitiger Aggression gebrochen werden. Das Zusammenführen des Kindes mit seiner Umgebung wird dadurch in großem Maße erleichtert. Vorteil eines solchen Sorgentelefons ist die recht große Erfahrung der Auskunftsstelle in täglich auftretenden Problemsituationen. Nachteil ist die Distanz zum Gesprächspartner und die Notwendigkeit des Telefons, einer an sich großartigen Einrichtung, die aber leider sehr oft zu Mißverständnissen führt.

c) Samariterverein

Wohl die traditionsreichsten Laienorganisationen im Dienste des Mitmenschen sind die Samaritervereine. Unter der Leitung eines nationalen Aufsichtsorganes sind die Samaritervereine regional und lokal organisiert und tätig. Ihr großes Verdienst ist es, die erste Hilfe bei Unfällen und Krankheiten mit großem persönlichem Einsatz verbreitet und bekanntgemacht zu haben. Wie bereits vermerkt, werden heute schon die Schüler in Nothilfe bei Unfällen ausgebildet. Die Mitarbeit der praktizierenden Ärzte in ärztlichen Samaritervereinen ist von großer Bedeutung. In Samariterkursen und an Vortragsabenden besteht die hochwillkommene Gelegenheit, präventivmedizinische Anliegen zu verbreiten. Die zumeist sehr gut motivierten Laienhelfer streuen die gehörten Anliegen in Gesprächen am Arbeitsplatz, am Stammtisch und in Treppenhäusern rasch und breit.

d) Mahlzeitendienst, Transportdienst, Heimpflegeorganisationen

Diese Dienste bilden unerläßliche Ergänzungen zur Arbeit der Gemeindekrankenschwester in der spitalexternen Kranken- und Betagtenbetreuung. Ausgebildetes Krankenpflegepersonal ist teuer und hat Aufgaben zu übernehmen, welche nicht von Laien ausgeführt werden können. Zubereiten und Verabreichen von Mahlzeiten, Patiententransporte (zum Arzt, zur Krankengymnastik, in ein Labor, ins Spital, an den Altersnachmittag, in die Kirche), Putzarbeiten in der Wohnung von Betagten und Kranken und vieles andere müssen womöglich durch freiwillige Laienhelfer übernommen werden. Aufgabe der Hausärzte ist es, diese Helfer zu unterstützen und ihnen mit Ratschlägen zur Seite zu stehen, falls dies gewünscht wird. Besonders wichtig ist es, diese freiwilligen Helfer nicht nur zu korrigieren und zu tadeln, sondern auch regelmäßig zu loben. Freiwillige Hilfe ist keineswegs selbstverständlich und verdient entsprechende Anerkennung.

Während die genannten Laiendienste vielerorts bereits recht gut eingespielt sind, ist das Problem der Fünftagewoche nicht überall befriedigend gelöst. Es ist eine schwere

Enttäuschung für einen älteren, an sich nicht schwerkranken Menschen, wenn er am Freitagabend ins Spital eingewiesen werden muß, weil der Mahlzeitendienst und die Laienheimpflege von Freitag 17.00 Uhr bis Montag früh nicht funktionieren. Hier praktikable Lösungen zu finden ist nicht nur ein finanzielles Problem, sondern eine Frage der Menschlichkeit gegenüber unseren betagten und kranken Mitmenschen.

e) Besuchsdienst und Telefonkette

Immer mehr Menschen, besonders höheren Alters, leben allein zu Hause, in einer kleinen Wohnung isoliert, ohne Kontakt mit den Nachbarn. Die Einweisung in ein Altersheim wird oft abgelehnt, oft ist in diesen Heimen auch kein Platz vorhanden. Tägliche Besuche durch Arzt, Gemeindekrankenschwester, Haushilfe oder Mahlzeitendienst sind nicht nötig, sofern diese Betagten noch selbständig sind. Bis vor einigen Jahren war das tägliche Einkaufen in einem kleinen Laden eine persönliche Angelegenheit, ein direkter Kontakt mit dem Ladenpersonal und damit eine unbewußte Kontrolle des Gesundheitszustandes älterer Mitmenschen. Nachdem die meisten kleinen Läden durch große, anonyme Einkaufszentren verdrängt worden sind, sind alte, isolierte Menschen nicht selten ihres letzten Kontaktes mit der Umgebung beraubt. Immer häufiger werden von der Polizei nach Aufbrechen einer Wohnung Personen gefunden, die nicht selten bereits seit Tagen oder Wochen tot sind. Um diesen Problemen und Gefahren zu begegnen, haben sich vielerorts Telefonketten und Besuchsdienste etabliert mit dem Zweck, ältere, alleinstehende Mitmenschen täglich zu kontaktieren und ihnen so die unerläßliche Verbindung mit der Umwelt zu garantieren. Besonders wichtig scheint auch hier, daß solche Dienste sich nicht auf eine Fünftagewoche beschränken, und daß der Arzt mit ihnen in Verbindung steht.

11.3.3 Professionelle Hilfe

Ärzte, Apotheker, Krankenschwestern, Hauspflegerinnen, Sozialarbeiter, Psychologen, Physio-, Ergo- und Aktivierungstherapeuten sind nur die Wichtigsten der Gesundheitsfachleute, die alle auch psychosoziale Funktionen wahrnehmen. An einem Ende der Skala finden sich die privatwirtschaftlich organisierten Unternehmer (Ärzte, Apotheker, Psychologen usw.), in der Mitte private, gemeinnützige Organisationen und am anderen Ende kirchliche, kommunale und staatliche Einrichtungen. Die Art der rechtlichen und ökonomischen Trägerschaft und das Finanzierungssystem beeinflussen das Angebotsspektrum. Ärzte als privatwirtschaftliche Unternehmer, die für Einzelleistungen honoriert werden, tendieren naturgemäß zu individuumsbezogener Hilfe. Fix besoldete Professionelle wie Sozialarbeiter, Krankenschwestern usw. engagieren sich bereitwilliger auch in der Förderung von Selbsthilfegruppenaktivitäten und Laienhilfe und in der interdisziplinären Zusammenarbeit. Für den privatwirtschaftlich organisierten Arzt bedeuten solche Aktivitäten „unproduktive" Mehrarbeit, die eine entsprechend hohe Motivation voraussetzen.

Dem Hausarzt kommt bei der Erkennung und Mitbehandlung psychosozialer Probleme eines Menschen eine Schlüsselposition zu. Es ist unerläßlich, daß *jeder Patient nicht nur als Individuum, sondern als Mensch in seiner ganz bestimmten psychosozialen Umgebung gesehen, beurteilt und behandelt wird.* Gerade der Hausarzt als Kenner der ganzen Familie und aller ihrer Bezugspunkte (Arbeitsplatz, Schule, Nachbarn, erweiterte Familie usw.) muß seinerseits auch das breite und immer ausgedehntere Angebot von Hilfsorganisationen kennen und sinnvoll einsetzen. Hausärztliche Funktion haben dabei nicht nur

Ärzte für Allgemeinmedizin, sondern auch Allgemeininternisten, oft auch Kinder- und Frauenärzte zu übernehmen. Auch die Spezialärzte der übrigen Fachrichtungen sind von psychosozialen Problemen ihrer Patienten keineswegs unberührt. Der zukünftige Arzt tut gut daran, sich schon als Student und Assistent zu bemühen, den Menschen in seiner ganzen Umgebung zu sehen und nicht nur ein bestimmtes Leiden isoliert zu betrachten.

Beispiel: 50jähriger Landwirt aus dem Voralpengebiet mit schwerer Koxarthrose. Es geht um das Problem der Operation (Totalendoprothese), da konservative Maßnahmen ausgeschöpft sind. In dieser Situation spielen nicht nur die subjektiven Beschwerden des Patienten, die Beweglichkeit der Hüften, die Operabilität und die Wahl der richtigen Endoprothese eine Rolle. Von größter Bedeutung ist auch das Mammakarzinom (operiert, unter zytostatischer Behandlung) und die reaktive Depression der Ehefrau, der bevorstehend 17wöchige Militärdienst des älteren Sohnes und die Tatsache, daß der jüngere Sohn noch schulpflichtig ist. Wer soll den Bauernbetrieb während vier Monaten führen? Wer steht der kranken und depressiven Ehefrau bei? Wer unterstützt den jüngeren Sohn bei der schweren Arbeit?

11.3.4 Zusammenarbeit

Die Zusammenarbeit der verschiedenen, zur Verfügung stehenden medizinischen, paramedizinischen und sozialen Institutionen ist vielerorts mangelhaft. Eine gute gegenseitige Information und Kooperation ist im Interesse des Patienten und der Volkswirtschaft (Kosten) aber unerläßlich. Wenn Patienten von mehreren Ärzten und Institutionen gleichzeitig betreut und behandelt werden, stellt sich das Problem der unerwünschten Wechsel- und Nebenwirkungen in viel höherem Maße. Die Patienten müssen angeregt werden, ihren Arzt vermehrt und regelmäßig über Begleitbehandlung und Selbstbehandlung zu informieren. An den Ärzten andererseits ist es, dies zu akzeptieren, die Angaben des Patienten als wichtige Information entgegenzunehmen und nur bei gefährlichen oder verwerflichen Selbstbehandlungen Einspruch zu erheben. Besonders dem Hausarzt kommt hier eine wichtige Informations- und Vermittlerrolle zu, da er in der Regel Sitten und Gepflogenheiten seiner Patienten und deren Umgebung besonders gut kennt. Wohl werden zusätzliche, oft sehr zeitraubende Bemühungen des Hausarztes zur Koordination verschiedener Dienste schlecht oder gar nicht entschädigt. Der Patient wird den Einsatz seines Arztes aber oft durch Anerkennung, Treue und positive Beurteilung im Gespräch mit Drittpersonen honorieren. Ärger und Enttäuschungen gerade bei schwierigen und zeitraubenden Arbeiten gibt es zudem nicht nur in der Medizin, sondern in vielen anderen Berufen auch.

Je größer eine Agglomeration ist, umso schwieriger werden Koordination und dauernde gegenseitige Information. Die folgenden Tabellen 11.7 und 11.8 geben einen Eindruck von der Vielfalt und Komplexität des gesamten Angebotes der Gesundheitsversorgung und der psychosozialen Dienste. Während in einem kleineren Dorf in mehr oder weniger abgeschlossenem Rahmen der Dorfarzt und die Gemeindekrankenschwester je nachdem mit Sozialarbeiter, Pfarrer oder Physiotherapeutin problemlos alle zwei oder drei Wochen hängige Probleme an einer kurzen Sitzung zusammen besprechen können, stellen sich in größeren Agglomerationen fast unüberwindliche Probleme betreffend Koordination von Terminen, Personen und Interessen. Besprechen in einer großen Agglomeration sechs Ärzte, fünf Gemeindeschwestern und drei Sozialarbeiterinnen monatlich ihre Patienten, so ist es nicht nur fast ausgeschlossen, alle Teilnehmer gleichzeitig zu versammeln, sondern es wird auch nicht jeder Mitarbeiter an jedem Problem interessiert sein, und das Berufsgeheimnis erfährt unnötige Einbrüche. Müssen andererseits die genannten Ärzte, Krankenschwestern und Fürsorgerinnen ihre Besprechungen einzeln durchführen, bleibt

Tabelle 11.7. Gesundheitsversorgung in einem Stadtkreis. (Aus: Direktion des Gesundheitswesens des Kantons Zürich: Spitalexterne Krankenpflege und Gesundheitspflege im Kanton Zürich. SPITEX 1980)

Ausgangslage

Einzugsgebiet	1 Stadtkreis mit 3 Quartieren und ca. 30 000 Einwohnern, davon 16% über 65jährige
Kirchgemeinden	Je 3 katholische und 3 reformierte Kirchgemeinden sowie je 1 methodistische und israelitische Gemeinde
Wirtschafts- und Sozialstruktur:	Wenig Industrie-, Dienstleistungs- und Handelsbetriebe

Bestehendes Angebot

Dienste im Stadtkreis	Stellen und Personal	Trägerschaft
Gemeindekrankenpflege	8 dipl. Krankenschwestern, davon 2 in Ausbildung zur Gesundheitsschwester	Krankenpflegeverein
Hauspflege	10 dipl. Hauspflegerinnen zu 100% 4 nicht dipl. Hauspfl. zu 50% 2 Vermittlerinnen (Teilzeit)	Ein Hauspflegeverein Ein Frauenverein
Haushilfedienst	45–48 Haushelferinnen für stundenweisen Einsatz (ca. 6 Stellen) 1 Einsatzleiterin zu 100%	Pro Senectute
Sozialdienst	– je nach Bedarf besetzte Sozialdienste – öffentlicher Sozialdienst	Kirchgemeinden Städtisches Sozialamt
Physiotherapie	3 dipl. Physiotherapeutinnen z. T. teilzeitbeschäftigt	selbständig erwerbende Physiotherapeuten und ein selbständig erwerbender Arzt
Ergo- und Aktivierungstherapie	1 dipl. Ergotherapeutin	Alters- und Tagesheim
Psych. Ergotherapie	2 dipl. Ergotherapeutinnen. 1 zu 50%	selbständig erwerbender Psychiater
Mütterberatung	2 Mütterberaterinnen	Städtisches Jugendamt
Fußpflege	7 dipl. Fußpflegerinnen 1 dipl. Fußpflegerin für das Altersheim	selbständig erwerbende Fußpflegerinnen Städtisches Sozialamt
Laiendienste		
– Mahlzeitendienst	– 2–3 Austräger für 3 Tage pro Woche; 2 Ausgabestellen	Pro Senectute private Geschäfte
– Transportdienst	– freiwillige nach Bedarf eingesetzte Helfer, 1 Meldestelle	SRK-Sektion und Kirchgemeinde
– Besuchsdienst	– freiwillige nach Bedarf eingesetzte Helfer, Koordinationstelle	Kirchgemeinden
– Samariterdienst	– Samariter	Samaritervereine
– Krankenmobilienmagazine	– 3 Magazine, 3 Verwalter (nebenamtlich)	Samariterverein
Ärztliche Dienste	20 Ärzte, Allgemeinpraktiker und Spezialärzte	selbständig erwerbende Ärzte
Pharmazeutische Dienste	7 Apotheken	7 selbständig erwerbende Apotheker

Tabelle 11.7. Fortsetzung

Über den Stadtkreis hinausgehende Dienste	Standort	Trägerschaft
Gemeindekrankenpflege	Nachbarkreis	israelitische Cultusgemeinde
Sozialdienste der Behinderten- und Gesundheitshilfe	Nachbarkreis	verschiedene Ligen
Sozialpsych. Dienst	Nachbarkreis	Kant. psych. Klinik
Beratungsdienst für Betagte	Nachbarkreis	Pro Senectute

An stationären und halbambulanten Einrichtungen stehen zur Verfügung:
- im Stadtkreis: 9 Altersheime, 1 Kranken-, 1 Tagesheim und Alterssiedlungen
- auf Stadtgebiet: Spitäler und 1 psychiatrische Klinik

Tabelle 11.8. Gesundheitsversorgung in einer Landgemeinde. (Aus: Direktion des Gesundheitswesens des Kantons Zürich: Spitalexterne Krankenpflege und Gesundheitspflege im Kanton Zürich. SPITEX 1980)

Ausgangslage

Einzugsgebiet:	Eine politische Gemeinde mit ca. 4500 Einwohnern, davon 15% über 65jährige
Kirchgemeinden:	Je eine katholische und reformierte Kirchgemeinde, Nachbargemeinden mit eingeschlossen
Wirtschafts- und Sozialstruktur:	Landwirtschafts- sowie Industrie- und Dienstleistungsbetriebe sind zu gleichen Teilen vertreten

Bestehendes Angebot

Dienste in der Gemeinde	Stellen und Personal	Trägerschaft
Gemeindekrankenpflege	1 dipl. Krankenschwester	Krankenpflegeverein
Hauspflege	2 dipl. und 1 nicht dipl. Hauspflegerinnen zu je 50% 1 Vermittlerin (Teilzeit)	Gemeinnütziger Frauenverein
Haushilfedienst	2–3 Haushelferinnen für stundenweisen Einsatz 1 Einsatzleiterin (Teilzeit)	private Trägerschaft unterstützt von Pro Senectute
Sozialdienst	1 dipl. Sozialarbeiter oder 1 Gemeindehelfer	Ref. Kirchgemeinde
Krankenmobilienmagazin	1 Verwalterin (Teilzeit)	Samariterverein
Ärztliche Dienste	2 freipraktizierende Ärzte für allgemeine Medizin	selbständig erwerbende Ärzte
Laiendienste		
- Transportdienst	} freiwillige, nach Bedarf einge-	SRK-Sektion
- Besuchsdienst	} setzte Helfer, 1 Meldestelle	SRK-Sektion
- Samariterdienst	Samariter	Samariterverein

Tabelle 11.8. Fortsetzung

Regionale Dienste	Standort	Trägerschaft
Mütterberatung	Bezirkshauptort	Jugendsekretariat
Sozialdienst der Behinderten und Gesundheitshilfe	Beratungsstelle im Bezirkshauptort	verschiedene Ligen
Sozialpsychiatrischer Dienst	psych. Ambulatorium im Bezirkshauptort	Kant. psychiatrische Klinik
Fußpflege	Größere Nachbargemeinde	selbständig erwerbende Fußpflegerin
Laiendienste		
– Mahlzeitendienst	Größere Nachbargemeinde	private Vereinigung
Spezialärzte	Kinderarzt in Nachbargemeinde, weitere Spezialärzte im Bezirkshauptort	selbständig erwerbende Ärzte
Physiotherapie	Bezirkshauptort ·	selbständig erwerbender Arzt
Ergotherapie	Bezirkshauptort	SRK-Sektion

An stationären und halbambulanten Einrichtungen stehen in der Nachbargemeinde ein Altersheim und Tagesheim, im Bezirkshauptort ein Krankenheim, ein Spital und ein psychiatrisches Ambulatorium zur Verfügung.

diesen Personen vor lauter Sitzungen kaum mehr Zeit für ihre Berufsaufgabe. Um solchen Schwierigkeiten zu begegnen, haben sich neue Modelle der Zusammenarbeit gebildet: Gruppen- und Gemeinschaftspraxen, Gesundheitszentren und psychosoziale Arbeitsgemeinschaften.

a) Interdisziplinäre Gruppenpraxen

Oben (s. Abschn. 11.1.4 d) hatten wir schon die grundsätzlichen Vor- und Nachteile von *Gruppenpraxen* diskutiert. Interdisziplinäre Praxen eignen sich nur in besonderer Weise, um die psychosoziale Versorgungskompetenz zu verbessern. Manche in der Primärversorgung tätige Ärzte haben den Wunsch, ihren Patienten möglichst körperliche, seelische und soziale Abklärung und Behandlung anbieten zu können, fühlen sich aus Gründen der Zeit und der Kompetenz aber außerstande, alles selbst zu leisten. Die Bildung multiprofessioneller oder interdisziplinärer Gruppenpraxen bildet somit einen Kompromiß. Das heißt, ein oder mehrere Ärzte der gleichen oder verschiedener Fachrichtungen arbeiten in ihrer Praxis mit Psychotherapeuten und/oder Sozialarbeitern zusammen. Auch Kranken- bzw. Gesundheitsschwestern, Physiotherapeuten usw., die präventive und rehabilitative Aufgaben vermehrt wahrnehmen möchten, sind oft in solche Teams integriert. Solche *Praxisteams* sind vorderhand in den rechtlichen und finanziellen Regelungen unseres Gesundheitssystems nicht vorgesehen, so daß diese Praxen zumeist mit entsprechenden Hindernissen zu kämpfen haben. Jedes Team benötigt außerdem zusätzliche Zeit und Energie für die innere Strukturierung und das Erlernen der Zusammenarbeit. Zumindest für die beteiligten Ärzte bedeutet die Beteiligung in solchen Teams im Vergleich zu Einzelpraxen vermindertes Einkommen bei gleichem Arbeitsaufwand. Dafür sind sie weniger in Gefahr, in ihrer Arbeit in Isolation zu geraten, erhalten in wichtigen Aspekten eine permanente und integrierte Weiterbildung, finden durch Rücksprachemöglichkeiten Rückhalt und haben die Gelegenheit, in Gruppengesprächen ihr eigenes Tun und ihre Rolle immer wieder zu überdenken.

In freieren Formen der Zusammenarbeit haben Ärzte und Psychotherapeuten eigene Praxen, treffen sich aber regelmäßig zu Fallbesprechung und Weiterbildung (z. B. Balint-Gruppen). Aus dieser gemeinsamen Tätigkeit lassen sich auch enge konsiliarische Zusammenarbeit und Überweisungspraxis weiter entwickeln.

Gesundheitszentren, in denen möglichst alle ärztlichen Fachrichtungen, Sozialarbeiter, Psychotherapeuten und ebenfalls Fachkräfte vorwiegend für Prävention und Rehabilitation vereinigt sind. Diese ebenfalls privatwirtschaftlichen Betriebe sind zu Riesengebilden mit 60-80 Beschäftigten herangewachsen, so daß aus der Größe des Betriebes heraus die Zusammenarbeit wiederum kompliziert ist.

Der Begriff Gesundheitszentrum wird vielfältig verwendet. Eine wichtige Einrichtung für die Förderung der Zusammenarbeit sind Zentren in Quartieren und Städten, in denen die Dienste der ambulanten bzw. spitalexternen Kranken- und Gesundheitspflege zusammengeschlossen sind. Das sind in erster Linie die Gemeindekrankenpflege und die Hauspflege; je nach örtlichen Gegebenheiten kommen weitere Dienste in verschiedener Zusammensetzung dazu. Diese Einrichtungen sind in der Schweiz unter dem Namen Gesundheitszentrum oder SPITEX-Zentrum bekannt.

b) Psychosoziale Arbeitsgemeinschaften

Tabelle 11.7 und 11.8 geben einen sehr unvollkommenen Eindruck, wieviele Menschen und Institutionen helfende Tätigkeiten ausüben und meist auch mehr oder weniger intensiv mit psychosozialen Problemen ihrer Klienten in Berührung kommen. Es müßten Psychologen, Pfarrer, Schulpsychologen, Jugendämter, Fürsorgestellen und viele stationäre Einrichtungen wie Kliniken, Heime usw. zusätzlich aufgezählt werden. Ein zunehmend stärkerer Wunsch mit benachbarten Berufsgruppen und Dienststellen zusammenzuarbeiten macht sich breit. Aus diesen Bestrebungen heraus sind in der Bundesrepublik bis Ende der 70er Jahre mindestens 50 psychosoziale Arbeitsgemeinschaften entstanden. Diese sind teilweise so groß, daß sie wieder in Arbeitsgruppen und Arbeitskreise unterteilt sind. Solche Arbeitsgemeinschaften treffen sich, z. B. monatlich zur Fortbildung und Besprechung aktueller Probleme, ergänzt durch ein bis zwei Wochenendarbeitstagungen pro Jahr. Was bei solchen Aktivitäten herauskommen kann, läßt sich nach RICHTER (1980) etwa so beschreiben:

- Viele Einrichtungen arbeiten besser zusammen, seitdem man sich persönlich besser kennengelernt und erfahren hat, wo und wie man einander unterstützen kann.
- Bedeutungsvoll ist die Überwindung der berufsbedingten Spaltungen. Man entwickelt für die einzelnen Probleme eher eine ganzheitliche Strategie, aus der sich dann ergibt, wer vornehmlich die Situation praktisch handhaben soll.
- Gegenseitige Fortbildung ist eine große Chance, dabei ergibt sich eine Tendenz zur Despezialisierung. Auch die Arbeit von Laien und Selbsthilfegruppen wird eher als Chance erkannt.

Jeder Arzt hat verschiedene Möglichkeiten, in seinem Umfeld einen größeren oder kleineren Arbeitskreis aufzuziehen oder in bestehenden Gruppierungen mitzuarbeiten. Hauptziel: gegenseitiges Kennenlernen, Vertrauen und Verständnis aufbauen durch gegenseitige Fortbildung, damit es nachher in der konkreten Problemsituation mit der Zusammenarbeit besser klappt. Niedergelassene Ärzte sind bisher allerdings die am stärksten untervertretene Gruppe in solchen Arbeitsgemeinschaften. Es ist möglich, daß sich

Ärzte hier ein ganzes Spektrum der gesundheitlichen Betreuung oder Mitbetreuung vollständig entgleiten lassen.

Weiterführende Literatur: Caplan G, Killilea M (1977). Collins AH, Pancoast DL (1981). Gottlieb BH (1983). Moeller ML (1978). Moeller ML (1981). Richter HE (1980)

11.4 Biopsychosoziale Medizin – eine ganzheitliche Medizin

EDGAR HEIM

Das Grundanliegen dieses Buches muß dem Leser, der an dieser Stelle seiner Lektüre angelangt ist, nun vertraut sein. Es geht vor allem darum aufzuzeigen, welch breit gesteckter Ergänzung die traditionelle naturwissenschaftliche Medizin bedarf. Diese Medizin ist bekanntlich aus einigen wenigen großen Mutterfächern – allen voran Anatomie, Chirurgie und Innere Medizin – entstanden, bis sie unter dem Zwang der Spezialisierung zur heutigen Aneinanderreihung einiger Dutzend Spezialitäten geworden ist. Es ist somit nicht die Absicht der Herausgeber, einem neuen Spezialfach „psychosoziale Medizin" das Wort zu reden. Im Gegenteil, sie möchten dazu beitragen, von einer fächerbezogenen Denkweise wegzukommen – seien diese nun organbegründet (z.B. Herzkrankheiten, Nierenkrankheiten), personenbezogen (Frauen- oder Kinderkrankheiten), oder technisch gerechtfertigt (z.B. Radiodiagnostik, physikalische Therapie). Psychosoziale Medizin will auch nicht verwandte Bereiche wie Medizinpsychologie, Medizinsoziologie, psychosomatische Medizin, Präventivmedizin, Arbeitsmedizin oder was immer im Fächerkanon ablösen. Sie möchte einzig als junge, enthusiastische, weitgreifende Denkweise sich mit der älteren, bestandeneren, verehrten, aber nicht länger vorurteilslos umschwärmten biologischen Medizin verbinden. Sie erhofft sich, daß daraus eine neue Medizin, eine ganzheitliche Medizin entsteht, die dort, wo sie bereits mit Namen gerufen wird, *biopsychosoziale Medizin* heißt. Noch hat die Vermählung jenes Teils der Medizin, der aus den bewährten Naturwissenschaften entstanden ist, mit jenem der durch die jüngeren Sozial- und Verhaltenswissenschaften begründet wird, nicht stattgefunden; aber vieles deutet darauf hin, daß es mit logischer Konsequenz dazu kommen wird, kommen muß.

Bekanntlich hat der amerikanische Wissenschaftstheoretiker KUHN (1973) festgestellt, daß die *Entwicklung der Wissenschaften* nicht kontinuierlich, sondern in Sprüngen stattfindet. Eine Umorientierung findet immer dann statt, wenn ein neues Wissenschaftsmodell (oder Paradigma) zur Verfügung steht, das bisher widersprüchliche Ergebnisse besser zu erklären vermag. Ein solcher Paradigmawechsel zeichnet sich zur Zeit in vielen Wissenschaftsbereichen ab, wie vorwiegend naturwissenschaftlich geschulte Autoren nachgewiesen haben – z.B. der Physiker CAPRA (1983), der Physiker und Biologe JANTSCH (1982), der Chemienobelpreisträger PRIGOGINE (1982). Das Gemeinsame an diesen Entwicklungen ist jeweils, daß ein traditionelles Wissenschaftsgebiet nun im neuen Zusammenhang als Teil eines umfassenderen Systems gesehen wird. Daß da in einer Übergangsphase heftige Kritik und Auseinandersetzung stattfinden, ist Teil des Prozesses. Ein vorbestehender Gleichgewichtszustand war offensichtlich über längere Zeit desequilibriert, bevor er sich neu einpendelt und Spannungen und Turbulenzen wieder abklingen.

Historisch handelt es sich also um einen langen Prozeß, der mit einem optimistischen Aufbruch und zunehmender Fortschrittsgläubigkeit in den 60er Jahren des vorigen Jahrhunderts begann (SCHIPPERGES 1985). Leicht werden jene, die sich nun heute wiederum für einen Paradigmawechsel in der Medizin einsetzen, verdächtigt, die Anstrengungen und Leistungen dieses vergangenen „naturwissenschaftlichen Jahrhunderts" zu mißachten. Wenn wir uns aber erinnern, mit welchem humanistischen Enthusiasmus sich etwa der Zellpathologe VIRCHOW - die Medizin müsse in das soziale und politische Leben eingreifen - daran machte, einem breiten wissenschaftlichen Denken zum Durchbruch zu verhelfen, dann unterscheidet er sich nicht von jenen Forschern, die heute ebenfalls auf wissenschaftlicher Basis aber auf einer neuen Bewußtseinsstufe, Fortschritt fordern. Echter Fortschritt zeichnet sich dadurch aus, daß er bewährte menschliche Wertvorstellungen respektiert - er vertritt also zugleich einen Wertkonservatismus. Falsch verstandener, in unserem Zusammenhang reiner Technologiefortschritt vernachlässigt die menschliche Dimension zugunsten technologischer Strukturen. Er vertritt also einen Strukturkonservatismus, der sich nicht darum bemüht, sein Handeln an traditionellen (ethischen) Werten zu messen.

Dieses zeitweise Mißverständnis der Medizin, indem sie nur den biologischen Teil als fortschrittsträchtig einstuft, hat ihr neuerdings viel *Skepsis und Kritik* eingebracht (CAPRA 1982; VESTER 1980; SCHAEFER 1979; DUBOS 1980; WHO 1983). Diese Kritik bezieht sich einerseits auf die Technifizierung und Spezialisierung, der u. a. angelastet wird, daß mit unverhältnismäßigen Kosten immer komplexere Abklärungen (CT, NMR) oder Therapien (Herztransplantationen) an immer kleineren Patientenzahlen vorgenommen würden. Es wird der Medizin weiter ihre „soziale Ungerechtigkeit" vorgeworfen, da die Aufwendungen höchst ungleich verteilt sind (Nord-Süd-Gefälle, soziales Schichtgefälle, urban-rurales Gefälle). Weiter wird die Effizienz (Wirksamkeit im Kostenverhältnis) bezweifelt, was sich ebenso auf Leistungen der Spitzenmedizin wie die vermehrt beachteten Nebenwirkungen medizinischer Eingriffe (Medikamente oder Operationen) bezieht. In diesem Zusammenhang folgt meist auch die Feststellung, daß die mittlere Lebenserwartung für gewisse männliche Bevölkerungsgruppen wieder im Abnehmen begriffen ist. Auch wird der Ansatz der Versorgung zunehmend gerügt. Belange der Umweltbelastung würden ebenso vernachlässigt wie die Möglichkeiten der Prävention zu wenig genutzt. Die weltweite Kostenexplosion im Gesundheitswesen mit einem immer noch steigenden Anteil am Bruttosozialprodukt der westlichen Industrienationen (1980 BRD 9,3%; Schweiz 7%; England 6%; Frankreich 7,5%; USA 9,3%) ruft allenthalben nach politischer Korrektur und neuen Versorgungsmodellen. Schließlich bezieht sich ein wesentlicher Teil der Kritik auf die Haltung von Ärzten und Mitarbeitern, die wir ja in diesem Buch immer wieder reflektiert haben. Kritische Denker wie der Philosoph FEYERABEND (1979), der Sozialkritiker ILLICH (1975) und Medizinsoziologe FREIDSON (1975) gehen so weit, daß sie fordern, die Medizin müsse den Medizinern enteignet werden. FEYERABEND kommt von der Wissenschaftskritik her zum Schluß, die Medizin müsse vermehrt von Bürgervertretungen oder Bürgerinitiativen kontrolliert werden. ILLICH fordert gar die „radikale Entmachtung", da die Medizin nicht nur kostspielig, sondern auch mit hohen Risiken verbunden sei. FREIDSON mißtraut vor allem den professionellen Experten der Medizin, von denen er glaubt, daß sie ihre technische Überlegenheit „ideologisch" ausnützten.

Es ließen sich noch viele kritische Punkte auflisten, doch ist es ja nicht Aufgabe dieses Lehrbuches, eine Analyse des Gesundheitswesens als Gesamtes vorzunehmen. Uns muß aber interessieren, daß die meisten kritischen Einwände - die den globalen Fortschritt der Medizin nicht entkräften können oder wollen - vorwiegend menschliches Verhalten und soziale Bedingungen betreffen. Mit anderen Worten: der psychosoziale Ansatz der Medizin wird als unzureichend eingeschätzt. Der Biologe VESTER (1980), der sich in den letzten Jahren intensiv mit systemischen Zusammenhängen verschiedener Wissenschaften auseinandergesetzt hat, sieht die Schwachstellen der medizinischen Versorgung als Folge von Strategiefehlern im Umgang mit komplexen Systemen: mangelhafte Zielbeschreibung, isolierte Behandlung eines Ausschnittes, einseitige Schwerpunktbildung, unbeachtete Nebenwirkungen, Tendenz zur Übersteuerung und zu autoritärem Verhalten (s. Kap. 2.3).

Bevor wir uns den ganzheitlichen Modellansätzen der neuen Medizin zuwenden, wollen wir uns noch einmal anhand einer eindrücklichen Untersuchung, der *„Alameda County Studie"*, die komplexen Zusammenhänge zwischen biologischen und psychosozialen Faktoren vor Augen führen: Im Human Population Laboratory, Alameda County, Californien (BERKMAN u. BRESLOW 1983), wurden in einer prospektiven longitudinalen Untersuchung Mortalität, Gesundheitsrisikoverhalten und tragende soziale Beziehungen (Netzwerk) vergleichend analysiert. 2229 Männer und 2496 Frauen im Alter von 30–69 Jahren wurden kontinuierlich über neun Jahre beobachtet. Ihr *Gesundheitsrisikoverhalten* wurde anhand von fünf Kriterien erfaßt:

(1) Zigarettenrauchen
(2) Exzessiver Alkoholkonsum
(3) Mangelnde körperliche Bewegung
(4) Übergewicht
(5) Weniger als 7–8 h Schlaf pro Nacht

Die Mortalität war bei jenen, die vier oder fünf der erwähnten Risikofaktoren erfüllten, um ein Mehrfaches höher als bei jenen, die kein oder ein geringes Risikoverhalten aufweisen. Nach Altersgruppen geordnet Männer (resp. Frauen):

30–49jährig: 8,4 (2,9)mal
50–59jährig: 2,4 (2,0)mal
60–69jährig: 1,7 (4,0)mal größer

Erstaunlicherweise war die Mortalität bei jenen, die bei Beginn der Untersuchung angaben, körperlich gesund zu sein, um einiges höher als bei jenen, die bereits gewisse chronische Leiden hatten. Dadurch wird zusätzlich der starke Einfluß des Risikoverhaltens belegt, indem jene, die sich gesund fühlten, Gesundheit als menschliches Gut nicht entsprechend respektierten und pflegten.

Der zweite Vergleich bezieht sich auf das *soziale Netzwerk,* d. h. das Vorhandensein von tragenden zwischenmenschlichen Beziehungen. Es wurden vier Gruppen von wenig (I) bis viel (IV) tragenden sozialen Beziehungen gebildet. Wiederum zeigte sich ein klarer Zusammenhang mit der Mortalität, der unabhängig von intervenierenden Einflüssen wie Rasse, Alter, soziale Klasse, Persönlichkeit etc. war. Die sozial isolierte Gruppe hatte eine um das 2,3fache (resp. Frauen 2,8fache) erhöhte Mortalität als die Gruppe mit den tragfähigsten sozialen Beziehungen. Wiederum bestand der Zusammenhang für das ganze Krankheitsspektrum – und nicht nur für bestimmte bekannterweise von sozialen Stressoren abhängige Krankheitsbilder wie z. B. koronare Herzkrankheiten. Die individuellen psychologischen Faktoren, die auch in die beiden Hauptkriterien eingeflossen sind, hatten für sich alleine genommen ebenfalls große Bedeutung. Zum Beispiel hat sich gezeigt, daß jene Menschen, die mit ihrem Leben insgesamt sehr unzufrieden waren, ein zwei- bis dreifach erhöhtes Mortalitätsrisiko aufwiesen.

Die entscheidende *Schlußfolgerung der „Alameda County Studie"* ist die, daß somatische Grunddisposition, Gesundheitsrisikoverhalten und soziales Netzwerk je einzeln, aber auch gemeinsam kumulativ zum Mortalitätsrisiko beitragen. Wenn diese hier in einer selten umfassenden und ganzheitlichen Versuchsanordnung gewonnenen Ergebnisse ernstgenommen werden, bedeutet dies, daß eben jede Krankheit als biopsychosozial aufgefaßt werden muß. Es genügt nicht mehr, sich z. B. mit dem Beitrag von Nikotin zur Atherombildung oder des oralgierigen Charakters zum Suchtverhalten oder der sozialen Isolation als Dauerstressor zu befassen. Letztlich sind alle Elemente multifaktoriell untereinander verbunden. Einzelstudien belegen schon lange, daß z. B. neurotische Unsicherheit unter Rauchern gehäuft ist, daß jugendliche Raucher von sozialen Vorbildern abhängig sind, daß äußere Verhaltensnormen mit der Zeit zu individuellen Reaktionsmustern (z. B. Rauchen bei Spannungen) werden, daß Arbeits- und Familienstressoren subjektive Spannung erzeugen, die zum Rauchen verleiten, daß sozial isolierte Menschen gehäuft rauchen etc. Was aber fehlt, ist ein Ansatz, der die gehäuften Einzelbeobachtungen zu einem neuen Medizinverständnis integriert.

Wie erwähnt, stützt sich die biopsychosoziale Medizin einerseits auf die traditionellen biophysikalischen Wissenschaften, andererseits auf die relativ jungen Sozial- und Verhaltenswissenschaften. Ihre eigenen Annahmen bedürfen weiterhin der kritischen Bestätigung durch *empirische Forschung*. Allerdings kann ihr Forschungsansatz sinngemäß weniger der analytisch-reduktionistische sein, dessen Stärke darin liegt, daß er jeweils isolierte Elemente (Variabeln) im Detail auf die Art ihrer Wechselwirkung hin untersucht. Vielmehr ist in der biopsychosozialen Medizin ein systemischer Ansatz notwendig, der sich vor allem mit den Zusammenhängen zwischen den Teilen und den Einwirkungen von Eingriffen auf das Ganze befaßt (vgl. z. B. in der „Alameda County Studie"). Da im systemischen Ansatz ganze Gruppen von Variabeln gleichzeitig beobachtet werden müssen, ist der Aufwand, um die Gütekriterien der Reliabilität und Objektivität aufrechtzuerhalten, entsprechend größer. Dagegen sind die Aussagen in bezug auf den komplexen Gegenstand, d. h. den Menschen mit all seinen Funktionen, valider oder aussagekräftiger (vgl. FEINSTEIN 1983). Oft muß die Zahl der Versuchspersonen zugunsten der Vielfalt der Beobachtung eingeschränkt werden (bis zur intensiven Single case study). Wo der reduktionistische Ansatz im linearen Modell genaue Erfolgskriterien vorgeben kann, muß sich das ganzheitlich-systemische Modell mit probabilistischen Methoden behelfen, die es erlauben, die Komplexität der Natur möglichst anzunähern. Das exakte (beispielsweise chemisch-analytische) Forschungs-Modell läßt sich schwer in praktisches Handeln umsetzen. Dagegen ist das (interdisziplinäre) systemische Modell den natürlichen Verhältnissen näher, so daß für praktisches Handeln Analogschlüsse gezogen werden können. Es sind genau diese handlungsbezogenen Ergebnisse, die von der integrierten biopsychosozialen Forschung erwartet werden müssen – beispielsweise zur dringend erwünschten Verbesserung der Patientencompliance.

Ganzheitlichere Medizin heißt zum einen, *Erklärungsmodelle* bilden, die die Interaktion multifaktorieller Einwirkungen plausibel machen. Zum andern erheischt sie, daß daraus für die *Betreuung* (in primärer, sekundärer und terziärer Prävention) Konsequenzen gezogen werden.

Der entscheidende Anstoß zu einem neuen Medizinmodell kam vor einigen Jahren vom amerikanischen Internisten und Psychiater ENGEL. In einem vielzitierten „Science" Artikel *The need for a new medical model: A challenge for biomedicine* (ENGEL 1977) hat er die wesentlichen Argumente für den fälligen Paradigmawechsel zusammengefaßt:

(1) Das Vorkommen von biologischen Defekten (z. B. bei Diabetes) beweist bestenfalls eine notwendige, aber nicht hinreichende Bedingung für das Auftreten der Krankheit. Der angeborene, konstitutionelle Faktor ist also nur einer unter mehreren Faktoren, die schließlich zur manifesten Krankheit führen können, aber nicht müssen.

(2) Um zu einem ausreichenden Verständnis der Beziehung zwischen biologischen Prozessen und klinischem Bild zu gelangen, müssen auch die psychosozialen Daten in wissenschaftlich rationaler Weise erhoben und beurteilt werden, da der Kranke die meisten Symptome in dieser Dimension präsentiert.

(3) Der überaus größte Teil der Krankheiten ist sowohl hinsichtlich des Zeitpunktes des Auftretens wie auch des Verlaufs von den psychosozialen Bedingungen des Kranken und seiner Umwelt abhängig.

(4) Die gleichen Bedingungen bestimmen, ob sich der Träger der biologischen Veränderungen und Symptome überhaupt krank fühlt oder von anderen als krank betrachtet wird und er somit in die Krankenrolle eintritt.

(5) Eine sog. rationale Behandlung, die sich nur auf die biologischen Phänomene ausrichtet, stellt nicht unbedingt die Gesundheit des Patienten wieder her, selbst wenn die biologischen Abweichungen korrigiert oder positiv beeinflußt sind. Die Diskrepanz zwischen körperlicher Gesundung und ausbleibendem subjektivem Wohlbefinden kann nur in psychologischen Begriffen erklärt werden.

(6) Unabhängig von der sog. rationalen Therapie vermag das Verhalten des Arztes in der Arzt-Patient-Beziehung das Ergebnis der Therapie sehr stark zu beeinflussen; ob im guten oder schlechten Sinn hängt von der Schulung und Erfahrung des Arztes ab.

Es ist erstaunlich, daß diese eine Publikation, eines allerdings weltweit anerkannten Forschers, so viel Echo auslösen konnte. Dies weist darauf hin, daß ENGEL eine Haltung und Erwartung zu formulieren verstand, für die die Zeit reif war. Die seitherige Diskussion zeigt aber keineswegs nur einhellige Zustimmung (ENGEL 1979 und mehrere Diskutanden). Häufig vorgebrachte *Einwände* lassen erkennen, daß ein Paradigmawechsel nur schrittweise und über Zeit vonstatten geht. So orientiert sich ein großer Teil der Einwände am bisherigen, vertrauten Paradigma, das Krankheit vorwiegend als monokausale Organstörung versteht und somit als reduktionistisch-positivistisches Erklärungsmodell bezeichnet werden kann. Diese Einwände lauten etwa: „Psychosoziale Fragen haben nichts mit den medizinischen Problemen zu tun". „Emotionale Schwierigkeiten sind Folge, nicht Ursache von Krankheiten". „Zuerst müssen alle organischen Ursachen abgeklärt sein, dann ist immer noch Zeit für eventuelle psychische Probleme".

Ein weiterer Teil der Einwände bezieht sich auf die ärztliche Rolle: „Wenn ich nicht alle organischen Faktoren geklärt habe, mache ich mich lächerlich oder riskiere einen Haftpflichtprozeß". „Ich konzentriere mich auf den organischen Anteil, da sich psychosoziale Probleme ohnehin nicht behandeln lassen". „Meine Patienten wollen gar nicht, daß ich mich in ihre persönlichen Probleme einmische". „Wenn ich anfange, mich mit den psychosozialen Aspekten zu befassen, komme ich zu keinem Ende mehr; ... werden Patienten abhängig von mir; ... laufen mir die Patienten davon" etc. (BEITMAN et al. 1982). In all diesen Einwänden, denen beliebige beigefügt werden könnten, steckt ein Stück Wahrheit. Sie hier im einzelnen zu entkräften hieße, dieses Buch nochmals von vorne anfangen zu schreiben. Sie gehen aber von zwei grundsätzlichen Irrtümern aus: Der eine ist der, psychosoziale Medizin wolle eine Medizin in eigenem Recht sein. Es geht aber nicht um die Alternative, was wichtiger sei, ob die biologischen (somatischen, organischen) Anteile einer Krankheit oder die psychosozialen (emotionalen, gesellschaftlichen) Faktoren. Nur durch Integration von biologischen mit psychosozialen Anteilen entsteht die biopsychosoziale Medizin als ganzheitliche Gesundheits- und Krankheitslehre.

Der zweite Irrtum bezieht sich auf das ärztliche Selbstverständnis. Der Umstand, daß es dem Arzt schwerfällt, auf die psychosozialen Dimensionen des Patienten einzugehen, macht diese nicht minder wahr. Ja, sein Betroffensein bestätigt, daß er seinem Patienten, dem Objekt seiner Aufmerksamkeit, nicht einfach unbeteiligt oder distanziert gegenüberstehen kann. Spätestens seit EINSTEINs Relativitätstheorie ist wissenschaftstheoretisch die Unabhängigkeit einer jeden wissenschaftlichen Beobachtung widerlegt. Zwar kann der aufmerksame und kritische Beobachter sich bemühen, ein Modell des zu beobachtenden Gegenstandes (z. B. der Krankheit) zu bilden. Aber seine Fragestellung, seine Ziele und seine Methoden werden immer das Resultat dieser Beobachtung beeinflussen. Mit anderen Worten: Die „reine, objektive Wahrheit" kann es auch in der wissenschaftlichen Medizin nicht geben, schon gar nicht im klinischen Alltag. Ja, hier ist sie eigentlich unerwünscht, da sie bedeuten würde, der Arzt sei am Krankheitsgeschehen seines Patienten gar nicht beteiligt. Biopsychosoziale Medizin ist eine engagierte Medizin und damit für den Arzt in mancher Weise eine schwierigere, anspruchsvolle Medizin.

Biopsychosoziale Medizin wird nicht nur unser Krankheitsverständnis und die ärztliche Haltung verändern, sie verlangt auch nach neuen *Ausbildungsformen*. In einem umfassenden und wegweisenden Bericht „Physicians for the 21st Century" hat die Association of American Medical Colleges (1984) (Dachorganisation der Medizinischen Fakultäten der USA) einen Forderungskatalog an die ärztliche Ausbildung zusammengestellt. Der Bericht stützt sich auf die systematische Befragung von über 100 medizinischen Fakultäten und über 20 Standesorganisationen und faßt die *Einschätzung der Lage* in 7 Punkten zusammen:

(1) Rasche Fortschritte von biomedizinischem Wissen und Technologie werden anhalten.
(2) Die chemische, mechanische und elektronische Technologie, die für Prävention und Therapie zur Verfügung steht, wird immer komplexer, wirksamer und potentiell gefährlicher.
(3) Dadurch wird sich die medizinische Praxis in noch höherem Grade spezialisieren.
(4) Es wird zunehmend erkannt werden, daß viele Faktoren, die auf Gesundheit – und Krankheit – einwirken, nicht direkt vom medizinischen Versorgungssystem beeinflußt werden können, sondern Folge von Lebensweise, Umwelteinflüssen und Armut sind.
(5) Patienten werden zunehmend auf Beratung durch Ärzte und Angehörige anderer Gesundheitsberufe angewiesen sein, wie sie die verschiedenen spezialisierten medizinischen Versorgungseinrichtungen nutzen sollen, um ihren Gesundheitszustand zu verbessern.
(6) Das hauptsächliche Versorgungsangebot wird künftig durch Ärzte erfolgen, die in großen Kooperationen oder Gesundheitsdiensten angestellt sind (auf US-Verhältnisse bezogen!).
(7) Die medizinische Ausbildung wird zunehmend durch die verschiedenen Trägerschaften, die für die medizinische Versorgung aufkommen, beeinflußt werden. In einer Zeit, da die anhaltende Kostenentwicklung des Gesundheitswesens zu einer allgemeinen Besorgnis wurde, werden medizinische einerseits und finanzielle Erfordernisse andererseits immer weniger kongruent sein und somit das ethische Dilemma der Medizin weiter komplizieren und verstärken.

Aufgrund ihrer Einschätzung der kommenden Entwicklung geben die Berichterstatter eine Serie von *Empfehlungen* ab, wie die künftige ärztliche Ausbildung zu gestalten sei. Wir können hier nur einige anführen, die sich auf das Thema der psychosozialen Medizin beziehen:

Empfehlung 1: In der ärztlichen Ausbildung sollen die medizinischen Fakultäten die Entwicklung von Fertigkeiten, Wertvorstellungen und Haltungen zumindest im gleichen

Maße fördern wie das Wissen. Zugleich müssen die Fakultäten die Informationsmenge, von der erwartet wird, daß sie der Student auswendig lernt, einschränken.

Empfehlung 3: Die medizinischen Fakultäten sollen in der Ausbildung vermehrt auf die anstehenden demographischen und allgemeinen Veränderungen Rücksicht nehmen (Alterspatienten, chronische Krankheiten, Armut, Umweltfaktoren, Formen der Lebensführung etc.).

Empfehlung 4: Die Ausbildung muß sich vermehrt darauf beziehen, daß Ärzte befähigt sind, mit individuellen Patienten und Gemeinden so zusammenzuarbeiten, daß das Gesundheitsverhalten gefördert und Krankheit vorgebeugt wird.

Was schon aus den wenigen auf das Grundsätzliche ausgerichteten Empfehlungen ersichtlich wird, bestätigt der übrige Bericht. Die Ausbildung zum Arzt des 21. Jahrhunderts muß eine ganzheitliche Ausbildung sein, die einer biopsychosozialen Medizin entspricht. Es erstaunt denn auch nicht, daß der weitere Bericht mit gleicher Konsequenz auf Veränderungen der Lernprozesse und der fakultären Zusammenarbeit drängt.

Was hier von amerikanischen Fachgremien gründlich und zukunftsweisend analysiert wird, ist auch in Europa Teil des *fachlichen und öffentlichen Bewußtseins* geworden (SCHAEFER 1979; O'NEILL 1982; von UEXKÜLL 1983; PAULI 1985). Politische Gremien tragen der veränderten Einschätzung Rechnung, indem sie direkt auf Ausbildungsziele einwirken, die früher der freien Gestaltung der medizinischen Fakultäten überlassen waren. In der Schweiz hat die Regierung nach parlamentarischer Genehmigung 1980 eine neue Prüfungsordnung erlassen, die erstmals in der Schlußprüfung vom Studenten verlangt, daß er auch im psychosozialen Bereich über ausreichendes Wissen und Können verfügt. In Deutschland sind die Prüfungsfächer Medizinpsychologie, Medizinsoziologie, psychosomatische Medizin in ähnlicher Absicht eingeführt worden. Das österreichische Curriculum sieht neu ebenfalls Grundkenntnisse im psychosozialen Bereich vor. Die sich vielerorts abzeichnende Veränderung des medizinischen Ausbildungssystems ist somit halb aus medizinisch-fachlicher Einsicht und halb aus gesellschaftlicher Forderung gewachsen. Ohne Zweifel hält diese Entwicklung weiter an. Fortschritt wird in kleinen (Ausbildungs-)Schritten zu ermessen sein.

Wie DUBOS (1980) feststellt, hat der technologische und soziale Fortschritt das Leben der Menschen in vieler Hinsicht bequemer gestaltet. Eine Folge davon ist aber, daß der Mensch immer hilfloser geworden ist, sich in seinem Lebensraum ohne Unterstützung durch Experten zurechtzufinden. Ein *Hauptziel der ganzheitlichen Medizin* muß somit sein, im Einzelnen wie im Kollektiv geeignete Ressourcen aufzubauen und anzugehen, damit der Mensch wieder lernt, Herausforderungen zu bestehen, Gefahren zu begegnen und Leiden zu ertragen – seine Lebenswelt neu gestalten oder „man adapting", wie das Buch von DUBOS heißt.

Literaturverzeichnis

Abelin T, Brzezinski Z, Carstairs V, Thuriaux MC (eds) (in press) Measurement in health-promotion and protection. WHO Regional Office for Europe and International Epidemiological Assoc, Copenhagen

Ackerknecht EH (1982) The history of psychosomatic medicine. Psychol Med 12: 17-24

Ader R (1981) Psychoneuroimmunology. Academic Press, New York

Adler R (1983) Psychologische Behandlungsmöglichkeiten bei Krebs-Schmerzpatienten. Schmerz 4: 152-156

Adler R (1984) Konversion: Mimikry somatischer Symptome. Schweiz Med Wochenschr 114: 1814-1818

Adler R, Hemmeler W (im Druck) Das Erstgespräch - der biopsychosoziale Zugang zum Patienten. Fischer, Stuttgart

Ahrens S (1979) Interaktionsmuster der ambulanten Arzt-Patient-Beziehung in der Allgemeinpraxis. In: Siegrist J, Hendel-Kramer A (Hrsg) Wege zum Arzt. Urban & Schwarzenberg, München

Alexander F, French TM, Pollock GH (1968) Psychosomatic specifity. Experimental study and results. University Press, Chicago

Andreasen NJC, Norris AS (1977) Long term adjustment and adaptation mechanisms in severely burnt adults. In: Moos RH (ed) Coping with physical illness. Plenum Medical Book, New York

Apfel RJ, Simon B (1985) Patient-Therapist sexual contact. I. Psychodynamic perspectives on the causes and results. Psychother Psychosom 43: 57-62

Assal JPH, Lacroix A, Gfeller R (1982) Pour que le malade assume sa maladie, le rôle de l'équipe soignante. Les cahiers médico-sociaux 26: 263-274

Association of American Medical Colleges (1984) Physicians for the 21st Century. The GPEP Reports

Augustiny KF, Heim E (in press) Coping with professional stress in dentists. J Psychosom Res

Avny J (1980) The severe burnts. In: Freyberger H (ed) Psychotherapeutic interventions in life-threatening illness. Karger, Basel

Awandor D (1982) The healing process in African psychotherapy. Am J Psychother 36: 206-213

Axline VM (1982) Dibbs. Knaur, München

Baker GHB (1981) Psychological Management. Clin Rheum Dis, August 1981

Balint M (1972) Angstlust und Regression. Rowohlt, Reinbek

Balint M (1957) Der Arzt, sein Patient und die Krankheit. Klett, Stuttgart

Bancroft J (1985) Grundlagen und Probleme menschlicher Sexualität. Enke, Stuttgart

Bard P (1935) The effects of denervation of the genitalia on the oestral behavior of cats. Am J Physiol 113: 5-6

Barnes M (1979) Meine Reise durch den Wahnsinn. Fischer, Frankfurt aM

Bärtschi E, Beck EA (1984) Psychosomatische Aspekte der Hämophilie. Hämatologisches Zentrallabor Inselspital Bern

Baum J, Figley BA (1980) Psychological and sexual health in rheumatic diseases. In: Kelly WN et al (eds) Textbook of Rheumatology. Saunders, New York

Beck D (1977) Das Koryphäen-Killer-Syndrom: zur Psychosomatik chronischer Schmerzzustände. Dtsch Med Wochenschr 102: 303

Beck D, Frank Y (1977) Der therapieresistente psychosomatisch Kranke und sein Arzt. Folio Psychopractica Roche Nr. 2

Becker MH (ed) (1974) The health belief model and personal health behavior. Health Educ Monographs 2: 324-473

Becker MH (1979) Understanding patient compliance: the contributions of attitudes and other psychosocial factors. In: Cohen SJ (ed) New directions in patient compliance. Lexington Books, Lexington

Beckmann D, Scheer JW (1976) Sozialpsychologie der Arzt-Patienten-Beziehung. Urban & Schwarzenberg

Beitman BD, Williamson P, Featherstone H, Katon W (1982) Resistance to physician use of the biopsychosocial model. Gen Hosp Psychiatry 4: 81-83

624   Literaturverzeichnis

Belser FG (1984) Der Diabetiker und sein Arzt: Tandem oder Ringkampf? Schweiz Ärzteztg 65: 181
Bergengruen W (1982) Der Schutzengel. In: Die schönsten Novellen. Arche Verlag, Zürich
Berkman LF, Breslow L (1983) Health and ways of living. Oxford University Press, New York
Bertalanffy L v (1968) General system theory. George Braziller, New York
Beutler M (1981) Fußfassen. Zytglogge, Gümligen
Biener K (1981) Tabak-, Alkohol- und Tablettenkonsum berufstätiger Frauen. Schweiz Ärzteztg 62: 2861–2864
Binswanger R (Hrsg) (1984) Patient – Patientenrecht. Verlag Volk + Recht, Bern
Borbély A (1984) Das Geheimnis des Schlafs: Neue Wege und Erkenntnisse der Forschung. Deutsche Verlags-Anstalt, Stuttgart
Bösch J (1984) Systemische Familientherapie bei psychosomatischer Erkrankung Jugendlicher. Praxis 73: 225–228
Boss M (1957) Psychoanalyse und Daseinsanalytik. Huber, Bern
Boydstun JA (1977) Malingering. In: Kaplan HJ, Friedman HM, Sadock BJ (eds) Comprehensive textbook of psychiatry, Vol III. Williams & Wilkins, Baltimore
Bräutigam W, Christian P (1973) Psychosomatische Medizin: ein kurzgefaßtes Lehrbuch für Studenten und Ärzte. Thieme, Stuttgart
Brickenkamp R (1975) Handbuch psychologischer und pädagogischer Tests. Hogrefe, Göttingen
Brodland GA, Andreasen NJC (1977) Adjustment problems of the family of the burnt patient. In: Moos RH (ed) Coping with physical illness. Plenum Medical Book, New York
Brody DS (1980) Physician recognition of behavioral, psychological and social aspect of medical care. Arch Intern Med 140: 1286–1289
Brown GW (1984) Social conditions related to the life stress process. In: Dohrenwend BS, Dohrenwend BP (eds) Stressful life events and their contexts. Rutgers, New Brunswick
Burch GE, DePasquale NP, Phillips JH (1968) What death is like. Am Heart J 76: 438–439
Bruhn JG, Phillips BU, Wolf S (1972) Social readjustment and illness patterns: comparisons between first, second and third generation Italian-Americans living in the same community. J Psychosom Res 16: 387–394
Buddeberg C (1983) Sexualberatung. Enke, Stuttgart
Buddeberg G (1985) Ehen krebskranker Frauen. Urban & Schwarzenberg, München
Cannon WB (1923) Bodily changes in pain, fear, and rage. Appleton, New York
Cannon WB (1975) Wut, Hunger, Angst und Schmerz: eine Physiologie der Emotionen. Urban & Schwarzenberg, München
Caplan G, Killilea M (1977) Support systems and mutual help. Grune & Stratton, New York
Capra F (1982) Wendezeit. Scherz, Bern
Cardinal M (1979) Schattenmund. Rowohlt, Reinbek
Chappuis CH (1982) Die Erwartungen des älteren Patienten an seinen Arzt. Praxis 71: 1313–1316
Charles-Nicolas A, Touzeau D (1981) Hypochondrie et transculture. Psychologie Médicale 13: 783–786
Cartwright LK (1980) Sources and effects of stress in health careers. In: Stone GC, Cohen F, Adler NE (eds) Health psychology. Jossey-Bass, San Francisco
Ciompi L (1982) Affektlogik. Klett-Cotta, Stuttgart
Clare A, Corney RH (1982) Social work and primary health care. Academic Press, London
Clyne MB (1964) Der Anruf bei Nacht: eine psychologische Untersuchung aus der ärztlichen Praxis. Klett, Stuttgart
Cockerham WC (1982) Medical Sociology. Prentice-Hall, Englewood Cliffs
Coe RM (1970) Sociology in Medicine. McGraw-Hill, New York
Cogswell BE (1981) Family physician: a new role in process of development. Marriage Family Rev 4: 1–30
Cohen F, Lazarus RS (1980) Coping with the stresses of illness. In: Stone GC, Cohen F, Adler NE (eds) Health psychology. Jossey-Bass, San Francisco
Cohen SJ (ed) (1979) New directions in patient compliance. Lexington Book, Lexington
Cohen RC (1975) Von der Psychoanalyse zur themenzentrierten Interaktion. Klett-Cotta, Stuttgart
Cole S, Lejeune R (1972) Illness and the legitimation of failure. Am Sociol Rev 37: 347–356
Collins AH, Pancoast DL (1981) Das soziale Netz der Nachbarschaft als Partner professioneller Hilfe. Lambertus Verlag, Freiburg/Br
Collins JK, McCabe MP, Jupp JJ (1983) Body percept change in obese females after weight reduction therapy. J Clin Psychol 39: 507–511
Comley A (1973) Family therapy and the family physician. Canadian Family Physician
Conte HR, Karasu TB (1981) Psychotherapy for medically ill patients: review and critique of controlled studies. Psychosomatics 22: 285

Cousin N (1981) Anatomy of illness, Bantam, New York

Cox BM, Opheim KE, Teschemacher H, Goldstein A (1975) A peptidelike substance from pituitary that acts like morphine. Life Sciences 16: 1777-1782

Crick F, Mitchison G (1983) The function of dream sleep. Nature 304: 111-114

Cuneo A (1982) Eine Messerspitze blau. Limmat Verlagsgenossenschaft Zürich

Dahlen NW, Kinsman RA, Horton DJ (1977) Panic-fear in asthma: requests for as-needed medications in relation to pulmonary function measurements. J Allergy Clinic Immunol 60: 295-300

Damas MJ, Jenner FA, Sueddon J, Addis WD (1978) Ventilatory responses to carbon dioxide in syndromes of depression. J Psychosom Res 22: 473-476

Darling JF (1965) The prone head reaction in the human neonate. Child Dev 36: 943-949

Davis F (1972) Illness, interaction and the self. Wadsworth, Belmont CA

Dekker D, Groen J (1958) Reproducible psychogenic attacks of asthma. J Psychosom Res 1: 58

Dekker MH (ed) (1974) The health belief model and personal health behavior. Health Educ Monographs 2: 324-473

Demuth W (1982) Schwierigkeiten und Probleme von Studenten. Medizin, Mensch, Gesellschaft 7: 32-41

Derdeyn AP (1978) The physician's work and marriage. Int J Psychiatry Med 9: 297-306

De Nour AK (1980) The hemodialysis unit. In: Freyberger H (ed) Psychotherapeutic interventions in life-threatening illness. Karger, Basel

Derogatis LR, Abeloff MD, Melisaratos N (1979) Psychological coping mechanisms and survival time in metastatic breast cancer. J Am Med Assoc 242: 1504-1508

Diggelmann WM (1982) Schatten. Fischer, Frankfurt aM

DiMatteo MR, DiNicola DD (1982) Achieving patient compliance: The psychology of the medical practitioner's role. Pergamon Press, New York

Dohrenwend BS, Dohrenwend BP (eds) (1984) Stressful life events and their contexts. Rutgers, New Brunswick

Dostojewski FM (1985) Der Idiot. Dtv, München

Drossman DA (1978) The problem patient: evaluation and care of medical patients with psychosocial disturbances. Ann Intern Med 88: 366-372

Dubois P (1905) Die Psychoneurosen und ihre psychische Behandlung. (op cit in:) Finke J, Schulte W (1979) (Hrsg) Schlafstörungen. Thieme, Stuttgart

Dubos R (1980) Man adaption. Yale University Press, New Haven

Dudley DL, Glaser EM, Jorgenson BN, Logan DL (1980) Psychosocial concomitants to rehabilitation in chronic obstructive pulmonary disease, part I. Psychosocial and psychological considerations. Chest 77: 413-420

Dunbar FH (1935) Emotions of bodily changes: Survey of literature on psychosomatic interrelationship: 1910-1933. Columbia University Press, New York

Dunham HW (1976) Society, culture and mental disorder. Arch Gen Psychiatry 33: 147-156

Eastwood MR, Trevelyan MH (1971) Stress and coronary heart disease. J Psychosom Res 15: 289-292

Eggert J, Schuhmacher S (1982) Das Buch der ganzheitlichen Gesundheit. Scherz, Bern

Eiser CH (1982) The effects of chronic illness on children and their families. In: Eiser JR (ed) Social psychology behavioral medicine. Wiley, Chichester

Eiser JR (1982) Social psychology and behavioral medicine. Wiley, Chichester

Eisenbruch M (1983) „Wind illness" or somatic depression: A case study in psychiatric anthropology. Br J Psychiatry 143: 323-326

Eliade M (1975) Schamanismus und archaische Ekstasetechnik. Suhrkamp, Frankfurt aM

Emrich H (1983) Psychophysiologische Grundlagen der Psychiatrie und Psychosomatik: bewußte und nicht bewußte Wahrnehmung emotionaler Reize. Huber, Bern

Engel GL (1959) Psychogenic pain and the pain-prone patient. Am J Med 26: 899-918

Engel GL (1970) Psychisches Verhalten in Gesundheit und Krankheit. Huber, Bern

Engel GL (1970) Conversion symptoms. In: MacBryde CM, Blackton RS (eds) Signs and symptoms: applied physiology and clinical interpretation. Lippincott, New York

Engel GL (1970) Pain. In: MacBryde CM, Blackton RS (eds) Signs and symptoms: applied physiology and clinical interpretation. Lippincott, New York

Engel GL (1977a) The care of the patient: art or science? Johns Hopkins Med J 140: 222-232

Engel GL (1977) The need for a new medical model: a challenge for biomedicine. Science 196: 129-136

Engel GL (1979) Biomedical model: a procrustean bed? Man Med 4258-4292

Engel GL (1980) The clinical application of the biopsychosocial model. Am J Psychiatry 137: 535-544

Engel GL (1983) The biopsychosocial model and family medicine. The J Fam Practice 16: 409-413

Engelhardt D (1982) Zur Copingstruktur: Vom Umgang des Kranken mit seiner Krankheit. Erfahrungsheilkunde 31: 765-773

Eskin F (1981) A hierarchical model of continuing education. Med Educ 15: 346–348

Fabrega H Jr (1972) The study of the disease in relation to culture. Behav Sci 17: 183–203

Falck H, Thiels C (1979) Das Sterbealter der Ärzte in Berlin-West und Hessen von 1964–1976. Med Klin 74: 1140–1143

Feidel G, Bolm G (1981) Zum Einfluß von Einstellungsvariablen auf die Effekte eines Curriculums zur Gesprächsführung (IPR nach Kagan). Med Psychol 7: 135–148

Feinstein AR (1983) An additional basic science for clinical medicine: I. The constraining fundamental paradigms. Ann Intern Med 99: 393–397

Feyerabend P (1979) Erkenntnis für freie Menschen. Suhrkamp, Frankfurt aM

Finzen, A (1969) Arzt, Patient und Gesellschaft. Gustav Fischer, Stuttgart

Fisch G (1979) Akupunktur. Goldmann, München

Fischer-Homberger E (1975) Von dem Fischer und syner Fru: Zur Geschichte der ärztlichen Verantwortlichkeit. Schweiz Ärzteztg 56: 2–5, 37–43

Fisher JV (1978) What the family physician expects from the psychiatrist. Psychosomatics 19: 523–527

Flückiger H (1984) Der Hausbesuch heute. Schweiz Ärzteztg 65: 1490–1496

Fodor JA (1981) Das Leib-Seele-Problem. Spektrum der Wissenschaft 1981, 27–37

Forbes CD, Markova I, Stuart J, Johnes P (1982) To tell or not to tell: Hämophiliacs's views on their imployment prospects. Int J Rehab Res 5: 13–18

Frankenstein P (1974) Die Sterblichkeit nach Todesursache und Zivilstand in der schweizerischen Wohnbevölkerung von 1941–1960. Dissertation, Zürich

Freidson E (1975) Die Dominanz der Experten. Urban & Schwarzenberg, München

Freidson E (1979) Der Ärztestand. Enke, Stuttgart

Freudenberger HJ (1981) Burn out. Bantam, Toronto

Freyberger H (1980) Renaltransplant unit. In: Freyberger H (ed) Psychotherapeutic intervention in lifethreatening illness. Karger, Basel

Freyberger H (ed) (1980) Psychotherapeutic intervention in lifethreatening illness. Karger, Basel

Friedmann M et 11 alii (1984) Alteration of type A behavior and reduction in cardiac recurrences in postmyocardial infarction patients. Am Heart J 108: 237–248

Friedrich H (Hrsg) (1982) In deutscher Fremde: Zur Lage unserer Gastarbeiter. Psychosozial 16. Rowohlt, Reinbek

Furnham A, Alibhai N (1983) Cross-cultural differences in the perception of female body shapes. Psychol Med 13: 829–837

Gardell B (1971) Alienation and mental health in the modern industrial environment. In: Levi L (ed) Society, stress, and disease, Vol I.: The psychosocial environment and psychosomatic diseases. Oxford University Press, London

Gaus E, Köhle K (1985) Intensivmedizin aus psychosomatischer Sicht. In: Uexküll T v (Hrsg) Lehrbuch der psychosomatischen Medizin. Urban & Schwarzenberg, München Wien Baltimore

Geertsen R, Klauber MR, Rindflesh M, Cane RL (1975) Reexamination of Suchman's views on social factors in health care utilisation. J Health Soc Behav 16: 226–237

Geist W, Urban H, Köhle K, Pousset R, Schweidtmann W (1976) Der Nachtdienst in der Krankenpflege aus der Sicht patientenzentrierter Medizin. Psychosoziale Probleme im Krankenhaus. Urban & Schwarzenberg, München

Glaus B (1979) Dein Recht als Patient. Regina, Zürich

Glynn CJ, Lloyd JW, Folkhard S (1981) Ventilatory responses to interactable pain. Pain 11: 201–211

Golden DA, Davis JG (1977) Counseling parents after the birth of an infant with Down's Syndrome. In: Moos RH (ed) Coping with physical illness. Plenum Medical Book, New York

Golden JS, Stehlik J (1980) Special aspects in surgery. In: Freyberger H (ed) Psychotherapeutic interventions in lifethreatening illness. Karger, Basel

Gordon WA, Freydenberg I, Diller L et al (1980) Efficacy of psychosocial intervention with cancer patients. J Consult Clin Psychol 48: 743–759

Gorlin R, Zucker HW (1983) Physicians' reactions to patients: a key to teaching humanistic medicine. N Engl J Med 308: 1059–1063

Greco RS, Pittenger RA (1968) Ein Hausarzt und seine Praxis. Huber, Bern, Klett, Stuttgart

Greer S, Morris T, Pettingale KW (1979) Psychological reponse to breast cancer: effects on outcome. Lancet 785–787

Groen JJ (1976) Present status of the psychosomatic approach to bronchial asthma (op cit in) Hill O (ed) Modern trends in psychosomatic medicine. Butterworths, London

Groves JE (1978) Taking care of the hateful patient. N Engl J Med 298: 883–887

Gruen E (1975) Effects of brief psychotherapy during the hospitalization period on the recovery process in heart attacks. J Consult Clin Psychol 43: 223–232

Guttmann L (1976) Spinal cord injuries. Blackwell, Boston

Hackett TP, Cassem NH (1975) Psychological management of the myocardial infarction patient. J Hum Stress 3: 25-38

Hackett TP, Cassem NH (eds) (1978) Massachusetts General Hospital handbook of general hospital psychiatry. Mosby, St. Louis

Hackett TP, Cassem NH, Wishnie HA (1968) The coronary care unit: an appraisal of its psychological hazards. N Engl J Med 279: 1365

Häfner H, Reimann H, Immich H, Martini H (1969) Inzidenz seelischer Erkrankungen in Mannheim 1965. Soc Psychiatry 4: no 3

Hamburg DA, Elliott GR, Padron DL (Hrsg) (1982) Health and behavior: frontiers of research in the biobehavioral sciences. National Academy Press, Washington

Hampton JR, Harrison MJG, Mitchell JRA, Prichard JS, Seymour C (1975) Relative contributions of history-taking: physical examination and laboratory investigation to diagnosis and management of medical outpatients. Br Med J 2: 486-489

Hannich HJ, Wendt M, Lawin P (1983) Psychosomatik der Intensivmedizin. Thieme, Stuttgart

Hanson JD, Larson ME, Snowdon CT (1976) The effects of control over high intensity noise on plasma cortisol levels in rhesus monkeys. Behav Biol 16: 333-340

Hartmann H (1973) Rechtsfragen des ärztlichen Telefongesprächs. Praxis 62: 253-257

Hauser ST, Jacobson AM, Noam G, Powers S (1983) Ego development and self-image complexity in early adolescence. Arch Gen Psychiatry 40: 325-332

Hauss K, Dentler P, Neidenbach N, Stegemann H, Völker H (1981) Medizinische Psychologie im Grundriß, 2. Aufl. Hogrefe, Göttingen

Haynes RB, Taylor DB, Sackett DL (eds) (1979) Compliance in health care. Johns Hopkins University Press, Baltimore

Hebel JP (1981) Das Schatzkästlein des Rheinischen Hausfreundes. Wunderlich, München

Heim E (1979) Coping und Anpassungsvorgänge der psychosomatischen Medizin. Z Psychosom Med Psychoanal 25: 251-262

Heim E (1983) Bewältigung von Streßsituationen. Schweiz Mschr Zahnheilk 93: 804-811

Heim E (1983) Psychiatrische Notfälle. Diagnostik 7: 6-15/8: 6-12

Heim E (1985) Praxis der Milieutherapie. Springer, Heidelberg

Heim E, Adler R, Moser A (1982) Beeinträchtigung der psychosozialen Anpassung durch terminale Krankheit. Z Psychosom Med 28: 347-362

Heim E, Augustiny KF, Blaser A (1983) Krankheitsbewältigung (Coping) - ein integriertes Modell. Psychother Med Psychol 33: 35-40

Heim E, Blaser A, Waidelich E (1972) Dyspnea: Psychophysiologic relationships. Psychosom Med 34: 405-423

Heim E, Moser A, Adler R (1978) Defense mechanisms and coping behavior in terminal illness: an overview. Psychother Psychosom 30: 1-17

Heller SS, Frank KA, Kornfeld DS, Malm JR, Bowman FO (1974) Psychological outcome following open heart surgery. Ann Intern Med 134: 908-914

Henry JP, Stephens PM (1977) Stress, health and the social environment. Springer, New York

Herrmann N (1979) Ich habe nicht umsonst geweint. Kreuz Verlag, Stuttgart

Herrmann T, Hofstätter P, Huber H, Winert F (1977) Handbuch psychologischer Grundbegriffe. Kösel, München

Hertz DG, Molinski H (1980) Psychosomatik der Frau. Springer, Berlin

Herzig EA (Hrsg) (1978) Betreuung Sterbender. Editions Roche, Basel

Herzlich C (1973) Health and illnesses: a social-psychological analysis. Academic Press, New York

Hiatt DP, Peglar M, Borgen FH (1984) Patterns of perception of health in cardiac patients. J Psychosom Res 28: 87-92

Hinkle LE, Wolff HG (1957) Health and social environment experimental investigations. In: Leighton AH (ed) Explorations in social psychiatry. Basic Books, New York

Hofling CK, Protzmann SD, Graves N, Pierce CM (1966) An experimental study in nurse-physician relationship. J Nerv Ment Dis 143: 171-180

Hollingshead AB, Redlich FC (1958) Social class and mental illness. Wiley, New York

Holmes TH, Rahe RH (1967) The social readjustment rating scale. J Psychosom Res 11: 213-218

Horn B, Foerster CH (1984) Das Blutdruckverhalten des Titelrollendarstellers der Tell-Freilichtspiele Interlaken. Praxis 73: 809-810

Hughes J, Smith TW, Kosterlitz HW, Fothergill LA, Morgan BA, Morris HR (1975) Identification of two related pentapeptides from the brain with potent opiate agonist activity. Nature 258: 577-579

Hulka D, Cassel J, Cooper L, Burdette J (1976) Communication, compliance and concordance between physicians and patients with prescribed medications. Am J Publ Health 66: 847–853

Hunt DD, Irby D, Bauer R, Loebel JP (1981) An appraisal of methods of evaluating training in psychiatry. Med Educ 15: 332–334

Hunt RG (1983) Design of psychiatric milieus. In: Gunderson JG, Will DA, Mosher LR (eds) Principles and practice of milieu therapy. Aronson, New York

Huygen FJA (1979) Familienmedizin – Aufgabe für den Hausarzt. Hippokrates Verlag, Stuttgart

Illich I (1975) Die Enteignung der Gesundheit. Rowohlt, Reinbek

Irniger W (1977) Personalführung in der Arztpraxis. Schweiz Ärzteztg, 1961–1965

Jacobson E (1962) You must relax: Practical methods of reducing the tensions of modern living, 4th ed McGraw-Hill, New York

Jacobson SF, McGrath HM (eds) (1983) Nurses under stress. Wiley, New York

James W (1890) The principles of psychology. Wiley, New York

Janis JL, Mann L (1977) Decision making: a psychological analysis of conflict, choice and commitment. Free Press, New York

Janis JL, Mann L (1982) A theoretical framework for decision counseling. In: Janis JL (ed) Counseling on personal decisions: theory and research on short-term helping relationship. Yale University Press, New Haven

Janke W, Erdmann G, Boucsein W (1978) Der Streßverarbeitungsfragebogen. Ärztl Praxis 30: 1208–1210

Janke W, Erdmann G, Kallus W (1985) Der Streßverarbeitungsfragebogen (SVF). Hogrefe, Göttingen

Jantsch E (1982) Die Selbstorganisation des Universums. Dtv Wissenschaft 4397, München

Jenkins CD (1976) Recent evidence supporting psychologic and social risk factors for coronary disease. N Engl J Med 294: 987–1038

Jnui TS, Yourtee EL, Williamson JW (1976) Improved outcomes in hypertension after physician tutorials: a controlled trial. Ann Intern Med 84: 646–651

Jork K (1980) Allgemeinmedizin: Modell einer studienbegleitenden praxisorientierten Ausbildung an der Universität Frankfurt. ZFA 56: 387–394

Kagan N (1973) Can technology help us toward reliability in influencing human interaction? Educ Tech 13: 44–51

Kagan N (1977) Interpersonal process recall IPR: a method of influencing human interaction, 3rd printing

Kagan J (1975) Resilience in cognitive development. Ethos 3: 231–247

Kagan J, Klein RE (1973) Cross-cultural perspectives on early development. Am Psychol 28: 948–961

Kahana RJ, Bibring GL (1964) Personality types in medical management. In: Zinberg (ed) Psychiatry and medical practice in a general hospital. Int Universities Press, New York

Kandel ER (1983) From metaphysiology to molecular biology: explorations into the nature of anxiety. Am J Psychiatry 140: 1277–1293

Kanner AD, Coyne JC, Schaefer C, Lazarus RS (1981) Comparison of two modes of stress measurements: daily hassles and uplifts versus major life events. J Behav Med 4: 1–39

Karasek RA, Russel S, Theorell T (1982) Physiology of stress and regeneration in job related cardiovascular illness. J Human Stress 8: 29–42

Karasu TD, Weiner H (1982) An overview of psychotherapeutics in the treatment of medical illness. In: Gallon TL (ed) The psychosomatic approach to illness. Elsevier Biomedical, New York

Kardener SH, Fuller M, Mensh JN (1973) A survey of physicians attitudes and practices regarding erotic and non-erotic contact with patients. Am J Psychiatry 130: 1077–1081

Kashani JH, Cantwell DP (1983) Etiology and treatment of childhood depression: a biopsychological perspective. Compr Psychiatry 24: 476–486

Kendall PC, Hollon SD (eds) (1979) Cognitive behavioral interventions: theory, research and procedures. Academic Press, New York

Kendall PC, Watson D (1981) Psychological preparation for stressfull medical procedures. In: Prokop CK, Bradley LA (eds) Medical psychology. Academic Press, New York

Kendall PC, Williams L, Bechaceck PF, Graham LE, Shisslak C, Herzoff N (1979) Cognitive-behavioral and patient education interventions in cardiac caterization procedures. J Consult Clin Psychol 47: 49–58

Keupp H (1974) Modellvorstellungen von Verhaltensstörungen. In: Kraiker C (Hrsg) Handbuch der Verhaltensstörungen. Kindler, München

Keupp H (1978) Modellvorstellungen von Verhaltensstörungen. In: Basler H-D (Hrsg) Medizinpsychologie, Bd II. Kohlhammer, Stuttgart

Kielholz P (Hrsg) (1981) Der Allgemeinpraktiker und seine depressiven Patienten. Huber, Bern

Kimball CP (1977) Psychosomatic theories and their contributions to chronic illness. In: Ustin G (ed) Psychiatric medicine. Brunner Mazel, New York

Kimball CP (1977) Psychological responses to the experience of open heart surgery. In: Moos RH (ed) Coping with physical illness. Plenum Medical Book, New York

Kind H (1982) Psychotherapie und Psychotherapeuten: Methoden und Praxis. Thieme, Stuttgart

Kind H (im Druck) Kritisches zu körperbezogenen Therapieformen. Psychother Psychosom Med Psychol

Kinsey AC, Pomeroy WB, Martin CE (1964) Das sexuelle Verhalten des Mannes. Fischer, Frankfurt aM

Kipphardt X (1982) März. Rowohlt, Reinbek

Kiraly DA (1982) How family practice patients view their utilization of mental health service. J Fam Pract 15: 317–323

Klein DF, Rabkin JG (eds) (1981) Anxiety: new research and current concepts. Raven Press, New York

Kloepper W (1982) Kontinuität der Patienten- und Familienbetreuung. Allg Med Int 2: 52–56

Knoepfel HK (1979) Die Beziehung zwischen Chef und Mitarbeitern. Huber, Bern

Koch U (1975) Wie Ärzte sich selbst und ihre Patienten sehen. Psychologie Heute 76: 13–17

Kocher U, Siegfried J, Perret E (1982) Age and personality profiles of patients with chronic pain. Appl Neurophysiol 45: 523–527

Koehle K (1983) Ein Konzept zur Bearbeitung von psychologischen Problemen auf Schwerkrankenstationen. In: Böhnisch E, Meyer JE (Hrsg) Psychosomatik in der klinischen Medizin. Springer, Heidelberg

Koehler K, Sass (Hrsg) (1984) DSM III.: Diagnostisches und statistisches Manual psychischer Störungen: Deutsche Bearbeitung und Einführung. Beltz, Weinheim

Kolb LC (1975) Disturbances of the body image. In: Arieti S (ed) American handbook of psychiatry, vol IV. Organic disorders and psychosomatic medicine. Basic Books, New York

Kornitzer MD, Dramaix M, Gheyssens H (1979) Incidence of ischemic heart in two belgian cohorts followed during 10 years. Eur J Cardiology 9: 455

Kraus H, Raab W (1964) Erkrankungen durch Bewegungsmangel. Zit. in: Voigt D, Gesundheitsverhalten, Kohlhammer 1978, Stuttgart, Berlin, Köln, Mainz

Kübler-Ross E (1980) Interviews mit Sterbenden. Kreuz Verlag, Stuttgart

Kuhn T (1973) Die Struktur wissenschaftlicher Revolutionen. Suhrkamp, Frankfurt aM

Kurtz R, Prestera H (1977) Botschaften des Körpers. Kösel, München

Lalive J (1982) Psychiatrische Probleme bei Patienten aus der Allgemeinpraxis. Editions Roche, Basel

Lamberts H (1979) Problem behaviour in primary health care. J of Royal Coll Gen Pract 29: 331–335

Lange GC (1855) Über Gemütsbewegungen. (op cit in:) Dunlap K (ed) (1922) The emotions. Williams & Wilkins, Baltimore

Langer EJ, Janis JL, Wolfer JL (1975) Reduction of psychological stress in surgical patients. J Exp Soc Psychol 11: 155–165

Leigh H, Reiser MF (1989) The Patient: biological, psychological and social dimensions of medical practice. Plenum Medical Book, New York

LeShan L (1982) Psychotherapie gegen den Krebs. Klett-Cotta, Stuttgart

Levi L (1973) Stress and distress in reponse to psychosocial stimuli. Humana, New York

Levine JD, Gordon NC, Rields HL (1981) The mechanism of Placebo Analgesia. Lancet II: 654–657

Lewis SA (1980) Psychology applied to medicine – old wine in new bottles. Inaugural lecture delivered before the Queen's University of Belfast on February 6, 1980

Ley PH (1982) Giving information to patients. In: Eiser JR (ed) Social psychology and behavioral science. Wiley, Chichester

Lievegoed BCJ (1974) Die praktische Führung sozialer Systeme in der Zukunft. Haupt, Bern

Lipowski ZJ (1976) Physical illness, the patient and his environment. In: Arieti S (ed) American handbook of psychiatry, vol IV. Basic Books, New York

Lipowski ZJ (1977) Psychosomatic medicine in the seventies: an overview. Am J Psychiatry 134: 233–244

Lipowski ZJ (1983) Current trends in consultation-liaison psychiatry. Can J Psychiatry 28: 329–338

Lipowski ZJ (1983) Aktuelle Probleme des psychosomatisch-psychiatrischen Konsiliar- und Liaison-Dienstes. Psychother Med Psychol 33: 3–44

Lipowski ZJ (1984) What does the word „psychosomatic" really mean?: historical and semantic inquiry. Psychosom Med 46: 153–171

Litman TJ (1974) The family as a basic unit in health and medical care: a social-behavioral overview. Soc Sci Med 8: 495–519

Lorber J (1975) Good patients and problem patients: conformity and deviance in a general hospital. J Health Soc Behav 16: 213–225

Lorenz K (1963) Das sogenannte Böse. Borotha-Schoeler, Wien

Luban-Plozza B, Drings P (1983) Zum Umgang mit dem Tumorpatienten und seiner Familie. Öst Ärzteztg 38, 18, 1245: 1–6

Luban-Plozza B, Spiess W (1982) Die Familie: Risiko und Chancen. Antonius, Solothurn

Lund D (1984) Eric – der wunderbare Funke Leben. Knaur, München
Lüthi K (1983) Psychische und emotionelle Störungen in der Allgemeinpraxis. Dissertation, Bern
MacGregor FC, Abel TM, Bryt A (1953) Facial deformities, and plastic surgery. (op cit in:) Kolb LC Disturbances of the body image. In: Reiser MF (ed) American handbook of psychiatry, vol IV. Basic Books, New York
Maguire GP, Rutter DR (1976) History taking for medical students: deficiencies in performance. Lancet 2: 556–558
Mann T (1926) Der Zauberberg. Fischer, Berlin
Marmot MG, Syme S (1976) Acculturation and coronary heart disease in Japanese Americans. Am J Epidemiol 104: 225–247
Maslow AH (1973) Psychologie des Seins. Kindler, München
Masters WH, Johnson VE (1970) Die sexuelle Reaktion. Rowohlt, Reinbek
Masur FT (1981) Adherence to health care regimes. In: Prokop CK, Bradley LA (eds) Medical Psychology: Contributions to behavioral medicine. Academic Press, New York
Maturana HR, Varela F (1975) Autopoietische Systeme: eine Bestimmung der lebendigen Organisation. In: Maturana HR, Varela F (1972) Erkennen: die Organisation und Verkörperung von Wirklichkeit. Vieweg, Braunschweig: 170–335
Mattsson A (1977) Long term physical illness in childhood: a challenge to psychosocial adaption. In: Moos RH (ed) Coping with physical illness. Plenum Medical Book, New York
Mattsson A, Gross S (1966) Adaptional and defensive behavior in young hemophiliac and their parents. Am J Psychiatry 122: 1349–1356
McCue JD (1982) The effects of stress on physicians and their medical practice. New Engl J Med 306: 458–463
McFarlane AH, Norman GR, Streiner DL, Roy R, Scott DJ (1980): A longitudinal study of the influence of the psychosocial environment on health status: a preliminary report. J Health Sec Behav 21: 124–133
McFarlane AH, Norman GR, Streiner DL, Roy R (1983) The process of social stress: stable, reciprocal and mediating relationships. J Health Soc Behav 24: 160–173
McIntosh J (1974) Processes of communication. Soc Sci Med 8: 107–187
McKinlay JB (1973) Social networks, lay consultation and help-seeking behavior. Soc Forces 51: 275–292
Mechanic D (1975) Psychiatrische Versorgung und Sozialpolitik. Urban & Schwarzenberg, München
Medalie JH, Goldbourt U (1976) Angina pectoris among 10000 men. Am J Med 60: 910–921
Meermann R, Fichte MM (1982) Störungen des Körperschemas bei psychischen Krankheiten: Methodik und experimentelle Ergebnisse bei Anorexia nervosa. Psychother Med Psychol 32: 162–169
Meerwein F (Hrsg) (1981) Einführung in die Psycho-Onkologie. Huber, Bern
Meier-Ruge W (1979) CNS aging and its neuropharmacology. Karger, Basel
Melzack R, Wall PD (1965) Pain mechanisms: a new theory. Science 150: 971–979
Melzack R, Torgerson WS (1971) On the language of pain. Anesthesiology 34: 50–59
Mertens W (1981) Psychoanalyse. Kohlhammer, Stuttgart
Metcalfe DHH (1978) The recognition of family and social problems bei GP. J Royal Coll Gen Pract 28: 46–52
Milgram S (1974) Obediance to authority. Harper & Row, New York
Miller FJW, Court SDM, Knox EG, Brandon S (1974) The school years in New Castle upon Tyne. Oxford University Press, London
Miller TM, Coffman JG, Linke RA (1980) Survey on body image, weight and diet of college students. J Am Diet Assoc 77: 561–566
Moeller ML (1978) Selbsthilfegruppen. Rowohlt, Reinbek
Moeller ML (1981) Anders helfen: Selbsthilfegruppen und Fachleute arbeiten zusammen. Klett-Cotta, Stuttgart
Mohl PC (1979) The liaison psychiatrist: social role and status. Liaison Psychiatry 20: 19–23
Molière JBT (1976) Le malade imaginaire. Hachette, Paris
Monson R, Smith GR (1983) Somatization disorder in primary care. N Engl J Med 308: 1464–1465
Moody RA (1977) Leben nach dem Tod. Rowohlt, Reinbek
Moos RH (1972) Assessment of the psychosocial environments of community-oriented psychiatric treatment programs. J Abnorm Psychol 79: 9–18
Moos RH (1977) Coping with physical illness. Plenum Medical Book, New York
Morgan WL, Engel GL (1977) Der klinische Zugang zum Patienten: Anamnese und Körperuntersuchung. Huber, Bern
Morrison AR (1983) A window on the sleeping brain. Sci Am 248: 86–94
Muhr C (1978) Depressionen. Fischer, Frankfurt aM

Müller HW (Hrsg) (1980) Führungsaufgaben im modernen Krankenhaus. Kohlhammer, Köln

Mumenthaler M (1976) The pathophysiology of pain. In: Birkmayer W (ed) Epileptic seizures-behavior-pain. Huber, Bern

Myers BA (1977) Coping with a chronic disability: psychosocial observations of girls with scoliosis. In: Moos RH (ed) Coping with physical illness. Plenum Medical Book, New York

Najman JM, Klein D, Munro C (1982) Patient characteristics negatively stereotyped by doctors. Soc Sci Med 16: 1781–1789

Nehemkis AM, Gerber KE, Charter RA (1984) The cancer ward: patient perceptions – staff misperceptions. Psychother Psychosom 41: 42–47

Nelson EG (1978) Psychosocial factors seen as problems by family practice residents and their spouses. J Fam Pract 6: 581–589

Ness RC, Wintrop RM (1981) Folk healing: a description and synthesis. Am J Psychiatry 138: 1477–1481

Neuberger O (1984) Führung: Basistexte Personalwesen. Enke, Stuttgart

Nicols PJR (1980) Rehabilitation medicine. Butterworths, London

Noack H (1983) Gesundheitliche und psychosoziale Probleme in der ambulanten Versorgung aus ärztlicher Sicht. Soz Präv Med 28: 230–231

Noack H (in press) Concepts of health in health-promotion. In: Abelin T, Brzezinski Z, Carstairs V, Thuriaux MC (eds) Measurement in health promotion and protection. WHO, Regional Office for Europe, and International Epidemiological Assoc, Copenhagen

Noack H, Schaufelberger HJ (unpubl) NFP – „Basler-Studie". Hektographierter Forschungsbericht 1984, Basel

Noll P (1984) Diktate über Sterben und Tod. Pendo-Verlag, Zürich

Nordmeyer J, Steinmann G, Denecker FW, Nordmeyer SP, Kerekjarto M v (1982) Verbale und non-verbale Kommunikation zwischen Problempatienten und Ärzten während der Visite. Med Psychol 8: 20–39

Novack DH et al (1979) Changes in physicians attitudes to what's telling the cancer patient. J Am Med Assoc 241: 897–900

Numeroff RE, Abrahams NN (1984) Sources of stress among nurses. J Hum Stress 10: 88–100

Oken D (1978) The doctor's job: an update. Psychosom Med 40: 449–461

O'Neill PD (1982) Health crisis 2000. WHO, Copenhagen

Palmer ED (1978) Funktionelle gastrointestinale Krankheiten. Huber, Bern

Parsons T (1951) The social system. Routledge & Kegan, London

Parsons T (1972) Definitions of health and illness in the light of american values and social structure. In: Gartly JE (ed) Patients, physicians and illness. Glence, New York

Pasnau RO (1975) Consultation-liaison psychiatry. Grune & Stratton, New York

Pattison EM (1977) The experience of dying. Prentice Hall, New Jersey

Pauli HG (1985) Vision von Allgemeinmedizin als neues Wissenschaftsmodell. Ärztl Praxis 37: 1395–1398

Pauli HG, Nizetic B, Svensson PG (1985) Scientific analysis of health and health care: paradigms, methodologies and organization. WHO, Copenhagen

Pauli HG (1980) Begriffe von Gesundheit und Krankheit als Grundlagen der ärztlichen Versorgung und Ausbildung sowie der medizinischen Wissenschaft und Forschung. Schweiz Ärzteztg 61: 3312–3324

Pauli HG (1981) Ausbildung für eine Primärmedizin: Realitäten und Modelle. Psychosozial 4: 46–65

Pearse IH, Crocker LH (1943) The Peckham experiment. Allen & Unwin, London

Peterson B, Kristenson H, Sternby NA, Trell E, Fex G, Hood B (1980) Alcohol consumption and premature death in middle-aged men. Br Med J 280: 1403–1406

Petzolt H (1977) Die neuen Körpertherapien. Jungfermann, Paderborn

Pincus L (1977) Bis daß der Tod Euch scheidet. Dva, Stuttgart

Platt FW, McMath JC (1979) Clinical hypocompetence: the interview. Ann Intern Med 91: 898–902

Poeck K (1982) Klinische Neuropsychologie. Thieme, Stuttgart

Poeck K, Orgass B (1971) The concept of the body schema: a critical review and some experimental results. Cortex 7: 254

Polak JM, Bloom SR (1984) Regulatory peptides of the respiratory tract: a newly discovered control system. In: Martini L, Ganong WF (eds) Frontiers in neuroendocrinology, vol VIII. Raven Press, New York

Prigogine I (1982) Vom Sein zum Werden: Zeit und Komplexität in den Naturwissenschaften. Piper, München

Pritchard P et al (1984) Management in general practice. Oxford University Press, London

Prokop CK, Bradley LA (eds) (1981) Medical Psychology: Contributions to behavioral medicine. Academic Press, New York

Prokop O (1977) Medizinischer Okkultismus, 4. Aufl. Gustav Fischer, Stuttgart

632   Literaturverzeichnis

Radvila A (1984) Das Hyperventilationssyndrom. Schweiz Med Wochenschr 114: 562–565
Rahe RH, Arthur RJ (1978) Life change and illness studies: Past history and future. J Hum Stress 4: 3–15
Rank SG, Jacobson CK (1977) Hospital nurses compliance with medication overdose orders. J Health Soc Behav 18: 188–193
Ransom DA, Vandervoort HE (1973) The development of family medicine-problematic trends. JAMA 225: 1098
Raven B (1974) The comparative analysis of power and influence. In: Tedeschi JT (ed) Perspectives on social power. Chicago, Aldine. (op cit in:) Di Matteo RM, Di Nicola DD (1982) Achieving patient compliance. Pergamon Press, New York
Reckeweg, HH (1984) Das Homöopathikum. Biol Med 13: 197–198
Reiser SJ (1978) Medicine and the reign of technology. University Press, Cambridge
Rexilius G, Grubitzsch (1981) Handbuch psychologischer Grundbegriffe. Rowohlt, Reinbek
Richartz M (1980) Ein Chefarzt als Patient einer Intensivstation. Videoband 1979, cop 1980. Fernsehen DRS, Zürich
Richter HE (1974) Lernziel Solidarität. Rowohlt, Reinbek
Richter HE (1980) Die psychosoziale Arbeitsgemeinschaft. Psychosozial 2: 7–13
Ringeling H (1981) Regeln für den Konflikt zwischen Wahrheit und Schonungspflicht – ethische Gesichtspunkte. Schweiz Ärzteztg 62, 5: 308–314
Roeske NCA (1981) Stress and the physician. Psychiatr Ann 11: 245–258
Röthlin M (1981) Spezielle Gesichtspunkte in der Betreuung Herzkranker. In: Krähenbühl HP (Hrsg) Kardiologie in Klinik und Praxis. Thieme, Stuttgart
Rogers CR (1981) Der neue Mensch. Klett-Cotta, Stuttgart
Romanucci-Ross L, Moerman DE, Tancredi LR (1983) The anthropology of medicine. Präger, New York
Rome HP (1984) Reflections on the concept of multiple personality. Psychiatr Ann 14: 15–24
Rose KD, Rosow I (1973) Physicians who kill themselves. Arch Gen Psychiatry 23: 800–805
Rosenman RH (ed) (1983) Psychosomatic risk factors and coronary heart disease. Huber, Bern
Rosenstock IM (1966) Why people use health services? Mill Bank Memorial Fund Quart 44: 94–124
Rosow I, Rose KD (1972) Divorce among doctors. J Marr Fam 34: 587
Rothschild B (1980) Seele in Not – was tun? Fachverlag, Zürich
Ruesch J (1959) General theory of communication in psychiatry. In: Arieti S (ed) American Handbook of Psychiatry Vol I. 45: 895–908, Basic Books, New York
Rutter DR, Maguire GP (1976) History taking for medical students: evaluation of a training program. Lancet 2: 558–560
Sackett DL, Haynes RB (eds) (1976) Compliance with therapeutic regimens. Johns Hopkins University Press, Baltimore
Sager UB, Kolb HJ, Willi J (1979) Ärzte: Wie möchten die Patienten sie sehen, und wie sehen sie sich selbst? Schweiz Med Wochenschr 109, Nr 13
Salloway JC (1973) Medical utilisations among urban gypsies. Urban Anthropol 2: 113–126
Sanes S (1979) A physician faces cancer in himself. State University of New York Press, Albany
Saunders L (1954) Cultural differences and medical care. Russel Sage Foundation, New York
Schaad R (Hrsg) (1977) Führungs- und Bildungsprobleme im Krankenhaus. Schriftenreihe des Schweiz Krankenhausinstituts SKI, Bd 9, Aarau
Schachter S, Singer JE (1962) Cognitive, social and psychological determinants of emotional state. Psychol Rev 69: 379–399
Schaefer H (1973) Die Zukunft des Gesundheitswesens. In: Qualität des Lebens, Bd 5. EVA, Frankfurt aM: 11–35
Schaefer H (1979) Plädoyer für eine neue Medizin. Piper, München
Schauble P, Resnikoff A (1969) Interpersonal process react. J Nerv Ment Dis 148: 365–374
Schiff HS (1978) Verwaiste Eltern. Kreuz Verlag, Stuttgart
Schipperges H (1985) Die Medizin im Panorama der letzten 100 Jahre. Schweiz Ärzteztg 66: 505–520
Schloss G (im Druck) Die Problematik der Life-Event-Forschung unter psychodynamischen Aspekten. Psychother Psychosom Med Psychol
Schmidbauer W (1977) Die hilflosen Helfer. Rowohlt, Hamburg
Schmitt FE, Wooldridge PJ (1973) Psychological preparation of surgical patients. Nursing Res 22: 108–116
Schorsch E (1978) Die Stellung der Sexualität in der psychischen Organisation des Menschen. Nervenarzt 49: 456–460
Schwartz GI, Fair PL, Greenberg PS, Mandel MR, Klerman GL (1974) Facial expression and depression: an electromyographic study. Ann Med Am Psychosom Soc, March 29–31 Philadelphia
Schwarz H (1982) Ärztliche Mitarbeiter in der Praxis. Med Gen Helv 1. 7. 82: 6–7

Schwarz R (1984) Aufklärung über die Tumordiagnose und Vorwissen bei Patientinnen unter Brustkrebs-verdacht. Psychother Psychosom Med Psychol 34: 111–115

Schulz H (1978) Schlaf, Aufmerksamkeit und Bewußtsein. In: Psychologie des 20. Jahrhunderts, Bd IV. Kindler, Zürich

Schultz JH (1979) Das Autogene Training, 16. Aufl. Thieme, Stuttgart

Searle M (1981) Obsessive-compulsive behavior in american medicine. Br Med J 15: 185–191

Seligman MEP (1975) Helplessness: on depression, development and death. Freeman, San Francisco

Selye H (1956) The stress of life. McGraw-Hill, New York

Selye H (1979) Streß – mein Leben. Kindler, Zürich

Sheean DV (1982) Panic attacks and phobias. N Engl J Med 307: 156–158

Shepherd M, Clare A (1981) Psychiatric illness in general practice. Oxford University Press, London

Shukla GD, Sahu SC, Tripathi RP, Gupta DK (1982) A psychiatric study of amputees. Br J Psychiatry 141: 50–53

Siegrist J (1972) Erfahrungsstruktur und Konflikt bei stationären Patienten. Z Soziol 1: 271–280

Siegrist J (1977) Lehrbuch der medizinischen Soziologie, 3. Aufl. Urban & Schwarzenberg, München

Siegrist J (1984) Der Einfluß sozialer Faktoren auf die Entstehung chronischer Krankheiten am Beispiel ischämischer Herzkrankheiten. Internist 25: 659–666

Sierles F (1982) Medical school factors and career choice of psychiatry. Am J Psychiatry 139: 1040–1042

Sigusch V (1980) Therapie sexueller Störungen, 2. Aufl. Thieme, Stuttgart

Silver GA (1963) Family medical care. Harvard University Press, Cambridge

Simonton OC et al (1983) Wieder gesund werden: Eine Anleitung zur Aktivierung der Selbstheilungskräfte für Krebspatienten und ihre Angehörigen. Rowohlt, Reinbek

Sloterdijk P (1983) Der Medizinzynismus. In: Kritik der zynischen Vernunft, 2. Bd. Edition Suhrkamp, Frankfurt aM

Snyder RW (1982) Neurotransmitters and CNS: Schizophrenia. Lancet 11: 970–974

Solschenizyn A (1984) Krebsstation. Rowohlt, Reinbek

Soltysik SS, Nicholas T, Wilson WD (1984) Postnatal development of respiratory and vocal responses during aversive classical conditioning in cats. Pav J Biol Sci 19: 169–181

Sontag S (1981) Krankheit als Metapher. Fischer, Frankfurt aM

Speidel H, Dahme B, Flemming B et al (1980) Open-heart surgery unit. In: Freyberger H (ed) Psychotherapeutic interventions in life-threatening illness. Karger, Basel

Spitz L, Bloch E (1981) Denial and minimization in telephone contacts with patients. J Fam Pract 12: 93–98

Stähelin HB, Bloch F, Jekev C, Bruppacher R (1982) Die Pflege betagter Langzeitkranker zu Hause. Soz Präv Med 27: 326–327

Steinhausen HC (1977) Krankheitsstatus und soziale Situation erwachsener Patienten mit Hämophilie. Fortschritte Med 95: 1231–1234

Stauber M (1979) Psychosomatik der sterilen Ehe. Grosse, Berlin

Sternbach RA (1968) Pain: a psychophysiological analysis. Academic Press, New York London

Sternbach RA, Tursky B (1968) Ethnic differences among housewives in psychophysical and skin potential to electric shock. Psychophysiology 1965, 1, 241–246. In: Sternbach RA, Pain, Academic Press, New York and London

Stone GC, Cohen F, Adler NE (eds) (1980) Health psychology. Jossey Bass, San Francisco

Storz C (1982) Jessica. Fischer, Frankfurt aM

Stoudemire A, Thompson TL (1983) Medication noncompliance: systematic approaches to evaluation and intervention. Gen Hosp Psychiatry 5: 233–239

Strain JJ (1982) Psychological management of the chronic medically ill. In: Gallon (ed) The psychosomatic approach to illness. Elsevier North Holland, New York

Strupp HH, Hadley SW (1977) Psychotherapy for better or worse: the problem of negative effects. Jason Aronson, New York

Strupp HH, Hadley SW (1979) Specific versus nonspecific factors in psychotherapy. Arch Gen Psychiatry 36: 1125–1136

Strupp HH, Levenson RW, Maunck SB, Suell JD, Ninrichson JJ, Boyd S (1974) Effects of suggestion on total respiratory resistance in mild asthmatics. J Psychosom Res 18: 337–346

Sturm E (1979) Rehabilitation von Querschnittgelähmten. Huber, Bern

Suchman E (1964) Sociomedical variations among ethnic groups. Am J Sociol 70: 319–331

Suess WM, Alexander AB, Smith DD, Sweeney HW, Marion RJ (1980) The effect of psychological stress on respiration: a preliminary study of anxiety and hyperventilation. Psychophysiology 17: 535–540

Sussman N, Hyler SE (1977) Factidious disorders. In: Kaplan JH, Friedman HM, Sadock BJ (eds) Comprehensive textbook of psychiatry III, vol II. Williams & Wilkins, Baltimore: 2002–2014

634   Literaturverzeichnis

Taylor B (1978) Family medicine. Springer, New York
Thoma H, Benzer H, Bunzel B, Hummel G, Mutz N, Pauser G (1979) Organisation zur psychischen Betreuung schwerkranker Patienten durch Studenten. Wien Med Wochenschr 18: 508
Thomas CB (1976) What becomes of medical students: The dark side. Johns Hopkins Med J 138: 185-195
Touyz SW, Beumont PJV, Collins JK, McCabe JKC, Jupp J (1984) Body shape perception and its disturbance in anorexia nervosa. Brit J Psychiatry 144: 167-171
Tropauer A, Franz MN, Dilgard VW (1977) Psychological aspects of the care of children with cystic fibrosis. In: Moos RH (ed) Coping with physical illness. Plenum Medical Book, New York
Tucket D (1978) An introduction in medical sociology. Tavistock, London
Turk DC, Meichenbaum D, Genest M (1983) Pain and behavioral medicine. Guilford, New York
Uexküll T v (1979) Lehrbuch der psychosomatischen Medizin. Urban & Schwarzenberg, München
Uexküll T v (1983) Responses of the health care system to maintain and restore health: Psychological consideration. WHO Report Regional Office for Europe, Copenhagen
Uexküll T v (1985) Lehrbuch der psychosomatischen Medizin, 3. Aufl. 1985. Urban + Schwarzenberg, München
Vaillant GE (1977) Adaptation to life. Little Brown, Boston
Vaillant GE, Sobowale NC, McArthur CH (1972) Some psychologic vulnerabilities of physicians. N Engl J Med, Aug 24: 372-375
Vester F (1980) Neuland des Denkens. DVA, Stuttgart
Vogt W (1981) Altern. Benziger, Zürich
Voigt D (1978) Gesundheitsverhalten: Zur Soziologie gesundheitsbezogenen Verhaltens. Kohlhammer, Stuttgart
Wadsworth M, Butterfield WJH, Blaney R (1971) Health and sickness: The choice of treatment. Tavistock, London
Wander M (1981) Leben wär' eine prima Alternative. Luchterhand, Darmstadt
Weiner H (1984) Blick in die Zukunft der psychosomatischen Medizin. Psychother Med Psychol 34: 171-178
Weisman AD, Kastenbaum R (1968) The psychological autopsy. (op cit in:) Lipowski ZJ (1975) Physical illness, the patient and his environment: Psychosocial foundations of medicine. In: Reiser MF (ed) Am Handbook of Psychiatry Vol IV. Basic Books, New York
Weisman AD, Worden JW (1983) Coping and vulnerability in cancer patients. (op cit in:) Turk DC, Meichenbaum D, Genest M (eds) Pain and behavioral medicine. Guilford Press, New York
Weiss JM (1972) Influence of psychological variables on stressinduced pathology. In: Ciba foundations symposium 8: Physiology, emotion and psychosomatic illness. Elsevier, London
Werner A, Schneider JW (1974) Teaching medical students interactional skills. Engl J Med 5: 1232-1237
Willi J (1975) Therapie der Zweierbeziehung. Rowohlt, Reinbek
Willi J (1985) Koevolution - die Kunst gemeinsamen Wachsens. Rowohlt, Reinbek
Williams DA et al. (1958) Assessment of the relative importance of the allergic, infective and psychological factors in Asthma. Acta allergol 12: 376
Wilmer HA (1968) The doctor-patient relationship and the issues of pity, sympathy and empathy. Br J Med Psychol 41: 243-248
Wirsching M (1983) Familiendynamische Aspekte im psychosomatischen Konsiliardienst. Prax Psychother Psychosom 28: 209-214
Wishnie HA, Hackett TP, Cassem NH (1977) Psychological hazards of convalescence following myocardial infarction. In: Moos RH (ed) Coping with physical illness. Plenum Medical Book, New York
Wooley SC (1980) Phoning in sick (and tired). Psychosom Med 42: 233-235
Wooley SC, Blackwell B, Winget C (1978) A learning theory model of chronic illness behavior: Theory, treatment, and research. Psychosom Med 40: 379-401
Workshop (1982) „Erfahrungen und Konzepte basisorientierter Gesundheitsversorgung". Dokumentationsreihe FU, Berlin
Yager J, Lamotte K, Nielsen ED, Eaton JS (1982) Medical students' evaluation of psychiatry: A cross-country comparison. Am J Psychiatry 139: 1003-1009
Zacher A (1983) "Von Weizäcker V zu Wyss D": Anthropologische Medizin im Wandel: Ergebnisse und Kasuistik. Nervenarzt 54: 598-603
Zborowski M (1952) Cultural components in responses to pain. J Soc Issues 8: 16
Zickgraf C (1979) Ich lerne leben, weil du sterben mußt. Kreuz Verlag, Stuttgart
Zola IK (1966) Culture and symptoms: An analysis of patients' presenting complaints. Am Sociol Rev 31: 615-630
Zorn F (1980) Mars. Fischer, Frankfurt aM

Sachregister

Fettgedruckte Seitenzahlen verweisen auf die Definition des betreffenden Stichwortes.

Personenregister

Printed in the United States
by Baker & Taylor Publisher Services